植介入医疗器械

樊瑜波　著

U0304369

北京航空航天大学出版社

内 容 简 介

本书立足医工交叉前沿领域,系统构建植介入医疗器械设计思路、制造技术与评测理论相关知识体系,使读者从生物力学、临床医学、生物材料等多学科角度、多层次维度深入学习植介入医疗器械创新方法与理念,提升植介入医疗器械创新能力。本书面向"健康中国"战略,定位生物医学工程、智能医学工程等专业核心课程教材,兼顾本科生和研究生的学习需求,同时考虑临床医学、口腔医学及有兴趣生物医学工程专业的其他工科背景学生选修或自学参考使用。

图书在版编目(CIP)数据

植介入医疗器械 / 樊瑜波著 . -- 北京 : 北京航空
航天大学出版社,2025.4. -- ISBN 978 - 7 - 5124 - 4723 - 3

Ⅰ. R459.9

中国国家版本馆 CIP 数据核字第 20251DF415 号

植介入医疗器械

樊瑜波 著

策划编辑 蔡 喆 责任编辑 蔡 喆

*

北京航空航天大学出版社出版发行

北京市海淀区学院路 37 号(邮编 100191) http://www.buaapress.com.cn
发行部电话:(010)82317024 传真:(010)82328026
读者信箱:goodtextbook@126.com 邮购电话:(010)82316936
北京富资园科技发展有限公司印装 各地书店经销

*

开本:787×1 092 1/16 印张:26 字数:682 千字
2025 年 4 月第 1 版 2025 年 4 月第 1 次印刷 印数:500 册
ISBN 978 - 7 - 5124 - 4723 - 3 定价:129.00 元

本书编者 (按姓氏笔画排序)

王　柳　　王　超　　王丽珍　　冯文韬　　汲　婧

李林昊　　杨宏韬　　张　敏　　周　瑾　　胡　靓

姚　艳　　高元明　　黄　艳　　黄慧雯　　樊瑜波

前　　言

　　植介入医疗器械是生物医学工程专业多个二级学科专业的学习内容。现有的植介入医疗器械相关学术著作内容各有侧重，但难以作为高校专业课程的教材。本书结合北京航空航天大学生物医学工程专业及植介入医疗器械领域20余年的科研成果及教学经验，以生物力学与生物医用材料知识体系作为基础理论，结合临床需求，系统讲解了植介入医疗器械所涉及的基础知识、设计思路、制造技术、评测理论，兼顾国内外植介入医疗器械前沿发展趋势和未来潜力，将基础知识点和器械创新面临卡点有机结合，设置了例题和习题，让学生在学习过程深入思考创新，力争成为植介入医疗器械方面的优秀教材，弥补国内外该领域相关专业教材匮乏的问题。

　　本教材的特色和创新体现在以下三个方面：

　　医工多学科交叉理念。本教材对植介入医疗器械相关医学、力学、材料基础知识点进行系统梳理，归纳总结典型问题和应用实例，将基础理论和临床需求、器械创新实际应用紧密结合，使读者充分认识和体会医工深度融合的理念和应用前景。

　　前沿成果丰富教学内容。本教材编写团队来自国家医学攻关类（医工结合方向）"高端医疗装备与器械产教融合创新平台"、生物力学与力学生物学教育部重点实验室、高端植介入医疗器械优化设计与评测技术北京市重点实验室、植介入医疗器械北京市国际科技合作基地等高端研究平台，在植介入医疗器械领域拥有20余年科研、教学经验，基于国际前沿成果设计例题、习题，使读者切实掌握植介入医疗器械创新性理论和研究技能。

　　面向国家需求培养高阶人才。本教材服务"健康中国"战略，基于生物力学、生物材料、解剖生理学，全面讲述植介入医疗器械设计思路、制造方法与评测理论，重视医工复合型人才培养。

　　本教材是团队20余年在生物力学、生物材料等多学科交叉基础上，深耕植介入医疗器械创新，结合临床需求和产业创新瓶颈问题，深入细致梳理知识点后编写完成的。教材内容包含编者对植介入医疗器械创新中常见问题的提炼和深刻理解。在前辈、同道的关怀和指导下，编者团队精诚团结、协作努力终于顺利完成教材的编写。在此，特别感谢王丽珍、高元明、汲婧、王超、黄艳、杨宏韬、王柳、李林昊、黄慧雯、姚艳、冯文韬、周瑾、张敏、胡靓等教材编写成员。本教材仍有不足之处，望读者提出宝贵意见，以便及时修订和改进。

2025 年 3 月

本书习题参考答案

本书提供部分章节的习题参考答案，请读者扫描右侧二维码下载。如有问题，可发送邮件至 goodtextbook@126.com 或致电 010‑82317036 咨询。

目　　录

第1章 绪 论

1.1 植介入医疗器械的定义

1.1.1 定 义

国家食品药品监督管理总局发布的《医疗器械分类规则》中将植入器械定义为借助手术全部或者部分进入人体内或腔道(口)中,或者用于替代人体上皮表面或眼表面,并且在手术过程结束后留在人体内 30 日(含)以上或者被人体吸收的医疗器械。

1.1.2 分 类

《医疗器械监督管理条例》将医疗器械分为三类进行管理:第一类是风险程度低,实行常规管理可以保证其安全、有效的医疗器械;第二类是具有中度风险,需要严格控制管理以保证其安全、有效的医疗器械;第三类是具有较高风险,需要采取特别措施严格控制管理以保证其安全、有效的医疗器械。根据有关管理规定,医疗器械分类应依据医疗器械的结构特征、医疗器械的使用形式和医疗器械的使用状态三方面的情况进行综合判定,可分为以下几种情形。

根据结构特征的不同,分为无源医疗器械和有源医疗器械。

① 无源医疗器械:不依靠电能或者其他能源,但是可以通过由人体或者重力产生的能量,发挥其功能的医疗器械。

② 有源医疗器械:任何依靠电能或者其他能源,而不是直接由人体或重力产生的能量,发挥其功能的医疗器械。

根据是否接触人体,分为接触人体器械和非接触人体器械。

根据不同的结构特征和是否接触人体,医疗器械的使用形式包括以下几类。

① 无源接触人体器械:液体输送器械、改变血液体液器械、医用敷料、侵入器械、重复使用手术器械、植入器械、避孕和计划生育器械、其他无源接触人体器械。

② 无源非接触人体器械:护理器械、医疗器械清洗消毒器械、其他无源非接触人体器械。

③ 有源接触人体器械:能量治疗器械、诊断监护器械、液体输送器械、电离辐射器械、植入器械、其他有源接触人体器械。

④ 有源非接触人体器械:临床检验仪器设备、独立软件、医疗器械消毒灭菌设备、其他有源非接触人体器械。

根据不同的结构特征、是否接触人体以及使用形式,医疗器械的使用状态或者其产生的影响包括以下情形。

① 无源接触人体器械:根据使用时限分为暂时使用、短期使用、长期使用;接触人体的部位分为皮肤或腔道(口)、创伤或组织、血液循环系统或中枢神经系统。

② 无源非接触人体器械:根据对医疗效果的影响程度分为基本不影响、轻微影响、重要影响。

③ 有源接触人体器械：根据失控后可能造成的损伤程度分为轻微损伤、中度损伤、严重损伤。

④ 有源非接触人体器械：根据对医疗效果的影响程度分为基本不影响、轻微影响、重要影响。

植介入医疗器械（Implantable Medical Devices，IMD）属于第三类医疗器械，按照结构特征可分为有源植介入医疗器械与无源植介入医疗器械。本教材侧重讲解无源植介入医疗器械，兼顾介绍有源植介入医疗器械的一些内容。

1.2 植介入医疗器械的发展简史

植介入医疗器械是利用生物材料通过工程设计形成的植介入医疗器械，服务于医疗并且依赖于医学技术的进步与发展[1]。图 1.1 展示了部分代表性植介入医疗器械的发展历程。以下将从相关生物材料、器械设计及医学技术的发展历程来介绍植介入医疗器械的发展简史。

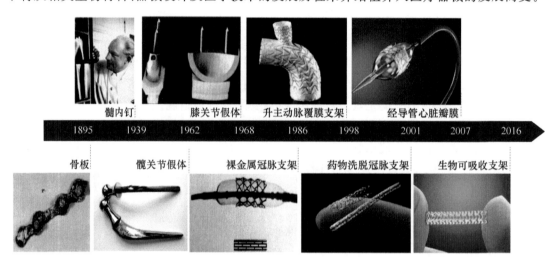

图 1.1 代表性植介入医疗器械的发展历程

1.2.1 生物材料的发展

生物材料通常被制成医疗设备或植入体后用于医疗领域，很少单独使用。生物材料以满足医疗器械功能为导向，随着基础科学（生物、化学、物理等）、医学和工程技术等领域的进展而逐步发展。在人类文明社会的早期，由于科学技术的严重缺失，人类直接从自然界获取天然材料来制作原始的医疗器械。早在 5000 年前，古代埃及人便发现并利用棉花的纤维、马的鬃毛等对伤口进行缝合，当时制作法老木乃伊就利用了这种缝合技术；我国古代相关典籍中也有用亚麻、头发、猪鬃等缝合伤口的记载。到了隋唐时期，我国医者发明了桑皮线，并成功应用于缝合肠管和皮肤，取得了良好的医治效果。所谓桑皮线，就是桑树树根的内皮纤维，将表皮除去后，露出柔软的长纤维层，再经锤制加工而成的纤维细线。公元 600 年，玛雅人利用贝壳制作具有珠光的牙齿。

随着科技的进步，人类开始对从自然界获取的原料进行加工，以得到性能更好的材料，其中金属是一个典型代表。金属的出现大大提升了人们生产工具的性能。同时，金属作为生物医用材料用来增强、修复或替代受损组织和器官的历史可以追溯到很早。公元 200 年左右,人们在一位欧洲人遗骸上发现过铁牙植入体[2]。我国自古也有使用黄金进行牙齿修补的记载。随着化工、冶金等技术的进步,大量工程材料被研发和生产出来。许多工程上调整用途的材料被用于植介入医疗器械,如不锈钢(stainless steel)、钴基合金(cobalt based alloy)、钛及其合金等金属材料逐渐被广泛应用于植入体的设计。临床中使用的植入体,例如人工关节、血管支架(stent)、骨钉、骨板和牙科种植体(dental implant)等普遍使用这些惰性金属。与此同时,非金属惰性材料也不断地被研发和使用。此外,近年来引入的许多革命性新器械,如神经刺激设备和结构心脏修复器械的许多部件,仍然选择适当的工业性材料作为生物材料使用。

在这个阶段,由于现成工业材料或经典材料无法完全满足设计植介入医疗器械的要求,因此新型生物材料将专门针对生物医用目的进行设计或以现成材料为基础进行改进,如水凝胶被合成用于软组织填充和修复。热解碳最初是在 20 世纪 60 年代作为核燃料颗粒的涂层材料开发的,由于在人体生理环境中其化学性质稳定,生物相容性良好,还具有抗疲劳和耐磨损等优良力学性能,目前广泛用于制造人工髋关节、人工机械瓣膜等器械。这些器械的材料拓宽了生物材料的范围,但在实现生物相容性方面仍然是被动的。与早期工业材料一样,这些类型的生物材料在植介入医疗器械设计中继续发挥重要作用[3]。

随着人们对生物材料与生物宿主组织之间反应的深入认知,生物活性材料被开发出来。生物活性材料通过引发受控特殊生物或化学反应,与生物组织相互作用,以达到预期治疗效果。20 世纪 80 年代,生物活性玻璃和陶瓷已在骨科和牙科植入体中得到临床应用。一些生物活性材料还具有受控局部药物释放作用。目前临床中使用最多的是药物洗脱支架(drug-eluting stent,DES),又称药物释放支架或药物缓释支架。当支架被植入血管狭窄部位后,支架聚合物涂层释放的药物通过物质输运释放到血管腔和血管壁组织中,发挥药理-生物学效应,降低支架内再狭窄风险[3]。

生物活性材料还包括可降解生物材料。完全利用此类材料制成的植介入医疗器械在体内完成其治疗作用后会逐渐降解并被人体吸收和代谢,避免了永久性植介入医疗器械的许多弊端。随着临床应用中对可降解植入体的需求不断增长,可降解生物医用材料越来越受到人们的重视。可降解生物材料主要包括可降解金属材料和可降解聚合物材料。以镁及其合金为代表的可降解金属生物材料最早于 19 世纪末到 20 世纪前半叶被用于制造血管结扎、血管吻合及骨折治疗等方向的植入器械。随着不锈钢和钛合金等惰性金属在医疗器械中的大量应用,镁基植入器械暂时淡出人们的视野。直到 20 世纪末,随着可降解植介入医疗器械研究的兴起,镁及其合金作为植介入器械材料的研究重新受到人们的关注[4]。目前,镁、锌和铁及其合金是研究和制作可降解植介入医疗器械的主要金属材料。可降解聚合物在医疗器械中的应用可以追溯到 20 世纪 60 年代早期,当时将可快速降解的聚合物[如聚乙醇酸,(Polyglycolic acid,PGA)]用作缝合线材料,从此,许多可降解聚合物材料被研发出来并在植介入医疗器械中得到了广泛应用。现阶段,可降解生物材料设计目标包括高强度、优良柔韧性、有利于组织发育的化学成分以及与具体应用相一致的降解率。

1.2.2　植介入医疗器械设计的发展

1. 人工髋关节

1891 年,德国外科医生 Theodore Glück 用象牙黏结的球进行首例髋关节置换,但以失败而告终。1920—1950 年,人们在研发人工髋关节方面进行了大量的尝试。1923 年,外科医生

M. N. Smith-Petersen 用半球状玻璃嵌在髋关节球体上,但由于耐久性差而失败。铬基合金、不锈钢及其他不同类型的合金因具有较好的力学性能,被应用于髋关节的制造。1938 年,巴黎的 Judet 兄弟——Robert 和 Jean 尝试了一种表面为丙烯酸酯聚合物的髋关节,但它易于磨损和松动。1953 年,Edward J. Haboush 博士提出用齿科中常用的快速黏合剂——丙烯酸酯来固定自体骨与人工髋关节的想法。1956 年,McKee 和 Watson-Farrar 研制出了一种"全"髋装置,它用金属制得一个杯状髋臼进行原位黏合,但由于金属与金属之间的磨损而引起并发症的概率较高。实际上真正成功的人工髋关节是由在英格兰曼彻斯特 Wrightington 结核病疗养院工作的 John Charnley(1911—1982 年)首先发明的,其股骨的主干、球状头和塑料髋臼杯均可以很好地解决患者关节受损的问题。1958 年,Charnley 博士用特氟龙做髋臼杯,但由于磨损会产生碎屑而使效果较差。直到 1962 年,他使用了高分子量聚乙烯杯,才取得了较高的成功率。有趣的是,他是从一位向他的实验技术人员销售新塑料轴承的业务人员那里得知高分子量聚乙烯的信息。Dennis Smith 博士对髋关节开发的贡献是他向 Charnley 介绍了齿科界开发的聚甲基丙烯酸甲酯(PMMA)黏合剂,经他对这些黏合剂进行了改性后用于髋关节置换。

2. 口腔植入体

1809 年 Maggiolo 在刚拔完牙的牙槽内植入一个金质的柱状固定件,待与组织融合后,再将牙固定其中,这和现代齿科植入过程非常相似。1887 年,人们用铂代替金,但由于二者的长期效果较差而没有得到大规模的应用。1937 年,Venable 采用手术用的钴铬合金和钴铬钼合金制得同样类型的植入体。同样在 1937 年,哈佛的 Strock 制得了钴铬合金的螺旋型植入体,这可能是首例成功的齿科植入体。随后人们在手术过程和植入体设计(如骨内片状植入体)方面进行了一系列的研究开发工作。1952 年,瑞典隆德大学矫形外科医生 Per Ingvar Branemark 取得了富有成效的结果,他将实验器械装于兔骨内观察愈合反应,此器械是螺旋拧进骨内的钛圆柱体。经数月实验完成后,他试图取出钛装置,但发现钛植入体已经和骨紧密地结合在一起了。Branemark 将此现象称为骨整合,并将钛植入体应用于外科和齿科。他还建立了低冲击的种植牙手术操作方法,以降低组织坏死率并且减少了不良反应。现在大多数的齿科植入体及矫形植入体是由钛及其合金制造的。

3. 人工心脏瓣膜

人工心脏瓣膜(简称为人工心瓣)主要分为机械瓣和生物瓣,其分类及发展如图 1.2 所示。机械瓣由瓣环、支架或铰轴机构和阻塞体等三个部件组成。阻塞体为刚性材料制成,是机械瓣的运动部件。这种人工心瓣从宏观上模拟和代替了天然心瓣的单向止逆阀功能。机械瓣按照发展先后顺序,阻塞体形状、数目、运动方式和支架形状等,可分为球笼瓣、笼碟瓣、斜碟瓣和双叶瓣等。从 1953——1966 年为球笼瓣发展时期;1965 年前后为笼碟瓣发展时期;1967—1976 年为斜碟瓣发展时期;1977 年至今为双叶瓣发展时期。生物瓣的瓣叶由天然生物材料处理加工而成,外形和人的心脏瓣膜相似,由瓣架、瓣环和瓣叶组成。1967 年,Ionescu 利用猪主动脉瓣制成生物瓣,由于瓣膜通过冰冻干燥或甲醛溶液保存,耐久性不佳。1968 年,Carpentier 利用戊二醛溶液处理和保存生物瓣,提高了瓣膜的耐久性等性能,从此生物瓣主要沿着猪主动脉瓣和牛心包瓣两个方向发展。介入瓣又称支架瓣膜,是随着介入心脏病学的迅速发展而产生的微创介入心瓣。介入瓣按照扩张方式不同可分为自膨式和球扩式。相对于外科手术,介入治疗对人体的创伤微小、术后恢复快、不留疤痕、不损伤劳动力,解除了很多患者的疾苦。20世纪 90 年代,人们尝试着将导管介入术应用在瓣膜置换上,尤其在 2000 年,Bonhoeffer 等率先报告了带瓣膜支架成功进行肺动脉瓣膜置换术的临床应用;继后于 2002 年,Cribier 等报告了首例人体经皮主动脉瓣膜置换术病例。经导管瓣膜病介入治疗方法的出现开创了经导管瓣膜置换的新时代,并取得满意临床疗效。

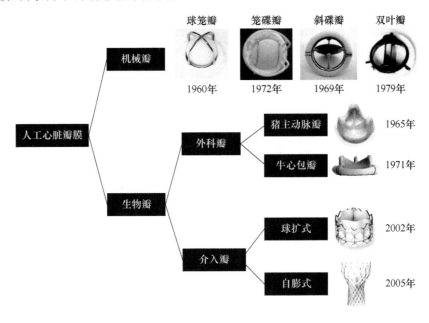

图 1.2　人工心脏瓣膜的分类及发展

4. 冠脉血管支架

经皮冠状动脉介入治疗(percutaneous coronary intervention,PCI)成为冠心病的主要疗法。PCI 自 20 世纪 70 年代起经历了球囊扩张术、金属裸支架(bare metal stent,BMS)、药物洗脱支架和生物可降解支架(biodegradable stent,BDS)四次革命性的进展。德国医生 Grüentzig 早在 1974—1977 年就用球囊扩张下肢动脉的方法治疗下肢缺血。考虑球囊是否也可以扩张冠状动脉治疗冠心病,他制作了扩张冠状动脉的专用球囊,并试图说服他的导师和其他专家。遗憾的是他并没获得所期待的支持,被批评为痴心妄想,在美国心脏学会年会公布的动物实验结果也受到质疑。但 Grüentzig 顶住了压力执着于他的理想。1977 年,他选择了一例左前降支近段狭窄的冠心病患者,实施世界首例经皮冠状动脉腔内成形术(percutaneous transluminal coronary angioplasty,PTCA)。他用冠状动脉专用球囊导管在左前降支狭窄部位扩张了 2 次,狭窄明显改善,病人反应良好。这次成功的手术开创了经皮冠状动脉腔内成形术治疗动脉狭窄的先河。从那时开始,经皮冠状动脉腔内成形术逐步发展,并作为急慢性冠脉阻塞疾病非外科治疗的基本手段而被推广和运用,成为了介入治疗的第一个革命性里程碑。1987 年 Sigwart 等人首次在患者的髂动脉和股动脉植入了第一枚支架,即金属裸支架,成功地重建了血管的血运。1987 年,Gianturco-Roubin 冠脉支架(Cook, Inc., Bloomington, IN, USA)获得美国食品药品监督管理局(Food and Drug Administration,FDA)批准首次用于临床 I 期试验,且在紧急情况下可作为治疗手段用于处理急性冠状动脉阻塞。而后,鉴于其在 I 期临床试验上的成功,Gianturco-Roubin 冠脉支架于 1993 年正式获得美国食品药品监督管理局批准,可以用于治疗急性闭塞和有可能闭塞的病例。1994 年,Fischman 和 Serruys 在 *The New England Journal of Medicine* 报告,根据临床试验数据统计分析结果,说明支架手术明显优于单纯的 PTCA 手术的结论。同年,美国食品药品监督管理局又批准了 Palmaz-

Schatz 冠脉支架(Johnson & Johnson Interventional System，Warren，NJ，USA)的上市,但有一定的限制。金属裸支架的应用成为了介入治疗的第二个革命性里程碑,它不但解决了 PTCA 后急性血管堵塞和收缩性重塑等问题,而且术后的再狭窄率只有 PTCA 的一半。自 2002 年在欧洲面世后,药物洗脱支架已经成为介入治疗的第三个革命性里程碑。药物洗脱支架的本质就是在金属裸支架的表面包裹两层药物涂层。其中,内层为抗增生药物,其主要作用为抑制内膜增生;外层为控制药物缓释的高聚物。药物涂层使支架在支撑狭窄血管的同时,释放药物抑制内膜增生,以此降低支架内再狭窄率。药物洗脱支架的临床应用将再狭窄率降至 5%~10%,取得了很好的疗效。生物可降解支架又称生物全降解支架、生物可吸收支架(bioresorbable scaffold,BRS)等,它们在宿主体内完成支撑任务后就逐步消失。一方面,如果支架在血管内皮化完成后开始降解的话,就能够保持血管结构的完整性,稳定病变血管的内环境;另一方面,如果支架能按时降解,则可克服支架自身的血栓源性及异物性。除此之外,当支架完全降解后,不但减少了术后长期服用抗血小板(platelet)药物带来的并发症,而且使支架二次植入成为可能,有望彻底克服支架内再狭窄问题。因此,生物可降解支架被誉为"PCI 的第四次革命"。

1.2.3 医学技术的发展

医学技术的突破促进了植介入医疗器械发展及应用。这些医学技术突破包括 1846 年威廉·托马斯·格林·莫顿(William Thomas Green Morton)的麻醉、1865 年约瑟夫·李斯特(Joseph Lister)的外科消毒、1895 年威廉·康拉德·伦琴(Wilhelm Conrad Röntgen)发明的 X 线成像,以及 1929 年沃纳·福斯曼(Werner Forssmann)的心导管检查术等。

古代医生为了达到病人手术过程中的麻醉效果,采用过许多方法,如利用植物药材、击打晕倒、灌醉、催眠术等等,效果都不甚理想。18 世纪化学革命带来的合成药物使上述麻醉方法黯然失色。早期通过化学反应合成的麻醉药物是笑气和乙醚。1846 年 9 月 30 日,莫顿在其诊所中为一名前来拔牙的病人通过蘸有乙醚的手帕进行了麻醉。1846 年 10 月 16 日,莫顿在马萨诸塞州综合医院进行了乙醚麻醉手术公开表演,一名病人通过乙醚麻醉在沉静的睡眠状态下进行了颌部肿瘤的切除,使麻醉法得到医学界的认可。此后,麻醉剂逐渐普及和改进,解决了包括器械植入手术在内的外科手术中病人疼痛的难题。

在消毒技术出现之前,术后伤口感染问题导致死亡率居高不下。1865 年,李斯特在格拉斯哥皇家医院为一名腿部开放性骨折的男孩进行手术,他利用石炭酸(苯酚溶液)清洗伤口并用夹板把断肢固定。6 周后断骨很好地接上了,更重要的是伤口在没有化脓的情况下愈合了。之后的两年间,李斯特用这种杀菌技术治疗了 11 个开放性骨折患者,并于 1867 年在杂志《柳叶刀》上发表了阐明杀菌技术的文章。消毒技术的引入使外科手术过程和术后护理质量得到显著提高。

1895 年德国伦琴教授发现 X 线可以穿透肌肉照出手骨轮廓,并请夫人把手放在用黑纸包严的照相底片上,用 X 线对准照射后显影,底片上清晰地呈现出夫人的手骨影像,手指上的结婚戒指也清晰可见。这张具有历史意义的照片成为医疗影像技术的里程碑。时至今日,医疗成像依然在植介入医疗器械的植入和检查中的定位等方面起到重要作用。

德国医生福斯曼于 1929 年完成历史上的第一例心导管检查术。他在自己的左肘前静脉处开了一个小口,然后将一根自制的导管插入并一直成功地推进到了他的右心房。1941 年,Courand 等按照菲克原理在右心导管检查中计算了心排血量,然后根据这个数据开展了血液流体力学方面的探讨。基于以上研究成果,瑞典放射学家 Seldinger 在 12 年后正式提出了全新的概念——经皮血管穿刺技术。这一技术为后续经导管介入器械的出现奠定了基础[5]。

1.3　植介入医疗器械的发展趋势

医疗器械领域是当代科学技术中涉及学科最为广泛的多学科交叉领域。随着相关学科的技术进步,医疗器械产品和相关技术不断更新换代,科技含量不断提升,技术创新和升级是其生存和未来发展的基础。植介入医疗器械技术创新化、产品高端化、产业融合化、区域集群化和布局国际化是整个产业发展的大趋势,植介入医疗器械正向高性能、多功能、质量优、成本低以及精准化、个性化、智能化等方向发展。

1.3.1　基于先进生物材料的植介入医疗器械

植介入医疗器械产品是由各种生物材料加工而成,材料质量的优劣对器械的生物安全性和有效性起决定性作用。植介入医疗器械的发展很大程度上依赖于生物医用材料的发展。改进和发展生物医用材料的生物相容性评价、新降解材料的研究开发、新的药物释放体系和药物载体材料、提供可诱导组织再生或增进生物功能的生物材料等将成为生物材料最为关注的发展方向,从而为植介入医疗器械的高性能、多功能提供重要基础。

1.3.2　基于先进设计的植介入医疗器械

植介入医疗器械的设计直接决定其功能、性能和有效性。植入体要对受损组织和器官进行加强、固定、支撑、修复或替换。先进的器械设计可使器械精准、高效地完成其治疗作用,并尽量减少器械植入后对身体带来的副作用,以及降低植入过程的难度,减少病人的痛苦。设计植介入医疗器械至少包含两类重要问题:一是其自身结构的强度等生物力学问题;二是与宿主之间相互作用的力学生物学问题。基于以生物力学为代表的基础理论的发展,器械设计可面向不同病人具体情况进行设计,推动植介入医疗器械的个性化及精准化发展;基于生物材料特性的设计可推动新型生物材料在植介入医疗器械中的应用,使器械高性能、多功能。结构可变或可控的器械设计可适应先进手术机器人及经导管介入等技术,达到器械植入过程的精准化和微创化。

1.3.3　基于先进制造技术的植介入医疗器械

植介入医疗器械的先进制造技术将材料、工程、信息和生命科学交叉汇融,是将创新设计理念和生物材料转化为各种具有高质量、先进功能植介入医疗器械不可缺少的重要技术手段。植介入医疗器械的更新迭代对结构的复杂性和新材料、多材料复合加工制造提出了高要求。3D 打印是当前全球产业界追逐的焦点,也是新一代生物材料、医疗器械设计制造技术转型升级的关键。高端植介入医疗器械结构往往需要利用多种生物材料进行制造,且结构复杂。3D打印可以克服传统器械制造方法难以加工高度复杂器械结构的弊端,同时还可以实现多种不同材料的复合加工制造,相对于减材制造方法更节省材料。此外,随着植介入医疗器械向个性化方向发展,3D 打印技术较传统制造技术更适合小批量、多样式和高精度的快速加工制造。随着先进制造方法的不断提出和应用,植介入医疗器械的设计和制造边界不断拓展,促进新器械的产生和传统器械的迭代升级。

习 题

1. 简要说明按照不同分类方式,植介入医疗器械分别属于哪类医疗器械。
2. 简述生物材料、器械设计和医学技术进展对推动植介入医疗器械发展的作用。

参考文献

[1] WANG L Z,DING X L,FENG W T,et al. Biomechanical study on implantable and interventional medical devices[J]. Acta Mechanica Sinica,2021,37(6):875-894.

[2] CRUBEZY E,MURAIL P,GIRARD L,et al. False teeth of the Roman world[J]. Nature,1998,391(6662):29.

[3] WAGNER W,SAKIYAMA-ELBERT S,ZHANG G G,YASZEMSKI M. Biomaterials science[M]. 4th ed. New York:Academic Press,2020.

[4] WITTE F. The history of biodegradable magnesium implants:a review[J]. Acta Biomaterialia,2010,6(5):1680-1692.

[5] 洛伊斯·N.玛格纳. 医学史[M].刘学礼,译.上海:上海人民出版社,2009.

第2章 植介入医疗器械医学基础

本章主要介绍骨肌系统和心血管系统这两个在临床上应用植介入医疗器械较多的领域相关的医学基础,包括应用解剖、植介入医疗器械类别、适应证、手术方式及相应的并发症。

2.1 骨科植入治疗

2.1.1 骨肌系统应用解剖

骨肌系统(musculoskeletal system)由骨(bone)、骨连结和骨骼肌三部分构成。全身各骨借骨连结构成人体的支架,赋予人体基本形态,支持体重,保护人体内部重要器官。大部分骨骼肌跨越关节附着于关节两端的骨面上,在神经系统的支配下进行收缩和舒张,牵动骨骼产生各种姿势和运动。

1. 骨

骨由骨质、骨膜(periosteum)和骨髓(bone marrow)构成,并有血管和神经分布。骨质由骨组织构成,是骨的主要组成部分,分为骨密质(compact bone)和骨松质(spongy bone)。骨密质构成骨的外层,质地致密,抗压、抗扭曲力强。骨松质由许多片状的骨小梁交织排列而成,呈海绵状。骨小梁的排列方向与各骨所承受的压力以及相应的张力方向是一致的。骨膜是被覆于骨内、外面由纤维结缔组织构成的膜。骨膜内含有丰富的血管、淋巴管和神经,对骨起营养作用。骨髓是填充于骨髓腔和骨松质间隙内网状结缔组织,分为红骨髓和黄骨髓。红骨髓有造血功能,黄骨髓含大量脂肪组织。

由于功能不同,骨具有不同形态,可分为长骨(long bone)、短骨(short bone)、扁骨(flat bone)和不规则骨(irregular bone)。长骨呈长管状,两端膨大部分称为骨骺,中间部分是骨干,主要分布于四肢,具有支撑身体、杠杆等作用,如股骨、肱骨。短骨形似立方体,主要分布于手、足等既能承受压力又能活动、连接牢固、运动较复杂的部位,如腕骨、跗骨。扁骨呈板状,主要构成腔壁,对腔内器官起保护作用,如顶骨、胸骨。不规则骨形状不规则,如椎骨、蝶骨。有些不规则骨内具有含气腔,称为含气骨,如上颌骨等。

全身骨可分为颅骨、躯干骨、四肢骨。颅骨共23块,连结成颅,分为脑颅骨和面颅骨,起保护与支持脑和感觉器官的作用。躯干骨由椎骨、胸骨、肋构成,共51块。椎骨可分为颈椎、胸椎、腰椎、骶椎和尾椎,它们相互通连构成脊柱(spine)。胸骨位于胸前壁正中,分为胸骨柄、胸骨体和剑突3部分。肋包括肋骨和肋软骨。肋一端借肋椎关节与胸椎相连,另一端除第11和第12肋外,通过肋胸关节直接或经肋软骨间接与胸骨相连。四肢骨包括上肢骨和下肢骨。上肢骨每侧32块,共64块,包括锁骨、肩胛骨、肱骨、桡骨、尺骨和手骨,其中锁骨和肩胛骨又称上肢带骨,与躯干骨相连接。上肢骨一般较轻、小,关节囊松弛,运动灵活度大。下肢骨每侧31块,共62块。包括髋骨、股骨、髌骨、胫骨、腓骨和足骨,其中髋骨为下肢带骨,与躯干骨相连接。下肢骨一般较粗大,关节囊紧,关节腔小,骨连接牢固。

典型的椎骨结构(腰椎)如图2.1所示。

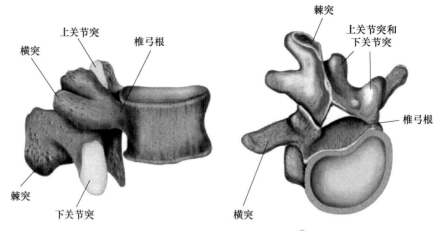

图 2.1 典型的椎骨结构(腰椎)[①]

2. 骨连结

骨与骨之间依靠纤维结缔组织、软骨或骨组织相连,从而形成骨连结。骨连结分为直接连结和间接连结两类。直接连结是相邻骨之间依靠致密结缔组织膜、软骨或骨组织直接相连,比较牢固,一般无活动性。这种连结又分为纤维连结、软骨连结和骨性结合三类。间接连结又称关节(articulation),是全身骨的主要连接形式,一般具有较大的活动性。关节的基本结构包括关节面、关节囊和关节腔。关节面是相邻两骨的接触面,一般为一凹一凸,表面覆以关节软骨,可减轻运动时关节面之间的摩擦,缓冲运动时的冲击和震荡。关节囊由结缔组织构成,附着于关节面的周缘及其附近的骨面上,封闭关节腔,分为内外两层。外层为纤维膜,厚而坚韧,主要起固着作用;内层为滑膜,紧贴于纤维膜的内面,能分泌滑液。滑液为一种透明的蛋白样液体,有利于关节软骨和半月板等的正常代谢,同时还起到减轻摩擦和保护关节面的作用。关节腔是由关节囊和关节软骨共同围成的密闭腔隙,含少量的滑液,腔内为负压,有助于关节的稳固。关节的辅助结构包括韧带、关节盘、半月板和关节唇等结构。韧带由致密结缔组织构成,可加强关节的稳定性,并且对关节的运动有限定作用。关节盘和半月板是位于两关节面之间的纤维软骨板,减少两关节面接触的间隙,减少冲击和震荡,有增加运动形式和扩大运动范围的作用。关节唇是附着于关节窝周缘的软骨环,有加深关节窝、增强关节稳固性的作用。典型关节结构如图 2.2 所示。

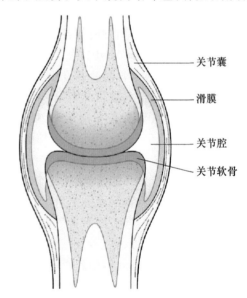

图 2.2 典型关节结构[②]

---

① ELLIS P H. The clinical anatomy of lumbar puncture[J]. Journal of Hospital Medicine,2007,68(5):82-83.

② WATKINS J, MATHIESON I. The pocket podiatry guide:functional anatomy [M]. London:Churchill Livingstone,2009:157-181.

3. 骨骼肌

运动系统中的肌均属横纹肌,又称骨骼肌(skeletal muscle)。骨骼肌是运动系统中的动力部分,由肌腱、肌腹两部分构成。形态上分为长肌、短肌、阔肌和轮匝肌。骨骼肌的辅助结构包括筋膜、滑液囊和腱鞘,均具有保护肌肉和辅助肌肉工作的作用。全身骨骼肌分为头颈肌、躯干肌和四肢肌。头颈肌可分为头肌和颈肌,其中头肌包括面肌和咀嚼肌;躯干肌包括背肌、胸肌、膈肌和腹肌;四肢肌分为上肢肌和下肢肌。上肢肌包括上肢带肌、臂肌、前臂肌和手肌;下肢肌包括髋肌、大腿肌、小腿肌和足肌。人体的任何运动,都是许多肌肉组成的肌群共同舒缩的结果。

2.1.2 脊柱病变的植入治疗

脊柱退行性疾病是脊柱自然老化、退化的病理生理过程,是临床常见病、多发病。经保守治疗无效后,为能够更好地减轻疼痛、改善功能,常需手术治疗。随着脊柱生物力学研究和材料科学的发展,脊柱内固定技术取得了巨大进步,脊柱植入物的应用领域也不断拓宽。目前用于脊柱手术中的植入物可分为两大类:一类为脊柱融合类内固定植入物,包括椎间融合器、接骨板、固定棒、螺钉、钩和钛缆等单独或组合而成的各类内固定系统;另一类为脊柱非融合植入物,包括人工椎间盘、动态内固定及动态植入物等。目前,针对腰椎间盘病的外科治疗应用了整个脊柱外科的绝大多数手术技术,因此本节以腰椎间盘病的治疗为代表介绍脊柱病变的植入治疗。

1. 腰椎间盘病的融合术

(1) 适应证

在腰椎间盘病的治疗中,融合术主要适用于下列疾病:①腰椎滑脱;②腰椎间盘病合并节段不稳定;③腰椎神经减压后导致节段不稳定;④腰椎管狭窄症合并腰椎退行性侧弯或后凸;⑤复发性腰椎间盘突出症或椎管狭窄,需在原手术节段再次做减压手术。

(2) 手术方式

腰椎的植骨融合方式有多种,根据手术入路可分为后路融合术和前路椎间融合术(anterior lumbar interbody fusion,ALIF),其中后路融合术又包括后路椎间融合术(posterior lumbar interbody fusion,PLIF)和侧方椎间融合术(lateral lumbar interbody fusion,LLIF)。目前,常用的植骨材料仍以自体碎骨为宜。

1) 后路椎间融合术

后路椎间融合术适用于大多数有融合指征的腰椎患者,目前仍是腰椎常用的融合方式。融合的范围包括横突间和关节突间的植骨。后路椎间植骨融合术的优点是技术操作简单、安全;出血少;手术时间短;椎管外操作,神经并发症少。缺点是剥离椎旁肌引起肌肉去神经化及慢性腰痛、腰椎间隙变窄、周围组织黏连与瘢痕形成、椎间盘切除不完全、腰椎后方结构切除后导致节段不稳定等。

2) 侧方椎间融合术

侧方椎间融合术与后路椎间植骨融合术相比,可以提供更多的植骨床面积,更有利于恢复和维持椎间隙高度,也更符合生物力学的要求;同时可以获得较高的植骨融合率。侧方椎间融合术更适用于腰椎滑脱、后路椎间融合术后假关节形成、椎间隙狭窄伴椎间孔狭窄,需行融合手术且需要恢复椎间隙高度的年轻成人及重体力劳动者。该术式的不足是对手术技术要求相对较高、神经根损伤概率增加、减压作用有限导致可能存在术后神经症状残留的风险等。

3) 前路椎间融合术

前路椎间融合术主要应用于间盘源性腰痛、椎间盘炎、后方植骨床条件差者、后路返修手术因黏连无法实施者、部分腰椎间盘突出症。对于腰椎退行性侧弯矫形手术需行前路松解者,可同时行前路椎间融合。前路椎间融合术不需要剥离腰背肌,而且后方骨性结构完整,减轻了术后由于肌肉原因导致的腰痛。前路椎间融合术与后路融合术相比,它不干扰椎管,减少了椎管内黏连和瘢痕形成的概率。前路椎间盘可做到完整切除,极少会残留,而且前路植骨融合面积大,植骨成功率高,可恢复椎间隙高度,保持腰椎生理前突。主要并发症包括交感神经损伤、腹部大血管损伤出血、髂血管血栓形成(thrombosis)和腹膜后血肿等。

三种脊柱融合手术示意图如图2.3所示。图2.3(a)为ALIF,图2.3(b)为PLIF,图2.3(c)为LLIF。

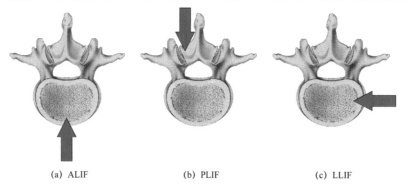

(a) ALIF   (b) PLIF   (c) LLIF

图 2.3   脊柱融合手术示意图

无论是哪种手术入路,融合术式最常见、最主要的并发症均为邻近节段退变(adjacent segment degeneration,ASD)。ASD指脊柱融合术后融合区邻近运动节段的异常改变,包括椎间高度丢失、椎间盘退变或突出、椎体滑脱、椎体不稳、骨赘形成及椎体压缩性骨折等。ASD主要发生机制与脊柱融合术后融合节段活动受限、邻近节段椎间盘和关节突压力增加相关。典型的腰椎融合术后 ASD 示例如图 2.4 所示。

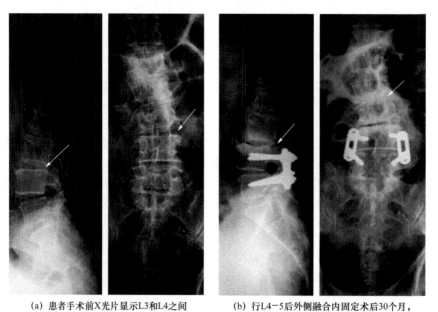

(a) 患者手术前X光片显示L3和L4之间   (b) 行L4—5后外侧融合内固定术后30个月,
冠状面退行性改变   发现L3和L4间退变加速伴严重平移

图 2.4   典型的腰椎融合术后 ASD 示例①

---

①   CHOU W Y, HSU C J, CHANG W N, et al. Adjacent segment degeneration after lumbar spinal posterolateral fusion with instrumentation in elderly patients[J]. Archives of Orthopaedic and Trauma Surgery, 2022, 122:39-43.

2. 腰椎间盘病的非融合技术

（1）腰椎人工椎间盘

1）腰椎人工椎间盘的分类

目前腰椎人工椎间盘基本由三部分组成，包括中间的髓核与两边的金属终板。按假体终板与髓核构成特点，可分为金属面对塑料面和金属面对金属面。按生物力学特点，可分为限制型、半限制型和非限制型。限制型指假体关节活动范围小于生理活动范围；半限制型指假体关节活动范围近似生理活动范围；非限制型指允许假体关节活动超过生理活动范围。

2）适应证

腰椎人工椎间盘置换术的适应证尚存争论。一般认为其适用于腰椎间盘源性腰痛、腰椎融合术后相邻节段不稳定、腰椎间盘切除术后腰背痛综合征。

3）并发症

并发症主要包括椎间盘组织切除不彻底、软骨终板部分残留、椎体终板骨质部分破坏、假体盖板选择过大或过小、假体植入时椎体后缘骨折、假体的位置偏离脊柱运动轴心、假体倾斜、滑动核过大或过小等。

（2）腰椎弹性内固定系统

1）设计原理

目前临床上应用较为广泛而且相应临床基础研究较多的腰椎弹性内固定系统是动态稳定系统（dynamic neutralization system，Dynesys）。其设计目的是使脊柱后部结构恢复到近似正常生理解剖位置，从而保留节段间的活动和降低关节面承受的负荷。系统由钛合金椎弓根螺钉、多聚酯纤维绳构成的张力带及套在张力带外侧的聚碳酸酯聚氨酯弹性套管共同组成。在屈曲位时，张力带限制过度屈曲；在过伸时，弹性套管部分压缩并限制过伸。

脊柱植入物如图 2.5 所示。图 2.5(a) 为刚性内固定系统，图 2.5(b) 为弹性内固定系统。

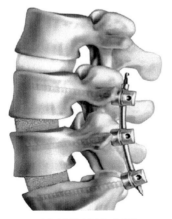 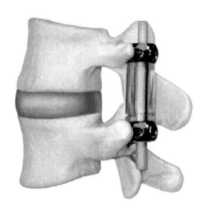

(a)　刚性内固定系统[1]　　　　　　　(b)　弹性内固定系统[2]

图 2.5　脊柱植入物

---

[1]　LEI W，YAN Y. Internal fixation of the spine：principles and practicecity[M]. Singaporecity：Springer，2021：272-273.

[2]　BAIRD L C，KUKREJA S，SIN A，et al. Dorsal dynamic spine stabilization[J]. Benzel's Spine Surgery，2-Volume Set(Fourth Edition)，2017：1603-1610.

2）适应证

Dynesys 系统的适应证主要包括腰椎管狭窄症或腰椎退行性滑脱导致的神经性疼痛或腰痛、椎间盘退变导致的腰背痛、减压手术导致的医源性腰椎不稳定、轻度退行性腰椎侧弯导致的腰椎管狭窄症并处于进展期。

3）并发症

并发症包括螺钉位置不良、症状不缓解需翻修和邻近节段退变等。

2.1.3 关节病变的植入治疗

人工髋关节、膝关节置换是治疗各种原因导致的关节终末期疾病的最有效方法。我国髋关节置换术和膝关节置换术分别起步于 20 世纪 70 年代初和 80 年代末期，发展较快；相应的，人工髋关节、膝关节置换所用植入器材也得到了快速发展。尽管人工肩关节置换术与人工髋关节、膝关节置换术几乎同时开始在临床上应用，但无论在实施数量还是长期效果方面均不能与人工髋关节、膝关节置换术相媲美。因此本节主要介绍髋关节、膝关节病变的植入治疗。

1. 髋关节置换术

（1）人工髋关节假体分类

1）固定方式

① 生物固定型假体：生物固定型假体的初始稳定性依靠假体的形态、表面处理等与髓腔和髋臼形成物理固定，长期稳定性则依靠骨长入或骨长上后形成生物固定。生物固定型假体根据表面涂层可以分为微孔型、喷砂型和羟基磷灰石型等。生物固定型假体适用于绝大多数髋关节置换的患者，尤其适用于骨质条件较好的患者。生物固定型假体的优点包括手术时间短，避免了骨水泥本身可能导致的并发症。缺点是对手术技术要求较高，尤其是假体的大小型号要选择得当，否则会影响术后效果；另外，发生术中或术后假体周围骨折的可能性较骨水泥固定型假体稍高。

② 骨水泥固定型假体：骨水泥固定型假体的稳定性由骨水泥固化后与松质骨之间形成微交锁而提供，因此该类型假体可以提供即刻的稳定性，术后患者即可完全负重活动。骨水泥固定型假体，尤其是骨水泥固定型股骨柄，可以适用于大部分髋关节置换的患者，尤其适用于骨质疏松严重、骨质条件差、合并症多的高龄患者。骨水泥固定型假体的优点包括(a)获得即刻的稳定性，术后患者可以完全负重锻炼；(b)术中可以根据患者的具体情况调整假体的角度。缺点包括(a)由于需要等待骨水泥固化，因此手术时间较生物固定型假体更长；(b)骨水泥固化过程中有可能导致一过性血压、心率等变化；(c)一旦假体失效后，翻修时取出骨水泥困难。

2）摩擦界面

① 陶瓷头-陶瓷内衬：陶瓷对陶瓷摩擦界面的最大优势，在于其耐磨性在目前所有摩擦界面中最高。不足之处包括陶瓷碎裂的风险、异响、脱位率相对较高等。由于陶瓷对陶瓷摩擦界面具有高耐磨性，因此尤其适用于活动要求高、相对年轻的患者。

② 陶瓷头-超高分子量聚乙烯内衬：陶瓷对高交联聚乙烯摩擦界面耐磨性好、碎裂率低、脱位率低。陶瓷对高交联聚乙烯的摩擦界面，适用于所有全髋关节置换的患者。

③ 金属头-超高分子量聚乙烯内衬：金属对超高分子量聚乙烯是经典的摩擦界面组合。金属对高交联聚乙烯摩擦界面的磨损率要高于陶瓷对高交联聚乙烯摩擦界面。金属对高交联聚乙烯的摩擦界面可用于所有全髋关节置换的患者，其中高龄全髋关节置换患者更为适合。

3）股骨柄

生物固定型股骨柄根据固定部位分为近端固定型、远端固定型和混合固定型；根据假体的几何外形分为锥形柄、楔形柄和柱形柄等；根据表面涂层分为微孔型、羟基磷灰石型和喷砂型等。

骨水泥型股骨柄根据表面处理方式分为抛光型和喷砂型；根据解剖形态分为解剖型柄、直柄和弧形柄；根据是否有颈领分为无领型和有领型；根据假体锥度分为双锥型和三锥型等。

人工髋关节示意图如图 2.6 所示。

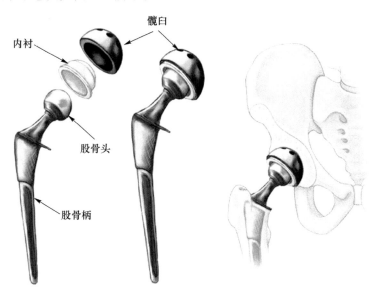

图 2.6　人工髋关节示意图[①]

（2）适应证

1）股骨头置换

主要用于髋臼状况尚好的情况：①高龄移位股骨颈骨折，且伤前患髋无骨关节炎表现；②单纯股骨头颈粉碎性骨折；③高龄股骨头缺血性坏死 Ficat Ⅲ 期[②]或 ARCO Ⅲ 期[③]，髋臼无受累；④高龄陈旧性股骨颈骨折不愈合，髋臼侧软骨无明显受损者；⑤某些股骨头颈部良恶性肿瘤无法保留股骨头颈者；⑥不稳定的高龄股骨转子间骨折，不适合内固定者。

2）全髋关节置换术

适用于各种原因引起的终末期髋关节疾患，具体包括①原发性或继发性髋关节骨关节炎；②股骨头缺血性坏死（Ficat Ⅲ 期或 ARCO Ⅲ、Ⅳ 期）；③类风湿性关节炎累及髋关节；④强直性脊柱炎累及髋关节；⑤有移位的老年股骨颈头下型或 Garden Ⅳ 型骨折[④]，或不适宜行内固定治疗的股骨颈骨折和粗隆间骨折；⑥股骨近端或髋臼肿瘤；⑦血友病性关节炎等多种疾患；⑧化脓性或结核性髋关节炎静止期；⑨髋关节强直，特别是强直于非功能位时，或髋融合术失败者。

①　NGUYEN，D. Simulation and experimental study on polishing of spherical steel by non-Newtonian fluids[J]. The International Journal of Advanced Manufacturing Technology，2020，107(1-2)：763-773.

②　FICAT R P. Treatment of avascular necrosis of the femoral head[J]. The Hip，1983：279 - 295.

③　GARDENIERS J W. A new international classification of osteonecrosis of the ARCO Committee on terminology and classification[J]. The Journal of the Japanese Clinical Orthopaedic Association，1992，66：18 - 20.

④　OAKES D A，JACKSON K R，DAVIES M R，et al. The impact of the garden classification on proposed operative treatment[J]. Clinical Orthopaedics and Related Research，2003，409：232 - 240.

（3）并发症

①假体周围感染：感染是髋关节置换术后最严重的并发症之一，发生率一般为1%～2%。需明确诊断并获取感染病原体，行药敏试验以指导抗菌药物的应用。图2.7所示为髋关节置换术后左股骨近端假体周围感染。②深静脉血栓及肺栓塞：深静脉血栓的发生通常与高凝状态、静脉血流缓慢和血管壁内膜受损有关。术后应采取措施预防深静脉血栓，并严密观察，一旦发生深静脉血栓或由此而引起的肺栓塞等严重并发症，应请相关科室协助采取积极治疗。③肢体不等长：髋关节置换术后肢体不等长比较常见。术后应尽可能缩小双下肢长度差异，但不应以造成术后髋关节不稳定为代价。④髋关节置换术后不稳定：患者本身某些情况可导致术后发生假体脱位风险增加，图2.8所示为全髋关节置换术后假体内脱位。术前应关注的高危因素包括高龄、女性、肥胖、关节松弛、肌力不足、腰椎活动受限、术前关节脱位等。⑤假体周围骨折：假体周围骨折可发生于手术中或手术后。要求操作准确并避免暴力，术后应避免外伤等易造成假体周围骨折的因素。图2.9所示为髋关节置换术后左股骨近端假体周围骨折，图2.10所示为髋关节置换术后髋臼假体周围骨折，图2.11所示为髋关节置换术后股骨柄假体周围骨折，行开放式复位内固定术。⑥血管神经损伤：常见损伤包括坐骨神经损伤、股神经损伤、髂血管损伤和股血管损伤等。⑦骨溶解和金属离子病：骨溶解的发生多与关节内产生的磨损碎屑有关，包括骨水泥颗粒、聚乙烯颗粒、金属颗粒等。金属离子病常由于不锈钢或钴合金假体松动磨损或腐蚀导致有害金属离子释放，造成局部或全身毒性损害。⑧假体松动：确定假体松动后应首先区分感染和无菌性松动，并及时行髋关节翻修术。病例1为感染性假体松动。⑨其他并发症：褥疮、肺部感染、泌尿系统感染、心脏疾患、胃肠道出血、脂肪栓塞综合征、假体断裂等。

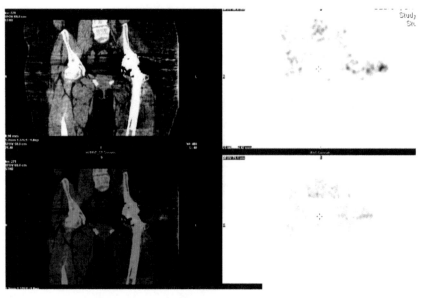

注：核医学锝和白细胞扫描SPECT/CT显像可见髋关节水平退变、髋关节外侧液体区。液体从髋关节进入深层皮下组织，代表着滑囊炎或软组织脓肿形成。[1]

图2.7 髋关节置换术后左股骨近端假体周围感染

---

[1] MUSHTAQ N，TO K，GOODIN G C，et al. Radiological imaging evaluation of the failing total hip replacement [J]. Frontiers in Surgery，2019，6：1-35.

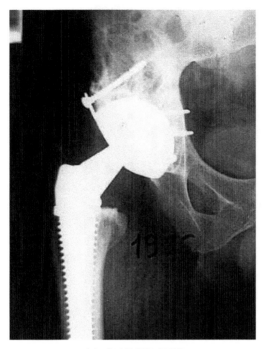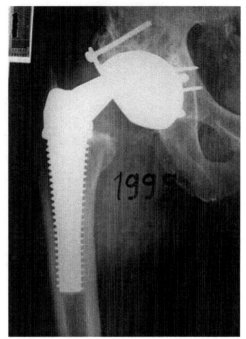

（a）术后早期检查图像　　　　　　　　（b）术后13年3个月检查图像显示假体内脱位①

图 2.8　全髋关节置换术后假体内脱位

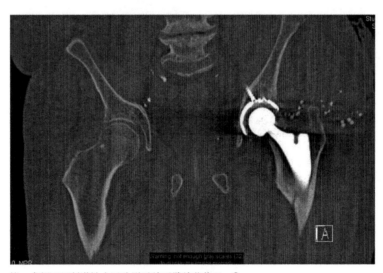

注：左侧可见刺激性小圆珠影延续至髋关节伤口。②

图 2.9　髋关节置换术后左股骨近端假体周围骨折

① LECUIRE F，BENAREAU I，RUBINI J，et al. Intra-prosthetic dislocation of the bousquet dual mobility socket ［J］. Revue de Chirurgie Orthopedique et Traumatologique，2004，90：249-255.

② MUSHTAQ N，TO K，GOODIN G C，et al. Radiological imaging evaluation of the failing total hip replacement ［J］. Frontiers in Surgery，2019，6：1-35.

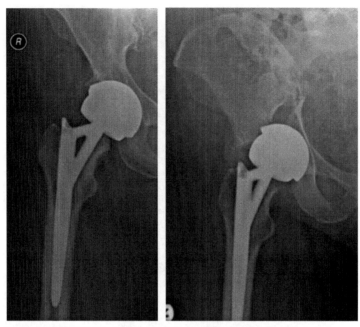

注：髋关节置换术后6年，患者在一次事故中发生髋臼假体周围骨折[1]

图 2.10　髋关节置换术后髋臼假体周围骨折

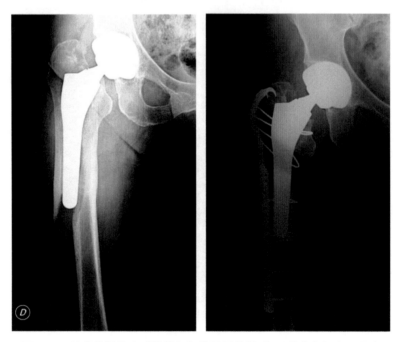

图 2.11　髋关节置换术后股骨柄假体周围骨折，行开放式复位内固定术

①　CHITRE A，WYNN J H，SHAH N，et al. Complications of total hip arthroplasty：periprosthetic fractures of the acetabulum[J]. Current Reviews in Musculoskeletal Medicine，2013，6(4)：357-363.

②　SPINA M，ROCCA G，CANELLA A，et al. Causes of failure in periprosthetic fractures of the hip at 1- to 14-year follow-up[J]. Injury-international Journal of the Care of the Injured，2014，45：S85-S92.

　　病例 1：男性患者，52 岁，行右侧全髋关节置换术后 15 个月发现假体周围感染。患者 PET 图像（未显示）和三相骨显像的结果均为假阴性，而常规 X 光片检查结果为阳性，如图 2.12 所示。

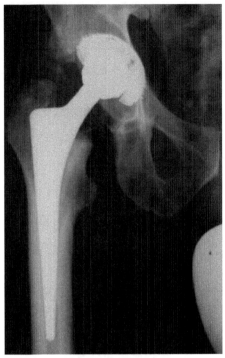

(a) 行右侧全髋关节置换术后6个月
的正位X光片无明显变化

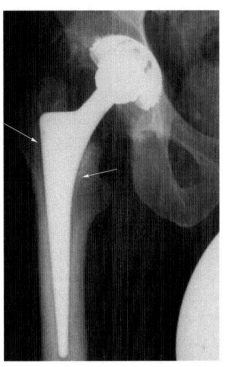

(b) 术后15个月右髋关节正位X光片显示股骨柄尾部
4 mm移位，骨-假体界面处有骨溶解(箭头处)

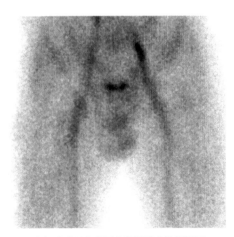

(c) 术后15个月正位骨显像血池相显示
无放射性摄取增高

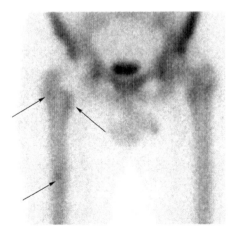

(d) 术后15个月正位骨显像延迟相显示粗隆周围
和假体尖端的放射性摄取轻度增高

图 2.12　行右侧全髋关节置换术后感染性假体松动[①]

　　① STUMPE K D M, NÖTZLI H P, ZANETTI M, et al. FDG PET for differentiation of infection and aseptic loosening in total hip replacements: comparison with conventional radiography and three-phase bone scintigraphy[J]. Radiology, 2004, 231(2): 333-341.

病例分析：这是一个假阴性感染诊断的病例。正常情况下，骨显像对鉴别无菌性假体松动与感染性假体松动有较大的帮助。假体松动表现为假体远端或两端骨组织放射性增高，假体感染则表现为假体周围弥漫性放射性增高。在本病例中，患者行右侧全髋关节置换术后6个月的正位X光片未发现异常。术后15个月的右髋关节正位X光片显示股骨柄尾部4mm移位，骨-假体界面处有骨溶解；SPECT正位骨显像血池相显示无放射性摄取增高，延迟相显示粗隆周围和假体尖端的放射性摄取轻微增高，骨显像结果解释为假体松动。最后基于骨和血培养发现凝固酶阴性葡萄球菌的结果，该患者最终确诊为感染性假体松动。

2. 单髁膝关节置换术

单髁膝关节置换术（unicompartmental knee arthroplasty，UKA）是指仅对膝关节内侧或外侧间室进行表面置换，用以替代膝关节胫股关节破坏的软骨表面。它具有创伤小、恢复快、最大限度保留骨量、费用低、并发症少和病人易于接受等优点。

（1）假体分类

1）水泥假体和非水泥假体

同水泥假体相比，非水泥假体具有较高的假体松动率，由于骨质长入差而导致假体的失效。这种现象在金属胫骨假体尤为明显。因此，应用水泥UKA假体已成为共识。

2）胫骨假体

胫骨假体有两种设计，一种为胫骨金属底座加聚乙烯衬垫构成的金属胫骨假体，另一种为全聚乙烯胫骨假体。金属胫骨假体手术操作较简便、灵活，但价格高、骨质溶解发生率相对较高。全聚乙烯胫骨假体价格低，但术中操作较金属胫骨假体复杂，且不能更换垫片。目前随着假体设计水平和手术技术的提高，磨损率已显著降低，金属胫骨假体和全聚乙烯胫骨假体临床效果已无明显差别。

3）活动垫片和固定垫片

根据聚乙烯垫片的活动方式，UKA假体又分为活动垫片假体和固定垫片假体。活动垫片假体在恢复膝关节正常的运动学特性方面的表现好于固定垫片假体，其优点是磨损较小，骨质疏松发生率较低；缺点是由于垫片脱位和撞击导致并发症和早期返修率高。固定垫片假体并发症较少，对于韧带松弛的患者和低活动量患者更加有益。

（2）适应证

膝关节单间室病变，关节软骨严重损伤或磨损，出现严重疼痛和功能障碍，经保守治疗无效或效果不显著即可考虑行单髁置换术。适合单髁置换的单间室病变主要包括以下几类。①非炎症性胫股关节单间室病变，包括骨性关节炎、创伤性关节炎等。②局限性剥脱性骨软骨炎或局限性骨坏死（累及单间室，坏死深度不影响假体固定）。③患膝应同时符合如下要求：内外翻畸形<15°，应力下可被动矫正；屈曲畸形<10°；屈曲活动度>90°；膝关节韧带功能正常。

（3）并发症

①垫片脱位：是UKA最常见的早期并发症，也是导致翻修的主要原因之一，特别是常见于活动平台。病例2为典型的UKA术后活动垫片脱位。②假体松动：早期假体松动的相关因素包括年龄较小、超重、垫片偏厚、内翻畸形和胫骨后倾较大等。假体松动的原因主要包括术中截骨不够精确、股骨髁假体位置不良甚至外翻、假体与骨面之间没有紧密贴合、软骨处理

不彻底、骨水泥固定不牢固等。此外衬垫磨损产生的微小的聚乙烯颗粒,可引起骨溶解进而导致假体松动。③垫片磨损:与垫片所使用材料和术后机械轴密切相关。④假体周围骨折:与全膝关节置换术比相对少见,大多发生在胫骨髁周围。⑤对侧间室关节炎进展:对侧间室退行性关节炎进展是 UKA 失败的主要原因之一。⑥其他并发症如内侧副韧带损伤、术后感染、不明原因疼痛、关节强直等。

病例 2:女性患者,61 岁,因内侧间室性骨关节炎行内侧 UKA。术后 31 个月,患者膝关节活动垫片发生前脱位,遂行置换翻修术,将 4 mm 垫片替换为 7 mm 垫片。更换为厚垫片后,出现膝关节外翻。翻修术后 10 个月,所更换的活动垫片再次发生脱位,术中发现膝关节内侧副韧带松弛,遂行全膝关节置换术,如图 2.13 所示。

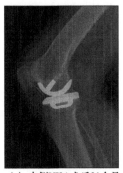
（a）内侧UKA术后31个月发生活动垫片前脱位

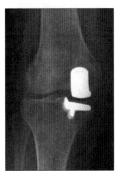
（b）行膝关节置换翻修术,将 4 mm 垫片替换为 7 mm 垫片

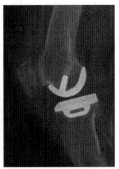
（c）更换为厚垫片后出现膝关节外翻

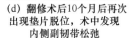

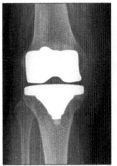
（d）翻修术后10个月后再次出现垫片脱位,术中发现内侧副韧带松弛

（e）行全膝关节置换术

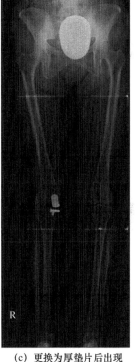

图 2.13　内侧单室膝关节置换术(UKA)后垫片脱位[①]

3. 全膝关节置换术

（1）全膝关节假体分类

1）后交叉韧带替代型与后交叉韧带保留型

根据是否保留后交叉韧带,初次人工膝关节置换假体可分为后交叉韧带替代型（posterior stabilized,PS）、后交叉韧带保留型（cruciate retention,CR）。CR 假体的优是它保留了膝关节的后交叉韧带,减少了手术操作步骤;避免了股骨髁间的进一步切除,保留了骨量;理论上可以

① KIM S G, KIM H G, LEE S Y, et al. Redislocation after bearing exchange for the treatment of mobile bearing dislocation in medial unicompartmental knee arthroplasty[J]. Knee Surgery and Related Research, 2018, 30(3): 234-240.

增加屈曲稳定性,减少反常前移,实现后滚,有助于保留本体感觉。PS假体在设计中使用了凸轮-立柱结构来代替后交叉的功能,在屈曲活动时实现股骨假体后滚,在手术操作时,需要股骨髁间截骨操作。由于去除了后交叉韧带,屈曲间隙较大,易于后方操作,韧带平衡更为简单直接。

2）固定平台假体与活动平台假体

人工膝关节假体根据聚乙烯垫片与金属胫骨托的连接方式,可分为固定平台假体和活动平台假体。固定平台假体是将聚乙烯部件通过锁定机制固定在胫骨平台上。活动平台假体中的聚乙烯部件可在胫骨平台上活动,除了和股骨假体形成活动关节,聚乙烯垫片与胫骨平台之间也容许一定程度的活动。固定平台假体垫片锁定在金属托上,固定牢固可靠,使用更为广泛。不同的厂家固定垫片的几何形状可能有较大不同,以匹配其独特的股骨假体,提高所需的运动学性能。在需要时也可方便地更改为限制性垫片。

人工膝关节如图 2.14 所示。

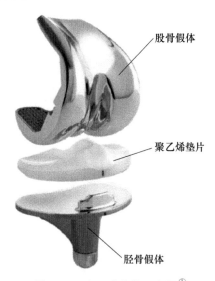

图 2.14　人工膝关节示意图[1]

（2）适应证

全膝关节置换术主要适用于因膝关节终末期病变而引起疼痛的患者,此类患者可能伴有膝关节的畸形、不稳以及日常生活活动的严重障碍等,经保守治疗无效或效果不显著。临床上适应证主要包括①膝关节各种类型关节炎,如骨性关节炎、类风湿性关节炎、血友病性关节炎等;②膝关节创伤性关节炎;③感染性关节炎感染控制后;④原发性或继发性骨坏死性疾患等;⑤非功能位膝关节融合。

（3）并发症

①假体周围感染:同髋关节置换术。②深静脉血栓及肺栓塞:同髋关节置换术。③切口愈

① GAILLARD R, LUSTIG S, PELTIER A, et al. Total knee implant posterior stabilised by a third condyle: design evolution and post-operative complications[J]. Orthopaedics Traumatology: Surgery & Research, 2016, 102(8): 1061-1068.

合不良:表现为切口脂肪液化、拆线后切口裂开等。切口愈合不良与患者自身健康状况、局部情况及手术操作有关,其高危因素包括类风湿性关节炎、贫血、糖尿病、肥胖、长期服用激素、吸烟饮酒等,术前应充分评估并预防。④神经损伤:全膝关节置换术中最容易损伤的神经是腓总神经,损伤后,足下垂通常在术后即刻出现,也可能会延迟出现。术中应轻柔操作,假体植入前冲洗时也应注意防止膝过伸以损伤神经。⑤血管损伤:主要原因包括患者有基础血管疾病;应用止血带引起栓塞和供血不足,主要发生在股浅动脉;存在严重屈曲畸形,后关节囊及腘血管挛缩,畸形矫正后牵拉腘动脉,导致内膜损伤;手术操作时直接刺破或切断血管。⑥假体周围骨折:全膝关节置换术后假体周围骨折发生率为 0.1%~2.5%,包括股骨、胫骨及髌骨骨折,其中股骨髁上骨折是最常见的类型。图 2.15 所示为股骨骨折 Rorabeck 分型,图 2.16 所示为全膝关节置换术后典型的股骨髁上骨折,图 2.17 所示为胫骨假体周围骨折 Felix 分型。⑦关节不稳定:分为冠状位不稳定、矢状面不稳定和全方位不稳定。膝关节不稳可表现为局部疼痛、膝关节反复肿胀积液、步态不稳等。发生的主要原因是术中软组织未能获得良好平衡、韧带损伤、截骨量过大、假体过小、垫片太薄等。⑧术后膝关节活动受限:与术前膝关节活动状态、手术操作、假体选择及术后康复训练情况等多种因素有关。⑨髌股关节并发症:包括膝前痛、弹响或摩擦音、髌骨轨迹不良等。

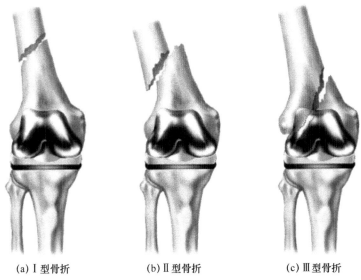

(a) Ⅰ型骨折   (b) Ⅱ型骨折   (c) Ⅲ型骨折

注:Ⅰ型骨折为无移位骨折,假体完整稳定;Ⅱ型骨折为移位骨折,假体完整;Ⅲ型骨折为粉碎性骨折,假体松动[1]。

图 2.15 股骨骨折 Rorabeck 分型

① YOO J D, KIM N K. Periprosthetic fractures following total knee arthroplasty[J]. Knee Surgery & Related Research, 2015, 27(1): 1-9.

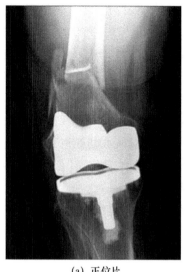 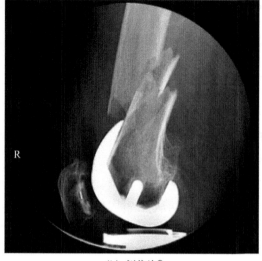

(a) 正位片   (b) 侧位片①

图 2.16　全膝关节置换术后典型的股骨髁上骨折

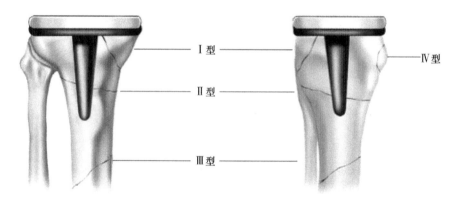

注：根据骨折的解剖位置和胫骨假体固定状态分为四型：Ⅰ型骨折位于胫骨平台，Ⅱ型骨折发生在靠近假体的胫骨平台下方，Ⅲ型骨折发生在胫骨干远端，Ⅳ型骨折累及胫骨结节。①

图 2.17　胫骨假体周围骨折 Felix 分型

2.1.4　骨创伤植入治疗

骨创伤最常见的后果是骨折，当保守治疗无法恢复时，需要采取手术治疗。植入物是骨折手术不可或缺的器械，对于恢复骨的正常结构和功能都有重要作用。植入的主要目的是重建骨结构连续性，使患肢的功能快速、尽可能完全地得到恢复。金属植入可以对骨折提供良好的保护和支持，同时不影响骨折的愈合和塑形，因而广泛应用于骨折的固定。骨折治疗的常用植入器械包括螺钉、钢板、锁定钢板系统和髓内钉。

---

① YOO J D，KIM N K. Periprosthetic fractures following total knee arthroplasty[J]. Knee Surgery & Related Research，2015，27(1)：1-9.

1. 植入物种类

(1) 螺　钉

螺钉是骨创伤治疗中最为常用的植入物之一,根据螺钉的螺距、螺纹芯和螺杆等的不同,分为很多类型。皮质骨螺钉的螺纹较浅,螺距小,螺芯直径较大,螺钉的强度较大。松质骨螺钉螺纹深,螺距大,螺芯直径较小,螺钉对骨骼的抓持力较强。空心钉的钉芯呈中空状,可在导针引导下植入。与具有相同外径的皮质骨螺钉和松质骨螺钉相比,空心钉的螺纹浅,螺芯直径大,抗拔出力较低。

(2) 钢　板

钢板是骨创伤植入物的主要器材,与拉力螺钉组合应用可以为骨折愈合提供更可靠的固定。按其所发挥的生物力学作用,可分为中和钢板、支持钢板、加压钢板、桥接钢板等。中和钢板通常用于拉力螺钉固定的骨折块,以保护螺钉不被外力折断;支持钢板用于分担骨折轴向施加负荷时所产生的弯曲应力、压缩力和剪切应力(shear stress);加压钢板用于单靠应用拉力螺钉不足以固定的横形骨折或短斜形骨折;桥接钢板用于维持粉碎性骨折的骨骼长度。

(3) 锁定钢板系统

锁定钢板系统是一种带有锁定螺纹孔的骨折固定装置,螺钉拧入后,钉头与钢板合为一体。锁定钢板的固定并不依靠骨摩擦力来实现,而是完全依靠自身的框架结构来实现,而且无须像传统钢板一样进行充分塑形。钢板与骨表面可以留有一定间隙,消除钢板与骨重压接触的不良作用,极大改善血运和骨膜的生长和恢复。鉴于锁定钢板的内固定支架特性,在载荷存在的情况下,骨折块间会有应力刺激,这种刺激有利于骨痂形成,也有利于骨折愈合。

(4) 髓内钉

髓内钉是为桥接长管状骨(如股骨、胫骨和肱骨)而设计的内固定装置。与钢板置放在皮质骨上不同,髓内钉置放在松质骨和骨髓腔内。早期的髓内钉为非带锁型,主要通过外形与骨髓腔间的差异以及与干骺端的松质骨形成三点固定,但作为髓腔植入物,其强度和稳定性都不足。随着带锁髓内钉和扩髓技术的发展,适合骨干解剖形态和生物力学特点的新型髓内钉不断被研发和应用。

2. 植入物基本使用形式

(1) 骨折块间加压

骨折块间加压时,通过金属植入物的加压作用使被保持在解剖位置的骨折块成为一体。这种加压作用增加了骨折内面的摩擦力,增强了对外界干扰的适应能力,使骨-植入物结构能够抵抗功能锻炼产生的形变。

(2) 夹　板

夹板可定义为允许在骨与植入物之间出现滑动的力学结构。在治疗简单、轻度粉碎的股骨、胫骨干骨折时,运用标准的非带锁髓内钉进行闭合穿钉,可取得非常好的效果。骨折部位通过生成骨痂达到愈合,骨与植入物间分担负荷,使愈合处十分坚固。

(3) 桥　接

桥接固定技术是通过将植入物插入并跨越骨折和软组织受损带,进而与骨折远近端主要骨折块固定来实现,也可通过闭合插入带锁髓内钉或者借助钢板使用间接复位技术来实现。

(4) 间接复位和桥接钢板

累及关节面或干骺端的粉碎性骨折通常不适合用带锁髓内钉固定。要实现关节部骨折块的固定,通常使用骨折块间加压的拉力钉和贴附在骨折块上、跨越骨折区延伸至骨干部的钢板来固定。

2.1.5　骨缺损植入治疗

由于先天性疾病、创伤、骨肿瘤、感染、缺血等因素所造成的一定程度的骨质丢失,形成较大的间隙,称为骨缺损。在人工关节置换等手术中也会出现骨缺损问题。较小的骨缺损(通常指 8 mm 以下)有可能自行愈合;若骨缺损过大则很难完全愈合,需要使用修复材料进行治疗。

1. 基于骨移植的修复材料

（1）自体骨

自体骨主要取自患者身体其他部位的健康骨,可以是游离骨块独立移植或带血管骨移植。自体骨移植能够提供成骨细胞和骨修复再生所需要的骨再生诱导因子,是骨缺损治疗的金标准。这种方法的主要问题是来源有限和供区功能缺失。

（2）异体骨

异体骨包括同种异体骨和异种异体骨。异体骨组织是将天然骨材料进行脱细胞处理,使其消除抗原性,但仍完全或部分保留原来组织结构和部分生理活性。虽然供体更容易得到,但却有传染疾病、免疫排斥、抗感染能力弱、价格昂贵等问题。

（3）冻干骨

冻干骨即将同种异体的骨组织经过低温冷冻干燥处理,使用前再水化处理后进行应用。其主要问题是在上述过程中,骨组织发生显微骨折而使生物力学性能产生不同程度的改变。

（4）其他材料

其他材料包括脱钙骨基质、脱蛋白骨材料、煅烧骨材料等。它们各有特点但不能作为骨缺损修复材料单独使用。

2. 金属骨修复体

金属替代物,如钛合金、医用不锈钢、钴铬钼合金等,可被用来制造具有一定体积尺寸的骨修复体,在较大体积的骨缺损修复中(如骨肿瘤切除后)起较大的作用。金属骨修复体能够为缺损部位提供及时的机械支撑,缺点是与缺损区组织的整合性较差,且重量大,会因为感染或疲劳破坏而导致手术失败。目前,由 3D 打印技术制作的骨修复体已经在临床开展应用,它可以满足对于各种孔隙度和孔隙度梯度分布假体的需求,并且个性化地制造成与骨缺损部位相匹配的解剖形态。在提高 3D 打印骨修复体生物学性能方面,表面涂层技术提供了更广阔的技术前景。

3. 人工填充材料

用于骨缺损填充的人工材料必须具有一定的机械强度、对骨折愈合的干扰小、有骨传导或骨诱导作用、吸收的过程不影响骨折愈合以及不会降低局部的抗感染能力。目前主要有以下几种人工填充材料。

（1）骨水泥

骨水泥可分为丙烯酸酯类骨水泥和磷酸钙骨水泥。丙烯酸酯类骨水泥能够及时塑形,具有较好的力学性能,但生物相容性较差,缺乏骨传导性,聚合过程会发热引起周围骨坏死,在骨与骨水泥界面形成纤维组织,不利于吸收和骨组织长入。磷酸钙骨水泥是一种新型的骨修复材料,具有较好的组织相容性,也是较好的抗生素载体,可以植入感染性骨缺损处持续发挥抗感染的作用,但其机械强度低,不能用于负重骨的修复。

（2）表面活性陶瓷

表面活性陶瓷主要代表为羟基磷灰石（hydroxyapatite，HAP）。羟基磷灰石可制备成不同密度、不同大小的颗粒或各种形状的人造骨。其植入人体后，可以在很短的时间内与人体硬组织形成紧密的生物结合，显示出极好的生物相容性和生物活性。但羟基磷灰石的力学性能不够理想，强度较低，脆性较大，并且吸收时间长达数十年。

（3）生物降解性陶瓷

生物降解性陶瓷主要代表为磷酸三钙（TCP）。磷酸三钙在体内降解较快，降解成分能参与新骨的形成，加速骨组织生长，并逐渐被新骨替代。但这种陶瓷同样拉伸强度很低，脆性大，不能耐受大的扭转、弯曲和剪切力。

（4）注射性骨替代品

注射性骨替代品以磷酸钙水泥为代表，具有很好的操作性，其力学性能稳定，而且多孔疏松。主要问题是孔径较小，细胞无法长入材料内部，因而磷酸钙骨水泥的吸收是分层的而非均匀的。

（5）珊瑚羟基磷灰石

珊瑚羟基磷灰石在组成结构上与天然骨盐大体一致，有很好的生物相容性、骨传导性和与骨结合的能力，因此被广泛用作硬组织修复材料和骨填充材料的生理支架。其缺点是脆性大，塑性困难，愈合不完全，且抗压强度与人体骨抗压强度相差较大，故不适用于承重部位的骨修复。

2.2　心血管介入治疗

2.2.1　心脏和血管应用解剖

心脏（heart）和血管（blood vessel）是支持人体血液循环，运送营养物和代谢物等的重要器官。心脏的节律性搏动是血液流动的动力，血管是血液流动的管道和物质交换的场所。把血液从心脏输送出去的血管称为动脉（artery），供血液返回到心脏的血管称为静脉（vein）。根据血液运行的途径不同，血液循环可分为体循环（systemic circulation）和肺循环（pulmonary circulation），两者相互联系构成一个完整的循环系统。

1. 心　脏

（1）心脏的位置和形态

心脏位于胸腔的中纵隔内，外面裹以心包。心似倒置的圆锥体，可分为一尖、一底、二面、三缘。心尖朝向左前下方，游离，由左心室构成。心底朝向右后上方，由左、右心房共同构成。左、右肺静脉分别从两侧注入左心房，上、下腔静脉分别从上、下注入右心房。胸肋面又称前面，膈面又称下面。近心底处有一环形的沟，称为冠状沟，是心房、心室的表面分界线。在心的胸肋面和膈面都有一条从冠状沟至心尖右侧的浅沟，分别称为前室间沟和后室间沟。冠状沟和前、后室间沟内均有血管通过。

（2）心　腔

心脏为一中空的肌性器官，心内腔被房、室间隔分为互不相通的左、右两半，分隔左、右心房的间隔称房间隔，分隔左、右心室的间隔称为室间隔。因此，心内腔被分为右心房（right atrium）、右心室（right ventricle）、左心房（left atrium）和左心室（left ventricle）四个腔。右心房占据心的右上部,壁较薄。心房的前壁向前内侧呈锥形突出,称为右心耳。右心房内有上、下腔静脉和冠状窦的开口,回流全身的静脉血。右心房经右房室口通右心室。右心室位于右心房的左前下方,壁厚 3～4 mm。右房室口处有三片略呈三角形的瓣膜,称为三尖瓣(tricuspid valve),每片瓣膜通过腱索和乳头肌相连。三尖瓣、腱索和乳头肌在结构和功能上密切关联,可防止血液向心房逆流,保证心室的射血功能。右心室左上方有肺动脉口,口周围有肺动脉瓣,阻止血液逆流入心室。左心房位于右心房的左后方。左心房向左前方的锥形突起称为左心耳,左心房后部两侧各有两个肺静脉口,前下部有左房室口,通左心室。左心室位于右心室的左后方,心室壁厚约 9～12 mm。左房室口处有二尖瓣(bicuspid valve),通过腱索连于乳头肌。左心室内有主动脉口,口周围有主动脉瓣,防止血液向左心室逆流。

心腔结构示意图如图 2.18 所示。

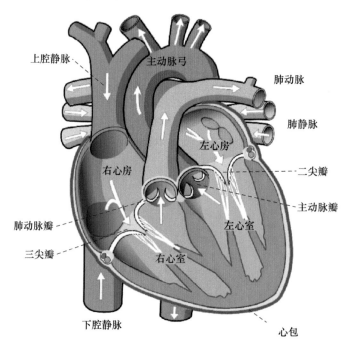

图 2.18　心腔结构示意图[1]

（3）心　壁

心壁由心内膜、心肌层和心外膜组成。心内膜是衬覆于房室内腔表面的薄膜,表面是内皮,与血管内皮相连。心瓣膜由心内膜突向心腔折叠形成,表面被覆内皮,下面为致密结缔组织。心肌层由心肌和心肌间质组成,心肌间质为心肌纤维之间的致密结缔组织和血管、神经纤维等。心房肌薄,心室肌厚。心室肌分为内纵、中环和外斜三层,纵行的深层肌形成肉柱和乳头肌。心外膜是浆膜,为心包膜的脏层,表面被覆间皮,其下为薄层结缔组织。

（4）心脏传导系统

心脏传导系统由特殊分化的心肌细胞构成,其功能是产生并传导冲动,以维持心的节律性舒缩。心脏传导系统包括窦房结(sinoatrial node)、房室结(atrioventricular node)、房室束及

---

　　[1]　VINCENT P. Ultrafast ultrasound imaging for simultaneous extraction of flow and arterial wall motion with linear array probe[D]. Lyon：Lyon Institute of Political Studies，2019：1-134.

浦肯野纤维网。窦房结是心节律性活动的起搏点,位于上腔静脉口附近右心房壁的心外膜下。窦房结发出冲动,传至心房肌,使心房肌收缩,同时向下传至房室结。房室结位于房间隔下部右侧心内膜下,房室结的前下端续为房室束。房室束于室间隔上部分为左束支和右束支,分别沿室间隔左、右侧心内膜再向下走行,并在心内膜深面交织成浦肯野纤维网,分布于心室肌。

2. 血　管

(1) 血管的分类及其特点

血管分为动脉、静脉和毛细血管(capillary)。根据大小,动脉和静脉又分为大、中、小、微四级。除毛细血管外,所有的血管壁都由内膜、中膜、外膜构成,内膜主要由内皮、内皮下层和内弹性膜构成;中膜主要由平滑肌细胞、弹性纤维、胶原纤维等构成;外膜主要由结缔组织构成。各层膜的厚度与组织成分因血管的种类和功能不同而各有差异。

动脉从心室发出后不断分支,越分越细,最后移行为毛细血管。大动脉包括主动脉、肺动脉、无名动脉、颈总动脉、锁骨下动脉和髂总动脉等,又称弹性储器血管,管壁较厚,中膜富含弹性纤维,具有较大的可扩展性,能承受较大的压力。心室射血时管壁扩张,容纳心室射出的部分血液,心室舒张时管壁回缩,促使血液继续向前流动,从而使间断的射血变为连续的血流。中动脉又称分配血管,指从大动脉之后到分支为小动脉之前的动脉管道。在其中膜的平滑肌细胞之间有交感神经纤维分布,可调节血管的管径,对全身各部分血量的分配起调节作用。管径在 0.3～1 mm 的动脉称为小动脉,管径在 0.3 mm 以下的动脉称为微动脉,二者中膜的弹性纤维少,但平滑肌增多,可在神经、体液调节下收缩或舒张,改变管腔的大小,影响局部血流量和局部阻力,调节器官、组织的血流量,因而又称毛细血管前阻力血管。

毛细血管是连于动、静脉末梢之间的细小血管,管径约 8～10 μm,由内皮和基膜组成,相互吻合成网。在内皮细胞和基膜之间散在有一种扁而有突起的细胞,其细胞突起紧贴在内皮细胞基底面,称为周细胞。周细胞不仅有机械支持作用,还能分化为成纤维细胞和平滑肌细胞。由于毛细血管管壁极薄,通透性极大,是血管内血液和血管外组织液进行物质交换的场所,因此又称交换血管。

静脉是运送血液回流到心的血管,可分为微静脉、小静脉、中静脉和大静脉。小静脉和中静脉常与相应的动脉伴行。与伴行的动脉比,静脉管腔大,管壁薄而软,弹性小,因此易于扩张。在安静状态下,循环血量的 60%～70% 容纳在静脉中,起到血液储存库的作用,因此静脉又称容量血管。微静脉和小静脉管壁平滑肌的舒缩活动可影响毛细血管的血压、容量及滤过作用,对血流也产生一定的阻力,又称毛细血管后阻力血管。管径在 2 mm 以上的静脉管壁内膜突向管腔,形成两个相对的半月状小袋,袋口朝向心脏,称为静脉瓣(venous valve)。静脉瓣可防止血液逆流,有利于静脉内的血液向心回流。在重力影响较大的下肢静脉中,静脉瓣较多。

(2) 冠状动脉

心脏的血液循环称为冠脉循环。冠状动脉(coronary artery)将动脉血分送至心脏各部;回流血大部分经冠状静脉返回到右心房。

冠状动脉包含左、右两大主支,均起自升主动脉根部的主动脉窦部。左冠状动脉自左后窦发出,先走行于肺动脉干与左心耳之间的房肺沟内,当达左冠状沟部时,分成前降支和左旋支。前降支是左冠状动脉主干的直接延续,沿前室间沟下行到心尖部,经心尖切迹转向心脏膈面,终止于后室间沟的下 1/3 部。前降支沿途发出分支,分布到前室间沟两旁的左、右心室前壁、心尖部、心脏膈面下 1/3 及室间隔的前 2/3 区域。左旋支沿左冠状沟左行,在心室的左缘转向膈面,一般终止于近心脏的左心室后壁。左旋支沿途发出分支分布到左心房、左心室前壁心底部、左心室左缘及左心室后壁近侧缘部。右冠状动脉自主动脉的前窦发出,向右前方走行于肺动脉干根部和右心耳之间。然后沿右冠状沟右行,在心脏右缘转向心脏膈面。行至房室交界区再沿后室间沟下行,终止于后室间沟的下 2/3 处。右冠状动脉走行于冠状沟内部分称为右旋支或右冠状动脉主干;走行于后室间沟内部分称为后降支。右冠状动脉沿途发出分支分布到右心房、左心房的后部,右心室漏斗部,右心室前壁、侧壁和后壁,后室间沟两旁的左、右心室后壁及室间隔的后 1/3 部。

冠状动脉的分支由心外膜垂直进入心肌膜,在心肌纤维间形成丰富的、通透性大的心肌毛细血管网。这些毛细血管逐渐汇合成心静脉系注入右心房。冠状动脉的细小分支之间互相吻合,正常时只有少量血液通过。如果冠状动脉或主要分支突然发生阻塞,经吻合支通过的血液少,不足以供应该区的心肌,导致心肌缺血性坏死。如果阻塞是缓慢形成的,吻合支管径可逐渐扩大,建立起有效的侧支循环,起到代偿作用。

冠状动脉示意图如图 2.19 所示。

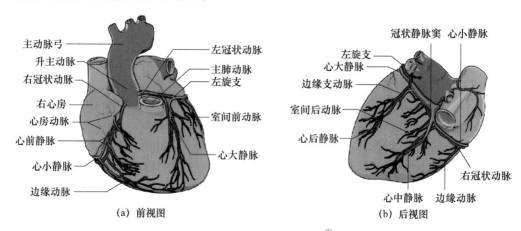

图 2.19 冠状动脉示意图[①]

2.2.2 冠状动脉介入治疗

冠状动脉粥样硬化性心脏病(简称冠心病)是当今世界威胁人类健康最重要的心血管疾病之一,其主要病理生理机制是冠状动脉粥样硬化狭窄或阻塞所致的心肌缺血性坏死。自 1977 年世界首例经皮冠状动脉腔内成形术成功完成,以 PTCA 为基础的经皮冠状动脉介入治疗技术和器械快速发展,至今已经成为治疗冠心病的重要方法之一。

1. 冠状动脉球囊成形术

冠状动脉球囊成形术是将球囊扩张导管沿导丝轨道送达冠状动脉的靶病变处,利用球囊加压充盈后产生膨胀力而使狭窄的冠状动脉扩张的一种介入治疗方法,也是所有冠心病介入治疗技术的基础。球囊扩张导管(简称球囊)在 PCI 中的作用已从最初的单纯球囊血管成形术逐步扩展,被赋予了病变预扩张、辅助支架的输送释放和后扩张以及载药(药物涂层球囊,drug-coated balloon,DCB)治疗等诸多功能。

---

① BETTS J G, DESAIX P, JOHNSON E, et al. Anatomy and physiology[M]. Austin:OpenStax, 2013:823-958.

（1）球囊分类

球囊根据设计特性分为顺应性球囊、半顺应性球囊和非顺应性球囊；根据操作特点分为快速交换球囊和整体交换球囊；根据特殊功能已从支架问世前的灌注球囊发展到目前临床常用的切割球囊、棘突球囊、双导丝球囊和 DCB 等新型球囊系列。

1）顺应性球囊、半顺应性球囊、非顺应性球囊

顺应性是指球囊直径随压力变化的能力。顺应性球囊即顺应性较大的球囊，随扩张压力的增加其直径明显增加。因其容易变形而损伤冠状动脉导致急性闭塞并发症，目前已不再使用。半顺应性球囊的直径随扩张压力的增加趋势介于顺应性球囊和非顺应性球囊之间。其优点是可以将球囊导管外径做得较小，球囊囊体回抱良好，通过病变部位能力强，柔软且跟踪性好；缺点是耐高压能力弱，存在支架无法均匀扩张的现象，精确扩张的能力弱，爆破压力较低。半顺应性球囊通常用于病变部位的预扩张。非顺应性球囊随扩张压力的增加其直径变化较小。其优点是耐高压，抗穿刺和精确扩张的能力强，爆破压力比较高；缺点是材料相对坚硬，球囊本身外径偏大，影响了球囊回抱能力、通过性和跟踪性。非顺应性球囊多用于支架植入术后的后扩张、钙化病变部位和支架内再狭窄病变部位的预扩张。

2）修饰性球囊

修饰性球囊一般指切割球囊、棘突球囊和双导丝球囊，其原理有相似之处（切割球囊为显微外科刀片，棘突球囊为尼龙棘突棱，双导丝球囊为金属丝）。切割球囊是一种将常规球囊与显微外科的刀片有机地结合在一起的装置。在切割球囊扩张时，刀片暴露，沿血管壁纵向切开动脉粥样硬化斑块和管壁，减轻环状压力。相比普通球囊，修饰性球囊具备以下优点：①对于轻中度钙化等高阻力病变，修饰性球囊能够使内膜钙化断裂，从而提高球囊扩张效果；②普通球囊无序扩张造成的撕裂容易导致夹层血肿，增加血管急性闭塞风险，修饰性球囊扩张后引导斑块撕裂多发生在血管长轴方向，从而减少限流性夹层形成；③修饰性球囊扩张容易固定于斑块表面，避免球囊滑脱，从而减少正常节段的意外损伤。

3）整体交换球囊和快速交换球囊

整体交换球囊包含中空的管道，到达病变处后可以交换导丝。对于闭塞病变、严重狭窄和扭曲的病变，此球囊导管特性十分有益。整体交换球囊最早的结构为从远端到近端全程套在导丝上，操作不便，后来被导丝腔短的快速交换球囊导管所取代。快速交换球囊是目前最常用的球囊。导丝到达血管病变远端后，可以逐级更换快速交换球囊，达到对病变处充分扩张的效果。

4）药物涂层球囊

DCB 是在传统球囊表面覆盖一层抗增殖药物，其药物成分在充盈过程中渗透进血管壁发挥抗增殖及抑制平滑肌细胞迁移作用，从而阻碍血管发生再狭窄的进程。目前有多种不同DCB 可用于冠状动脉病变治疗，其中紫杉醇仍是首选药物。DCB 的优点包括①避免了异物植入，为患者保留了必要时后续治疗的机会；②与药物洗脱支架相比，DCB 可减少内膜炎症反应、降低血栓形成风险；③缩短双联抗血小板治疗的时间。DCB 缺点包括①接触液体可能会使表面药物及其载体脱落；②虽然能有效抑制血管内膜增生，但不能克服管壁弹性回缩；③球囊设计的差异（包括载药量、制剂和药物释放动力学之间的差异）导致不同 DCB 效果存在差异；④使用前病变位置必须经过充分预扩张，残余狭窄大于 30% 时 DCB 失败率将显著增加。

（2）适应证

根据临床表现,PTCA 主要的适应证包括药物治疗效果不佳的慢性稳定型心绞痛或不稳定型心绞痛,有明确的心肌缺血证据,左心室功能良好。扩展的适应证包括①慢性稳定型心绞痛或不稳定型心绞痛伴多支血管病变;②药物治疗有效的心绞痛,但运动试验阳性者;③急性心肌梗死;④冠状动脉旁路移植术后心绞痛;⑤高危心绞痛患者;⑥变异型心绞痛但有严重的固定狭窄;⑦PTCA 术后再狭窄者。

（3）并发症及处理

①冠状动脉夹层及壁内血肿:冠状动脉夹层是球囊扩张后常见的情况,也是 PTCA 撕裂斑块、扩大血管管腔的必然结果。必要时应迅速植入支架覆盖夹层,封闭壁内夹层入口。图 2.20 所示为 PTCA 术后主动脉夹层。冠状动脉壁内血肿是由于血管内膜在球囊机械作用下发生撕裂且深达中膜,血流进入血管壁内积聚而压迫真腔,严重时甚至导致血流中断。对于可疑壁内血肿的患者,应尽快行血管内超声检查明确诊断。②冠状动脉痉挛:冠状动脉内推注硝酸甘油或维拉帕米、地尔硫草等冠脉扩张剂。③分支闭塞:球囊进行扩张重建血流,必要时进行球囊对吻。对于大分支如果单纯球囊扩张后效果不满意,可考虑植入支架。④冠状动脉破裂或穿孔:球囊导管过大或压力过高造成冠状动脉破裂,导丝选择或操作不当可导致冠状动脉穿孔。一旦发生冠状动脉破裂或穿孔,应立即用球囊或植入覆膜支架封闭穿孔或破裂部位,并降低心脏压塞发生风险或减少心包积液。介入处理无效者应开展急诊外科手术。⑤球囊破裂或嵌顿:当扩张压力超过球囊爆破压力或扩张部位存在尖锐的钙化小结时,可以造成球囊破裂。球囊嵌顿相对少见,多发生于处理复杂钙化病变或通过未充分扩张的支架网眼扩张分支时。⑥无复流或慢血流:可能与斑块挤压后脂质坏死核心物质或附壁血栓脱落造成冠状动脉血管床微栓塞等因素有关。可采取冠状动脉内推注血管扩张剂等方法处理。

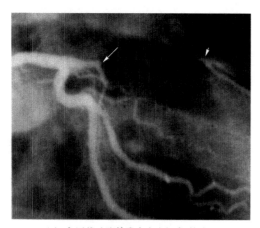 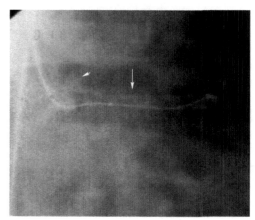

(a) 左冠状动脉前降支完全闭塞(箭头),左旋支可见侧支循环 (小箭头)　　(b) 经球囊导管注射造影剂后,左前降支近端(箭头)和主动脉根部(小箭头)显示造影剂滞留,提示夹层

图 2.20　PTCA 术后主动脉夹层[1]

① MOLES V P, CHAPPUIS F, SIMONET F, et al. Aortic dissection as complication of percutaneous transluminal coronary angioplasty[J]. Catheterization and Cardiovascular Diagnosis, 1992, 26(1): 8-11.

2. 冠状动脉支架植入术

单纯 PTCA 易导致血管急性闭塞和再狭窄,而冠状动脉支架能有效地处理夹层,提供机械支撑并减轻弹性回缩。PCI 示意图如图 2.21 所示。

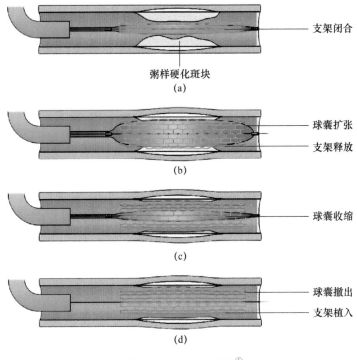

图 2.21　PCI 示意图[①]

(1)冠状动脉支架的分类

1)金属裸支架

金属裸支架是最早投入临床使用的支架,其材质多为不锈钢或含钴的合金。与单纯球囊扩张相比,BMS 的优势在于即刻管腔获得更大,弹性回缩更小,但内膜增生造成的晚期管腔丢失(支架再狭窄)是其主要缺陷,因此已经基本被药物洗脱支架所取代。目前仅少量用于有介入指征的抗栓治疗禁忌或高出血风险患者。

2)药物洗脱支架

药物洗脱支架是利用金属裸支架平台携载抗血管内膜增生的药物,在血管局部洗脱释放,有效抑制支架内膜增生,以预防支架内再狭窄的支架。2001 年问世的第一代 DES 以不锈钢作为平台,并采用永久聚合物作为药物载体,通过所携带的雷帕霉素或者紫杉醇在血管局部抑制血管平滑肌细胞迁移和增殖,在一定程度上解决了支架再狭窄的难题。然而,第一代 DES 晚期支架血栓或获得性贴壁不良等事件的风险有所增加,导致其逐渐被淘汰。第二代 DES 多采用钴-铬或铂-铬合金平台,支架梁更薄,柔顺性和输送性更佳;抗增殖药物通常采用脂溶性更好的佐他莫司、依维莫司或其他雷帕霉素衍生物,且聚合物涂层的生物相容性更好。与第一代 DES 相比,第二代 DES 的支架血栓的发生率明显更低。目前广泛应用的新一代 DES 采用

---

① GRECH E D. Percutaneous coronary intervention. II: the procedure[J]. British Medical Journal, 2003, 326 (7399): 1137-1140.

了更先进的聚合物涂层技术,包括单面涂层技术、可降解聚合物涂层技术、无聚合物涂层技术以及采用纳米工程改良的涂层技术等。

3) 生物可吸收支架

为避免金属异物永久留存体内,生物可吸收支架的理念应运而生。BRS骨架主要由聚合物和可完全降解金属合金两类材料构成。当前BRS领域最常用的材质是以左旋聚乳酸(PLLA)为代表的聚合物,兼顾机械强度的同时具有良好的生物相容性,经过体内1年至1年半的降解,最终通过三羧酸循环以二氧化碳和水的形式排出。自2006年第一代BRS进入大规模临床验证以来,全球已有数十款BRS进入临床研究阶段。国内首款BRS产品以聚乳酸(polylactic acid,PLA)作为支架基体,于2019年2月获得国家药品监督管理局正式批准上市,为冠心病患者的介入治疗提供了一种新的选择。

(2) 适应证

PCI的适应证包括以下几种。①慢性稳定型冠心病:根据各支病变狭窄情况、缺血面积及临床表现等综合判定。②非ST段抬高型急性冠状动脉综合征:根据患者的病史、症状、体征、血流动力学、心电图、肌钙蛋白、GRACE评分进行风险分层,建议极高危者、高危和低危者分别行紧急(2 h以内)、早期(24 h以内)和择期血运重建。③急性ST段抬高型心肌梗死:根据发病时间、临床症状、心电图表现及冠状动脉造影结果选择行PCI的时机。

(3) 并发症及处理

1) 支架血栓

按血栓发生时间,分为急性支架血栓(术后<24 h)、亚急性支架血栓(术后24 h~30天)、晚期血栓(术后1个月~1年)和极晚期血栓(术后>1年)。临床表现为心肌梗死、心源性猝死等。在器械与操作层面,急性或亚急性支架血栓的发生主要与支架膨胀不全、边缘夹层血肿、地理丢失或严重的支架贴壁不良等因素有关;晚期尤其极晚期支架血栓,则多与新生动脉粥样硬化或内皮覆盖不完全有关。当怀疑出现支架血栓时,应尽快行冠状动脉造影,所有的支架血栓均建议行腔内影像学检查明确潜在机制。如血栓与支架近或远端内膜夹层、支架未完全覆盖病变有关,可再次植入支架;对于较大血栓者可考虑应用血栓抽吸装置或血管远端保护装置以减少处理后无复流的发生;对于支架膨胀不全或合并严重贴壁不良,使用非顺应性球囊扩张以保证支架充分膨胀贴壁,必要时选择准分子激光、冲击波碎石破坏钙化斑块后再进行球囊扩张;对于新生动脉粥样硬化,可考虑优化药物治疗,同时再次植入新一代DES支架或充分预处理后使用DCB处理。

图2.22所示为PCI术后急性支架血栓,图2.23所示为PCI术后极晚期支架血栓。

2) 支架脱载

支架脱载的危险因素包括迂曲成角及钙化病变、长支架等。冠状动脉内脱载支架有较高的冠状动脉内血栓形成和心肌梗死的风险;脱载于体循环的支架可以引起严重的动脉栓塞事件。常见的处理方法如下:①脱载于外周小动脉的支架若取出困难,可局部释放贴壁或不做特殊处理;②脱载于冠状动脉内的支架,导丝若保留在支架内,可沿导丝送小球囊于支架内,低压扩张下回撤球囊并同时带出支架;若支架位置和大小合适,也可以考虑将支架原位释放,并充分扩张贴壁;③如果导丝没有在脱载的支架内,可以采用抓捕器、双导丝缠绕等技术取出脱载支架,但此方法在取冠状动脉内支架时候有损伤冠状动脉的风险。如果无法取出,则可考虑使用一个合适尺寸的支架将脱载支架挤压于冠状动脉血管局部。

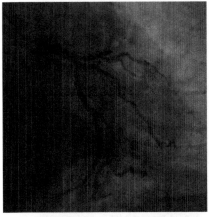
(a) 术前造影显示左冠状动脉前降支慢性完全闭塞

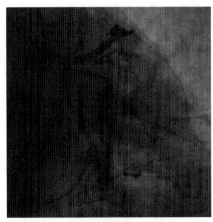
(b) 植入支架后前降支成功开通

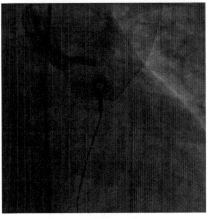
(c) 术后24小时，患者出现明显低血压和
心绞痛症状，心电图显示前导联ST段抬高。
造影显示血管口的急性支架血栓形成

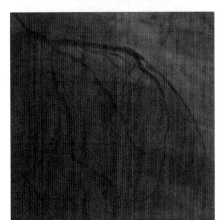
(d) 血栓抽吸和单纯球囊血管成形术后血管复通

图 2.22 PCI 术后急性支架血栓[①]

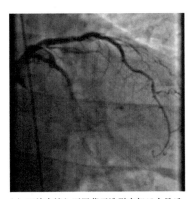
(a) 回旋支植入西罗莫司洗脱支架18个月后，
血管造影显示极晚期支架血栓形成

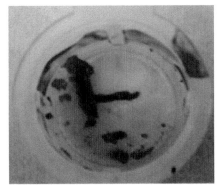
(b) 取出的血栓

图 2.23 PCI 术后极晚期支架血栓[②]

① BUCHANAN G L，BASAVARAJAIAH S，CHIEFFO A. Stent thrombosis: incidence, predictors and new technologies[J]. Thrombosis, 2012, 2012: 1-12.

② 同上。

图 2.24 所示为导丝及脱载的支架。

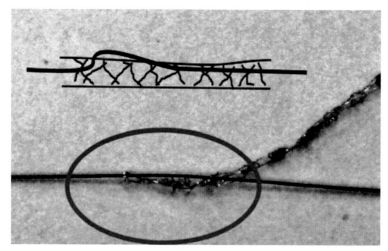

注：导丝脱离支架后再次从支架穿过[①]。

图 2.24　导丝及脱载的支架

3）其余并发症

其余并发症见 PTCA 部分并发症及处理。

2.2.3　心脏瓣膜病介入治疗

1. 主动脉瓣狭窄

主动脉瓣狭窄是主要由风湿热感染、先天性主动脉瓣结构异常或老年性主动脉瓣钙化所导致的主动脉瓣叶结构和形态改变，表现为心脏收缩时主动脉瓣叶活动异常，开放面积减小，血流在主动脉瓣叶水平受阻，出现跨瓣压差。

经导管主动脉瓣置换术（transcatheter aortic valve replacement，TAVR），又称经导管主动脉瓣置入术（transcatheter aortic valve implantation，TAVI），是指将组装完备的人工主动脉瓣经导管置入到病变的主动脉瓣处，在功能上完成主动脉瓣的置换。主动脉瓣重度狭窄、外科中高危患者为 TAVR 的绝对适应证，外科手术低危且年龄≥70 岁、二叶式主动脉瓣为 TAVR 的相对适应证。与传统外科手术相比，TAVR 具有无须开胸、不需要体外循环和心脏停搏、创伤小、术后恢复快等优点。

目前我国大陆共有 4 款经股动脉入路的 TAVR 瓣膜、1 款经心尖入路的 TAVR 瓣膜上市，包括球囊扩张式瓣膜、自膨胀式瓣膜两大类，其中已有 3 款升级为可回收系统。进行瓣膜选择时应基于术前 CT 结果，综合瓣膜的分型、瓣膜钙化分布、冠状动脉堵塞风险、永久起搏器植入可能性、瓣环破裂风险、生物瓣膜不匹配等，结合患者血管入路情况，必要时结合术中球囊扩张的结果，并根据每一款瓣膜的特性，做到个体化选择。TAVR 瓣膜示意图如图 2.25 所示。

① GAN H W, BHASIN A, WU C J. Complete stent dislodgement after successful implantation-a rare case[J]. Catheterization and Cardiovascular Interventions Offical Journal of the Society for Cardiac Angiography & Interventions, 2010,75(6):967-970.

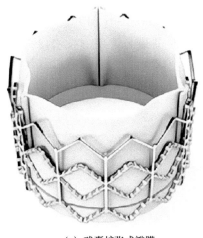
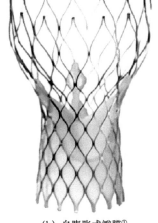

(a) 球囊扩张式瓣膜　　　　　　　　　　(b) 自膨胀式瓣膜①

图 2.25　TAVR 瓣膜示意图

　　TAVR 术后常见的并发症包括以下几种。①脑卒中：术后早期脑卒中主要与术中操作导致的瓣叶组织栓塞相关，而晚期的脑卒中主要与术后对心房颤动等心律失常症状未进行有效抗凝抗栓处理相关。②传导阻滞：TAVR 后出现新发传导阻滞主要与心脏传导束系统受到人工瓣膜机械压迫相关。应避免使用过大的人工瓣膜或置入位置过深，对于束支传导阻滞的高危患者可考虑采用球囊扩张式瓣膜。③血管并发症：血管并发症是经股动脉入路 TAVR 的常见并发症。避免血管并发症的主要方法为加强术前评估，选择合理的切开或预缝合方式，必要时评估其他入路。若出现血管并发症，可通过球囊封堵、覆膜支架置入或外科手术予以补救。图 2.26 所示为主动脉瓣膜展开时升主动脉夹层，图 2.27 所示为主动脉瓣膜置入后出现主动脉环形破裂，图 2.28 所示为置入血管闭合装置后出现远端血栓。④心肌梗死：术中导致心肌梗死的最常见原因为急性冠状动脉闭塞。在术前评估时应特别注意冠状动脉开口高度、窦部容积、瓣叶增厚及钙化情况以及人工瓣膜与冠状动脉开口的关系。⑤瓣周反流：TAVR 术后的瓣周反流是常见并发症之一，发生率明显高于外科主动脉瓣置换术。预防瓣周反流措施包括术前细致的影像评估，选择适合的瓣膜型号；术中选择新一代的可回收或具有"外包裙边"的瓣膜；精确定位置入深度。其他常见并发症包括急诊外科开胸、计划外的体外循环支持、室间隔穿孔、心脏压塞、二尖瓣功能损伤、感染性心内膜炎、瓣膜移位、瓣膜血栓、瓣中瓣植入、出血、急性肾损伤。

2. 二尖瓣狭窄

　　二尖瓣狭窄主要是由于风湿活动侵蚀二尖瓣叶导致的瓣口狭窄，是最为常见的风湿性心脏瓣膜病。单纯狭窄约占 25%，二尖瓣狭窄常合并二尖瓣关闭不全和/或主动脉瓣疾患。症状表现为心力衰竭，体征包括开瓣音和舒张期杂音。

　　二尖瓣狭窄的介入治疗主要是经皮穿刺二尖瓣交界分离术（percutaneous transluminal mitral commissurotomy，PTMC），根据所用扩张器械的不同可分为 Inoue 球囊法、聚乙烯单球

　　①　WEBB J G，WOOD D A. Current status of transcatheter aortic valve replacement[J]. Journal of the American College of Cardiology，2012，60(6)：483-492.

囊法、双球囊法、金属机械扩张器法以及各种自制球囊法等。若采用球囊扩张，则称为经皮穿刺二尖瓣球囊成形术(percutaneous balloon mitral valuloplasty，PBMV)。所有有症状的二尖瓣狭窄患者为 PBMV 的适应证。Inoue 球囊法是目前最为常用的技术,约占 90%,主要优点是操作简便,适应证广,主要不足是费用较贵。聚乙烯双球囊法主要优点是可以避免心脏一过性血流停止,主要缺点是操作复杂。金属机械扩张器法主要优点是可重复使用,费用低,主要缺点是并发症较多。

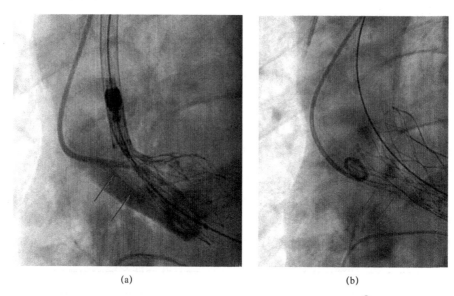

(a)   (b)

图 2.26　主动脉瓣膜展开时出现升主动脉夹层(箭头)[1]

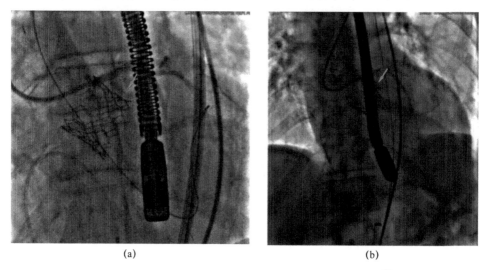

(a)   (b)

图 2.27　主动脉瓣膜置入后出现主动脉环形破裂(箭头)[2]

---

① MACH M，OKUTUCU S，KERBEL T，et al. Vascular complications in tavr：incidence，clinical impact，and management[J]. Journal of Clinical Medicine，2021，10(21)：5046.

② CHAUDHRY M A，SARDAR M R. Vascular complications of transcatheter aortic valve replacement：A concise literature review[J]. World Journal of Cardiology，2017，9(7)：574.

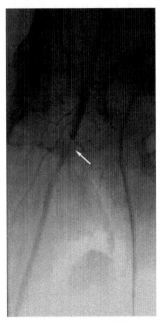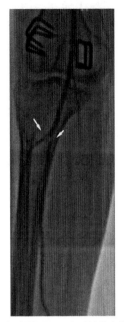

(a) 股总动脉处血栓　　(b) 胫腓干三叉水平远端血栓①

图 2.28　置入血管闭合装置后出现血栓

　　PBMV 的并发症可分为三类：其一是与房间隔穿刺有关的并发症，主要是心脏穿孔所致的急性心脏压塞；其二是与球囊扩张技术有关的并发症，如二尖瓣反流、房水平分流、腱索断裂等；其三是与适应证选择不当有关的并发症，如体循环栓塞、低心排肺水肿等。并发症的发生很大一部分与操作者的技术熟练程度、经验及术前病例选择有关。

3. 二尖瓣、三尖瓣反流

　　二尖瓣反流指瓣叶、瓣环、腱索、乳头肌、左心室中任何一个结构异常或功能异常造成的二尖瓣口不能完全闭合、血液回流至左心房的现象。常见的原因包括二尖瓣脱垂、风湿热、左心室扩张或心梗引起的瓣环扩张。症状和体征包括心悸、呼吸困难和心尖部全收缩期杂音。

　　二尖瓣反流介入治疗主要包括经导管二尖瓣修复术（transcatheter mitral valve repair，TMVR）以及经导管二尖瓣植入术（transcatheter mitral valve implantation，TMVI）。TMVR 按照技术原理可以分为下列几类：①经导管缘对缘二尖瓣修复术；②经导管二尖瓣环成形术，包括直接瓣环成形术和间接瓣环成形术；③经导管二尖瓣人工腱索植入；④心室瓣环重构术。目前二尖瓣修复手术已经趋向成熟，各类修复术的死亡率在 1% 左右，5 年再手术率均在 10% 以下，复发率也在 20% 以下，安全性和有效性都达到了较高的标准。TMVI 即将人工瓣膜经股或经心尖送达二尖瓣、释放后固定在瓣环内以替代病变的瓣膜，目前看来安全性较低且有生物瓣膜衰败的风险。与主动脉瓣置换类似，人工二尖瓣也分为机械瓣和生物瓣两类。机械瓣瓣膜耐用但需要终身服用抗凝剂；生物瓣只需短期服用抗凝药物，但瓣膜有效时间在 10～20 年左右。

---

　　① SARDAR M R, GOLDSWEIG A M, ABBOTT J D, et al. Vascular complications associated with transcatheter aortic valve replacement[J]. Vascular Medicine, 2017, 22(3)：234-244.

三尖瓣反流是指三尖瓣口不能完全闭合、右心室收缩时血液回流至右心房的现象。继发于右心室扩大、三尖瓣环扩张的功能性三尖瓣反流最常见,常见于慢性肺源性心脏病、左心室心肌梗死及各种左心病变的晚期。症状和体征包括呼吸困难、疲劳和胸骨左下缘全收缩期杂音等。

三尖瓣反流主要介入治疗策略分为减小三尖瓣环、改善瓣叶接合、瓣膜置入和减少腔静脉回流等。具体技术主要包括下列几类:①经导管瓣环成形术;②瓣叶边缘对合技术;③经导管人工瓣膜置换术;④经皮异位三尖瓣植入术。现阶段对三尖瓣反流行介入治疗需对患者进行严格的评估,包括准确量化反流严重程度、正确识别反流机制、精确把握患者的三尖瓣解剖结构等,未来需要努力改善术后瓣周漏,并在长期随访中实现患者持续良好的临床表现和瓣膜性能。

2.2.4 先天性心脏病介入治疗

1. 先心病介入治疗技术分类

先天性心脏病(congenital heart disease,简称先心病)是指胎儿时期心脏血管发育异常而致的心血管畸形,是先天性畸形中最常见的一类。先心病介入治疗技术可大体分为五类。第一类是心内缺损封堵术,包括房间隔缺损封堵术、室间隔缺损封堵术、动脉导管未闭封堵术、卵圆孔未闭封堵术,主动脉窦瘤破裂封堵术以及其他异常缺损封堵术等。第二类是瓣膜球囊成形术,包括肺动脉瓣球囊成形术、主动脉瓣球囊成形术、二尖瓣球囊成形术等。第三类是血管球囊成形术,适用于主动脉缩窄介入治疗、肺动脉及分支狭窄的介入治疗、先天性腔静脉狭窄的介入治疗、动脉导管内支架植入术、先心病术后人工血管或通道狭窄的介入治疗等。第四类是血管栓塞术,包括体肺侧支栓塞术、肺动静脉瘘和冠状动脉瘘栓塞术、各种先心病术后人工血管后期闭合术、外科术后残余漏封堵术等。第五类是房间隔造口开窗术,主要指先心病手术前后的姑息性治疗。

2. 主要先心病封堵器类型及发展

先天性心脏病封堵器主要作用是阻断心腔内的异常分流和血流通道,目前在临床上已广泛应用于房间隔缺损、室间隔缺损和动脉导管未闭等疾病的治疗。其基本构造利用了镍钛合金(Nickel-Titanium alloy)的形状记忆和超弹性性能,使其能收入较细的鞘管中,然后在体内释放后恢复形状。第一代先心病封堵器是目前仍在临床广泛使用的 Amplatzer 系列先心病介入封堵器械,以镍钛合金丝为主要材料,从 20 世纪 90 年代使用至今,疗效确定。第二代先心病封堵器代表器械为国产 Cera 陶瓷纳米膜涂层系列封堵器、派瑞林涂层系列封堵器,为了减少植入后金属镍离子的不良作用而开发。第二代封堵器已进入临床应用。第三代先心病封堵器是为了避免金属残留而开发的完全生物可吸收先心病封堵器,其采用和可吸收冠脉支架同样的聚酯材料,经过 1～3 年的内膜化过程,可完全被组织吸收,不残留任何金属。目前第三代先心病封堵器已获得注册证进入临床应用。先心病封堵器示意图如图 2.29 所示。

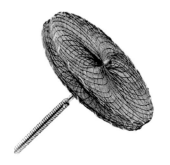 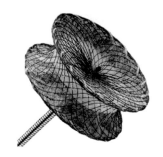 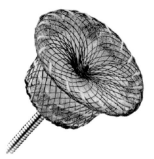

(a) 房间隔缺损封堵器　　　　　　(b) 室间隔缺损封堵器　　　　　　(c) 动脉导管未闭封堵器①

图 2.29　先心病封堵器示意图

3. 常见并发症及处理

先心病介入治疗的常见并发症包括心脏压塞、心律失常、封堵器脱落移位、血管或重要脏器栓塞、瓣膜损伤、残余分流、溶血、血管损伤等。一旦发生，需要及时处理，包括药物、介入补救、急诊外科手术等手段必要时均可采用。

习　题

1. 简述骨的组织结构。
2. 心脏有几个腔室和瓣膜？简述彼此间的位置关系。
3. 骨肌系统常见的植入医疗器械包括哪些？
4. 心血管系统介入治疗的主要疾病包括哪些？
5. 椎间盘病变的手术方式主要分为哪两种？各有什么优缺点？
6. 人工髋关节由哪几部分构成？
7. PTCA 和 PCI 的区别是什么？
8. 简述冠状动脉支架的分类和特点。

参考文献

［1］岳利民，崔慧先. 人体解剖生理学［M］. 6 版. 北京：人民卫生出版社，2014.

［2］王呈燊，葛世荣，靳忠民，等. 骨科植入物工程学［M］. 上海：上海交通大学出版社，2016.

［3］陈仲强，刘忠军，党耕町. 脊柱外科学［M］. 北京：人民卫生出版社，2013.

［4］国家卫生健康委员会. 髋膝关节置换术操作规范（2022 年版）［EB/OL］.（2022-03-21）
［2022-08-30］. http://www. nhc. gov. cn/yzygj/s7659/202203/d5cb0d71f5db461da0097c54b8296814.
shtml.

---

① PRANDSTETTER C. Interventionelle kinderkardiologie-entwicklungen, trends und grenzen［J］. Monatsschrift Kinderheilkunde, 2018, 166(9), 767-773.

［5］乔树宾. 心血管介入治疗高级培训教程［M］. 2 版. 北京：人民卫生出版社，2021.

［6］国家卫生健康委员会. 冠状动脉球囊成形术与支架植入术操作规范（2022 年版）［EB/OL］.（2022-03-21）［2022-08-30］. http://www.nhc.gov.cn/yzygj/s7659/202203/d5cb0d71f5db461da0097c54b8296814.shtml.

［7］中国医师协会心血管内科医师分会结构性心脏病专业委员会，吴永健，宋光远. 中国经导管主动脉瓣置换术临床路径专家共识（2021 版）［J］. 中国介入心脏病学杂志，2022，30（1）：7-16.

第3章 植介入医疗器械生物力学基础

生物力学(biomechanics)是研究生命体变形和运动的学科。力是使物体变形和运动(或改变运动状态)的一种机械作用。人体时时刻刻处于力学环境当中,其各解剖系统的正常生理活动均受力学因素的影响。力作用于机体组织细胞后,不仅产生形变效应和运动效应,而且可导致其发生复杂的生理(病理)功能变化。植介入医疗器械生物力学所关注的便是医疗器械经外科手术置入人体后,对机体组织细胞的形变效应和运动效应,以及所导致的生理(病理)功能变化。通过植介入医疗器械生物力学的研究,不但可以了解医疗器械在行使功能时所发挥的作用,还可以优化改进医疗器械的设计制造方案,提高其工作效能。

3.1 生物力学理论基础

3.1.1 力学基本理论简介

1. 固体力学的基本概念

(1) 载荷与变形

可以使结构或构件产生变形的外力及其他因素统称为载荷(load)。外力作用下物体形状发生的变化即为变形。

根据载荷的大小、方向和作用点的变化特点,可以将载荷分为静载荷和动载荷;根据载荷分布情况,可以将载荷分为集中载荷和分布载荷,后者又可以分为体载荷、面载荷和线载荷;根据载荷引起构件变形的特点,可以将载荷分为轴向拉伸(压缩)载荷、剪切载荷、扭转载荷、弯曲载荷及组合载荷等。

(2) 应力与应变

应力(stress)是在物体受力变形时,单位面积上所受的力,单位为帕斯卡(Pa);应变(strain)是描述一点形变程度的物理量,是一个无量纲参数。一般受力情况下,应力和应变须用张量表达,各自有9个分量。

(3) 强度与刚度

强度(strength)是指材料在外力作用下抵抗破坏(永久性变形或断裂)的能力。按抵抗外力的作用形式,强度可分为静强度、冲击强度和疲劳强度等;按外力作用性质,强度可分为屈服强度、抗拉强度、抗压强度和抗弯强度等。

刚度(stiffness)是指材料或结构在受力时抵抗弹性变形的能力。在宏观弹性范围内,刚度是使材料或构件产生单位变形所需的外力值。通常用弹性模量(elastic modulus)来衡量实际工程中的材料刚度。按照抵抗外力的作用形式,刚度可分为静刚度和动刚度;按照外力作用性质,材料或结构的刚度可分为拉/压刚度、剪切刚度、弯曲刚度、转动刚度和扭转刚度等。

(4) 蠕变与应力松弛

蠕变(creep)是指固体材料或构件在保持应力不变的条件下,应变随时间延长而增加的现象。应力松弛(stress relaxation)则是在维持恒定形变(宏观应变)的材料或构件中,应力随时间增长而减小的现象。

（5）疲劳

疲劳（fatigue）是构件在应力幅值低于强度极限的交变载荷作用下，内部出现微观损伤，力学性能下降甚至完全丧失的现象。人体下肢长骨的疲劳损失常见于专业运动员或部队新兵的持续性高强度运动训练。

（6）失效

在一定载荷条件（应力、温度、加速度）下，由于材料或构件的力学行为而使其丧失正常功能的现象，统称为失效（failure）。常见的构件失效形式主要包括强度失效、屈曲失效（或失稳）、疲劳失效和蠕变失效等。

骨组织，尤其是四肢的长骨组织是人类站立、行走、奔跑等日常活动的主要承载部位，承载多种形式的静态或动态载荷，在某些极限或特殊情况（如摔跤、车祸、坠落、运动伤等）下，会出现多种形式的失效。骨组织的失效结果就是骨折，即骨骼在外力作用下出现裂纹、折断或破碎的现象。骨折常发生于四肢骨、颅骨、盆骨、肋骨和椎骨等部位，其破坏形式与外力的形式和性质密切相关。

2. 流体力学的基本概念

相对于固体，流体的分子间相互作用力较小，仅靠分子间相互作用不易达到和维持在某一相对固定的平衡位置。因此，固体力学的部分概念可以适用于流体力学（如应力），而对于形变，需要采用新的量来描述流体的形变。

（1）应变率

应变率（strain rate）是应变随时间的变化率，即应变对时间的导数。可以通过位移表示应变，由于位移对时间的导数为速度，因此不同于弹性体的基本常量常常为物体内质点的位移，描述流体最基本的变量是空间中每一点的速度。两种描述方式有本质差别。对于流体来讲，关心的是空间中每一点在应力作用下的运动状态，常常并不关心空间中某个质点运动到什么位置。

（2）牛顿流体与非牛顿流体

关于牛顿流体和非牛顿流体有一个方便的定义：凡是剪切应力与剪切应变率满足线性关系的，称为牛顿流体，否则称为非牛顿流体。自然界中许多流体是牛顿流体，比如水、酒精等大多数纯液体、轻质油、低分子化合物溶液以及低速流动的气体等均为牛顿流体。高分子溶液往往为非牛顿流体。血液是典型的非牛顿流体，但是在特定的情况下，可以简化为牛顿流体。

（3）壁面切应力

壁面切应力（wall shear stress）即为流体对壁面的摩擦力，对于三维流动来讲，空间中的速度和流体的黏性确定后，即可得到应力张量。将应力张量投影在面上可得到该面上的应力矢量，当面为壁面时，即为壁面切应力。有研究表明，血液对血管壁的壁面切应力在血管生理中起着非常重要的作用。

（4）流场、流线、迹线和流态

流体运动所占据的空间称为流场（flow field），是速度场、压强场等的统称。最常见的就是速度场，是由流动空间各坐标点上的速度矢量构成的场，其为空间和时间的函数，反映了流体质点的运动状态。

流线（stream line）是用来描述流场的曲线，线上任一点的切线方向与该点在该时刻的速度矢量方向一致。而所谓流态（flow pattern），即流线在一定空间形成的形态。比较常见的是在血管的分支、分叉和弯曲处形成的扰动流态,以及在主动脉弓等处的血液呈螺旋状运动,即旋动流态。

迹线(path line)常用来描述血液的运动,即流体质点运动的轨迹。在血液动力学中,可以用迹线大体表征血液中的血小板(platelet)、红细胞等的运动轨迹。

(5) 雷诺数

雷诺数(Reynolds,Re)是血液动力学研究中的重要参数,其物理意义在于雷诺数的大小是流体流动中惯性力与流动剪切引起的黏性力的比值。因此在雷诺数较大时,流体中的惯性力占主导;反之黏性力占主导。雷诺数 $Re > 2\,300$ 时,圆管内流动由规则的层流向混沌无序的湍流变化。与生理相关的流动,因为特征尺寸较小,大多数都处于低雷诺数流动区域。

注:本节介绍的是力学中最基本的概念,更多详细内容请参考弹性力学和流体力学的专业书籍,本节不做赘述。

3.1.2　骨组织的力学适配性

骨组织是一种具备力学适配性的天然"复合材料"[1],骨组织的形态结构、力学性能以及应力与生长发育有密切联系。经典的力学稳态系统(Mechanostat)理论认为[2],骨组织的完整性变化是在其内部局部应变分布影响下,通过不断改变质量/数量分布、结构形状、内部构型可适应外界力学环境的变化,在组织水平对骨组织的力学适配性方面给予了合理解释。骨组织的力学适配性是通过骨重建过程实现的,可用于反映骨组织的"用进废退"。所谓骨重建,是指为了维持高效的力学承载性能,防止微观损伤萌生和积累导致骨结构破坏,骨组织在力学环境调控下,由其内部细胞持续进行的新骨替代旧骨的生理过程。

1. 骨重建的力学调控机制

骨生长重建调控系统包括生物力学调控、生物化学调控和神经营养调控,各因素相互依赖、相互交叉、彼此联系,共同组成骨组织机体的调控网络。该系统与生物体的"温度调控系统"具有相似之处,包括力学感受器、力学效应器和反馈回路机制,如图 3.1 所示。

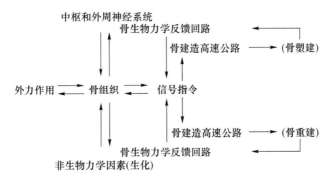

图 3.1　骨生长重建调控系统示意图[3]

生物力学调控机制中,骨内力学信号的传递是指骨组织将宏观的载荷转变为细胞可以感受的一种或几种形式能量的过程。机械作用传递的是应力/应变等物理信号,而细胞及细胞间的响应则是依靠生物学信号的传递,骨组织内具备多种中间途径将力学信号转换成可被细胞识别或响应的信号。

2. 骨重建的力学影响因素

骨组织的承载形式复杂多样,而变化的力学环境是影响骨组织细胞形成、增殖和功能成熟的重要因素。骨细胞的力学敏感性明显高于成骨细胞和破骨细胞（osteoclast），是重要的应力感受细胞，可在流体剪力和局部应力刺激作用下表达前列腺素 E2（PGE2）和一氧化氮（NO）等力学信号分子，进而将力学刺激转化为生物化学信号传递给力学效应细胞，从而改变骨组织的重建状态[4-5]。力学因素可影响成骨细胞增殖及分化活性，改变成骨细胞的细胞骨架系统，并释放细胞因子。通过影响破骨细胞分化、生长、迁移及极性化等步骤，力学因素可以影响骨组织的代谢吸收功能。

相较于静态力学载荷来讲，动态力学载荷对骨重建的影响更为显著，诸如加载频率、幅值及加载次数均会影响骨重建效果。有研究显示，皮质骨对 5～15 Hz 的动态力学载荷具有良好的适应性，5 Hz 的动态载荷还可以显著改善松质骨形态计量学参数，提高骨组织的生物力学性能，减缓骨质疏松进程[6]。

3. 骨重建的基本理论

（1）应力调控理论

应力调控理论认为骨重建与骨组织中的应力大小有关，将骨组织视为一个反馈控制系统，在外部载荷作用下，骨组织内产生变形（应变），当实际的局部应变与骨组织本身的生理容许应变相比存在偏差时，该偏差会刺激骨组织相关活动，从而诱发骨重建。在骨重建过程中，骨组织内的应变会不断变化，并与容许值进行比较，经不断循环迭代，直至重建骨的受载应变值纳入生物容许范围内，骨重建过程才重新处于静止状态。

（2）应变能-骨密度理论

应变能-骨密度理论认为骨重建是一个连续修复的过程，通过引入应变能的概念，用有限元模型可以确定受典型载荷作用时骨组织的平均应变能，而局部骨密度与骨组织内的平均应变能有关。但此理论并未对骨密度、孔隙率、矿化程度与细胞过程间的关系做详细描述。

（3）骨表面重建理论

骨表面重建理论将骨重建行为分为两部分：①骨表面转换，即骨在其表面吸收与沉积所引起的骨外向变化的外部重建；②由骨组织内部矿物质含量及孔隙度变化所致骨质量和密度变化的内部重建。该理论依据连续介质力学理论建立了一套较为严密的数学理论分析方法，得到多个骨组织表面再造速率的方程式，部分再造方程式已被试验验证。

（4）力-电效应理论

骨组织内的矿物质、胶原及其表面吸附的蛋白质离子共同构成了骨的生长内环境，同时也决定了骨组织具有电生理特性：压电性、流动电位及生物电势。现有研究已经证实了骨组织具备压电效应，在应力作用下可以产生流动电位和压电电位。力-电效应理论认为电流（电位）参与了骨重建过程。

（5）显微裂纹理论

显微裂纹理论认为，疲劳载荷作用下的显微裂纹是诱导骨重建过程的主要原因，本质在于显微裂纹附近间质骨局部应变分布的改变，这种改变主要由结构上的受力改变和骨组织内组织液流体剪切力的变化引起。该理论又可细分为流体剪切力理论和力学稳态系统理论。

1）流体剪切力理论

骨组织发生疲劳损伤的区域会出现间质液体池，间质骨内液体流场的变化会诱导骨细胞凋亡。有研究证明，皮质骨内的显微裂纹附件的微流场和剪切力会发生显著变化，该变化有助于显微裂纹位置及损伤程度的精准定位，进而激发定向骨重建过程。

2）力学稳态系统理论

力学稳态系统是目前最经典的骨重建理论,该理论认为骨重建由力学稳态系统来调控。其中,存在 3 个重要的应变阈值:骨重建(bone remodeling)阈值约为 200 $\mu\varepsilon$;骨塑建(bone modeling)阈值约为 1 000 $\mu\varepsilon$;病理性骨塑建阈值约为 3 000 $\mu\varepsilon$。这 3 个阈值将骨重建发生的应变范围大致分成了 4 个区域:废用区、适应区、中度超负荷区和病理性超负荷区,如图 3.2 所示。

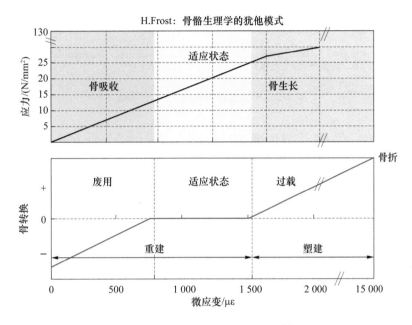

图 3.2　骨的力学稳态系统理论[7]

3.1.3　血管的力学重建

血管重建(remodeling)是指机体在生长、发育、衰老和疾病等过程中,血管为适应体内外力学环境的变化而发生的形态结构和功能的改变。血管重建是心脑血管病,如高血压、动脉粥样硬化和脑卒中等共同的发病基础和基本的病理过程,表现为细胞迁移、肥大、增殖、分化和凋亡等生物学行为的改变。血管重建不仅影响器官的血液供应,还将影响血管自身的生物力学特性,进而影响血管的功能以及病程与预后。因此,力学因素对心血管系统生理病理过程的作用直接且明显。

与骨组织的重建类似,血管重建也遵循应力-生长法则[8],如图 3.3 所示。血管因受到机械应力作用,会导致血管重建,血管壁在应力作用下将发生适应性或病理性形态、数量或空间排布的改变。一般认为,血流对血管壁产生三种主要方向的力学刺激:沿血管长轴方向的剪切应力、法向应力(normal stress)和周向牵张力(circumferential stretch)。血液在血管中流动时,血压会在血管壁上产生上述应力。在正常的生理范围内,血管是在最佳应力状态下运行的,这种适应性根源于血管应力与生长的相互关系。血管的生长取决于应力与应变,即包括细胞和细胞外基质(ECM)的生长(growth)和吸收(resorption)在内的血管重建是与应力水平相关联的。

应力作用对血管重建的影响十分广泛,涉及器官、组织、细胞和分子各层次。应力对动脉和静脉、大血管和小血管、器官外血管和器官内血管的影响各不相同,各级动脉重建的方式、机制也不尽相同。因此,有学者指出,应力-生长法则是生物力学活的灵魂。

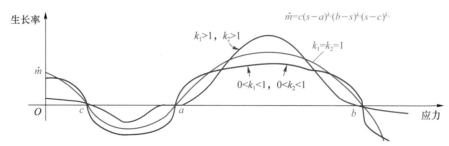

$$\dot{m}=c(s-a)^{k_1}(b-s)^{k_2}(s-c)^{k_3}$$

注: 图中应力有 a、b、c 三个平衡点, 在 a 点, 应力增大会引起生长, 应力减小会引起吸收; 而在 b 点或 c 点, 应力增大会引起吸收, 应力减小会引起生长。[9]

图 3.3   冯元桢提出的应力-生长法则

3.2   骨肌及口颌系统植入器械的生物力学

3.2.1   骨肌系统植入器械的生物力学

1. 人工髋关节

髋关节是人体最大的承重关节之一,主要是由骨盆上的髋臼与股骨近端的股骨头以及圆韧带、软骨等一些软组织构成,如图 3.4(a)所示,与人体的行为运动密切相关。人工髋关节置换术是治疗股骨头坏死、髋关节发育不良、退行性髋骨关节炎、类风湿性关节炎等疾病最重要和最有效的手术之一。

人工髋关节主要组成结构包括关节球头、股骨柄、髋臼衬垫以及髋臼杯四个重要部件,如图 3.4(b)所示,其中髋臼杯固定在人体髋骨上,髋臼衬垫作为关节的接触界面固定在髋臼杯上,股骨柄与大腿骨髓腔进行固定连接,关节球头接合在股骨柄上和髋臼杯一起实现髋关节的各种活动[10]。

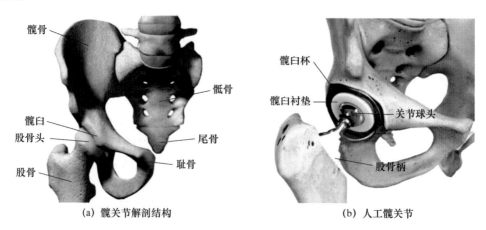

(a) 髋关节解剖结构   (b) 人工髋关节

图 3.4   髋关节

人工髋关节的生物力学性能涉及关节材料、股骨头直径、衬垫厚度、髋臼杯外展角、头颈比与术后情况等。

（1）人工髋关节的材料

在人工髋关节使用过程中,材料磨损产生颗粒引发宿主骨溶解会导致人工髋关节与骨结合效果差,甚至会由于其材料本身的生物毒性引起人体的不良反应,这都对人工髋关节材料的磨损性能以及生物相容性提出了要求。目前人工髋关节多数由多种材料制作组合而成:关节球头可以选用钴铬钼合金或者生物陶瓷材料;股骨柄有钴铬钼合金以及钛合金两种,后者与宿主骨的生物力学匹配性能优于前者;髋臼衬垫通常使用高分子聚乙烯材料制作,为使其能够固定在宿主髋臼处,一般通过钛合金髋臼杯与骨盆连接。由于生物陶瓷材料耐磨性能良好、生物相容性良好、磨损产生颗粒最小等特性,陶瓷球头与陶瓷髋臼配副的人工髋关节现已在临床中推广使用。

（2）人工髋关节的设计

人工髋关节的设计必须满足宿主下肢屈曲/外伸、外展/内收、外旋/内旋三个方向的活动度需求。

关节球头多采用球形或椭球形,在人工髋关节的生物力学研究中,关节球头直径大小的选择一直是研究的重点所在,关节球头在人体活动过程中接触界面的滑动距离较大,产生的摩擦磨损较大;反之,关节球头产生的摩擦磨损较小,但其在单位面积下承受的压力较大,稳定性较差,因此通常使用半径在 11～16 mm 之间的关节球头。

髋臼杯一般为凹面的半球形结构与宿主髋臼窝相匹配,与关节球头配副共同组成人工髋关节的接触界面,关节球头与髋臼杯一般为间隙配合,间隙大小的设计影响髋臼衬垫的厚度;关节球头与髋臼杯的间隙储存有接触面间的润滑液,因此间隙大小还对人工髋关节接触面间的摩擦磨损有一定的影响。

髋臼杯外展角是髋臼杯开口平面与躯干水平间的夹角,正常值为 $45°\sim55°$,外展角过大,容易发生髋关节内收时撞击,假体外上缘应力集中和髋关节不稳,并向后方脱位;外展角过小,髋臼对股骨头覆盖减小,关节趋于不稳定。

关节球头与股骨颈直径之比,即头颈比,头颈比大则活动度大。基于运动学分析比较得出理论上最小且能满足所有活动的头颈比为 4.25:1,但在骨组织、软组织等综合因素的影响下,撞击和脱位有可能提前出现。

股骨柄的几何形状与尺寸对自身强度有直接影响:柄长增加,柄部的弯曲应力增加,骨水泥界面应力降低;柄长减小,结果相反。柄的形状设计还与功能相关,弯柄接近解剖结构,使用广泛;直柄用于解剖变异与翻修术;圆形截面抗扭转性能差,椭圆或圆角矩形截面可以加强抗扭转性能[11]。此外股骨柄表面多为多孔烧结处理,能够有效提升假体与宿主骨之间的骨结合能力,但多孔烧结工艺有可能导致母体材料损伤引发术后假体断柄。

（3）人工髋关节的术后生物力学分析

1）术后脱位

中国患者下蹲、下跪与盘坐行为较多,术后脱位时有发生。将患者实际的人工髋关节尺寸、植入位置数据代入参考球面法分析结果画出相应极限圆,输入患者盘坐的统计轨迹曲线,若发现曲线已超出极限圆范围,则说明人工髋关节会处于前脱位状态,患者假体安放不合理,属于医源性失效。

2）术后断柄

人工髋关节断柄情况在人工髋关节置换术后全生命周期中都有一定的发生概率,这是因为术前人工髋关节股骨柄处成形及表面处理工艺有可能导致母体材料损伤,以及术后始终存在导致假体断柄的多种随机因素,如假体放置位置不当、患者体重大而假体尺寸选择较小、外部撞击等[12]。

3) 术后松动

目前临床上尚无人工髋关节无菌松动诊断的金标准,患者行人工髋关节置换术后就医的主要原因是髋骨疼痛,医生一般通过患者的临床表现及 X 线片进行判断。引起假体松动的原因一般是假体严重磨损偏移,产生大量磨损颗粒,股骨假体周围骨溶解等。

2. 人工膝关节

膝关节是人体主要的负重运动关节,也是连接大腿和小腿的滑车关节,由股骨下端、胫骨上端、髌骨等构成,如图 3.5(a)所示。人工膝关节置换术适用于严重的关节疼痛、不稳、畸形,日常生活及活动严重受限,经过保守治疗无效或效果不显著的病人。人工膝关节置换所能治疗的疾病有多种,由创伤、骨关节炎、强直性脊柱炎、类风湿关节炎等疾病所致的膝关节破坏、膝内外翻或屈曲挛缩畸形等均可选用人工膝关节置换来治疗。

人工膝关节包括股骨假体、胫骨假体和髌骨假体,如图 3.5(b)所示。股骨前下端有槽安放髌骨。这些关节的表面覆盖软骨,能吸收震动承受压力。软骨特别是半月板是人体在运动时最易受伤的部位,一旦受损,就会造成关节疼痛、功能障碍。人工关节置换能有效重建关节功能,提高患者的生活质量。

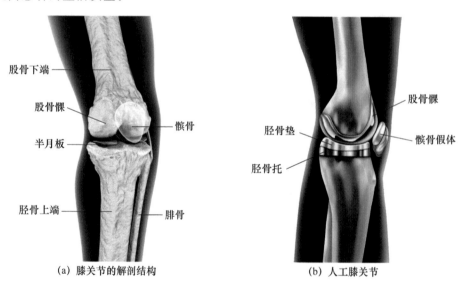

(a) 膝关节的解剖结构　　　　　(b) 人工膝关节

图 3.5　膝关节

人工膝关节的生物力学性能主要涉及人工膝关节的种类和下肢对线等因素。

(1) 人工膝关节的种类

1) 单髁式人工膝关节

单髁式人工膝关节只置换已受损的内髁或外髁关节面,不会牺牲十字韧带以及髌骨的功能,随着组件设计的进步以及成熟的微创手术技术搭配适当的患者选择,其临床成功率现已明显提升。目前单髁式人工膝关节的生物力学性能主要受到内髁或外髁的受力影响,若关节面受力不均匀则可能加速单髁关节置换术的失败,受力不均的原因可能是在单髁置换术中过度矫正变形量导致另一侧的关节炎发生,对此术前应对韧带的稳定性及角度变形量认真评估[13]。

2）全膝式人工关节

全膝式人工关节组件主要可分为股骨组件、胫骨组件及髌骨组件三个部分；在胫骨组件处又可以分为全聚乙烯衬垫及具有金属背衬的聚乙烯衬垫两类；若以胫骨组件锁合方式区分，可以分为固定式衬垫以及可活动式衬垫两种；在功能上可以分为后十字韧带保留及取代型两种。

① 胫骨组件材料：胫骨组件材料可以分为全聚乙烯材料以及背衬选用金属材料两种。在早期，由于金属背衬设计可以辅助关节受力传递，减少胫骨松质骨的应力[14]，因此其逐渐取代了全聚乙烯胫骨组件的设计，但其容易产生磨损颗粒堆积问题，造成人工关节置换失败而影响长期效果。

近年来，相关研究发现全聚乙烯的长期使用效果良好，可能是全聚乙烯组件可以提供足够的厚度以减缓磨损的产生，当然接受置换术患者的活动量也是影响成功率的可能因素。

② 胫骨组件锁合方式：胫骨组件可以依据其锁合方式分为固定式及活动式的垫衬设计。固定式的设计关节接触面多为平面或者线接触，接触面积小，长期使用容易造成聚乙烯材料磨损破裂。若关节表面设计成高吻合接触，则可能有较高的束缚力产生，使接触面上发生剪切力破坏，从而造成组件脱落。

活动式垫衬设计可以有效解决固定式设计产生的问题，该设计在胫骨关节面有较高的吻合度，与可滑动的关节垫衬配合，不仅可以避免高束缚力，还能减少股骨关节面的压力[15]。虽然有良好的生物学特性，但因为活动式的垫衬可以自由转动，长时间使用后衬垫会磨损变薄导致自身半脱落；衬垫与金属背衬相对运动较多时有可能产生大量颗粒，增加骨溶解的风险。

③ 后十字韧带的保留与取代：后十字韧带是否予以保留，对临床医生而言至今仍颇具争议。若医生选用韧带保留的关节组件，手术时必须客观评估韧带的功能是否良好，否则除了无法获得正常功能外，还会造成韧带太松会使关节不稳定，太紧则可能增加聚乙烯衬垫后方磨损。若医生选择置换后十字韧带取代型设计，可方便切除关节面，确保术后恢复患者的膝关节功能。

（2）下肢对线

在正常的生理情况下，当人体站立位时，股骨头中心点、膝关节中心点以及踝关节中心点应处于同一条直线，此直线即为下肢的机械轴线或力学轴线。人工膝关节置换术最常见的失败原因主要有聚乙烯磨损、假体松动、不稳定、感染，在所有的后期翻修手术中，聚乙烯磨损以及假体松动占比颇高，理论上来讲，这两个主要失败因素都与人工膝关节置换术中恢复下肢对线技术密切相关。

测量时首先要确认下肢关节的中心点，包括以下几个。

1）髋关节中心点

髋关节中心点由股骨头来确定，由于股骨头是比较规则的圆形，使用圆规就能确定股骨头中心，也就是髋关节中心。

2）膝关节中心点

膝关节中心点有 5 种常用的定位方法，分别是股骨髁中点、股骨髁间窝顶点、膝关节间隙水平软组织中点、胫骨髁间棘中点和胫骨平台中点，通常根据具体情况来选用。

3）踝关节中心点

踝关节中心点也有 3 种常用的定位方法，分别是骨骼（内、外踝表面间距）中点、踝关节间隙水平软组织中点和距骨宽度中点。

4）股骨颈中心点

股骨颈中心点是能显示股骨颈最大结构的截面上，股骨颈内外侧边缘连线中线上前后皮质的中点。

5）股骨干中心点

部分研究将股骨干中心点定义为位于股骨远端关节面近侧 10 cm 处。

通过上述中心点的连线确认膝关节生理外翻角、股骨颈前倾角以及股骨近远端内倾角等角度参数及各个长度，医生以此为参考重建患者下肢机械轴线。良好的下肢对线能够有效避免聚乙烯磨损以及提高人工膝关节置换术远期成功率。

3. 组织工程支架

组织工程学（tissue engineering）是应用细胞生物学、材料科学和工程学的原理与方法，将具有特定生物学活性的组织细胞与生物材料相结合，在体外或体内构建组织和器官，以维持、修复、再生或改善损伤组织和器官功能的一门科学。组织工程技术的基本原理是将在体外培养、扩增的功能相关的活细胞种植于生物材料（支架）上，细胞黏附在支架上形成细胞-材料复合物，将该复合物植入机体的组织或器官病损部位，随着支架在体内逐渐被降解和吸收，植入的细胞在体内不断增殖并分泌细胞外基质，形成具有特定形态结构及功能的新的组织。组织工程技术的三要素是种子细胞、支架材料、生长因子，本小节主要对组织工程支架的生物力学分析进行介绍。

组织工程支架是修复缺失或缺损部位的基本框架，从力学的观点来看，支架承受着外部载荷以及在其上再生组织形状的重要职责。从生物学角度看，支架结构支持细胞外基质的发育、细胞定植、营养物质和废物转运。因此，支架刚度、机械阻力和渗透性是重要的特性。此外，支架的另一理想特征是在植入后可控降解，以获得新生组织的生长空间。

（1）组织工程支架设计

组织工程支架的生物力学分析是复杂的，设计要求也是多种多样[16]，下面列出了一些重要的设计注意事项。

① 生物功能：能够满足支架设计的功能要求，恢复被替代组织的功能。

② 生物相容性：支持包括分子信号系统在内的正常细胞活动，而不引起对宿主局部或全身的不良影响，如细胞毒性、血栓形成、炎症反应。

③ 生物降解性：是在体外或体内环境中随时间降解的能力，最好是以受控的吸收速率降解，以便为新组织生长创造空间。理想的支架降解速度应该与矿化组织沉积的速率同步。它还与生物相容性有关，因为降解产物必须是无毒的，并且能够被代谢出体内。

④ 力学性能：力学性能如弹性模量（elastic modulus）、抗拉强度、疲劳等应尽可能接近被替代组织（机械相容性），以防止应力屏蔽等效应。

⑤ 孔径和孔隙率：支架的三维设计会影响细胞、营养物质和氧气的空间分布和位置，从而影响新形成组织的生存能力。多孔支架有利于细胞的迁移和增殖，为细胞的增殖和分化提供适当的微环境，并允许营养物质、氧气和废物代谢产物在结构中的传递。

孔径和孔隙率是组织工程支架中重要的几何特性，它不仅影响支架的力学性能，还影响着支架上生长的组织的表型和数量。支架还需保证内部孔道的连通性，如果孔道不连通，即使总孔隙率很高，也会抑制传质和细胞迁移。例如，骨组织工程支架中发现即使是羟基磷灰石这类生物材料，也必须具有多孔结构才能促进体内的骨生长，或者具有高孔隙率才能允许体外细胞定植。目前在实验和计算机建模方面对骨组织工程支架进行了大量的研究，但其最佳孔隙率和孔径大小还没有最终的结论。有研究报道植入体内的支架孔径接近 $100\ \mu m$，允许软骨生成，但孔径接近 $350\ \mu m$ 的支架促进成骨；对于不受机械载荷的支架，孔隙率范围在 $50\%\sim90\%$ 之间，同时建议孔隙大小在 $150\sim600\ \mu m$，$400\sim1200\ \mu m$ 和 $350\ \mu m$ 或以上之间变化[17-18]。图 3.6 列出了一些组织工程支架模型及其制备与测试方法。

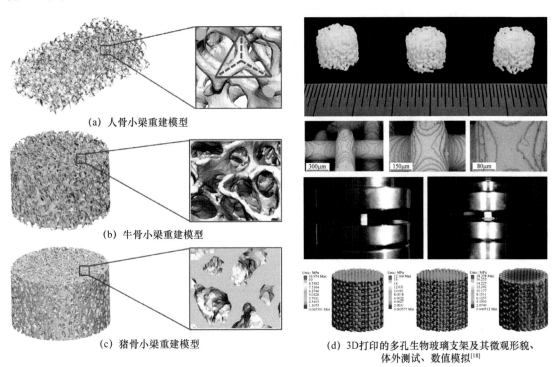

(a) 人骨小梁重建模型

(b) 牛骨小梁重建模型

(c) 猪骨小梁重建模型

(d) 3D打印的多孔生物玻璃支架及其微观形貌、体外测试、数值模拟[18]

图 3.6　组织工程支架

(2) 组织工程支架材料选择

目前用于组织工程最常见的生物材料有三类：聚合物、生物陶瓷和复合材料。

聚合物：在组织工程中，使用的聚合物有天然的，也有人工合成的。天然聚合物包括胶原蛋白（collagen）、海藻酸盐、丝素蛋白、壳聚糖（chitosan）等等。与天然聚合物相比，人工合成聚合物在化学修饰和分子修饰方面提供了更多的可能性，有助于根据特定的应用需求定制系统的性能，例如，聚己内酯（PCL）、左旋聚乳酸、聚乙二醇（PEG）等广泛应用于组织工程支架。

生物陶瓷：生物陶瓷是一种在骨组织工程中具有重要作用的无机生物材料，具有良好的生物相容性、力学相容性、生物组织优异的亲和性，物理、化学性质稳定。生物陶瓷可分为生物惰性陶瓷（bioinert ceramics，如 Al_2O_3，ZrO_2 等）和生物活性陶瓷（bioactive ceramics，如羟基磷灰石、生物活性玻璃等）。磷酸钙是最常见的用于骨组织工程的生物活性陶瓷，以磷酸钙为主要材料的骨再生生物材料如羟基磷灰石、β-磷酸三钙陶瓷得到了广泛应用。羟基磷灰石表现出非常缓慢的降解，而 β-磷酸三钙被认为是一种可吸收的生物陶瓷，由这两种磷酸钙组成的生物陶瓷颗粒在动物试验中产生了类似于自体骨移植物的矿化组织。生物活性玻璃（bioactive glass）是另一类重要的生物陶瓷。生物活性玻璃植入人体后，其表面会形成生物活性的碳酸羟基磷灰石层，能为组织提供键合界面。

复合生物材料是由两种或两种以上不同材料复合而成，制备此类材料的目的就是进一步提高或改善某一种生物材料的性能。根据不同的基材，生物复合材料可分为聚合物基、金属基和陶瓷基复合材料三类。聚合物基复合材料是最常见的组织工程复合材料体系,可以作为膨胀(水凝胶)或非膨胀材料形式应用。

(3) 组织工程支架制造

除了设计参数和材料类型决定组织工程支架的生物力学性能外,制造技术也会影响支架的最终性能。制造技术的选择取决于生物材料所需的形式和结构,以及影响材料加工的因素,例如,材料的熔化温度和溶解度。目前组织工程支架制备的热点研究工艺是 3D 打印技术和电场辅助烧结技术,如图 3.7 所示。

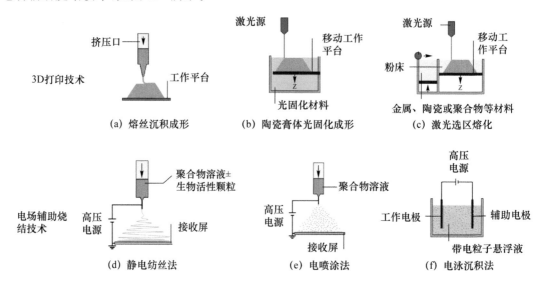

图 3.7　3D 打印技术及电场辅助烧结技术工作示意图[20]

1) 3D 打印

3D 打印技术可用于生产包含复杂拓扑特征的创新材料设计,从而能够制造同时满足机械、生物力学、力学生物学特性的生物材料结构。其主要形式包括熔丝沉积成形(fused deposition modeling,FDM)、陶瓷膏体光固化成形(SLA)、激光选区熔化(SLM)。FDM 的分辨率通常高于 $100~\mu m$,取决于喷嘴直径和材料黏度等因素。SLA 提供了更高的分辨率($<100~\mu m$),但不太适合多种材料类型的多材料打印。选择性激光烧结广泛用于金属、聚合物和陶瓷生物材料结构的生产。

4D 打印,是在 3D 打印的基础上多了一个“D”,也就是时间维度,通过软件设定模型和时间,变形材料会在设定的时间内变形为所需的形状。在组织工程支架中,4D 打印技术已经被用来制造水凝胶膜,这种膜可以自折叠成类似血管的仿生空心管[19]。

2) 电场辅助烧结技术

有几种生物材料制造技术使用电场来形成颗粒、纤维、涂层、薄膜和 3D 结构,这种方法可以更好地控制所得生物材料的纳米级和微米级特征。静电纺丝是最广泛使用的组织工程生物材料的制备方法之一;电喷涂,用于制造粒子或涂层;电泳沉积用于制备颗粒生物材料的涂层或薄膜。目前正在开发新的生物材料制造技术,将电场与其他制造原理结合起来。例如,喷墨打印装置中使用电场以实现基于水凝胶微滴沉积的 3D 打印,或者将 3D 打印技术和静电纺丝相结合,形成熔融静电纺丝书写技术。

4. 骨折内固定

骨骼在外力打击或累积性劳损下发生的完全或不完全断裂称为骨折,骨折使骨的结构和功能丧失,影响人体正常生理活动。使用石膏绷带、小夹板、外展架、外固定支架等固定方法称为外固定;通过手术切开骨折部位用接骨板、螺钉、髓内钉、克氏针等固定,则称为内固定,如图 3.8 所示。在骨折发生后,通常选择内固定术进行治疗,内固定术可以更好地保持和恢复骨折部位的解剖结构,有效的内固定可使患者减少卧床时间,降低肌肉萎缩和关节僵硬等并发症。骨折内固定又分为经典力学固位方式(AO)和生物学方式(BO)。AO 原则强调:①骨折块完全解剖复位;②坚强内固定;③无创外科操作,保持软组织和骨折块的血运;④术后早期无痛活动,防止骨折二次发生。BO 原则在 AO 原则上进行改进,由原先的机械力学向生物学转变,强调间接复位和弹性固定,更多地考虑骨骼的生物力学。

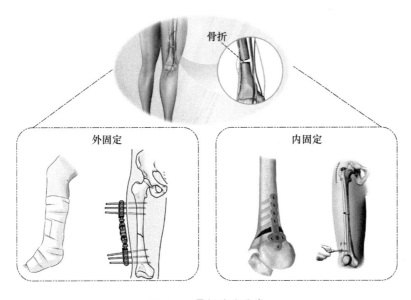

图 3.8　骨折治疗分类

骨折愈合的过程即骨的结构和功能恢复过程,分为炎症期、修复期和塑形期,骨痂形成为修复期的特征。骨折部位的稳定程度决定软骨痂形成的多少,而在骨折愈合过程中,骨痂的形成除了需要足够数量的间充质干细胞(mesenchymal stem cell,MSC)与血液营养供应外,还需要在骨折端有适量的机械力学刺激[21]。AO 原则在追求解剖复位的过程中可能破坏了骨折端血液供应,而坚强固定可能导致接骨板下骨质缺血、遮挡了应力的传导,从而骨折愈合过程中几乎看不到软骨成分。而 BO 原则的间接复位和弹性固定,保持骨折断端血液供应的基础上还给予骨骼合适的应力刺激,骨折愈合过程中软骨形成较多,可以促进骨折愈合且防止由坚强固定引起的骨质疏松。不同的内固定方式及其生物力学变化对骨折愈合有较深的影响,常用有限元分析法进行研究。

接骨板内固定术是带孔板结合螺钉或接骨丝使用,为骨折端提供良好稳定性,桥接断骨起临时传递力的作用。随着 AO 的内固定理念由坚强机械式内固定向生物学内固定转变,接骨板内固定在材料、制作工艺、治疗技术及治疗理念方面都有着重大的改变,接骨板的材料也由最初的不锈钢转化为钛合金或纯钛。研究不同类型、材料的接骨板及其生物力学影响,可指导其结构优化,降低接骨板断裂失效、骨溶解、骨折不愈合等风险。接骨板的设计需考虑以下几个方面。

(1) 接骨板的形状

接骨板的宽度、厚度、角度、弧度等是影响其力学性能的重要因素[22],骨折线区域易出现应力遮挡和骨折线两端偏心受力等问题,因此接骨板的形状应根据骨骼应力分布和解剖结构设计,如解剖型接骨板、三叶草型接骨板、槽形对向加压接骨板等。例如,有限接触动力加压接骨板(limited contact-dynamic compression plate,LC-DCP)采用波浪形的接触面,减少与骨接触的面积(接骨板印迹),降低了对骨的局部血管影响和应力屏蔽作用,更利于骨的愈合。

(2)接骨板的工作长度

接骨板的工作长度影响其上分布的固位孔密度,密度较大会导致接骨板螺钉处的应力集中,而螺钉使用过少时,又会影响固定强度导致骨折不愈合。研究发现[23]接骨板承受生理载荷时,骨折线附近是应力集中区,离骨折线最近的固位孔位置常出现应力集中点,为了缓解应力集中的情况,手术时要在骨折线附近留出2～4个盲孔的长度,以降低接骨板断裂的概率,因此工作长度的选择十分重要。

(3)接骨板上固位孔设计

固位孔设计包括固位孔的类型、直径、深度、凹槽角度、是否带螺纹等。加压接骨板的加压固位孔设计为长斜形,在旋转螺钉时产生纵向加压,使骨折断端沿接骨板方向移动。锁定加压接骨板(locking compression plate,LCP)的固位孔设计时将加压孔和带螺纹的锁定孔结合在一起,因此LCP既可以使用皮质骨螺钉加压固定,也可以使用螺纹锁定孔成为螺钉锁定的固定器。

3.2.2　口颌系统植入器械的生物力学

1. 口腔种植体

口腔种植体是通过外科手术方式将其植入颌骨的缺牙部位,其创口愈合后,在其上部安装修复体(假牙)的器械系统。种植体的主要功能是承担咀嚼中的咬合载荷,并将其传递、分散到周围支持骨组织内。口腔种植体的生物力学,其核心内容是通过科学合理的种植体设计,保证咀嚼产生的咬合力能够在种植体上部结构、种植体和周围骨之间进行生理性传递和分布,避免牙槽骨骨质吸收,并可维持正常的骨重建代谢。通常认为,口腔种植体的生物力学性能应满足:种植体-骨界面具备良好的载荷传递性,在承受生物范围内的功能载荷时,可均匀传递应力并减少局部应力集中,一方面避免引起局部过载而导致微骨折或骨吸收,另一方面促使骨组织获得足够的生理性力学刺激,避免废用性骨萎缩。

口腔种植体的生物力学性能,涉及种植体的设计、种植体的数量与分布、基台设计、修复设计及手术方法等若干方面因素[24]。

(1)种植体的设计

1)种植体的整体形态

目前主流口腔种植体的整体形态主要分为圆柱形和圆锥形两种,如图3.9(a)所示,不同形态的种植体在其周围骨质中产生的应力应变分布不同。与圆柱形种植体相比,圆锥形种植体由于其外形更接近天然牙牙根,所以其生物力学性能更接近自然状态。但与天然牙相比,由于牙周膜组织的缺失,缺乏必要的力学缓冲,两种形态的种植体均会在颈缘部位产生较大的应力集中。

2)种植体的螺纹形态

螺纹可以增大种植体与牙槽骨的接触面积,保证植入的初期稳定性,有利于提高种植体的骨整合效率和结合强度。因此,尽管早期种植体还采用非螺纹设计,但目前绝大多数种植体均为螺纹设计,而且螺纹的形态设计对种植体的生物力学性能来说十分重要。种植体螺纹设计包括宏观设计和螺纹单元的几何设计(包括牙型、螺距、牙深、螺纹条数等参数,如图3.9(b)所示),不同的螺纹形态对种植体-骨界面的力学载荷传递影响很大。

① 牙型主要包括 V 形、梯形、反梯形、方形、异形等多种形态。一般认为方形螺纹设计可以增大垂直方向的抗负载能力,而 V 形螺纹可产生大于方形螺纹的切割力,便于术中植入。梯形或反梯形设计则主要用于抵抗拉出力。

② 螺距是指种植体相邻螺纹间的距离。在种植体长度一定的情况下,螺距越小,螺纹数目越多,与牙槽骨的接触总面积越大,也越有利于应力分散。

③ 牙深是指螺纹最大直径与最小直径的差值。牙深越浅,越便于种植体植入,但初期稳定性较差;牙深越深,种植体与牙槽骨的接触面积越大,植入过程产生的扭矩也就越大,初期稳定性就越高。

④ 螺纹条数通常为单线螺纹设计、双线螺纹设计和三线螺纹设计。螺纹条数的增加,实际上在增加螺距的情况下,又保证了较大的牙槽骨接触面积。多螺纹设计可使得种植体旋入速度加快,增强了骨挤压能力,但减弱种植体对垂直载荷的抵抗能力。

3) 种植体的长度

在种植体的直径和螺纹形态相同的情况下,增加种植体的长度能够增加种植体与牙槽骨的接触面积,增加种植体的稳定性。不同的种植体长度设计如图 3.9(c)所示。但有研究表明,当种植体长度超过 10 mm 后,种植体长度对种植体周围骨质的应力分布影响不明显。

4) 种植体的直径

种植体的直径是影响种植体生物力学性能的重要因素。当种植体的直径增加时,种植体与牙槽骨的接触面积增加,从而可降低种植体-骨界面的应力峰值,增强种植体的承载能力。不同的种植体直径设计如图 3.9(d)所示。但种植体的直径需要与牙槽骨的形态相匹配,一般地,临床上在后牙区采用直径 4.5 mm 以上较粗的种植体,在前牙区采用直径 3.3~4.0 mm 较细的种植体。

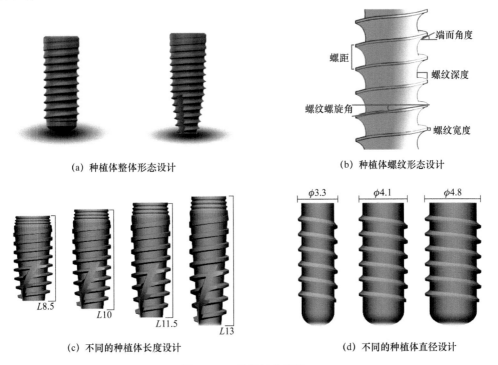

(a) 种植体整体形态设计

(b) 种植体螺纹形态设计

端面角度

螺距

螺纹深度

螺纹螺旋角

螺纹宽度

(c) 不同的种植体长度设计

(d) 不同的种植体直径设计

图 3.9　口腔种植体设计

（2）种植体的数量及分布

在种植义齿修复的临床设计中,种植体的数量和分布设计对种植体及周围骨质的应力分布有直接影响,进而会影响种植义齿修复的成功率。

当口内多颗牙连续缺失时,种植义齿可以由多颗种植体联合支持。很明显,增加种植体数目能够降低每颗种植体的负载,减少种植体周围骨质的应力分布,从而延长种植体的使用寿命。然而,种植体数目的增加也会增加患者的经济负担。因此,如何采用最少的种植体数目,达到最佳的种植义齿修复效果,不仅具备生物力学意义,而且存在重要的临床价值。

当全口牙列缺失时,可以采用全颌固定式种植义齿和全颌覆盖式种植义齿。对于全颌固定式种植义齿,临床一般认为,单颌至少应采用4~6颗种植体才能完成修复;对于全颌覆盖式种植义齿来说,一般采用2~4颗种植体。

（3）基台设计的生物力学

基台（abutment）是种植体系统中连接、支持和固定固位体或修复体的连接结构,其中固位体与基台相匹配,提供上部修复体的固位。

1）基台的角度

在种植手术中,由于上颌前牙区特殊的解剖形态常常需要呈倾斜角度植入种植体,常规竖直基台难以达到满意的美观效果,因此在上颌前牙区、上颌或下颌牙延伸的修复桥,常采用角度基台。但是,因为角度基台改变了上部结构与种植体的长轴方向,会对种植体及周围骨质层产生不良的力学传导作用,可能会导致边缘骨吸收,或骨整合的丧失。

2）基台的连接方式

基台与上部结构的连接方式可分为螺丝固位连接、黏结固定连接和附着体连接,不同的连接方式会产生不同的生物力学效应。种植体与基台的连接方式分为内连接和外连接,外连接具有适应性好、防止修复体移动等优点,但可能会引起上部结构的微动;内连接的抗旋转性能更佳,但内连接的结构对于不同角度的种植体适应性相对较差。

值得一提的是平台转换的种植体基台,所谓平台转换是基台直径小于种植体颈部直径的情况。有研究表明,具有平台转换的种植体基台对种植体颈部周围骨质的应力分布较传统基台更好,减少了种植体颈部的皮质骨吸收,但对于种植体本身来讲,应力集中在种植体与基台连接界面,因此平台转换设计可有效减少种植体术后的边缘骨吸收。

（4）修复设计的生物力学

种植义齿修复的生物力学性能还与上部结构的修复设计有关。例如,笔者曾经建立下颌骨三维有限元模型,探讨无牙颌患者种植支持式固定义齿修复的类型,通过对比全牙弓和分段式修复体对下颌骨及种植体的受力异同[25]。结果表明,在正常咬合力的作用下,全牙弓式骨皮质和骨松质应力均小于分段式;全牙弓式各个种植体应力均小于分段式,分段式各个种植体的应力比全牙弓式更集中;全牙弓式修复体应力大于分段式,如图3.10所示。可得出结论,种植支持式全牙弓修复方式比分段式更有利于下颌骨和种植体的保护,但是不利于修复体的保护。

（5）手术方法的生物力学影响

口腔种植学是材料学、生物学、修复学、生物力学等多学科融合,手术方法与生物力学密切相关,手术方法的不同可能会导致种植体具备不同的生物力学性能。种植体的植入位点、植入角度、植入时机等因素均会对种植体及周围骨质的力学分布产生重要影响。例如,有学者曾经利用骨重建模拟技术,从生物力学角度对上颌前牙区种植体的倾斜角度进行了分析,认为不同倾斜角度可对周围骨质以及骨与种植体界面力学载荷的传递产生影响[27],如图3.11所示。

模拟结果表明,在上颌骨前牙区种植体向唇侧倾斜 10°左右最有利于种植体的长期稳定,为临床手术方案提供了必要的理论依据。

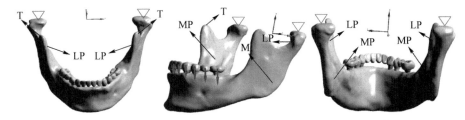

(a) 下颌骨三维有限元模型

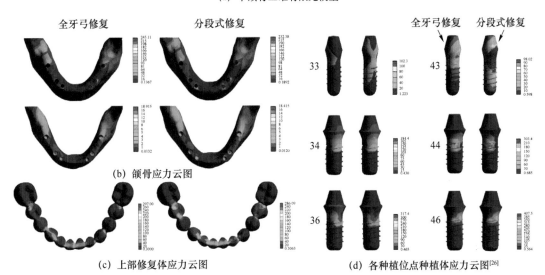

(b) 颌骨应力云图

(c) 上部修复体应力云图

(d) 各种植位点种植体应力云图[26]

图 3.10　不同修复方式对种植体的生物力学影响

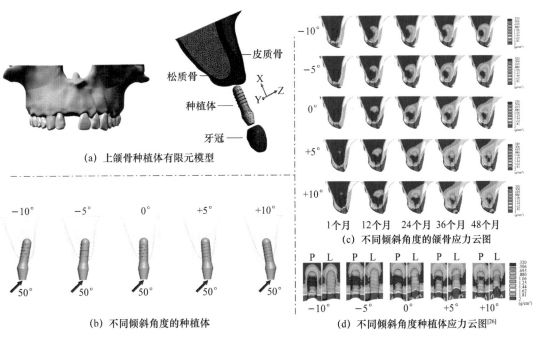

(a) 上颌骨种植体有限元模型

(b) 不同倾斜角度的种植体

(c) 不同倾斜角度的颌骨应力云图

(d) 不同倾斜角度种植体应力云图[26]

图 3.11　上颌前牙区种植体的不同倾斜角度对种植体的生物力学影响

2. 颌骨修复体

颌骨是颅面部的重要骨性结构,因外伤、良/恶性肿瘤、骨髓炎或放射性骨坏死切除后的颌骨缺损不仅影响颜面部美观,还会导致咀嚼、吞咽、语言等功能障碍。成功颌骨重建的目标[28]:①建立颌骨连续性;②建立牙弓形态;③建立牙槽骨高度;④建立牙弓宽度;⑤改善面部轮廓。多年来,随着数字化技术在医学领域的引入和不断发展,颌骨重建方式发生了显著变化,例如,锥形束计算机断层扫描(CBCT)、计算机辅助设计(computer-aided design,CAD)、计算机辅助制造(CAM)和三维(3D)打印机的普及和发展可以实现快速而精准的手术,如图3.12展示了几类颌骨修复体。本小节主要介绍三类颌骨植入器械及其生物力学分析。

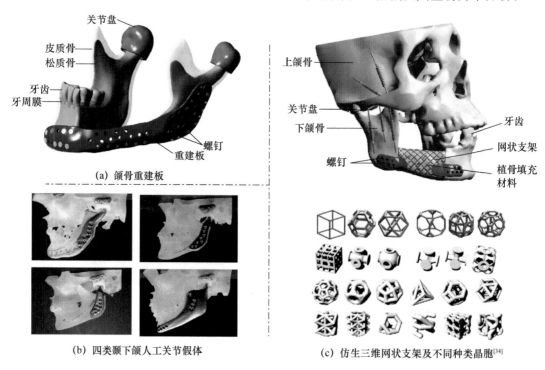

(a) 颌骨重建板

(b) 四类颞下颌人工关节假体

(c) 仿生三维网状支架及不同种类晶胞[34]

图 3.12　几类颌骨修复体

(1) 颌骨重建板

颌骨重建板被用于上下颌骨骨折、缺损的修复固位,其目的是修复缺陷、稳定剩余骨组织和保持面部轮廓,是颌骨应用最广泛和最简便的植入器械[29]。颌骨重建板修复有两种方式,一是骨移植物重建板联合修复,即将自体骨移植骨块或带血管的骨移植物用重建板固定到剩余的颌骨上;二是使用患者定制式重建板修复颌骨缺损,定制式重建板的不同设计因素影响其生物力学性能。

1) 重建板的覆盖面积

定制式重建板的形态根据缺损部位解剖结构设计,覆盖面积略大于缺损部位,重建板边缘覆盖自体骨,钛钉垂直固定。少数部位重建板边缘与缺损边缘接触,钛钉平行打入自体骨。

2) 重建板的厚度

重建板的厚度是影响其生物力学性能的重要因素之一,较厚的重建板刚度较大,可能在与自体骨接触部位形成应力遮挡,导致继发性骨吸收,而且影响颌面部美观;厚度较薄,可能导致植入体断裂失效。设计的原则是在保证其力学性能的基础上降低厚度,一般使用有限元分析或力学测试确定其性能是否达标。

（2）仿生三维网状支架

定制式重建板减少了固定失败和不够美观等问题，但未曾考虑骨再生、种植修复等问题，因此难以恢复颌骨咀嚼功能。为此，有学者提出了使用仿生三维网状支架结合骨移植颗粒促进骨再生的混合式修复方案[30]。仿生三维网状支架的生物力学性能跟晶胞、孔径、丝径等参数密切相关。

1）晶胞选择及排列方式

三维网状支架通常是由沿各个方向周期性重复的晶胞构成的，晶胞的种类非常广泛（四面体、六面体、八面体、钻石型等等），晶胞填充方式也各种各样，如随机填充、均质填充、梯度填充等等。晶胞主要构造方法[31]包括基于 CAD 的设计、基于图像设计和隐式表面建模。基于 CAD 的设计是通过使用各种 CAD 工具构造晶胞；基于图像设计是根据计算机断层扫描（computed tomography，CT）或磁共振图像（MRI）数据重建骨骼内部结构，根据骨小梁形状和排列设计仿生三维网状支架；隐式表面建模是通过单个数学方程来构造和引入晶胞形状。

2）三维网状支架孔径和孔隙率

孔径和孔隙率是三维网状支架重要的几何特性，支架结构中相互连接的孔是骨组织再生所必需的，因为它们除了血管化之外，还允许成骨细胞和间充质细胞迁移和增殖。与组织工程支架不同的是，颌骨三维网状支架内部会填充骨移植颗粒，因此，支架的孔径和孔隙率不仅影响支架的力学性能，还影响着支架内骨移植材料的填充和骨再生过程的初始生物刺激。

3）三维网状支架丝径

丝径不仅影响三维网状支架的孔径、孔隙率，还与支架的力学强度密切相关，设计的主要原则是保证骨移植填充空间和力学强度的基础上降低丝径，以降低三维网状支架的刚度，避免应力遮挡。

4）三维网状支架的连接带设计

三维网状支架与自体骨接触部分称为连接带，连接带的形状、长度、宽度与钛钉固位孔的数目、排列方式有关，影响支架固位，连接带过厚会影响术后颌面部美观。此外，连接带与骨缺损断端接触区域更易出现应力集中点。

5）三维网状支架固位钉的影响

三维网状支架与颌骨的连接依靠钛钉固位，钛钉的位置、数量、排列方式会影响支架的固位力，临床上植入体出现钛钉松动、脱落、断裂从而导致植入体移位等情况时有发生。此外，设计钛钉的位置时还需避开血管、神经、牙根等解剖部位。

（3）颞下颌人工关节

颞下颌关节（TMJ）是位于下颌骨和颞骨之间的双侧滑膜关节，对说话、咀嚼、吞咽和表达情绪至关重要。颞下颌关节紊乱综合征是口腔颌面部最常见的疾病，主要临床表现为关节区疼痛、运动时关节弹响、下颌运动障碍等。当保守治疗无效时，人工全关节置换手术是治疗颞下颌关节严重退行性关节病的既定方法。

颞下颌人工关节假体由与上颌骨固定的关节窝和与下颌骨固定的关节柄组成，本小节将选取关节柄中髁突形态、体部形态、固位模式三个与颞下颌人工关节生物力学性能密切相关的设计参数进行阐述。

1）髁突形态

髁突是颞下颌关节的重要负重区，呈椭圆形，内外径长，前后径短。人工颞下颌关节假体的髁突设计形态对术后关节假体的存活率至关重要。不同的髁突形态,如圆型、平坦型、椭圆型、卵圆型、梨型(内粗外细、内细外粗)等,会影响在生理咀嚼和最大咬合力的情况下髁突的应力峰值和应力分布,还会影响应力的传递。有研究发现增加颞下颌人工关节髁突头部的球形度会降低假体受力的大小,而增加髁突颈部长度会增加假体受力的大小[32]。

2) 体部形态

颞下颌人工关节假体的几何形状对关节载荷有很大的影响,体部形态设计不仅要符合患者下颌支和关节窝的固有解剖结构,同时还要避开关键的神经、血管并最大限度地提高固定强度。有学者提出一种新的设计[33]:体部形态设计遵循下颌支的上升轮廓,并设计6个紧贴下颌后缘和下缘的双皮质螺钉固位孔,从而避免了对下颌神经和下牙管的损伤,而体部形态中的梨形窗口有助于咬肌的重新附着。此外,颞下颌人工关节假体体部厚度的变化也会影响假体、髁突和钛钉的受力情况。

3) 固位模式

颞下颌人工关节假体的固位模型,如钛钉的数目、位置、排列、直径、长度等参数会影响钛钉的受力情况,从而影响假体固位并行使生理咀嚼功能的作用。常规设计为5～7颗钛钉,钛钉间隔与其受力情况没有显著的相关性,而钛钉长度和直径视临床情况而定。

3.3　心血管系统介入器械的生物力学

3.3.1　心脏系统介入器械的生物力学

人工心脏瓣膜(简称人工心瓣)是指用机械或者生物组织材料加工而成的可以用来替代病损心脏瓣膜功能的人工医疗器件。与人体自身的心脏瓣膜的功能相同,都是保证血液单向流动。在结构方面,人工心脏瓣膜的形态并不一定与天然心脏瓣膜一致。

自从1960年世界上第一个人工心瓣植入人体以来,人工心瓣的设计和临床应用取得了很大的成功[31]。但是,它与天然心瓣相比,远未达到令人满意的程度。人工心瓣要达到理想的境界,要求有一是生物组织及血液相容性好,二是心瓣耐久性好,三是血流动力学性能好,避免引起溶血形成血栓。

至今,人工心瓣存在的主要问题在于:①血栓和栓塞;②抗凝性出血;③组织增生;④感染;⑤治愈过程造成的瓣周漏;⑥材料疲劳以及化学改变造成的瓣膜失效。

人工心瓣按照材料可以分为机械瓣和生物瓣,其中球笼瓣、笼式平碟瓣、斜碟瓣、双叶瓣为机械瓣,生物手术瓣、组织工程瓣、介入瓣和肺动脉单瓣为生物瓣。

1. 机械瓣的生物力学

机械式人工心脏瓣膜是最先应用于临床的人造瓣膜类假体,按产生的先后顺序可以分为球笼瓣、笼式平碟瓣、斜碟瓣等单叶瓣和双叶瓣等不同的形式[35],如图3.13所示。其发展的过程可以理解为对瓣膜的血流动力学特性不断改善的过程。

最开始出现的球笼瓣是直接基于流体力学方面设计的结果,而没有太多考虑到血流动力学特性对生理学和医学方面的影响。该类瓣膜的流动特性是边缘流型,由于跨瓣压差较大,湍流剪应力较高,滞流区域较大,因此容易导致溶血和血栓的发生。

为了降低球笼瓣的笼架高度,便于手术植入,将球笼瓣改变为笼式平碟瓣设计。但是,由于采用平板代替球体,绕平板的流动反而更加紊乱,导致其血流动力学特性更差。因此,该设计方案并未被临床所采用。

斜碟瓣是基于血流动力学性能改进所采用的设计方案,该瓣型采用不对称的中心孔口流型的设计,大大改善了血流动力学性能,大幅度降低了跨瓣压差、湍流剪应力,缩小了滞流区范围。同时该瓣型利用旋涡关闭机制,改善了瓣叶的关闭性能,可减少血液反流。

在斜碟瓣的基础上,双叶瓣的血流动力学特性进一步改善,流型更接近天然心瓣的中心流型,该瓣型的跨瓣压差、湍流剪应力都明显降低。特别是采用空气动力学中的薄翼理论后,将双叶瓣的瓣叶改进为微弯曲面型,进一步改善了双叶瓣的血流动力学特性,提升了瓣叶的关闭性能,再次减少血液反流。

然而,尽管机械瓣的血流动力学特性得到很大的改进,但是由于有复杂的铰链结构和暴露在流场中的金属组件,容易引发溶血和血栓,且存在与抗凝有关的难以克服的并发症,并不是理想的心脏瓣膜。

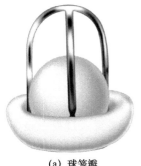 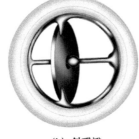 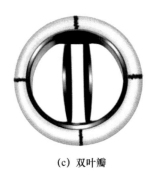

(a) 球笼瓣　　　　　　　　(b) 斜碟瓣　　　　　　　　(c) 双叶瓣

图 3.13　机械瓣示意图

2. 生物瓣的生物力学

生物瓣是模拟人体天然主动脉瓣的 3 个半月瓣结构,利用猪主动脉瓣或牛心包等组织作为瓣叶组织材料,经过化学处理制作而成。由于生物瓣模拟人体天然瓣膜的力学特性,具有优越的血流动力学特性,属于中心流型,跨瓣压差小,湍流剪应力小。该血流动力学特性能极大降低血栓形成的可能性,对血液的有形成分也不会产生破坏。与机械瓣相比,植入生物瓣膜的患者术后生活质量更高,因此生物瓣得到临床广泛认可[36]。然而,生物瓣相对较差的耐久性,以及二次手术风险是阻碍生物瓣进一步发展的主要原因。值得一提的是介入式心脏瓣膜(简称介入瓣),介入瓣是将瓣叶缝制在可收缩的支架上,并通过导管,将装有瓣叶的支架输送到病变位置,通过球囊扩张或者自扩张的方法使得支架展开,用以替换原来的心瓣,如图 3.14 所示。介入式心脏瓣膜主要可以分为两大类:球囊扩张支架瓣膜和自扩张支架瓣膜。无论是球囊扩张支架瓣膜还是自扩张支架瓣膜,目前介入瓣所面临的主要问题有如下几点。

(1) 支架置入及锚定

介入式心脏瓣膜的支架上附着有生物瓣膜,扩张后要符合主动脉瓣环的直径,所以体积比一般介入式治疗的导管允许的最大尺寸更大。在逆置置入过程中,会受制于股动脉和腹主动脉的结构,容易对血管壁造成损伤。另外,由于心脏收缩时的跨瓣压差高达 100 mmHg[①],介入式心脏瓣膜通过何种方式锚定在主动脉根部也是需要考量的问题。

---

① 1 mmHg＝133.322 Pa。

（2）支架变形

由于患者主动脉狭窄的程度和瓣膜钙化的程度不同，所提供的径向收缩力大小也不均匀，置入的心瓣支架展开后也会出现不同的几何变形，原本展开后应为圆形的结构，可能会变成椭圆形或者三角形。在支架展开不适当的情况下，瓣叶形状也会发生扭曲或者变形，工作时产生的不均匀的应力会严重影响其使用寿命。使用刚度较大的支架可以更好地保障展开的形状，但也增加了阻碍冠状动脉的危险。因此，合理控制支架的变形，也是生物力学应考虑因素。

（3）瓣周漏

介入式心脏瓣膜置入过程中，由于保留了钙化病变的瓣膜，瓣周漏的发生率高达 70%～80%。有研究发现，轻度和中度的反流并不产生严重的临床后果，但如果定位不准，支架偏小，支架不对称扩张就会产生严重的反流。介入式心脏瓣膜置换术比起常规的心脏瓣膜置换手术，易产生中度甚至严重反流现象，这也是亟待解决的问题。

（4）耐久性

介入瓣的寿命远远低于传统的生物瓣，一般认为，介入瓣的支架变形是瓣叶不均匀受力的成因。介入瓣的耐久性依赖于瓣叶工作时的状态、均匀的流动、瓣叶开合时规则的弯曲折叠，而由于扭曲和褶皱增加、三瓣叶受力不均匀而导致某瓣叶应力偏高等因素都会导致其使用寿命急剧下降。通常介入瓣的使用寿命不超过五年，这是目前介入瓣最大的缺陷之一。

（5）中风

中风通常是致命的。介入瓣置入前的球囊瓣膜成形术，以及介入瓣置入过程中挤压原病变瓣膜，都有可能造成钙化的瓣叶组织碎裂或者升主动脉壁粥样斑块脱落，造成中风。还有研究认为置入的支架尺寸过小也会增加中风的风险。低外径、通过性好的输送系统和操作程序的改进可能会降低中风发生的概率，这也是人工心脏瓣膜在设计和使用过程中需要考量的内容。

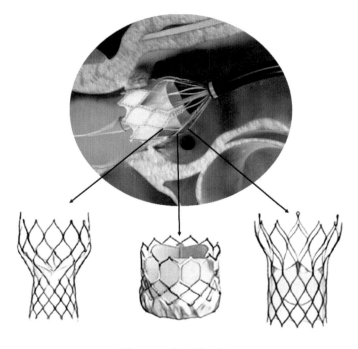

图 3.14　介入瓣示意图

3.3.2　血管系统介入器械的生物力学

血管支架是一种管形的网状构件,如图 3.15 所示。在介入治疗中,通过冠状血管支架的扩张来撑开狭窄血管,可为血管提供一个机械支撑,从而达到治疗血管狭窄的目的。支架内再狭窄率是评价血管支架优劣的重要指标,而支架内再狭窄的机制目前尚无明确定论。一般认为,血流动力学因素,特别是切应力的变化对血管内皮功能障碍、炎症反应、血管生成的影响显著。血管支架植入将引起血管力学微环境的变化和血液流变学的变化,从而诱导血管重建。

血管支架的生物力学特性包括支架的紧缩反弹行为、膨胀行为、抗压缩性能和柔顺性等。对于血管支架的设计,要求既要有良好的细胞亲和性,又要有与血管相似的力学性能。因此,需要对其生物力学性能进行系统评估。

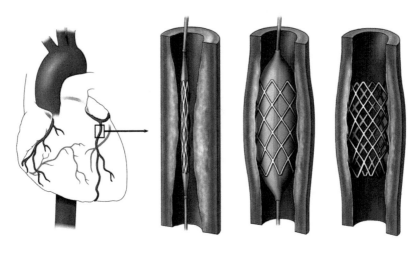

图 3.15　血管支架示意图

1.　血管支架对血管力学微环境的影响

在正常的冠状动脉中,血液呈稳定层流状态,切应力也相对恒定。当血管支架植入后,血管内的局部力学微环境发生改变。血管支架在狭窄段血管管腔的扩张虽然使整个支架段血管完全恢复了正常的疏通状态,然而局部由于支架的存在导致单向流动的血流产生了一个流体分离区域,在支架与血管交界处流体发生急剧反转,形成扰动流,因而在近心端的支架边缘和局部表面产生了较高的切应力。

血管支架植入不仅对血管内的血流动力学产生影响,而且对血管组织的力学微环境也产生影响。有研究认为,血管内膜损伤与血管动力学微环境的变化有关[37]。血管支架丝附近血管壁所处的力学环境可以归纳为由支架扩张和血液流动对支架丝附近的血管壁组织共同形成的外力和内力环境。血管中膜和外膜的细胞能够感受到再狭窄过程中血管力学环境的变化,并将力学信号转导进入胞内,调整细胞行为,引发血管支架内再狭窄。血管支架撑杆的数量、形状、厚度和宽度、支架展开的编织方式等均可以显著影响血管局部流场和壁面流动切应力的时空分布,流动切应力与血管支架内膜增生的程度密切相关。

2.　血管支架对宿主血管的力学影响

血管支架植入后,血管中膜和外膜的细胞能够响应局部力学微环境的变化,并使得血管壁力学参数(弹性模量等)发生显著变化[38]。在血管硬化、张应力下降的情况下,血管平滑肌细胞由收缩态分化成合成态,导致血管基质降解,细胞大量增殖迁移,从而引发血管病变。肌成纤维细胞是一种具有血管平滑肌细胞样特点的成纤维细胞,具有强收缩、迁移和 ECM(细胞外基质)的分泌能力。血管内部,不仅成纤维细胞、平滑肌细胞可以分化成肌成纤维细胞,单核细胞在支架丝上也可以分化成肌成纤维细胞,而肌成纤维细胞通过其收缩和 ECM 大量分泌引起血管弹性模量增加,可引起血管平滑肌细胞肥大和增殖,导致血管进一步纤维化。血管组织纤维化将导致血管柔顺性降低、弹性模量增加,而平滑肌细胞和成纤维细胞的变化反过来又会改变血管的生物力学性质。

血管植入早期,内皮细胞破坏殆尽,支架表面会覆盖一层薄的血栓。内皮细胞是一种重要的正常血管生理调节因子,具有抗凝血、抗增殖作用,支架壁的血栓进而成为内膜增生借以附着的基架。血管支架植入后血管内力学微环境的改变也会影响内皮细胞的一系列变化。有研究发现,内皮细胞通过多种力学敏感性受体感受切应力,将力学信号转化为生物化学响应,调控炎症反应等多条胞内信号通路的激活。内皮细胞对机械的响应根据应力的大小、方向和波动的实时变化而变化。高切应力通过促进细胞肌动蛋白骨架重塑影响细胞极性、板状伪足的突出和应力显微的收缩,从而促进内皮细胞的迁移;而低切应力部分由于较大的切应力梯度影响,更容易引发细胞的脱落并有助于细胞迁移。

血管支架对血管内局部流场的干扰会改变血管局部壁面流动切应力的时空分布,从而阻碍内皮细胞的迁移,干扰内皮祖细胞的归巢、增殖和分化,导致受损内皮层的修复受阻。血管支架植入后的再内皮化可以避免金属支架与血流直接接触,使血流平稳,减少活性因子的释放,可有效防止血小板聚集及血栓形成,减少支架内再狭窄的发生概率。血管内皮结构及功能损伤是动脉粥样硬化等血管疾病的始动环节,而血管支架的植入不可避免会对血管内皮产生机械性损伤,引起内功能失调及局部炎症反应,从而导致内膜增生、支架再狭窄及畸形支架内血栓形成。

此外,血管支架引起的局部血流扰乱也导致小斑块的形成,从而抑制内皮再生和降低内皮化速度,甚至会引起内皮机能障碍,最终导致血管支架植入后的晚期血栓。

3. 血管支架植入诱导血管重建的生物力学机制

血管系统在一生中都在进行重建。血管重建被视为动脉粥样硬化、高血压和血管成形术后再狭窄发病机理的内在因素,血流动力学因素在血管重建中起着重要的作用,如图 3.16 所示,血流对血管壁的切应力和张应力的改变是影响血管重建的重要因素[39-40]。

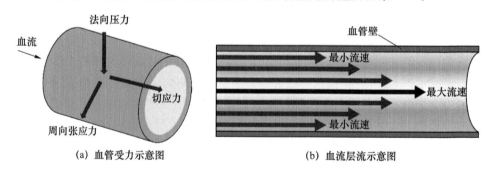

(a) 血管受力示意图　　　　　　(b) 血流层流示意图

图 3.16　血管受力示意图和血流层流示意图

Fung 的"应力-生长"原理指出,包括细胞和 ECM 的生长和消失在内的血管重建过程与血管中的应力状态密切相关,血管的生长取决于应力和应变。通常血液在血管内呈"层流式"流动,即中心快而外围慢。血管支架植入扩张引起血管损伤变形,导致血液流速增加及局部切应力和张应力再分布,切应力的增加将诱导血管舒张物质的释放,并抑制收缩血管物质的释放。

习 题

1. 简述骨重建的力学调控机制。

2. 骨重建的基本理论有哪些?

3. 简述骨的力学稳态系统理论。

4. 简述髋关节置换术的禁忌症。

5. 行髋关节置换术后,高分子聚乙烯材料的磨损来源于哪些接触面?

6. 人工髋关节不稳定的影响因素有哪些?

7. 导致人工膝关节置换远期失败返修的原因有哪些?

8. 为满足日常生活中高屈曲活动,人工膝关节在设计上可以做哪些调整?

9. 亚洲人在使用欧美人工膝关节时可能出现哪些问题?

10. 根据本小节学习,简述组织工程学。

11. 影响组织工程支架生物力学性能的影响因素有哪些?

12. 简述组织工程支架的制备方法及其特点。

13. 骨折力学固定和生物学内固定的内涵及原则是什么?

14. 试举例说明一类骨折固定器械在设计或使用时需考虑的生物力学因素。

15. 简述口腔种植体修复的结构及其特点。

16. 简述影响口腔种植体生物力学性能的因素。

17. 简述颌骨修复重建的原则。

18. 请举例说明一类颌骨修复体的生物力学影响因素。

19. 一例因恶性肿瘤截骨的下颌骨截断性缺损病例急需修复,请设计一种修复方案并详述其工作流程。

20. 目前人工心脏瓣膜面临的主要问题有哪些?

21. 影响人工心脏瓣膜的生物力学因素有哪些?

22. 简述血管支架的生物力学特征。

23. 简述血管支架植入后对人体微环境的影响。

24. 影响血管支架植入后诱导血管重建的生物力学因素有哪些?

参考文献

[1] WOLFF J. Das gesetz der transformation der knochen[J]. Deutsche Medizinische Wochenschrift,1892,19:1222-1224.

[2] FROST H M. A 2003 update of bone physiology and Wolff's law for clinicians[J]. The Angle Orthodontist,2004,74(1):3-15.

[3] 张西正,汤婷婷. 骨与关节生物力学[M]. 上海:上海交通大学出版社,2017.

[4] VATSA A, SMIT T H, KLEIN-NULEND J. Extracellular NO signalling from a mechanically stimulated osteocyte[J]. Journal of Biomechanics,2007,40(Supp-S1):

S89-S95.

[5] SANUKI R, MITSUI N, SUZUKI N, et al. Effect of compressive force on the production of prostaglandin E(2) and its receptors in osteoblastic Saos-2 cells[J]. Connective Tissue Research, 2007, 48(5):246-53.

[6] KAMEO Y, ADACHI T, HOJO M. Effects of loading frequency on the functional adaptation of trabeculae predicted by bone remodeling simulation [J]. Journal of the Mechanical Behavior of Biomedical Materials, 2011, 4(6):900-908.

[7] FROST H M. Bone's mechanostat: a 2003 update[J]. Anatomical Record Part A Discoveries in Molecular Cellular & Evolutionary Biology, 2003, 275(2):1081-1101.

[8] FUNG Y C, COWIN S C. Biomechanics: motion, flow, stress, and growth[J]. Journal of Applied Mechanics, 1993, 60(2):567-567.

[9] FUNG Y C, SKALAK R, et al. Biomechanics: Mechanical Properties of Living Tissues[J]. Journal of Biomechanical Engineering, 1981,103(4):231-298.

[10] Charnley J. Low Friction Arthroplasty of the Hip [M]. Berlin: Springer-Verlag, 1979.

[11] RUI B R,FERNANDES P R,FOLGADO J. On the optimal shape of hip implants [J]. Journal of Biomechanics, 2012, 45(2):239-246.

[12] 黄敏,廖广姗,周海,等. 人工髋关节断柄失效的力学分析与推理[J]. 医用生物力学, 2012, 27(2):7.

[13] SQUIRE M W,CALLAGHAN J J,GOETZ D D, et al. Unicompartmental knee replacement:a minimum 15 year follow up study[J]. Clinical Orthopaedics and Related Research, 1999(367):61-72.

[14] BARTEL D L,BURSTEIN A H,SANTAVICCA E A, et al. Performance of the tibial component in total knee replacement[J]. J Bone Joimt Surg A, 1982, 64(7):1026-33.

[15] LI J, WYSS U P,COSTIGAN P A, et al. An integrated procedure to assess knee-joint kinematics and kinetics during gait using an optoelectric system and standardized X-rays[J]. Journal of Biomedical Engineering, 1993, 15(5):392-400.

[16] KOONS G L, DIBA M, MIKOS A G. Materials design for bone-tissue engineering [J]. Nature Reviews Materials, 2020:1-20.

[17] KARAGEORGIOU V, KAPLAN D. Porosity of 3d biomaterial scaffolds and osteogenesis[J]. Biomaterials, 2005, 26(27):5474-91.

[18] YANG Z, WANG C, GAO H, et al. Biomechanical effects of 3d-printed bioceramic scaffolds with porous gradient structures on the regeneration of alveolar bone defect: a comprehensive study[J]. Frontiers in Bioengineering and Biotechnology, 2022, 10: 882631.

[19] LUI Y S, SOW W T, TAN L P, et al. 4D printing and stimuli-responsive materials in biomedical aspects[J]. Acta Biomaterialia, 2019, 92:19-36.

[20] KOONS G L,DIBA M,MIKOS A G. Materials design for bone-tissue engineering [J]. Nature Reviews Materials, 2020, 5(Suppl. 2).

[21] GIANNOUDIS P V, EINHORN T A, MARSH D. Fracture healing: the diamond

concept[J]. Injury-international Joarral of the Care of the Injured, 2007, 38 Suppl 4: S3-S6.

[22] KIM J D, KIM N, HONG C S, et al. Design optimization of a xenogeneic bone plate and screws using the taguchi and finite element methods[J]. International Journal of Precision Engineering and Manufacturing, 2011, 12:1119-1124.

[23] SHAH S, BOUGHERARA H, SCHEMITSCH E H, et al. Biomechanical stress maps of an artificial femur obtained using a new infrared thermography technique validated by strain gages[J]. Medical Engineering & Physics, 2012, 34(10):1496-1502.

[24] 杜巧琳, 顾新华. 牙种植体形态结构设计的研究进展[J]. 口腔医学, 2021, 41 (5):6.

[25] WANG J, WANG C, XU L. Comparative analysis of implant-supported splinted and un-splinted superstructures by finite element analysis[J]. Journal of the Third Military Medical University, 2015, 37(02): 132-136.

[26] 王超. 口腔生物力学中骨功能适应性的模拟研究[D]. 北京:北京航空航天大学, 2013.

[27] WANG C, ZHANG W, AJMERA D H, et al. Simulated bone remodeling around tilted dental implants in the anterior maxilla [J]. Biomechanics and Modeling in Mechanobiology, 2016, 15(3):701-12.

[28] KUMAR B P, VENKATESH V, KUMAR K A, et al. Mandibular reconstruction: overview[J]. Journal of Maxillofacial and Oral Surgery, 2016, 15(4): 425-441.

[29] LIM H K, CHOI Y J, CHOI W C, et al. Reconstruction of maxillofacial bone defects using patient-specific long-lasting titanium implants[J]. Scientific Reports, 2022, 12 (1):7538.

[30] GAO H, LI X, WANG C, et al. Mechanobiologically optimization of a 3D titanium-mesh implant for mandibular large defect: a simulated study[J]. Materials Science & Engineering. C, Materials for Biological Applications, 2019, 104:109934.

[31] WANG X, XU S, ZHOU S, et al. Topological design and additive manufacturing of porous metals for bone scaffolds and orthopaedic implants: a Review[J]. Biomaterials, 2016, 83:127-141.

[32] ACKLAND D C, MOSKALJUK A, HART C, et al. Prosthesis loading after temporomandibular joint replacement surgery: a musculoskeletal modeling study[J]. Journal of Biomechanical Engineering, 2015, 137(4):041001.

[33] ACKLAND D C, ROBINSON D, Redhead M, et al. A personalized 3D-printed prosthetic joint replacement for the human temporomandibular joint: from implant design to implantation[J]. Journal of the Mechanical Behavior of Biomedical Materials, 2017, 69:404-411.

[34] GAO H, LI X, WANG C, et al. Mechanobiologically optimization of a 3D titanium-mesh implant for mandibular large defect: A simulated study[J]. Materials Science and Engineering C, 2019, 104:109934.

[35] GOTT V L, ALEJO D E, CAMERON D E. Mechanical heart valves: 50 years of

evolution[J]. The Annals of Thoracic Surgery, 2003, 76(6): S2230-S2239.

[36] RUSSO M, TARAMASSO M, GUIDOTTI A, et al. The evolution of surgical valves[J]. Cardiovascular Medicine, 2017, 20.

[37] HAMMERMEISTER K, SETHI G K, HENDERSON W G, et al. Outcomes 15 years after valve replacement with a mechanical versus a bioprosthetic valve: final report of the veterans affairs randomized trial[J]. Journal of the American College of Cardiology, 2000, 36(4):1152-1158.

[38] HAGA J H, LI Y S, CHIEN S. Molecular basis of the effects of mechanical stretch on vascular smooth muscle cells[J]. Journal of Biomechanics, 2007, 40(5):947-960.

[39] DOBSON G, FLEWITT J, TYBERG J V, et al. Endografting of the descending thoracic aorta increases ascending aortic input impedance and attenuates pressure transmission in dogs[J]. European Journal of Vascular and Endovascular Surgery: The Official Journal of the European Society for Vascular Surgery, 2006, 32(2):129-135.

[40] 王贵学, 龙天渝, 应大君. 血液动力学因素对血管重建的影响[J]. 重庆大学学报(自然科学版), 2003,26(8):102-105.

第4章 植介入医疗器械力学生物学基础

在全球人口老龄化、慢性病发病率增高、新兴医疗技术持续发展以及人们生活水平不断提高等因素的影响下,植介入医疗器械的需求将持续增长。植介入医疗器械的主要作用是修复或替换病变或损伤的人体组织/器官、恢复其功能。这些植介入医疗器械进入宿主组织后,会与周围组织相互作用,改变宿主组织应力微环境,而宿主组织在不同应力微环境作用下将发生不同生物学响应,导致组织改重建。例如,血管支架植入扩张及随后的血管重建过程均使支架植入段血管血流和血管壁的应力分布发生明显的改变,导致血管顺应性等力学特性发生变化,干扰血管内的血流流场,使其血流动力学特性如流态、剪切应力、压力的分布发生急剧变化,这些局部力学环境的改变与血管内膜增生(再狭窄的主要原因)和内皮修复(修复不力是晚期血栓形成的主要原因)的进程直接相关。血管重建尽管受生物学、化学和物理学等多种因素的影响,但其中力学因素的影响是最直接和明显的。对于骨肌系统,各种植入物(包括固定器和人工关节等)进入人体后,必然引起骨组织的力学环境发生变化,进而产生骨组织的改重建。研究植介入医疗器械与宿主组织相互作用的机制,尤其是应力如何影响植介入医疗器械周围细胞产生力学生物学响应及组织改重建过程,建立可定量调控的模拟体内应力微环境的实验系统等具有重要的理论意义和巨大的临床应用前景。

本章首先综述了心血管系统植介入医疗器械力学生物学基础,重点关注了血管支架和人工瓣膜的力学生物学基础;然后总结了骨肌系统植介入医疗器械力学生物学基础,其中主要是骨板骨钉和人工关节的力学生物学基础;最后简要描述了其他系统植介入医疗器械力学生物学基础,选取了口腔种植体和眼科植入物的力学生物学基础进行归纳。

4.1 心血管系统植介入医疗器械力学生物学基础

4.1.1 血管支架的力学生物学基础

心血管疾病是威胁人类生命健康的严重疾病之一,其中,动脉粥样硬化是心血管疾病中最为常见的一种。经皮冠状动脉介入已成为动脉粥样硬化等心血管疾病的重要治疗手段,尤其是血管支架置入术因其创伤小、操作简单且非常有效,近些年在临床上得到广泛应用。这种治疗方法将血管支架压缩并固定于由导丝和导管等组成的支架输送系统上,随后将支架输运到病变位置后进行扩张,完成支架撑开狭窄血管壁的过程,从而达到恢复血液畅通的治疗效果。血流作用在血管壁上的力主要包括壁面剪切应力、压力和周向应力(或应变)(见图 4.1),血管支架植入引起血流动力和血管应力发生变化,这些力学作用影响血管细胞的形态和排列,引起细胞骨架结构和细胞间连接发生变化,影响血管细胞的迁移、增殖和凋亡,影响低密度脂蛋白等大分子物质在血管壁的吸收和代谢,调节血管活性物质、生长因子、黏附分子等的合成、分泌及表达,进而影响血管的结构和功能重建[1-2]。

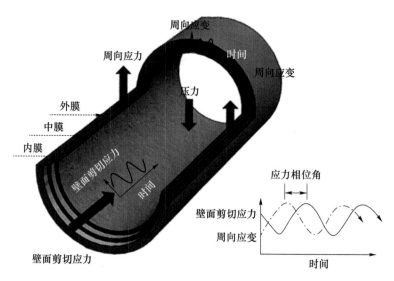

注：内皮细胞上的壁面剪切应力和周向应变由应力相位角表征。

图 4.1 血管受力示意图[2]

首先是剪切应力，位于血管内表面的内皮细胞持续暴露于血液流动所施加的剪切应力。研究发现，内皮细胞主要通过血管内皮钙黏蛋白（VE-cadherin）、血小板内皮细胞黏附分子-1（plateletendothelial cell adhesion molecule-1，PECAM-1）和血管内皮细胞生长因子受体 2（vascular endothelial growth factor receptor 2，VEGFR2）等多种力学敏感性受体感受剪切应力，将力学信号转化为生物化学响应，调控炎症反应等多条胞内信号通路的激活[3]。内皮细胞对剪切应力的响应根据力的大小、方向和波动的实时力量而不同，层流高切应力通过促进细胞肌动蛋白骨架重塑影响细胞极性、板状伪足的突出和应力纤维的收缩从而增加内皮细胞的迁移，相比之下，低切应力部位由于有较大的切应力梯度的影响更容易引起细胞的脱落并有助于细胞迁移。层流高切应力可同时激活 AMPK 级联反应和 Akt 信号通路，使得 mTOR 处于稳定状态以减少内皮细胞的增殖，然而，振荡低切应力仅激活 Akt 信号通路而不激活 AMPK 级联反应，通过持续激活 p70 核糖体蛋白 S6 激酶（p70 ribosomal S6 kinase，p70S6K）信号分子，导致内皮细胞的增殖[1,4]。剪切应力对血管细胞的作用是多方面的，上海交通大学姜宗来和齐颖新教授团队研究表明，剪切应力可以影响内皮细胞、平滑肌细胞和内皮祖细胞的形态、增殖、迁移和分化等生理过程，microRNA、细胞核骨架蛋白和沉默信息调节因子（silent information regulator，SIRT）等在应力调控血管细胞功能中起到重要的作用[5-6]。Kutikhin 等[7]总结了剪切应力能够显著促进内皮祖细胞向内皮损伤部位的归巢，诱导内皮祖细胞的抗血栓形成和抗动脉粥样硬化表型，增加其体外成管的能力。

除了剪切应力，血管支架植入后血管壁在血压的影响下循环变化，内皮细胞将随着血管壁的变形而伸张。已证实内皮细胞通过细胞膜表面大量的力学感受器来接收应变力信号，包括细胞黏附位点、整合素受体、酪氨酸激酶受体、离子通道和脂质分子等，将力学信号转变为化学信号，并进一步向胞内传导。应变将激活一系列转录因子，并调控炎症基因的表达。同时，应变可诱导内皮细胞血管紧张素 Ⅱ 的释放及其受体的激活，通过上调 NADPH 氧化酶类过氧化物的表达，引起了内皮细胞功能障碍和炎症的发生[1,8-9]。血管支架植入后，血管中膜和外膜的平滑肌细胞和成纤维细胞感受到血管力学环境的改变，并将力学信号传导进入胞内，进而调整细胞行为,使血管壁的力学参数(如弹性模量等)发生明显变化。研究发现,支架术后弹性模量大约提高了 4 倍,而支架术后的顺应性降低为术前的 1/3。平滑肌细胞和成纤维细胞将会通过调整其表型和行为,来响应支架术后引起的力学环境变化。血管的负性重构主要表现为血管顺应性的降低、血管外弹力膜面积的缩小和管腔的狭窄。当血管硬化和张应力降低时,平滑肌细胞经由力学感受器感知,通过下游信号的调节,促进血管中膜平滑肌细胞向内膜迁移。平滑肌细胞的表型由稳定的收缩表型向分泌型转变,进而引起基质金属蛋白酶-2(matrix metalloproteinase-2,MMP-2)分泌增加,造成细胞基质降解,并引发更多细胞的增殖或迁移。血管平滑肌细胞血管内皮生长因子(vascular endothelial growth factor,VEGF)和缺氧诱导因子-1α(hypoxia-inducible factor-1α,HIF-1α)基因的表达也可能在其中发挥着一定的作用,从而导致血管病变的发生和发展[1,10-13]。

用于血管细胞力学生物学研究的体外细胞力学加载培养模型,以模拟剪切应力、血压或/和牵张应力(或应变)为主。目前研究体外加载剪切应力的装置主要包括平行平板流动腔、锥板流室、轨道振荡器和微流控系统等。其中传统的平行平板流动腔得到了广泛应用,它的流室体积较小,便于实时观察、显示和标记,操作简便快捷,并能实现自动化控制。近年来微流控系统发展迅速,它可以精确控制和操纵微尺度流体,特别是亚微米结构的技术,并能重建复杂的几何形状,用于探索剪切应力在仿生环境中的作用[14]。静压力加载装置是模拟血管细胞承受静压力作用的装置,将细胞培养于一个密闭的容器中,通过气体或液体对此容器产生压力[15]。牵张应力(或应变)加载装置是模拟血管细胞承受牵张应力(或应变)的装置,通过基底膜的弹性形变可以使黏附于其上的细胞受到相应的牵张作用,主要的加载装置有四点弯曲、轴向牵拉、真空作用模型,其中 Flexcell 加载系统最为常用[16]。在体大动脉的内皮细胞处于脉动变化的血流动力学环境中,同时承受脉动血流剪应力、血压和牵张应力(或应变)的联合作用,血管支架植入后会引起血流动力学变化[17]。北京航空航天大学樊瑜波教授课题组研制了一系列组织工程反应器,所发明的近生理脉动流动脉血管细胞生物反应器实现了模拟近生理脉动流和动脉组织主要生理力学环境,提出并实现了一系列可同时加载近生理脉动流、牵张、压力、扭转、微重力等多模态力学载荷的新型细胞力学实验系统。其中,近生理脉动流细胞力学实验系统采用恒流源和可控脉动源叠加的形式,模拟心脏射血过程,在反应器流动回路上模拟动脉血管的顺应性、流动惯性和流动阻力等阻抗特性,使反应器内的液体流动呈现与体内动脉血管近似的周期性压力和流量波动,在体外流路系统中再现体内动脉脉搏波,使之具有与体内动脉压力和流量波形相似的整体波形、重搏波、幅度、频率和时相。利用该细胞力学实验系统发现内皮细胞对血液流型高度敏感,近生理脉动流促进内皮细胞具有更近似于体内的表型和功能[18-19]。利用研制的细胞力学实验系统对骨髓间充质干细胞和诱导性多能干细胞加载不同模式、大小和时间的剪切应力,结果表明,单独的剪切应力可以诱导干细胞向内皮细胞方向分化,剪切应力与生长因子联合作用比任一因素单独作用表达更多的内皮细胞相关因子,近生理脉动流剪切应力比定常层流剪切应力更好地促进干细胞向内皮细胞方向分化,剪切应力的作用使干细胞表达更多的动脉内皮细胞标志物,体外更好地形成微管状结构[20-21]。课题组结合微加工、生物力学数值分析和细胞生物学等多学科技术,设计并成功制备了一种在体外模拟血管生成初始阶段微环境的三维血管芯片及其控制系统(见图 4.2),该系统具有自动、高效、高仿真、低消耗等特点,可对内皮细胞所受壁面剪切应力、跨内皮流、间质流及生长因子浓度梯度等进行精准调控。依托该微流控系统,对剪切力的传导过程进行了探索,发现腔内流诱导产生的壁面剪切应力对包括血管新生和动脉生成在内的血管生成均有抑制作用,血管内皮细胞表面的硫酸乙酰肝素作为力传感器参与介导这一过程。研究发现只要偏离血管稳定状态,例如,降低剪切应力,增加的生长因子浓度和破坏的力传导,均会引发血管新生[22]。

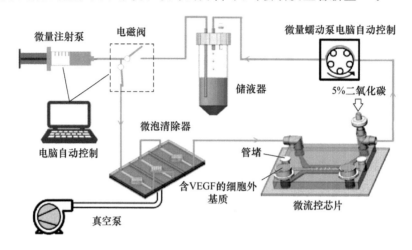

图 4.2　体外模拟血管生成初始阶段微环境的三维血管芯片及其控制系统[22]

支架植入血管后,损伤的血管将会经历内皮剥脱、再内皮化和内膜增生三个阶段。作为异物植入的支架,会造成血管内皮的部分或者完全损伤,导致内膜被破坏,继而造成血液中的血小板和纤维蛋白原等活化和沉积;同时,血液中大量的白细胞、单核细胞、巨噬细胞黏附在损伤处并激活释放各种生长因子和细胞因子。在这种环境下,血管中膜的平滑肌细胞被激活,开始大量增殖并向损伤的区域迁移,引发炎症反应,然后损伤的内皮层开始修复,新形成的血管化组织覆盖在损伤内皮表面区域。内皮化完成后,平滑肌细胞聚集在内膜层,增殖迁移逐渐减缓,但内膜中的平滑肌细胞会分泌出大量的细胞外基质,形成过度增生的新生内膜,最终血管内腔出现狭窄[12,23-25]。支架植入后引起血流动力学改变,支架定位可能影响附近的低壁面剪切应力区,引起血管内膜增生而导致再狭窄(见图 4.3)[26]。有学者提出血流动力学因素参与再狭窄过程的假说,低壁面剪切应力等可能通过以下三个途径导致再狭窄:低壁面剪切应力诱导炎症基因表达,引起炎症反应而导致内膜增生;低壁面剪切应力和扰动流增加血小板源性生长因子和血管内皮生长因子的表达,作用于平滑肌细胞,使平滑肌细胞激活、增殖而导致内膜增生;对于药物洗脱支架,低壁面剪切应力对支架表面药物涂层的药物代谢动力学有影响,使得内膜增生[27-28]。离体的动物实验也发现:支架植入后,高壁面剪切应力能够减轻支架术后的炎症和减少平滑肌细胞迁移,进而减轻支架术后的内膜增生[12]。另外,血管的再内皮化修复对于阻止新生内膜增生、血栓形成以及修复内皮正常功能起重要作用,加速再内皮化是降低支架术后并发症风险的重要靶点。血管的再内皮化修复主要依赖于血管内皮细胞迁移和内皮祖细胞归巢黏附,这一过程受到局部微环境等多种因素影响,缺氧、高糖状态、血脂异常、高同型半胱氨酸血症等可以抑制损伤血管的再内皮化作用;一些生物活性分子对再内皮化的功能有显著的促进作用;研究表明血流产生的一定程度的剪切应力可以促进内皮祖细胞向内皮细胞分化并增强其血管修复能力。Suzuki 等[29]给内皮祖细胞加载 15 dyne/cm² 的定常层流剪切应力 24 h,结果抑制了内皮祖细胞的标志 CD34 和 CD133 的表达,增加了内皮细胞的标志 CD31 和 vWF 的表达,同时增加了动脉内皮细胞的标志 ephrinB2 的表达,但是对于静脉内皮细胞的标志 EphB4 没有显著影响。Obi 等[30]给内皮祖细胞加载 0.25,0.5,1.0 和 2.5 dyne/cm² 的层流剪切应力 24 h 或 48 h,明显增加了内皮细胞的标志物血管 VEGFR1、VEGFR2、

VE-cadherin、Tie2、血管细胞黏附分子 1、整合素 αvβ3 和选择素 E 的表达。

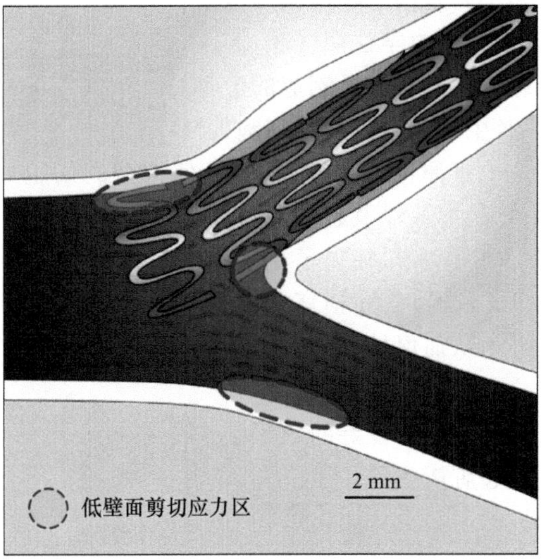

注：支架定位影响附近的低壁面剪切应力区(蓝色区域)，
引起血管内膜增生而导致再狭窄[26]。

图 4.3　低壁面剪切应力区

　　通过血管支架的植入能够即刻恢复血液畅通，但是支架植入后必然导致局部血管力学微环境的复杂变化，而力学环境的改变又会刺激局部细胞相应细胞因子和炎症因子的分泌，给宿主血管带来新的问题。因此，基于血流动力学原理仿生设计的支架可能更符合血管本身的结构和功能，如北京航空航天大学樊瑜波、邓小燕和刘肖教授团队发现支架植入会引起血流的扰动，控制支架局部的一氧化氮的浓度，导致支架植入的区域一氧化氮浓度分布不均，且浓度较低，从而形成促血栓的力学微环境，他们为了消除支架植入引起的局部扰流，设计了局部带孔的支架，数值仿真结果表明该种支架能够减少涡流区域，提高近壁面的壁面剪切应力，降低震荡剪切指数[31]。另外，对于生物可吸收支架在体内降解特征与降解引起的血管生物力学微环境变化与血管之间的相互作用的研究也是非常重要的，如重庆大学王贵学教授团队通过大鼠腹主动脉植入 3D 打印聚乳酸血管支架，在 12 个月的时间内对支架降解的关键时间节点、血管的组织响应及其病理生理过程进行研究，聚乳酸生物可吸收血管支架降解吸收后对血管壁的力学刺激逐渐降低，有利于内皮的修复和抑制内膜的增生[32]。总之，进一步开展支架与血液和血管组织之间相互作用的研究无疑将有利于临床手术方案的制定、促进植介入体的发展、提高植介入效果。

4.1.2　人工瓣膜的力学生物学基础

　　心脏瓣膜是维持心脏内血液单向流动的阀门，是人体循环系统的重要组成结构。心脏瓣膜疾病是一类危及人类健康和生命的疾病，严重影响患者的工作和生活质量，瓣膜置换手术是其主要的有效治疗手段。研究表明，人工瓣膜置换后患者左房内径、左室舒张末内径、三尖瓣反流速率、最大跨瓣压差、平均跨瓣压差和峰值流速较置换前均显著降低，左室射血分数则显著升高，血流动力学明显改善[33]。

　　人工心脏瓣膜可分为机械瓣膜和生物瓣膜，机械瓣膜是通过诸如钛合金、热解碳、不锈钢等金属合金及其他非生物源性材料按照机械原理设计出的人工瓣膜,耐久性优异,但需终生抗凝以防血栓形成。生物瓣膜主要采用生物薄膜制成瓣叶,或直接将人或动物的主动脉瓣剥出并镶在特制的瓣架上,具有血流动力学性能优越、无须终身抗凝、抗感染力强等优点,但是耐久性比机械瓣膜差。异种来源的生物材料所制成的生物瓣膜,具有一定免疫原性,目前通常以物理、化学(或酶)或组合方法对生物材料进行脱细胞处理,需要裂解和去除细胞、去除遗传物质,降低非自体来源生物材料的免疫原性,并保留固有几何构型的细胞外基质的组成和结构[34]。物理方法包括冻融法、高静水压力法以及超临界流体法等。其中高静水压力法通过对组织施加高压以破坏细胞膜并诱导细胞裂解,提供了在不改变生物力学特性的情况下温和地使组织失活的可能性,但压力过大也会一定程度损坏细胞外基质的结构完整性[34-35]。适当的力学因素和其他脱细胞方法联合使用从而保护细胞外基质并提高脱细胞效率,这一方向值得进一步深入探索研究。

理想的人工心脏瓣膜应该是既有良好的使用寿命,又有很好的组织相容性,不会或者极少产生血栓。组织工程化人工心脏瓣膜是目前的研究热点之一,是将受体种子细胞种植在人工合成材料或同种/异种的脱细胞心脏瓣膜支架上,细胞黏附生长并分化,具备正常瓣膜组织的新陈代谢功能,无免疫原性,无需抗凝且耐久性强,从而应用于临床[36]。人体内的心脏瓣膜会遇到各种复杂的机械力,在每个心动周期中,天然瓣膜会持续承受来自血流的高度复杂的剪切应力、张应力和压应力等。目前绝大多数研究者认为血流动力学环境对内皮细胞生物学特性和生理功能的形成至关重要,可以促进细胞增殖并增强内皮细胞和成纤维细胞的黏附能力、轴向性生长及胶原产生能力等生物学特性[37],因此体外构建的组织工程化心脏瓣膜在植入体内之前必须经过模拟体内环境的预适应(见图4.4)[38],能明显改善细胞黏附力和瓣膜生物学特性[39]。Hoerstrup 等[40]在可降解材料上种植成纤维细胞和内皮细胞,然后植入生物反应器,逐渐增加流量和压力,结果显示瓣膜移植在羊体内5个月后,在外观、组织特点、功能、生物力学方面均接近正常瓣膜。Lichtenberg 等[41]在羊肺动脉瓣支架上种植体外培养的羊静脉内皮细胞,植入生物反应器进行动态培养8天后观察,结果显示中等搏动血流量加上小幅度的增量下培养的细胞具有分层定向能力,细胞的增殖情况也好于非生物反应器培养条件下的细胞;而迅速提高搏动血流量会造成明显的内皮细胞和瓣叶损伤,并认为这可能是体外静态培养的组织工程化心脏瓣膜置入体内后,不能适应体内生理环境下的血流冲击而迅速损伤的原因。主动脉瓣叶在收缩期经受大约 $64\sim71$ dyne/cm²① 的峰值流体剪切应力,在组织工程化心脏瓣膜培养的微环境中,机械刺激,特别是流体剪切应力的刺激非常重要,静态培养的方法,由于没有承受脉冲血流的剪切应力作用,离体培养时间越长,细胞分化能力越差[42]。流体剪切应力已被证明可以增加祖细胞分化途径,调节细胞外基质重塑,影响瓣膜内皮细胞的行为或内皮间充质转化,并诱导细胞骨架形态重塑[38,43]。如 Flanagan 等[44]研究发现在剪切应力作用下培养的血管内皮细胞中出现应力纤维,其走向与细胞长轴一致,应力环境是细胞生长和维持正常功能的一个重要因素。为了模拟复杂的心血管系统和功能性组织工程化心脏瓣膜的临床应用条件,研究者们设计了由血泵、血管和瓣膜组成的脉动流量测试仪,用于测量特定心脏的跨瓣压、反流率和有效孔面积,评估经导管心脏瓣膜置换的风险[38,45-47]。为模拟体内血流的脉动,学者们进行了大量的研究,研制了多种用于动态培养的脉动流生物反应器,如 Jansson 等[48]利用钟摆原理设计了应力培养系统,瓣膜随钟摆在培养液里往复摆动,承受类似脉动流的应力。北京

---

① 1 dyne/cm² = 0.1 Pa。

航空航天大学樊瑜波教授课题组发明的近生理脉动流环境模拟实验装置,有效解决了体外装置模拟的脉动流不真实的难题,实现了对任意动脉真实血流的可控模拟。中国食品药品检定研究院医疗器械检定所利用此成果制定了行业标准(经导管植入式人工心脏瓣膜 YY/T 1449.3—2016),并被多家医疗器械企业用于瓣膜性能评测,详见第 10 章植介入医疗器械评测部分。

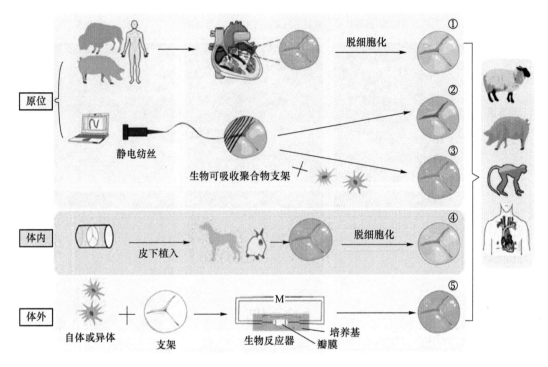

注:①—原位组织工程心脏瓣膜:源自脱细胞同种移植物或异种移植物支架;②—原位组织工程心脏瓣膜:通过静电纺丝的方法制造生物可吸收聚合物支架,并植入体内而无须细胞生长;③—原位组织工程心脏瓣膜:通过静电纺丝的方法制造生物可吸收聚合物支架,并预先接种自体细胞;④—在体内,将瓣膜支架植入动物皮下以诱导纤维组织的形成;⑤—在体外,生物可吸收合成支架上培养自体或异体细胞,在具有培养基的生物反应器中培养[38]。

图 4.4　组织工程心脏瓣膜策略

流体剪切应力通常被认为是人工心脏瓣膜和人造器官等植介入体中细胞组织响应的主要力学来源,在体外剪切应力对细胞组织的影响一直是研究的重点,但是在这些植介入装置、生物反应器和正常血液循环中经常发现拉伸应力,比如,在流场的突然收缩或扩张中发现了典型的拉伸应力,包括心室辅助装置的入口和出口,以及人造心脏瓣膜中的反向间隙流动等[38]。Ku 等[49]使用 Flexcell 生物反应器拉伸瓣膜细胞和间充质干细胞,结果显示 14% 的拉伸可以上调 I 型胶原基因的表达并增加胶原合成。Syedain 和 Tranquillo[50]还开发了一种用于组织工程化心脏瓣膜的可控循环拉伸生物反应器,从而改善了其组成成分和力学性能。总之,机械拉伸也可以通过影响细胞生物学特性来促进组织再生。

心脏瓣膜在体内生活在复杂的机械力微环境中,因此,也有一些研究使用了能够联合加载多种力学因素的生物反应器[42]。如 Engelmayr 和 Ramaswamy 等[51-52]设计了一种联合加载多种力学刺激的生物反应器,他们把骨髓间充质干细胞接种到聚乙醇酸(PGA)和左旋聚乳酸支架上,经过 4 天的静态培养和 3 周的动态培养,循环弯曲和层流协同加速了骨髓间充质干细胞介导的组织形成。与静态条件的影响相比,主动脉瓣叶在振荡和层流环境下产生更多的胶原蛋白、糖胺聚糖和弹性蛋白,这表明流动等产生的力学因素对瓣膜细胞外基质的重塑很重要[38,53]。另外,Voß 等[54]设计了可以产生脉动的跨瓣培养基流的生物反应器,它是一种可以对调节过程进行连续控制和记录的生物反应器系统。研究结果表明机械负荷增加了胶原蛋白合成,促进了组织工程化心脏瓣膜成熟(见图 4.5),一方面表明了力学载荷的重要性,另一方面也为将来进一步实现全自动、个性化预处理系统打下了良好的基础。

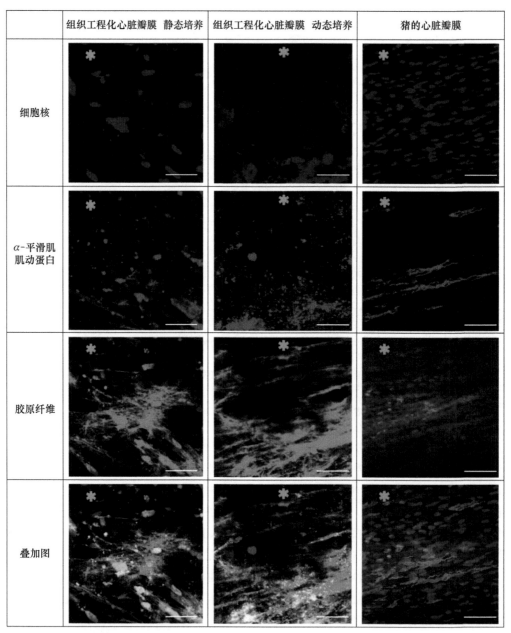

注:星号表示结节的大致位置。标尺:50 μm。

图 4.5　动态培养的组织工程化心脏瓣膜、静态培养的组织工程化心脏瓣膜
和猪心脏瓣膜的双光子成像图片[54]

4.2　骨肌系统植介入医疗器械力学生物学基础

4.2.1　骨板骨钉的力学生物学基础

骨组织在外力作用下产生应力,当骨骼某区域发生应力集中,局部应力或应变超过这个区域极限应力或极限强度时,骨组织受到破坏,骨折发生。国际内固定研究会(AO/ASTF,1958 年)提出骨折治疗四项原则:通过骨折复位及固定重建解剖关系;按照骨折"个性"、患者和创伤不同程度,对骨折进行稳定或相对稳定的固定;使用细致操作及轻柔复位方法,保护软组织及骨的血供;进行早期和安全的活动及康复训练。其中骨折固定是治疗的关键,固定的主要目的是尽可能迅速地、完全恢复功能康复活动。骨折常用的固定方式分为内固定和外固定,外固定方法有小夹板、石膏绷带、外固定支架、牵引制动固定等;内固定指通过手术方法,用钢板、钢针、髓内钉、螺钉等加以固定。固定方式又可以分为绝对稳定性固定和相对稳定性固定(见图 4.6)[55]。随着创伤骨科治疗水平的提高与生物力学的不断发展,新型内固定材料的不断发明与进步,骨折愈合机制的分子基础研究不断明确,骨科医生也从早期骨折手术治疗的绝对稳定固定理念转变为符合生物力学理念下的相对稳定固定。

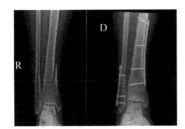
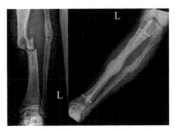

(a) 用拉力螺钉和防滑板治疗远端胫骨骨折	(b) 用髓内钉治疗胫骨干骨折
(绝对稳定性固定)	(相对稳定性固定)[55]

图 4.6　骨折的绝对稳定性固定和相对稳定性固定

骨作为一种完全可再生组织,其生长和增殖过程中有着顽强的适应性和惊人的再生潜力。在人的一生中,骨具有不断再生和修复的能力,称为骨重塑,其涉及不同的细胞类型,并出现在生物机械负荷和用机械强度更强的新骨替换旧的、微损伤的骨的过程中。骨愈合的过程可以认为是骨痂中骨组织在生物力学环境下增殖、适应改建的过程。生物力学条件,例如,流体剪切应力和机械应力(拉伸、压缩)等会被细胞感知,诱导生长因子的产生,这可能调节细胞的表型、增殖、凋亡和代谢活性。随着细胞外基质的改变以及组织特性的相关变化,由机械负荷引起的生物物理刺激得以调节[56]。

目前已有大量研究证实,载荷作用下骨内孔隙结构中的液体会发生流动,所产生的流体剪切力是使骨组织细胞产生生物学响应的主要因素[57]。研究结果表明,在流体剪切应力作用下,骨细胞包括成骨细胞会发生显著的生物学响应,例如,对成骨细胞和骨细胞加载稳定流或脉动流后,细胞中的一氧化氮水平快速增加,并释放前列腺素 E2[58];又如,对骨细胞加载流体剪切应力后,骨细胞与骨表面细胞(成骨细胞或破骨细胞)的力致钙响应,发现骨细胞具有显著钙振荡现象[57,59-60]。机械张力是影响骨增殖和吸收的一个重要因素,在机体内,骨组织受到的多种牵张力会使成骨细胞发生应变,成骨细胞的结构发生变化并分泌相应的物质。在体外,机械张力的大小、时间、频率均影响着成骨细胞和骨细胞的增殖分化,如 Kaspar 等[61]发现当给成骨细胞每天加载 30 min(1 Hz,2 000 με)的牵张力时,细胞的增殖显著提高。Veeriah 等[62]在对小鼠的实验性研究中发现,力学刺激可引起成骨细胞表达生成血管内皮细胞生长因子,它是一种显著的成骨细胞因子,刺激骨骼血管生成。实际上,当骨受到动态力学刺激时,细胞会同时受到多种力学因素的作用。有一个研究设法将流体剪切力和静态或周期性水压分离,以观测各自对成骨细胞的影响。研究结果显示施加流体剪切力的同时施加水压刺激可以影响嘌呤能受体的信号通路以及肌动蛋白骨架的结构,而流体剪切力可独自影响细胞核转录因子 κB(nuclear factor-κB,NF-κB)的核转移[57,63]。

快速血管化和骨愈合的最佳条件来自良好的骨折固定,该骨折固定允许适度的运动,虽然在骨愈合的早期阶段髓内钉会减少骨中的血流量,但它不会影响最终骨愈合的硬度或强度。随着骨折间隙尺寸的增加,骨愈合越来越延迟,如果再缺乏适当的力学环境,会无法充分愈合[64]。传统研究认为平移剪切通过刺激纤维组织形成本质上延迟或防止骨折愈合,近来的研究表明这种结果很可能源于所用植入物的各向异性行为,其中相同的载荷在平移方向上产生的应变比在轴向上产生的应变大得多,当进行相对于轴向和剪切方向的中间应变幅度时,愈合最为充分[55]。也有研究结果表明,股骨远端钢板切开复位内固定后,术后不久开始负重,与不加负荷相比,轴向负荷治疗的骨折骨痂形成增加,缩短愈合时间,也就是说适当的早期负重可以促进骨愈合[65]。

另外,低振幅高频振动,可以促进骨质疏松患者的骨形成,改善其骨密度,促进骨愈合,在临床上展现了良好的效果。高频率、低强度的机械振动能促进成骨细胞的增殖和分化,如 30~60 Hz、2.25~2.5 g 大小的振动,可以显著增加成骨细胞的增殖,以及细胞外基质的矿化作用[66]。低振幅高频振动还可显著提高血清碱性磷酸酶(ALP)、骨钙素(OCN)、Runt 相关转录因子 2(Runx2)、骨形态发生蛋白/成骨相关转录因子抗体/I 型胶原蛋白和骨保护素信使RNA 的表达,以及明显上调低密度脂蛋白受体相关蛋白 6 和 β 联蛋白信号通路成员 Wnt3a的基因表达等,这些对骨形成和成骨细胞分化都非常重要。低振幅高频振动还可以促进骨折骨痂中 SOX-9、聚集蛋白聚糖和 II 型胶原的表达,加速体内骨折愈合过程中的软骨内骨化和体外软骨分化(见图 4.7)[67-69]。也有研究认为低振幅高频振动并不影响细胞核转录因子 κB受体活化因子配体和骨保护素的表达,也不影响骨细胞标记基因牙本质基质蛋白和成纤维细胞生长因子的表达,但是可以显著降低骨硬化蛋白的信使 RNA 的表达,骨硬化蛋白是成骨细胞骨形成的抑制剂,从而增加成骨细胞的骨形成[69-70]。Sakamoto 等[71]发现,在振动刺激下,MLO-Y4 细胞的细胞核转录因子 κB 受体活化因子配体的信使 RNA 的表达增强,而骨保护素水平不受影响,间隙连接细胞间通信可能通过连接蛋白 43 参与振动诱导的细胞机械转导,低振幅高频振动也可能并不直接影响骨细胞分化标记基因,对成骨细胞和破骨细胞分化具有间接的积极作用[69,72]。

总之,生理水平的机械负荷,可增加信号分子的释放,从而促进成骨细胞和骨细胞的增殖和分化。借助体外力学加载,可以研究病理状态下成骨细胞和骨细胞的增殖和分化,为研究力学刺激在骨愈合中的作用机制,以及为促进植介入内固定材料的改进及新型治疗方式的诞生提供参考。

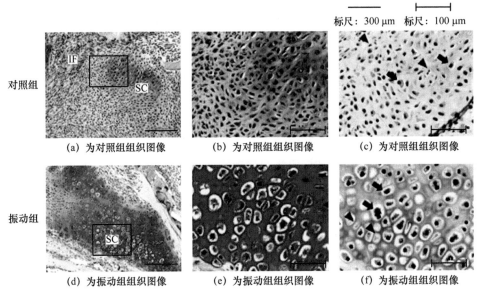

注:(a)、(b)、(d)和(e)显示番红O染色图像,(c)和(f)显示SOX-9抗体染色图像。(b)、(c)、(e)和(f)将图像(a)或(d)中的正方形显示为高倍图像。黑色箭头:SOX-9阳性细胞,黑色三角形SOX-9阴性细胞。IF: 炎症区, SC: 软痂[67]。

图 4.7　愈合区域的组织学切片染色

4.2.2　人工关节的力学生物学基础

人工关节置换手术作为重建关节功能有效的方法之一,用于治疗累及关节的骨折、中重度骨关节炎、骨肿瘤和先天性关节发育不良等疾病,术后效果较好,但是术后假体周围骨质会发生不同程度的溶解,该现象导致的假体松动会极大地影响术后效果,成为影响患者恢复的最大问题之一。人工关节假体周围骨溶解的形成是一个非常复杂的过程,上海交通大学的戴尅戎院士[73]认为,人工关节松动机制主要涉及生物学因素、机械性因素以及患者自身因素等,其中机械性因素主要包括微动、应力遮挡、周围高液压等。

微动是关节假体与骨组织或骨水泥界面之间发生的相对活动。在手术中假体没有得到良好的初始固定,或是手术中切割、扩髓进行骨面准备时干扰或破坏了局部血液循环,或是植入的骨水泥发热导致假体周围骨质坏死等各种原因均会直接或间接地导致假体与周围骨质两者之间发生微动,影响关节假体与相应骨面的贴合度,使假体在手术后前几个月内丧失了良好的初始固定,随着时间的推移,最终关节假体会发生松动。有研究认为,当假体-骨界面之间的微动大于 $150\ \mu m$ 时,纤维膜形成,骨质长入会受到抑制。假体微动摩擦还会使松质骨骨小梁发生代偿性重塑,也会影响骨膜细胞的生长,致使骨皮质变薄,骨钙离子(Ca^{2+})密度下降[74]。Stadelmann 等[75]通过一种体外加载系统刺激骨小梁中心,并模拟微动作用于植入骨表面,在停止刺激、微动和压缩后分析细胞核转录因子 κB 受体活化因子配体、骨保护素、转化生长因子 β2、干扰素和巨噬细胞集落刺激因子－1 等基因的表达情况,观察到细胞核转录因子 κB 受体活化因子配体基因上升了 8 倍,而骨保护素、转化生长因子 β2 和干扰素下降,细胞核转录因子 κB 受体活化因子配体和骨保护素的比率在微动后上升了 24 倍,这表明微动在正常步伐周期诱发骨吸收反应只需较短时间,远比磨损微粒进入系统早,微动的幅度影响了骨组织的分化[76]。Jones 等[77]通过研究得出结论,机械力学不稳定导致骨溶解的发生率远大于聚乙烯颗粒引起骨溶解的发生率。微动也可以直接导致骨溶解,且在早期即产生作用引发假体松动。研究表明微动可以引起骨小梁的疲劳性损伤,从而破坏骨小梁,假体周围的骨质被吸收,导致局部骨质疏松,使假体出现松动[78]。

另外,关节液的高液体压力在人工关节松动中也起着非常重要的作用(见图 4.8)[79]。在关节置换手术过程中,关节囊组织被破坏,产生了与关节囊相通的潜在腔隙,包括未完全封闭的骨-假体界面。当人工关节开始活动,关节腔内的压力发生变化,关节液随着压力变化进入这些潜在腔隙,而主要产生于负重摩擦面的微粒则通过这一途径到达骨-假体界面,这些微粒加剧了骨溶解的进程。此外关节假体的微动会在骨-假体界面形成一层纤维膜,纤维膜一旦形成,液压也就必然存在。当其承载时,假体的移动或微动使纤维膜很容易发生变形,全部负荷就将转变成液压,液压将明显增高。经计算机模拟和直接测量发现,关节内压力可高达 93.1 kPa[74,76,78]。通过动物模型实验发现,持续压力作用 2 周后,大量骨吸收在受压的部位出现,同时组织学观察也发现了大量巨噬细胞[78,80]。Aspenberg 等[81]研究发现,假体与骨界面之间的微小错动可以使假体周围的局部液压升高,当假体与骨接触面之间的液体达到一定程度的压力时,假体周围的骨细胞就可能会死亡,骨吸收就会产生。McEvoy 等[82]将实验分为常压组、循环组、含磨损颗粒循环组、含磨损颗粒加压循环组等 4 组,然后将单核细胞分别加入其中进行培养,结果发现磨损颗粒和循环压力联合作用组分泌的白细胞介素(interleukin,IL)-1、白细胞介素-6、肿瘤坏死因子-α(tumor necrosis factor-α,TNF-α),比其他任意一组都明显更高,对于骨质破坏最严重,表明磨损颗粒和循环压力在假体周围骨溶解中可能有协同作用[76]。液压及其引起液体流动的共同作用,不仅能引起疼痛,还会导致关节翻修[78]。

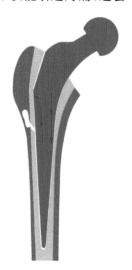

注:假体的微动(红色箭头)在高压下将关节液(红色虚线箭头)从阀杆和水泥之间的间隙泵送至水泥外套中的缺陷处,压力可能使邻近的骨组织失活,骨组织被吸收,从而导致局部骨溶解[79]。

图 4.8　假体微动导致局部骨溶解

无菌性松动的预防可通过改进假体材料及设计、改善假体固定技术及手术技巧、应用药物治疗等多种措施进行,抑制磨损微粒的产生,抑制骨吸收并促进成骨作用,从而预防术后的人工关节松动。使用力学相容性好且耐磨的假体材料可减少假体远期松动的发生,如选择生物陶瓷、碳纤维加强的聚醚醚酮(pdyether ether ketone,PEEK)等新型复合材料制作假体,并在表面进行低摩擦、涂层、多孔、近端微孔等处理[83]。另外,间充质干细胞之前已被广泛用于骨再生等领域,也可考虑用间充质干细胞来预防和治疗假体周围骨质溶解。目前主要有三个切入点:利用植入间充质干细胞来增加假体与骨组织初始的结合强度;利用间充质干细胞来限制假体周围被磨损微粒侵占组织的炎症反应并恢复骨重建;在翻修时植入间充质干细胞来修复骨缺损并改善假体的固定强度[84]。总之,阐明关节置换术后假体周围骨溶解现象的发生机制,寻找有效的生物标志物及药物治疗靶点仍是关节外科亟待解决的难题之一。

4.3　其他系统植介入医疗器械力学生物学基础

4.3.1　口腔种植体的力学生物学基础

牙列缺损、缺失是口腔疾病中的常见病、多发病,其患病率高,涉及人群广泛。传统的牙列缺损、缺失主要通过活动义齿和固定义齿修复,活动义齿的咀嚼功能差,异物感强,影响美观;而固定义齿如烤瓷桥等,需要损伤邻牙,应用范围有限。近年来,口腔种植技术不断发展,因为其咀嚼功能好,外形美观,对邻牙无损伤,被誉为口腔修复学的一次革命和"人类的第三副牙齿"。当种植体植入骨组织内以后,与周围骨组织形成一个整体结构,在功能状况下承受载荷,并分布和传递力量,产生各种生物效应。研究种植体和骨组织在载荷作用下应力的分布和所产生的效应,有助于了解人工种植体的功能预后。另外,骨缺损严重限制了种植义齿的临床应用,例如,拔牙患者存在生理性吸收,牙槽嵴宽度不足;拔除上颌后牙后,上颌窦可有气化现象,常导致上颌窦底距牙槽嵴顶过近,牙槽骨高度不足;有的患者牙槽骨骨质较疏松;外伤、炎症、肿瘤等常造成术区骨量不足。牵张成骨技术在骨增量方面有较大的优势,应力刺激作为重要的调控手段参与骨改建过程[85]。

牵张成骨技术是利用骨的自身愈合来增加新骨的一种方法。该技术通过牵张装置,使骨切开处的骨组织受到缓慢而稳定的牵引和张力,从而达到增长或伸直骨骼的目的。牵张成骨技术在口腔种植领域中取得了一些研究进展,由分期手术到单次成形,由单向牵引到多向、三维牵引;新型牵张器的研制也取得了许多成果,包括外置式牵张器、内置式牵张器、镍钛记忆合金牵张器、种植体式牵张器等;也有一些新技术的应用,如引导骨组织再生技术等[86]。Klug等[87]采用了 L 形截骨术,垂直切口在近中,水平切口向后延至磨牙后区,远端用微型钛板固定作为旋转中心,然后开始牵引,这样近中牙槽嵴就可以获得较高的增高。在牵张成骨过程中,Klug 注意到截骨间隙颊侧呈箱内的半月形缺陷,并可观察到截骨间隙内有纤维组织长入,因此采用引导骨组织再生技术,用钛网覆盖截骨间隙以防止纤维组织长入,引导骨组织再生,取得了满意的牙槽骨生理外形。牵张成骨技术在增加垂直方向骨量上相对于其他骨增量技术有明显的优势,在增加骨量的同时,软组织也得到了再生,对于下颌前牙区的骨量不足的病例作用尤为明显,但仍有许多问题尚未解决,如固定期长就是限制其广泛应用的缺点之一[88]。牵张成骨技术与口腔种植学的发展密不可分,牵张成骨的固位向微型化、种植化方向发展,口腔种植术对骨量的要求也需运用牵张成骨等一系列增骨技术来满足,与牵张成骨技术有关的研究仍需深入,需要长期化、全面化及定量化的数据[86]。

应力作用在骨上,在骨骼内传导并转化为可被骨细胞感受、识别的刺激形式,这些形式包括牵拉力、流体剪切力、静水压力流动电势等。骨细胞位于矿化的骨基质中,骨细胞表达骨硬化蛋白抑制骨形成,骨细胞高度表达牙本质基质蛋白 1 调节骨改建,骨细胞还可以调节矿物平衡。但是骨细胞并非静止地存在,它与相邻的骨细胞,甚至骨基质中的其他细胞如成骨细胞、破骨细胞、骨髓细胞、骨髓间充质干细胞等都有着活跃的紧密联系。骨细胞是骨组织中信号传递的桥梁枢纽,骨细胞首先感受到力学刺激,然后将信号传递给成骨细胞和破骨细胞等,改变它们的骨重建活性[89]。

间充质干细胞在组织修复中具有重要的应用价值,它具有较低的免疫原性,还具有自我更新能力和多向分化潜能,在一定的条件下在体内外可以诱导分化为多种细胞类型。研究表明力学因素通过多种信号途径可以影响间充质干细胞的多种生物学活性。对于围绕干细胞的骨再生相关的力学信号研究方面,研究范围从体外机械力学刺激、生物反应器的使用扩展到了细胞外基质的硬度调节、细胞形态、生物支架材料的力学性能研究以及改良等。剪切方面,Gomes 等[90]对间充质干细胞同时加载转化生长因子 β1、血小板源性生长因子 A、成纤维生长因子 2、血管内皮生长因子、骨形态发生蛋白 2 和剪切应力,发现联合应用化学和剪切应力增强了间充质干细胞的骨向分化;Li 等[91]对培养在成骨诱导培养基的间充质干细胞加载剪切应力,发现成骨分化标志性蛋白骨桥蛋白和骨钙素的表达明显增强,但 Runt 相关转录因子 2 的表达与对照组相比没有明显差别,因此认为剪切应力可能通过调节转录的下游来促进间充质干细胞的骨向分化;Kreke 等[92]对间充质干细胞加载 0.36～2.7 dyne/cm² 的剪切应力,发现21 天后骨钙素增加,用环氧酶 2 特异性的抑制剂 NS-398 预处理细胞,结果减少了剪切应力引起的前列腺素的分泌,减少了骨钙素的表达,说明剪切应力可以促进间充质干细胞向成骨细胞分化,前列腺素信号途径可能参与了这一过程。牵张方面,Simmons 等[93]给成骨介质中培养的间充质干细胞加载 3%、0.25 Hz 的牵张应变,发现基质矿化增加了 2～3 倍;Jagodzinski 等[94]发现 8% 的牵张应变和地塞米松共同作用能够显著促进间充质干细胞表达成骨细胞相关因子,如碱性磷酸酶、骨钙素、I 型胶原和 Runt 相关转录因子 2 等;Hamilton 等[95]在化学诱导剂存在的条件下给间充质干细胞加载 4 000 με、1 Hz 的牵张应力,发现 Cbfa1 的表达增加,过氧化物酶体增殖物激活受体 γ2 的表达减少,即牵张应力促进间充质干细胞向成骨细胞分化,抑制其向脂肪细胞分化,牵张应变可能通过活化细胞外信号调节激酶和抑制 p38 丝裂素活化蛋白激酶通路来促进间充质干细胞的骨向分化。

牙周膜干细胞是指存在于牙周膜中具有高度增殖、自我更新能力和多向分化潜能的未分化的间充质干细胞群,由处于不同分化层次、具有不同分化潜能的祖细胞或前体细胞组成。牙周膜干细胞可以分化成组织中具有特定功能的细胞,如成纤维细胞、成骨细胞和成牙骨质细胞等。牙周膜干细胞是牙周组织破坏和改建过程中的关键性细胞,对牙周膜干细胞生物学特性的深入研究,将有助于更加深入理解牙周组织的发育过程、牙周炎及正畸治疗过程中牙周组织改建,也将为今后牙周组织再生选择种子细胞打下基础[89]。周期性张应变能诱导牙周膜干细胞向成骨细胞方向分化,Wei 等[96]对体外培养的牙周膜干细胞施加 10%、1.0 Hz、12 h 的周期性牵张力刺激,通过基因芯片检测正常和加载后牙周膜干细胞中 miRNAs 的基因表达差异,结果表明牵张力增加了碱性磷酸酶的活性及 Runt 相关转录因子 2、OCN 和骨涎蛋白(BSP)的表达;Shen 等[97]对牙周膜干细胞施加 12%、0.1 Hz 的周期性牵张力,发现 Runx2、ALP 和 OCN 的基因和蛋白的表达水平在加载 6 h,12 h 和 24 h 时均显著高于未加载组;Yuda 等[98]对牙周膜干细胞加载 8%、1 Hz 的周期性牵张力,结果显示应力刺激明显促进了牙周膜干细胞的增殖和迁移,并能诱导牙周膜干细胞向成骨、成牙骨质和成纤维细胞分化[98]。研究者们还从人类牙组织中分离出牙髓干细胞、人类脱落乳牙干细胞、根尖牙乳头干细胞和牙囊祖细胞等（见图 4.9）[99]。目前关于干细胞的力学生物学相关研究仍然有限，应力刺激调节干细胞生物学特性的具体机制包括力学信号转导、应力敏感基因等还有待进一步研究。

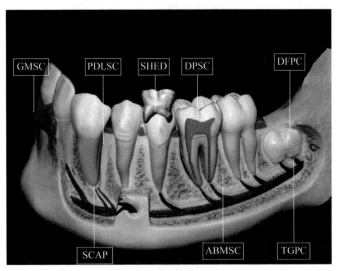

注：GMSC：牙龈间充质干细胞；PDLSC：牙周膜干细胞；SHED：人类脱落乳牙干细胞；DPSC：牙髓干细胞；DFPC：牙囊祖细胞；SCAP：根尖牙乳头干细胞；ABMSC：牙槽骨来源的间充质干细胞；TGPC：牙胚祖细胞[99]。

图 4.9　人类牙组织衍生间充质干细胞来源的示意图

20 世纪 90 年代，人们普遍认为力学过载是口腔植入物晚期失效的主要原因之一，过度的力学负荷可能会对种植体周围骨产生潜在的有害影响，但是这方面的研究证据不足，除导致炎症外，似乎并不表明负荷过大会导致种植体周围骨丢失。口腔种植体和宿主组织之间的微动会影响骨整合；然而，如果种植体和周围组织之间的力传递有效，力学载荷甚至可能刺激种植体周围的骨形成，从而促进骨整合，这些问题有待进一步的研究[100]。

4.3.2　眼科植入物的力学生物学基础

角膜作为最表浅和最重要的屈光间质之一，极容易受到各种外界损伤。当角膜失去透明性或者形状发生改变时，可能会导致眼盲。最有效的治疗手段是使用全层或者部分层供体角膜进行角膜移植手术，但是由于供体紧缺以及免疫排斥等问题，迫切需要进行组织工程角膜研发和促进天然角膜组织再生的研究。常用于组织工程人工角膜的天然生物材料包括羊膜、胶原、蚕丝和脱细胞角膜等。异种来源的生物材料所制成的生物角膜，具有一定免疫原性，目前通常使用氯化钠、十二烷基硫酸钠、Triton X-100、胰蛋白酶-EDTA、高静水压、伽马辐照、氨基酸表面活性剂等进行脱细胞处理，需要裂解和去除细胞、去除遗传物质，降低非自体来源生物材料的免疫原性，并保留固有几何构型的细胞外基质的组成和结构[101]。其中高静水压力法通过对组织施加高压以破坏细胞膜并诱导细胞裂解，提供了在不改变生物力学特性的情况下温和地使组织失活的可能性，但压力过大也会一定程度损坏细胞外基质的结构完整性[34-35]。

可将蚕丝溶液浇铸到凹槽型聚二甲基硅氧烷模具上，塑成具有各种图案的微槽膜[102-104]。Lawrence 等[102]已证明平行线形图案的丝膜比同心环形图案丝膜、无图案丝膜或玻璃化丝膜更适合培养角膜缘上皮干细胞。Bhattacharjee 等[103]发现，在无图案丝膜上，角膜细胞的生长方向具有随机性,但在图案化丝膜(包括平行线形、正交形等)上角膜细胞则沿图案的方向迁移生长。Zhang 等[104]构建了一种仿生 3D 角膜,将角膜细胞培养在经Ⅰ型胶原修饰并且具有3%的穹顶形应变的平行线形图案丝膜支架上,以模拟天然角膜的曲率和机械应变,从而确定了用于细胞排列和维持角膜细胞表型的最佳底物平行线形的行距[101]。

在体内,角膜细胞位于复杂的 3D 细胞外基质中,该基质由高度排列的胶原薄片、生长因子和其他细胞外基质成分组成,并在发育形态发生、眼内压波动和伤口愈合过程中受到各种机械刺激。角膜细胞在眼内压的作用下处于拉伸和剪切等复杂力学环境中,手术或病变会使其受力环境发生改变,角膜细胞将机械刺激(如局部地形、施加的力、细胞外基质刚度)的变化转化为生化信号,产生细胞各种功能的变化(见图 4.10)[105-106]。进一步研究角膜细胞对力的感受、响应及其与细胞外基质的相互作用,探索不同力学环境下细胞的迁移、增殖、分化、凋亡、基因表达及信号转导途径,将有助于深入理解角膜的生理或病理过程及机制[107]。

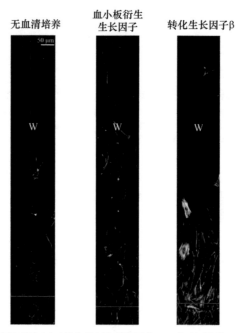

注:每个面板都是受伤4天后收集的细胞骨架图像。W表示原始伤口区域的中心,
红线表示原始伤口边缘的大致位置。在血小板衍生生长因子存在的情况下,角膜
细胞和胶原纤维之间存在明显的协同排列[106]。

图 4.10　冷冻损伤后,在对齐的胶原基质上的伤口重新填充期间的细胞模式

习　题

1. 简述动脉血管在体内所处的微环境,设计一种适用于中小口径动脉的血管组织工程反应器,简要描述该反应器的结构、功能,并画出反应器简图。

2. 请设计一个关于植介入医疗器械的力学生物学的创新实验项目,包含目的意义、研究现状、研究内容、技术路线、可行性分析、预期结果等。

参考文献

［1］姜宗来，齐颖新. 血管力学生物学[M]. 上海：上海交通大学出版社，2017.

［2］AMAYA R，PIERIDES A，TARBELL J M，et al. The interaction between fluid wall shear stress and solid circumferential strain affects endothelial gene expression[J]. PLoS One，2015，(7)：e0129952.

［3］CONWAY D E，BRECKENRIDGE M T，HINDE E，et al. Fluid shear stress on endothelial cells modulates mechanical tension across VE-cadherin and PECAM-1[J]. Current Biology，2013，23(11)：1024-1030.

［4］ANDO J，YAMAMOTO K. Vascular mechanobiology：endothelial cell responses to fluid shear stress[J]. Circulation Journal，2009，73(11)：1983-1992.

［5］QI Y X，JIANG J，JIANG X H，et al. PDGF-BB and TGF-ß1 on cross-talk between endothelial and smooth muscle cells in vascular remodeling induced by low shear stress[J]. Proceedings of the National Academy of Sciences of the United States of America，2011，108(5)：1908-1913.

［6］CHENG B B，QU M J，WU L L，et al. MicroRNA-34a targets forkhead box J2 to modulate differentiation of endothelial progenitor cells in response to shear stress[J]. Journal of Molecular and Cellular Cardiology，2014，74：4-12.

［7］KUTIKHIN A G，SINITSKY M Y，YUZHALIN A E，et al. Shear stress：an essential driver of endothelial progenitor cells[J]. Journal of Molecular and Cellular Cardiology，2018，118：46-69.

［8］HUMPHREY J D，SCHWARTZ M A. Vascular mechanobiology：homeostasis，adaptation，and disease[J]. Annual Review of Biomedical Engineering，2021，23：1-27.

［9］PRADHAN S，BANDA O A，FARINO C J，et al. Biofabrication strategies and engineered in vitro systems for vascular mechanobiology[J]. Advanced Healthcare Materials，2020，9(8)：e1901255.

［10］DOBSON G，FLEWITT J，TYBERG J V，et al. Endografting of the descending thoracic aorta increases ascending aortic input impedance and attenuates pressure transmission in dogs[J]. European Journal of Vascular and Endovascular Surgery，2006，32(2)：129-135.

［11］GAMBILLARA V，THACHER T，SOLACCI P，et al. Effects of reduced cyclic stretch on vascular smooth muscle cell function of pig carotids perfused ex vivo[J]. American Journal Hypertension，2008，21(4)：425-431.

［12］姚家亮，范振敏，杨晓红，等. 血管支架术后力学损伤及其对血管支架设计影响的研究[J]. 江苏理工学院学报，2021，27(4)：85-94.

［13］王瑞，沈雳. 基于血管平滑肌视角的牵张应力对血管重构影响的研究进展[J]. 中国临床医学，2018，25(2)：300-306.

［14］MENG F，CHENG H，QIAN J，et al. In vitro fluidic systems：applying shear stress on endothelial cells[J]. Medicine in Novel Technology and Devices，2022，

15：100143.

[15] YOSHINO D，SATO K，SATO M. Endothelial cell response under hydrostatic pressure condition mimicking pressure therapy[J]. Cellular and Molecular Bioengineering，2015，8(2)：296-303.

[16] RUSSO TA，STOLL D，NADER HB,et al. Mechanical stretch implications for vascular endothelial cells：altered extracellular matrix synthesis and remodeling in pathological conditions. Life Science，2018，213：214-225.

[17] 覃开蓉,梁夫友,那景童. 动脉内皮血流动力学微环境建模分析和体外模拟方法与技术研究进展[J].实验流体力学，2020，34(2)：11-24.

[18] GONG X，LIU H，DING X,et al. Physiological pulsatile flow culture conditions to generate functional endothelium on a sulfated silk fibroin nanofibrous scaffold. Biomaterials，2014，35(17)：4782-4791.

[19] LIU H，GONG X，JING X,et al. Shear stress with appropriate time-step and amplification enhances endothelial cell retention on vascular grafts[J]. Journal of Tissue Engineering and Regenerative Medicine，2017，11(11)：2965-2978.

[20] BAI K，HUANG Y，JIA X,et al. Endothelium oriented differentiation of bone marrow mesenchymal stem cells under chemical and mechanical stimulations[J]. Journal of Biomechanics，2010，43(6)：1176-1181.

[21] HUANG Y，CHEN X，CHE J,et al. Shear stress promotes arterial endothelium-oriented differentiation of mouse-induced pluripotent stem cells [J]. Stem Cells International，2019，2019：1847098.

[22] ZHAO P，LIU X，ZHANG X,et al. Flow shear stress controls the initiation of neovascularization via heparan sulfate proteoglycans within a biomimetic microfluidic model [J]. Lab on a Chip. 2021，21(2)：421-434.

[23] GREWE，DENEKE T，MACHRAOUI A，et al. Acute and chronic tissue response to coronary stent implantation：pathologic findings in human specimen[J]. Journal of the American College of Cardiology，2000，35(1)：157-163.

[24] KIPSHIDZE N，DANGAS G，TSAPENKO M，et al. Role of the endothelium in modulating neointimal formation：vasculoprotective approaches to attenuate restenosis after percutaneous coronary interventions[J]. Journal of the American College of Cardiology，2004，44(4)：733-739.

[25] WANG J，JIN X，HUANG Y，et al. Endovascular stent-induced alterations in host artery mechanical environments and their roles in stent restenosis and late thrombosis [J]. Regenerative Biomaterials，2018，5(3)：177-187.

[26] WANG H，LIU J，ZHENG X，et al. Three-dimensional virtual surgery models for percutaneous coronary intervention（pci）optimization strategies[J]. Scientific Reports，2015，5：10945.

[27] KOSKINAS K C，CHATZIZISIS Y S，ANTONIADIS A P，et al. Role of endothelial shear stress in stent restenosis and thrombosis，pathophysiologic mechanisms and implications for clinical translation[J]. Journal of the American College Cardiology，2012，

59(15)：1337-1349.

[28] 尹铁英，李焰红，黄玉华，王贵学. 结合力生长因子在全降解聚合物血管支架力学微环境变化中的作用[J]. 生物化学与生物物理进展，2020，47(12)：1261-1272.

[29] SUZUKI Y，YAMAMOTO K，ANDO J，et al. Arterial shear stress augments the differentiation of endothelial progenitor cells adhered to vegf-bound surfaces[J]. Biochemical and Biophysical Research Communications，2012，423(1)：91-97.

[30] OBI S，MASUDA H，SHIZUNO T，et al. Fluid shear stress induces differentiation of circulating phenotype endothelial progenitor cells[J]. American Journal of Physiology-cell physiology，2012，303(6)：C595-C606.

[31] LIU X，WANG M，ZHANG N，et al. Effects of endothelium，stent design and deployment on the nitric oxide transport in stented artery：a potential role in stent restenosis and thrombosis[J]. Medical & Biological Engineering & Computing，2015，53(5)：427-439.

[32] YIN T，DU R，WANG Y，et al. Two-stage degradation and novel functional endothelium characteristics of a 3D printed bioresorbable scaffold[J]. Bioactive Materials，2022，10：378-396.

[33] 申红亚. 人工瓣膜置换对血流动力学影响的系统分析[J]. 中国组织工程研究与临床康复，2009，13(26)：5141-5144.

[34] 陈世崧，刘晓红，徐志云. 人工生物瓣膜的研究现状及展望[J]. 中国组织工程研究，2023，27(7)：1096-1102.

[35] WALETZKO J，DAU M，SEYFARTH A，et al. Devitalizing effect of high hydrostatic pressure on human cells-influence on cell death in osteoblasts and chondrocytes. International Journal of Molecular Science，2020，21(11)：3836.

[36] 雷洋，胡雪丰，张婕妤，王云兵. 组织工程方法在人工心脏瓣膜领域中的应用[J]. 生命科学，2020，32(3)：288-298.

[37] 马浩，石海燕，张晓，等. 组织工程构建人工心脏瓣膜的研究进展[J]. 武警医学，2012，23(3)：263-266.

[38] YAN G，LIU Y，XIE M，et al. Experimental and computational models for tissue-engineered heart valves：a narrative review[J]. Biomaterials Translational，2021，2(4)：361-375.

[39] 施益民，严中亚. 组织工程化人工心脏瓣膜的研究进展[J]. 安徽医学，2011，32(4)：538-540.

[40] HOERSTRUP S P，SODIAN R，DAEBRITZ S，et al. Functional living trileaflet heart valves grown in vitro[J]. Circulation，2000，102(19 Suppl 3)：Ⅲ44-Ⅲ49.

[41] LICHTENBERG A，CEBOTARI S，TUDORACHE I，et al. Flow-dependent re-endothelialization of tissue-engineered heart valves[J]. Journal of Heart Valve Disease，2006，15：287-293.

[42] SUN L，CHANDRA S，SUCOSKY P. Ex vivo evidence for the contribution of hemodynamic shear stress abnormalities to the early pathogenesis of calcific bicuspid aortic valve disease[J]. PLoS One，2012，7(10)：e48843.

[43] RAASCH M，RENNERT K，JAHN T，et al. Microfluidically supported biochip

design for culture of endothelial cell layers with improved perfusion conditions［J］. Biofabrication，2015，7：015013.

［44］FLANAGAN T C，CORNELISSEN C，KOCH S，et al. The in vitro development of autologous fibrin-based tissue-engineered heart valves through optimised dynamic conditioning［J］. Biomaterials，2007，28(23)：3388-3397.

［45］DUMONT K，YPERMAN J，VERBEKEN E，et al. Design of a new pulsatile bioreactor for tissue engineered aortic heart valve formation［J］. Artifical Organs，2002，26 (8)：7710-7714.

［46］HILDEBRAND D K，WU Z J，MAYER J E Jr，et al. Design and hydrodynamic evaluation of a novel pulsatile bioreactor for biologically active heart valves［J］. Annual Review of Biomedical Engineering，2004，32(8)：1039-1049.

［47］TEFFT B J，CHOE J A，YOUNG M D，et al. Cardiac valve bioreactor for physiological conditioning and hydrodynamic performance assessment［J］. Cardiovascular Engineering and Technology，2019，10(1)：80-94.

［48］JANSSON K，BENGTSSON L，SWEDENBORG J，et al. In vitro endothelialization of bioprosthetic heart valves provides a cell monolayer with proliferative capacities and resistance to pulsatile flow［J］. Journal of Thoracic and Cardiovascular Surgery，2001，121(1)：108-115.

［49］KU C H，JOHNSON P H，BATTEN P，et al. Collagen synthesis by mesenchymal stem cells and aortic valve interstitial cells in response to mechanical stretch ［J］. Cardiovasc Res，2006，71(3)：548-556.

［50］SYEDAIN Z H，TRANQUILLO R T. Controlled cyclic stretch bioreactor for tissue-engineered heart valves［J］. Biomaterials，2009，30(25)：4078-4084.

［51］ENGELMAYR G C Jr，SALES V L，MAYER J E Jr，et al. Cyclic flexure and laminar flow synergistically accelerate mesenchymal stem cell-mediated engineered tissue formation：implications for engineered heart valve tissues［J］. Biomaterials，2006，27(36)：6083-6095.

［52］RAMASWAMY S，GOTTLIEB D，ENGELMAYR G C，et al. The role of organ level conditioning on the promotion of engineered heart valve tissue development in-vitro using mesenchymal stem cells［J］. Biomaterials，2010，31(6)：1114-1125.

［53］MONGKOLDHUMRONGKUL N，LATIF N，YACOUB M H，et al. Effect of side-specific valvular shear stress on the content of extracellular matrix in aortic valves［J］. Cardiovascular Engineering and Technology，2018，9(2)：151-157.

［54］VOß K，WERNER M P，GESENHUES J，et al. Towards technically controlled bioreactor maturation of tissue-engineered heart valves［J］. Biomedizinische Technik. Biomedical engineering 2022，13：DOI：10.1515/bmt-2021-0379.

［55］BENULI，CANTON G，RASIO N，et al. Mechanobiology of indirect bone fracture healing under conditions of relative stability：a narrative review for the practicing clinician［J］. Acta Biomedica，2022，92(S3)：e2021582.

［56］冯兴超，杨毅，格勒. 力学刺激在骨愈合中的作用及机制研究进展［J］. 四川解剖学

杂志，2021，29(1)：187-191.

[57] 陈泽彬，霍波. 骨内液体流动生物力学的研究进展[J]. 2017，34(2)：308-313.

[58] PATHAK J L，BRAVENBOER N，LUYTEN F P，et al. Mechanical loading reduces inflammation-induced human osteocyte-to-osteoclast communication[J]. Calcified Tissue International，2015，97(2)：169-178.

[59] ROY B，DAS T，MISHRA D，et al. Oscillatory shear stress induced calcium flickers in osteoblast cells[J]. Integr Biol (Camb)，2014，6(3)：289-299.

[60] JING D，BAIK A D，LU X L，et al. In situ intracellular calcium oscillations in osteocytes in intact mouse long bones under dynamic mechanical loading[J]. FASEB Journal，2014，28(4)：1582-1592.

[61] KASPAR D，SEIDL W C，IGNATIUS A，et al. Dynamic cell stretching increases human osteoblast proliferation and CICP synthesis but decreases osteocalcin synthesis and alkaline phosphatase activity[J]. J Biomechanics，2000，33(1)：45-51.

[62] VEERIAH V，PAONE R，CHATTERJEE S，et al. Osteoblasts regulate angiogenesis in response to mechanical unloading[J]. Calcif Tissue Int，2019，104(3)：344-354.

[63] GARDINIER J，GANGADHARAN V，WANG L，et al. Hydraulic pressure during fluid flow regulates purinergic signaling and cytoskeleton organization of osteoblasts[J]. Cellular and Molecular Bioengineering，2014，7(2)：266-277.

[64] CLAES L. Improvement of clinical fracture healing-what can be learned from mechano-biological research? [J]. Journal of Biomechanics，2021，115：110148.

[65] CONSIGLIERE P，ILIOPOULOS E，ADS T，et al. Early versus delayed weight bearing after surgical fixation of distal femur fractures：a non-randomized comparative study [J]. European Journal of Orthopaedic Surgery and Traumatology，2019，29(8)：1789-1794.

[66] GAO H，ZHAI M，WANG P，et al. Low-level mechanical vibration enhances osteoblastogenesis via a canonical Wnt signaling-associated mechanism[J]. Molecular Medicine Reports，2017，16(1)：317-324.

[67] YOKOI H，TAKE Y，UCHIDA R，et al. Vibration acceleration promotes endochondral formation during fracture healing through cellular chondrogenic differentiation [J]. PLoS One，2020，15(3)：e0229127.

[68] PRAVITHARANGUL A，SUTTAPREYASRI S，LEETHANAKUL C. Mandible and iliac osteoblasts exhibit different Wnt signaling responses to lmhf vibration[J]. Journal of Oral Biology and Craniofacial Research，2019，9(4)：355-359.

[69] 王佳明，郑蹦蹦，马勇胜. 低能量高频振动对骨组织细胞及骨愈合的作用及机制研究进展[J]. 医学综述，2022，28(3)：899-904.

[70] THOMPSON WR，UZER G，BROBST K E，et al. Osteocyte specific responses to soluble and mechanical stimuli in a stem cell derived culture model[J]. Scientific Reports，2015，5：11049.

[71] SAKAMOTO M，FUKUNAGA T，SASAKI K，et al. Vibration enhances osteoclastogenesis by inducing RANKL expression via NF-κ B signaling in osteocytes[J].

Bone，2019，123：56-66.

［72］IEMURA S，KAWAO N，OKUMOTO K，et al. Role of irisin in androgendeficient muscle wasting and osteopenia in mice［J］. Journal of Bone and Mineral Metabolism，2020，38(2)：161-171.

［73］戴尅戎. 骨溶解与人工关节后期松动［J］. 中华骨科杂志，1997，17(1)：3-4.

［74］刘鹏，邓亚鹏，曹国定，等. 人工关节置换术后假体无菌性松动的研究进展［J］. 中华关节外科杂志(电子版)，2020，14(3)：346-351.

［75］STADELMANN V A，TERRIER A，PIOLETTI D P. Microstimulation at the bone-implant interface upregulates osteoclast activation pathways［J］. Bone，2008，42(2)：358-364.

［76］马玉超，田京. 人工关节假体植入后无菌性松动的发病机制［J］. 中国组织工程研究，2012，16 (26)：4892-4897.

［77］JONES L C，FRONDOZA C，HUNGERFORD D S. Immunohistochemical evaluation of interface membranes from failed cemented and uncemented acetabular components［J］. Journal of Biomedical Materials Research，1999，48(6)：889-898.

［78］梁刚，张志强. 髋关节置换术后假体松动的原因及机制分析［J］. 实用骨科杂志，2013，19(12)：1110-1113.

［79］MJÖBERG B. Does particle disease really exist？ ［J］. Acta Orthopaedica，2018，89(1)：130-132.

［80］SKRIPITZ R，ASPENBERG P. Pressure-induced periprosthetic osteolysis：a rat model［J］. Joural of Orthopaedic Research，2000，18(3)：481-484.

［81］ASPENBERG P，VAN DER VIS H. Migration，particles，and fluid pressure：a discussion of causes of prosthetic loosening［J］. Clinical Orthopaedics and Related Research，1998，(352)：75-80.

［82］MCEVOY A，JEYAM M，FERRIER G，et al. Synergistic effect of particles and cyclic pressure on cytokine production in human monocyte/macrophages：proposed role in periprosthetic osteolysis［J］. Bone，2002，30(1)：171-177.

［83］郑秋坚，邓展涛. 人工关节无菌性松动的老话新说［J］. 医学研究生学报，2018，31(4)：361-367.

［84］钱洪，黎承军，包倪荣. 人工关节置换术后无菌性松动的治疗新方向-间充质干细胞［J］. 医学研究生学报，2018，31(6)：667-672.

［85］罗世君，孙勇，赵峰，陈红亮. 骨组织替代材料用于口腔种植修复的研究进展［J］. 西南国防医药，2015，25(12)：1421-1422.

［86］王佳帅，姜明敏. 牵张成骨在口腔种植术中的临床与基础研究进展［J］. 中国美容医学，2012，21(6)：1090-1093.

［87］KLUG C N，MILLESI S G A，MILLESI W，et al. Preprostheticvertical distraction osteogenesis of the mandible using an l-shaped osteotomy and titanium membranes for guided bone regeneration［J］. Journal of Maxillofacial & Oral Surgery，2001，59(11)：1302-1308.

［88］程涛，陈冶. 牵张成骨术在口腔种植中的应用进展［J］. 临床口腔医学杂志，2017，33(2)：123-124.

［89］赵志河，房兵. 口腔力学生物学［M］. 上海：上海交通大学出版社，2017.

［90］GOMES M E, BOSSANO C M, JOHNSTON C M, et al. In vitro localization of bone growth factors in constructs of biodegradable scaffolds seeded with marrow stromal cells and cultured in a flow perfusion bioreactor［J］. Tissue Engineering, 2006, 12(1): 177-188.

［91］LI Y J, BATRA NN, YOU L, et al. Oscillatory fluid flow affects human marrow stromal cell proliferation and differentiation［J］. Journal of Orthopaedic Resrarch, 2004, 22(6): 1283-1289.

［92］KREKE M R, GOLDSTEIN A S. Hydrodynamic shear stimulates osteocalcin expression but not proliferation of bone marrow stromal cells［J］. Tissue Engineering, 2004, 10(5-6): 780-788.

［93］SIMMONS C A, MATLIS S, THORNTON A J, et al. Cyclic strain enhances matrix mineralization by adult human mesenchymal stem cells via the extracellular signal-regulated kinase (ERK1/2) signaling pathway［J］. Journal of Biomechanics, 2003, 36(8): 1087-1096.

［94］JAGODZINSKI M, DRESCHER M, ZEICHEN J, et al. Effects of cyclic longitudinal mechanical strain and dexamethasone on osteogenic differentiation of human bone marrow stromal cells［J］. European Cells & Materials, 2004, 7: 35-41.

［95］HAMILTON D W, MAUL T M, VORP D A. Characterization of the response of bone marrow-derived progenitor cells to cyclic strain: implications for vascular tissue-engineering applications［J］. Tissue Engineering, 2004, 10(3-4): 361-369.

［96］WEI F L, WANG J H, DING G, et al. Mechanical force-induced specific microrna expression in human periodontal ligament stem cells［J］. Cells Tssues Organs, 2014, 199(5-6): 353-363.

［97］SHEN T, QIU L, CHANG H, et al. Cyclic tension promotes osteogenic differentiation in human periodontal ligament stem cells［J］. International Journal of Clinical and Experimental Pathology, 2014, 7(11): 7872-7880.

［98］YUDA A, MAEDA D, FUJIÜ S, et al. Effect of CTGF/CCN2 on osteo/cementoblastic and fibroblastic differentiation of a human periodontal ligament stem/progenitor cell line［J］. Journal of Cellular Physiology, 2015, 230(1): 150-159.

［99］CHALISSERRY E P, NAM S Y, PARK S H, et al. Therapeutic potential of dental stem cells［J］. Journal of Tissue Engineering, 2017, 8: 1-17.

［100］DUYCK J, VANDAMME K. The effect of loading on peri-implant bone: a critical review of the literature［J］. Journal of Oral Rehabilitation, 2014, 41(10): 783-794.

［101］陈娜，石栋，赵江月. 构建组织工程人工角膜的天然生物材料的研究进展［J］. 国际眼科杂志，2022，22(1): 44-48.

［102］LAWRENCE B D, PAN Z, LIU A, et al. Human corneal limbal epithelial cell response to varying silk film geometric topography in vitro［J］. Acta Biomaterialia, 2012, 8(10): 3732-3743.

［103］BHATTACHARJEE P, CAVANAGH B L, AHEARNE M. Influence of

micropatterned substrates on keratocyte phenotype [J]. Scientific Reports，2020，10 (1)：6679.

[104] ZHANG W，CHEN J，BACKMAN L J，et al. Surface topography and mechanical strain promote keratocyte phenotype and extracellular matrix formation in a biomimetic 3d corneal model[J]. Advanced Healthcare Materials，2017，6(5).

[105] PETROLL W M，VARNER V D，SCHMIDTKE D W. Keratocyte mechanobiology[J]. Experimental Eye Research. 2020，200：108228.

[106] KIVANANY P B，GROSE K C，YONET-TANYERI N，et al. An in vitro model for assessing corneal keratocyte spreading and migration on aligned fibrillar collagen[J]. Journal of Functional Biomaterials，2018，9(4)：54.

[107] 陈维毅. 眼生物力学与力学生物学研究新进展[J]. 科技导报，2018，36(13)：16-17.

第 5 章　植介入医疗器械材料学基础

生物材料是植介入医疗器械的主要载体。生物材料的物理化学属性与生物功能决定了植介入医疗器械的临床应用方向。本章从固体结构的基本概念出发,介绍原子结构、结合键、晶体结构等材料学基本概念,进而介绍力学性能、降解性能、生物学性能等评价生物材料的关键指标。最后根据生物材料的物理化学特性,分别介绍生物医用金属、高分子、陶瓷与玻璃、复合材料、纳米材料的特点与代表性植介入医疗器械应用。

5.1　植介入医疗器械材料学基础

5.1.1　固体结构

1. 原子结构基本概念

原子是化学变化中最小的粒子,也是保持元素化学性质的最小单位。原子由相对致密的原子核(包含质子和中子)及围绕在原子核周围的电子组成。电子和质子都带电,电子带负电,质子带正电,电荷量为 1.602×10^{-19} C,中子不带电。质子和中子的质量几乎相同,为 1.67×10^{-27} kg,而电子质量仅为 9.11×10^{-31} kg。

原子序数(atomic number Z):原子核中质子的数量。对于电中性的原子,原子数也等于电子的数量。

同位素(isotope):质子数相同但中子数不同的同种元素。例如,氢元素中的氕、氘、氚,它们原子核中的质子数为 1,中子数分别为 0,1,2,所以三者互为同位素。

原子模型:19 世纪晚期,固体物理中与原子相关的很多现象并不能在经典力学中找到答案。因此,在原子和亚原子尺度,建立起一系列的原则和原理,形成目前广为人知的量子力学(quantum mechanics)。理解电子在原子和晶体中的行为需要涉及对量子力学基本概念的讨论。丹麦物理学家玻尔(Bohr)在 1913 年提出了原子结构模型(见图 5.1),并引入量子化的概念研究原子内电子的运动。玻尔模型(Bohr atom model)是 20 世纪初期物理学取得的重要成就,对原子物理学产生了深远影响。

玻尔理论的基本思想在于能量的分立性和角动量的量子化条件。

① 能量的分立性指电子不能在任意半径的轨道上运动,只能在具有确定半径的轨道上运动。处于确定半径的轨道上运动的电子状态称为定态。每一定态对应确定的能量 $E(E=$ 电子动能＋电子与核之间的势能)。由于轨道半径分立,能量 E 也只能取分立的数值,即能级的分立性。当电子从能量为 E_1 的轨道跃迁到 E_2 的轨道时,原子就发出($E_1 > E_2$)或吸收($E_1 < E_2$)频率为 ν 的辐射波。ν 符合爱因斯坦公式

$$E_1 - E_2 = h\nu \tag{5.1}$$

式中,h 是普朗克常数,$h = 6.63 \times 10^{-34}$ J·s。

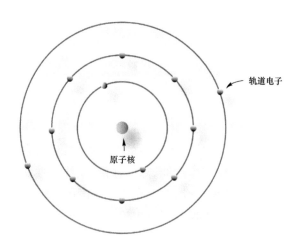

轨道电子

原子核

图 5.1　玻尔原子模型

② 处于定态的电子，其角动量(L)也只能取得分立的数值，且必须为$\dfrac{h}{2\pi}$的整数倍，即

$$L = |r \times m\boldsymbol{u}| = k\left(\frac{h}{2\pi}\right) \tag{5.2}$$

m 和 u 分别为电子的质量和速度，k 为整数。式(5.2)称为角动量的量子化条件。

玻尔模型是描述原子内部电子运动的早期伟大尝试，但在细节和定量方面与实验事实存在差别。例如，它无法解释电子衍射现象，因为它将电子视为服从牛顿力学的粒子。要克服上述缺陷和矛盾，就必须摒弃牛顿力学，建立崭新的理论，这就是波动力学或量子力学理论（wave-mechanical model）。

在波动力学理论中，一切微观粒子（包括电子）都具有波粒二象性，即既具有粒子性，又具有波动性。联系波粒二象性的基本方程是

$$\lambda = \frac{h}{p} = \frac{h}{mu} \tag{5.3}$$

该式表明，一个动量为 p 的电子（粒子），其行为具有波长为 λ 的波的属性。式(5.3)是一切有关原子结构和晶体性质理论的实验基础。考虑到电子的波动性，讨论电子在某一瞬间的准确位置就失去了意义。取而代之的是用电子云（electron cloud）来表示单个电子出现在各处的概率，电子云密度最大的地方代表电子出现概率最大，如图 5.2 所示。

量子数（quantum number）：在波动力学理论中，原子中的每一个电子可以由 4 个参数（通过求解薛定谔方程得到）来表征，即主量子数 n，角量子数 l，（轨道）磁量子数 m'，和自旋量子数 m_s。单个电子轨道的尺寸、形状、空间取向可以由 n、l、m_l 三个量子数决定。

① 主量子数 n（principal quantum number）是决定能量的主要参数，与单个电子轨道的尺寸（距离原子核的平均距离）相关，决定了电子所在的壳层。n 取正整数，$1 \leqslant n$，$n = 1, 2, 3, 4, 5$，可以由字母 K、L、M、N、O 来表示。

② 角量子数 l（azimuthal quantum number）决定轨道角动量大小，与电子轨道形状有关，代表子壳层。l 值为非负整数，$0 \leqslant l \leqslant (n-1)$。$l = 0, 1, 2, 3$，可以由小写字母 s、p、d、f 来表示。

③ 磁量子数 m_l 决定了子壳层的电子轨道数量，m_l 取整数，$-l \leqslant m_l \leqslant l$，包括 0。无外加磁场时，每个子壳层中的所有电子轨道能量相同。但有外加磁场时，每个轨道的能量略有不同。

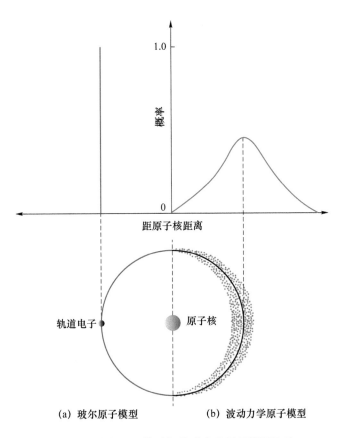

图 5.2　玻尔原子模型与波动力学原子模型比较

④ 自旋量子数 m_s 用来描述电子的自旋状态,只能取 $+\dfrac{1}{2}$(上旋)或 $-\dfrac{1}{2}$(下旋)。

量子数 n、l、m_l 与电子轨道数量、电子数量间的关系如表 5.1 所示。

表 5.1　量子数 n、l、m_l 与电子轨道数量、电子数量间的关系

n	l	m_l	子壳层	轨道数	电子数
1	0	0	1s	1	2
2	0	0	2s	1	2
	1	$-1,0,+1$	2p	3	6
3	0	0	3s	1	2
	1	$-1,0,+1$	3p	3	6
	2	$-2,-1,0,+1,+2$	3d	5	10
4	0	0	4s	1	2
	1	$-1,0,+1$	4p	3	6
	2	$-2,-1,0,+1,+2$	4d	5	10
	3	$-3,-2,-1,0,+1,+2,+3$	4f	7	14

在没有外场的前提下,自由原子中电子的能量水平(能级)可以排列成能级图,如图 5.3 所示。能级图具有以下特点。

① 主量子数 n 越小，能级越低，即 $E_{ns}>E_{(n-1)s}>E_{(n-2)s}$。

② 每壳层中，子壳层的能级随角量子数 l 增加而增大，即 $E_{nf}>E_{nd}>E_{np}>E_{ns}$。

③ 相邻壳层中的能级存在重叠，但遵循以下规律：$E_{nf}>E_{(n+1)p}$，$E_{ns}>E_{(n-1)p}$。

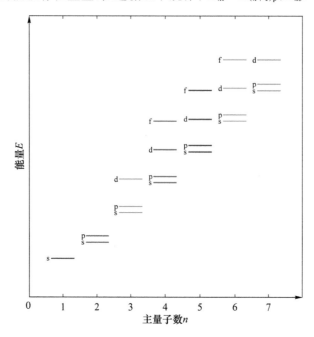

图 5.3　电子在不同壳层和子壳层的相对能量

电子排布(electron configuration)：在没有外场的情形下，各元素原子(自由或孤立原子)中核外电子的排布需要同时遵循以下两个基本原则。

① 能量最低原则：各电子应占据能量尽量低的状态。

② 泡利不相容原则(pauli exclusion principle)：不允许 2 个电子的 4 个量子数都分别相等，或每个状态只能容纳 2 个自旋相反的电子。

占据最外壳层的电子称为价电子(valence electron)，这些电子参与原子和分子间键合，影响固体的物理、化学性质。被价电子完全填满的原子具有稳定的电子排布，如 He、Ne、Ar、Kr 等惰性气体元素。常见元素的电子排布如表 5.2 所示。

表 5.2　常见元素电子排布

元　素	符　号	原子序数	电子排布
氢	H	1	$1s^1$
氦	He	2	$1s^2$
锂	Li	3	$1s^2 2s^1$
铍	Be	4	$1s^2 2s^2$
硼	B	5	$1s^2 2s^2 2p^1$
碳	C	6	$1s^2 2s^2 2p^2$
氮	N	7	$1s^2 2s^2 2p^3$

元　素	符　号	原子序数	电子排布
氧	O	8	$1s^2 2s^2 2p^4$
氟	F	9	$1s^2 2s^2 2p^5$
氖	Ne	10	$1s^2 2s^2 2p^6$
钠	Na	11	$1s^2 2s^2 2p^6 3s^1$
镁	Mg	12	$1s^2 2s^2 2p^6 3s^2$
铝	Al	13	$1s^2 2s^2 2p^6 3s^2 3p^1$
硅	Si	14	$1s^2 2s^2 2p^6 3s^2 3p^2$
磷	P	15	$1s^2 2s^2 2p^6 3s^2 3p^3$
硫	S	16	$1s^2 2s^2 2p^6 3s^2 3p^4$
氯	Cl	17	$1s^2 2s^2 2p^6 3s^2 3p^5$
氩	Ar	18	$1s^2 2s^2 2p^6 3s^2 3p^6$
钾	K	19	$1s^2 2s^2 2p^6 3s^2 3p^6 4s^1$
钙	Ca	20	$1s^2 2s^2 2p^6 3s^2 3p^6 4s^2$
钪	Sc	21	$1s^2 2s^2 2p^6 3s^2 3p^6 3d^1 4s^2$
钛	Ti	22	$1s^2 2s^2 2p^6 3s^2 3p^6 3d^2 4s^2$
钒	V	23	$1s^2 2s^2 2p^6 3s^2 3p^6 3d^3 4s^2$
铬	Cr	24	$1s^2 2s^2 2p^6 3s^2 3p^6 3d^4 4s^2$
锰	Mn	25	$1s^2 2s^2 2p^6 3s^2 3p^6 3d^5 4s^2$
铁	Fe	26	$1s^2 2s^2 2p^6 3s^2 3p^6 3d^6 4s^2$
钴	Co	27	$1s^2 2s^2 2p^6 3s^2 3p^6 3d^7 4s^2$
镍	Ni	28	$1s^2 2s^2 2p^6 3s^2 3p^6 3d^8 4s^2$
铜	Cu	29	$1s^2 2s^2 2p^6 3s^2 3p^6 3d^{10} 4s^1$
锌	Zn	30	$1s^2 2s^2 2p^6 3s^2 3p^6 3d^{10} 4s^2$
镓	Ga	31	$1s^2 2s^2 2p^6 3s^2 3p^6 3d^{10} 4s^2 4p^1$
锗	Ge	32	$1s^2 2s^2 2p^6 3s^2 3p^6 3d^{10} 4s^2 4p^2$
砷	As	33	$1s^2 2s^2 2p^6 3s^2 3p^6 3d^{10} 4s^2 4p^3$
硒	Se	34	$1s^2 2s^2 2p^6 3s^2 3p^6 3d^{10} 4s^2 4p^4$
溴	Br	35	$1s^2 2s^2 2p^6 3s^2 3p^6 3d^{10} 4s^2 4p^5$
氪	Kr	36	$1s^2 2s^2 2p^6 3s^2 3p^6 3d^{10} 4s^2 4p^6$

2. 结合键基本概念

结合力(binding force)与结合能(binding energy)：当 2 个孤立的原子从无限远的距离相互靠近时,会出现两种作用力,即引力(attractive force,F_A)和斥力(repulsive force,F_R)。引

力源自相邻原子间的特定键合,斥力主要源自闭壳层电子云的重叠效应,同号电荷间的静电斥力也有影响。斥力只有在原子间距 r 很小(电子壳层重叠)的时候才有显著影响。2 个孤立原子间的结合力(net force,F_N)、引力、斥力与原子间距的关系如图 5.4(a)所示。结合力是引力和斥力的加和

$$F_N = F_A + F_R \tag{5.4}$$

当原子间距为 r_0 时,引力与斥力相等,称为平衡间距。对大多数原子而言,r_0 约为 0.3 nm。

图 5.4(b)表示 2 个孤立原子间的引力势 E_A、斥力势 E_R 和总势能 E_N 随原子间距 r 的变化,总势能曲线的极小值 E_0,即结合能,对应着平衡间距 r_0。E_0 对应着将 2 个原子分开到无限远所需要的能量,单位为 kJ/mol。总势能是引力势和斥力势的加和

$$E_N = E_A + E_R \tag{5.5}$$

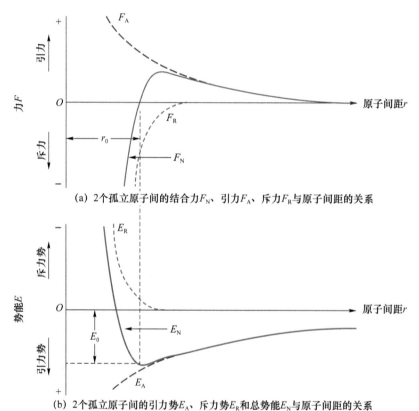

(a) 2 个孤立原子间的结合力 F_N、引力 F_A、斥力 F_R 与原子间距的关系

(b) 2 个孤立原子间的引力势 E_A、斥力势 E_R 和总势能 E_N 与原子间距的关系

图 5.4 2 个孤立原子间作用力和势能

对于分子和晶体等多原子体系,需要考虑各原子间的作用力和势能,因此情况要复杂得多。原子键合方式不同,决定了不同材料的结合能与势能-原子间距曲线形状的不同。根据电子围绕原子的分布方式,可以将结合键分为离子键、共价键、金属键、分子间作用力和氢键。虽然电子分布方式不同,但所有结合键都满足原子的外层电子结构为稳定结构,即惰性气体原子的外层电子结构。

离子键(ionic bond):典型的金属元素与非金属元素一般通过离子键进行化合。金属元素的外层价电子转移到非金属元素外层,形成具有稳定惰性气体电子排布(8 电子层)的金属正离子和非金属负离子。正负离子通过静电引力(库仑引力)结合形成离子型化合物(离子晶

体）。因此,离子键又称极性键。离子化合物是电中性的,即正电荷数等于负电荷数。氯化钠
(NaCl)是典型的离子晶体,其离子键如图 5.5 所示。离子键没有取向,其结合能在各方向上
相等。

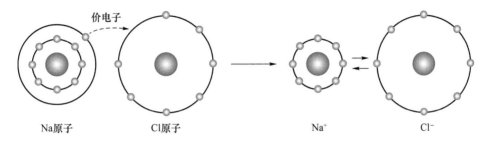

图 5.5　NaCl 离子键示意图

共价键(covalent bond):元素周期表中电负性相近的同族元素的原子通常通过共价键形
成分子或晶体。在该情况下,相邻原子通过共用一对或几对价电子使各原子的外层电子结构
都成为稳定的 8 电子层结构。例如,形成氢分子时 2 个氢原子的核外电子由 2 个氢原子共有,
即 2 个外层电子同时围绕 2 个氢原子运动,每个氢原子都通过共用一对价电子获得稳定电子
结构(见图 5.6)。通过区分形成共价键时分子中的正负电荷中心是否重合,可将其分为非极
性(正负电荷中心重合)共价键和极性(正负电荷中心不重合)共价键。由于共价键只存在于共
用电子对的原子之间,所以共价键存在方向性。

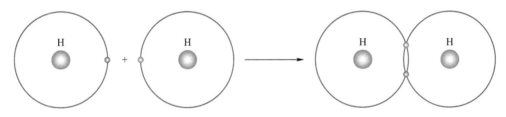

图 5.6　共价键示意图

金属键(metallic bond):金属原子的外层价电子数较少(通常<4),而金属晶体的配位数
却很高(>6),故金属晶体中各原子无法通过电子转移或共用电子对形成稳定电子结构。金属
晶体中所有原子都贡献出其价电子而成为外层为 8 电子层的金属正离子,所贡献出的价电子
在整个晶体内自由运动,为所有金属原子(正离子)所共用,如图 5.7 所示。金属晶体的结合力
源自价电子云与金属正离子间的静电引力。金属键没有方向性,自由电子云就像“黏结剂”,将
金属正离子牢牢黏在一起。

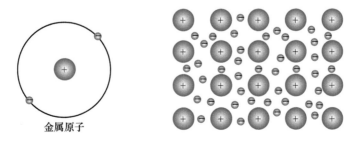

图 5.7　金属键示意图

分子间作用力,又称范德华力(van der Waals force):分子间作用力是电中性的原子之间的长程作用力,存在于几乎所有的原子或分子,但相比前三种结合键,属于弱相互作用。所有惰性气体原子在低温下就是通过范德华力聚集成分子晶体。电中性的原子间存在静电引力的原因在于核外电子是不断运动的,即电子云的密度随时间而变化。每一瞬间,负电荷中心并不和正电荷中心重合,导致瞬间电偶极矩(electric dipole moment)的形成。一个电偶极矩的正极与另一电偶极矩的负极间产生的静电引力就是范德华力,如图 5.8 所示。

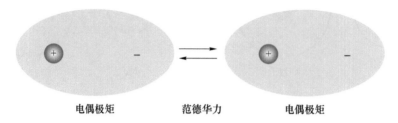

图 5.8　范德华力示意图

氢键(hydrogen bond):一种特殊的分子间作用力。在 HF、H_2O、NH_3 等物质中,分子通过极性共价键结合,分子之间则通过氢键连接。以水分子为例,由于氢-氧原子间的共用电子对靠近氧原子,氢原子核对邻近水分子中的氧原子外层未共价电子有较强的静电引力,形成氢键,如图 5.9 所示。氢键的形成条件包括①分子中含有氢;②另一个元素必须是显著的非金属元素(F、O、N)。

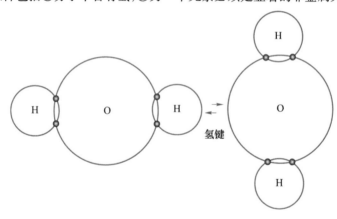

图 5.9　氢键示意图

具有不同结合键的物质,其结合能与熔点如表 5.3 所示。

表 5.3　不同物质的结合能与熔点

结合键	物　质	结合能/(kJ · mol^{-1})	熔点/℃
离子键	NaCl	640	801
	LiF	850	848
	MgO	1 000	2 800
	CaF_2	1 548	1 418
共价键	Cl_2	121	−102
	Si	450	1 410
	InSb	523	525
	C(金刚石)	713	＞3 550
	SiC	1 230	2 830

续表 5.3

结合键	物　质	结合能/(kJ·mol⁻¹)	熔点/℃
金属键	Hg	62	−39
	Al	330	660
	Ag	285	962
	W	850	3 414
范德华力	Ar	7.7	−189(69 kPa)
	Kr	11.7	−158(73.2 kPa)
	CH_4	18	−182
	Cl_2	31	−101
氢键	HF	29	−83
	NH_3	35	−78
	H_2O	51	0

3. 晶体结构基本概念

晶体(crystal)与空间点阵(space lattice)：晶体的一个基本特征是原子或原子集团呈有规律的周期性排列，即存在长程有序性。所有的金属、部分陶瓷和一些高分子在固态可以形成晶体结构。缺乏长程有序性的原子排列称为非晶结构。晶体中原子或原子集团排列的周期性规律，可以用在空间中有规律分布的几何点来表示。沿任一方向上相邻点之间的距离就是晶体沿该方向的周期。该几何点的集合构成空间点阵，每个几何点称为点阵节点，每个节点可以表示一个原子或原子集团。将三维空间中规则排列的节点连接起来形成的空间网格称为晶格，如图 5.10(a)所示。

晶胞(unit cell)与晶系(crystal system)：由于晶体的空间点阵具有周期性，因此，可以将空间点阵划分为最小重复基元，这种基元称为晶胞，如图 5.10(b)所示。晶胞各边的长度分别为 a、b、c，以 Å 为单位(1Å＝1×10⁻¹⁰ m)，各边之间的夹角分别为 α、β、γ，这 6 个参数称为点阵常数或晶格常数。按照晶胞的大小和形状特点(对称性)，可以将各种晶体划分为 7 种晶系(见表 5.4)。

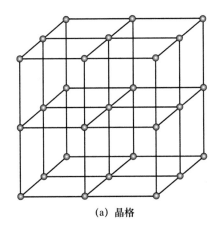

(a) 晶格

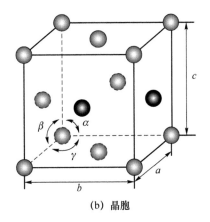

(b) 晶胞

图 5.10　晶体结构

表 5.4 7 种晶系的晶格常数关系与晶胞结构

晶系	晶格常数关系		晶胞结构
立方	$a=b=c$	$\alpha=\beta=\gamma=90°$	
六方	$a=b\neq c$	$\alpha=\beta=90°,\gamma=120°$	
四方	$a=b\neq c$	$\alpha=\beta=\gamma=90°$	
三方	$a=b=c$	$\alpha=\beta=\gamma\neq90°$	
斜方	$a\neq b\neq c$	$\alpha=\beta=\gamma=90°$	
单斜	$a\neq b\neq c$	$\alpha=\beta=90°\neq\gamma$	
三斜	$a\neq b\neq c$	$\alpha\neq\beta\neq\gamma\neq90°$	

下面以金属晶体为例,介绍 3 种常见的简单空间点阵结构。

体心立方结构(body-centered cubic structure,BCC):晶胞中,原子分布在立方体的顶点和晶体的中心,如图 5.11(a)所示。该结构中 3 个棱边长相等,即 $a=b=c$,且各棱边夹角都为 $90°(α=β=γ=90°)$。具有 BCC 晶体结构的金属有 Cr、Mo、W、V 等。

面心立方结构(face-centered cubic structure,FCC):晶胞中,原子分布在立方体的顶点与立方体面的中心,如图 5.11(b)所示。该结构中 3 个棱边长相等,即 $a=b=c$,且各棱边夹角都为 $90°(α=β=γ=90°)$。具有 FCC 晶体结构的金属有 Cu、Al、Ag、Au、Ni、Pb 等。

密排六方结构(The Hexagonal Close-Packed Structure,HCP):晶胞中,原子分布在六方晶胞的 12 个顶点和上下底面的中心以及两底面间的 3 个间隙中,如图 5.11(c)所示。该结构中,a 为正六边形边长,c 为六方柱高,通常 $a≠c$。具有 HCP 晶体结构的金属有 Mg、Zn、Cd、Be 等。

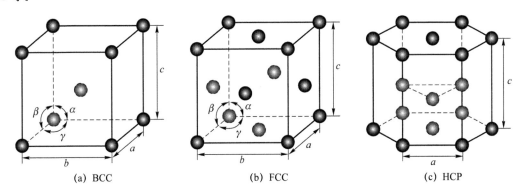

(a) BCC　　　　　　　　(b) FCC　　　　　　　　(c) HCP

图 5.11　3 种常见的晶体结构

5.1.2　力学性能

植介入医疗器械在临床使用时,根据植入部位不同会面临不同的体内生物力学环境。例如,人体皮质骨的弹性模量约 5～21 GPa,而软骨的弹性模量仅为约 0.5～0.9 MPa。针对不同生物力学环境选择植介入医疗器械材料时,需要对综合力学性能有清晰的认识。固体材料的力学性能可以简单划分为变形性能和断裂性能两方面。变形性能基于应力和应变的关系,可以反映材料的弹性、黏性、黏弹性等性质;断裂性能可以反映材料的破坏程度和失效类型。

1. 变形性能

应力与应变:材料在变形时,在所考察截面单位面积上的力称为应力($σ$),单位为 Pa。应变($ε$)则是材料发生变形时单位长度上的变形量,是一个无量纲量。应力与应变的表达公式如下:

$$σ=P/A_0 \tag{5.6}$$
$$ε=ΔL/L_0 \tag{5.7}$$

式中,P 为载荷,单位为 N;A_0 为变形前截面积,单位为 m^2;$ΔL$ 为变形量,L_0 为变形前长度。

常见的生物材料力学性能评价方法有拉伸试验、压缩试验、弯曲试验、扭转试验、疲劳试验等。下面以拉伸试验为例来介绍应力-应变曲线(stress-strain curve),拉伸试验可以提供材料在单轴拉伸应力下的强度和延性数据,具体实验方法可以参考国标 GB/T228.1《金属拉伸试验方法》、美国 ASTM E8M-04 或国际标准 ISO 6892—1。图 5.12 所示为低碳钢的应力-应变曲线,该曲线可以划分为三个阶段。

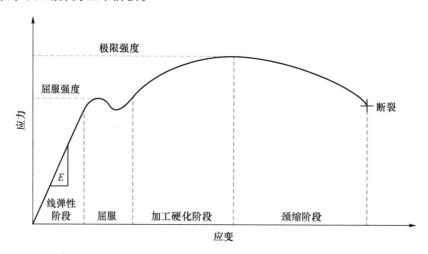

图 5.12 低碳钢的应力-应变曲线

第一阶段为线弹性阶段。此阶段的应力与应变成正比,遵循胡克定律(Hooke law):

$$\sigma = E\varepsilon \qquad (5.8)$$

该线性阶段的斜率即为弹性模量(E),习惯上又称杨氏模量(Young modulus)。材料在该阶段的变形均为弹性变形,去除外力,变形消失,材料恢复原来的状态。第一阶段的结束是塑性变形的开始,该点的应力称为屈服强度(yield strength)。并不是所有材料都有明显的屈服点,对于没有明显屈服现象的材料,可以通过位移偏置法计算屈服强度。第二阶段为加工硬化阶段。屈服之后,载荷继续增大,变形(弹性变形与塑性变形)继续增加,达到曲线的最高点,即极限强度(ultimate strength)。第三个阶段为颈缩阶段。应力超过极限强度后,材料会出现颈缩现象(necking),宏观材料某一段的截面积明显小于平均截面积,该区域产生应力集中,进一步加剧颈缩,最终导致断裂发生。通过比较选定区域(标距)的长度变化,可以计算材料的延伸率(elongationrate,δ):

$$\delta = \left(\frac{l_{\mathrm{f}} - l_0}{l_0}\right) \times 100\% \qquad (5.9)$$

l_{f} 是断裂时的标距长度,l_0 是标距的原始长度,延伸率可以用来定量描述材料的塑性(plasticity)。常见材料的力学性能如表 5.5 所示。

表 5.5 常见金属材料力学性能

材料	屈服强度/MPa	极限拉伸强度/MPa	塑性/%
铝	35	90	40
黄铜(70 Cu - 30 Zn)	75	300	68
铜	69	200	45
铁	130	262	45
镍	138	480	40
不锈钢(1020)	180	380	25
钛	450	520	25
钼	565	655	35

泊松比(poisson ratio)：材料受单向拉伸或压缩时，横向应变 ε_x 与纵向应变 ε_z 的比值，又称横向变形系数，是一个无量纲物理量，用 ν 表示，即

$$\nu = -\frac{\varepsilon_x}{\varepsilon_z} = -\frac{\varepsilon_y}{\varepsilon_z} \tag{5.10}$$

对几乎所有结构材料而言，ε_x 与 ε_z 符号相反，所以公式(5.10)中加一个负号保证泊松比为正。理论上，对于各向同性材料，其泊松比为 0.25，泊松比的最大值为 0.5。常见材料的弹性模量与泊松比如表 5.6 所示。

表 5.6　常见金属材料弹性模量与泊松比

材　料	弹性模量 E/GPa	泊松比 ν
铝	69	0.33
黄铜	97	0.34
铜	110	0.34
镁	45	0.29
镍	207	0.31
不锈钢	207	0.30
钛	107	0.34
钨	407	0.28

刚度：材料在受力时抵抗弹性变形的能力，通常用弹性模量 E 来描述。弹性模量是材料力学性能指标中最稳定的一个参数，主要与材料内部的结合键和键能有关。一般共价键与金属键晶体的弹性模量较高，离子晶体和通过范德华力结合的材料弹性模量较低。

硬度(hardness)：材料抵抗局部塑性变形的能力。常见的硬度测试方法有洛氏硬度测试(Rockwell hardness test，ASTM E18)、布氏硬度测试(Brinell hardness test，ASTM E10)、维氏硬度测试(vickers hardness test，ASTM E92，E384)。不同测试方法得到硬度值间可以相互转化(ASTM E140)。

韧性(toughness)：材料承受外力时抵抗断裂的能力，定义为材料在断裂前吸收的能量与体积的比值，即

$$\text{toughness} = \int_{\varepsilon_0}^{\varepsilon_f} \sigma \mathrm{d}\varepsilon \tag{5.11}$$

通过各种生物材料的应力-应变曲线可以粗略判断材料的韧性。能承受较大应力与较大变形的材料硬而韧；能承受较大应力但变形较小的材料硬而脆。这些性能都与材料的固体结构有关。通过应力-应变曲线下的面积可以简单判断材料的韧性，如图 5.13 所示。

黏弹性(viscoelasticity)：材料在变形时同时表现出弹性固体与黏性流体的特征。理想的黏性液体服从牛顿定律，即应力与应变率成正比线性关系。理想的弹性固体服从胡克定律，即应力与应变成线性关系。黏弹性材料的变形性质介于弹性材料和黏性材料之间，其应变具有时间依赖性。

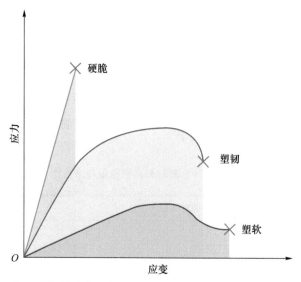

注: 阴影面积为材料的韧性

图 5.13　不同性能材料的应力-应变曲线

2. 断裂性能

当施加在材料上的外力达到临界值时,材料发生破坏,分裂两个或多个部分,称为材料的断裂。材料的宏观断裂一般会经历内部微裂纹的发生、扩展到最终断裂这一过程。根据断口宏观形貌,可以分为塑性断裂和脆性断裂;根据外加载荷的大小和方向可以分为疲劳断裂、腐蚀疲劳、蠕变断裂;根据裂纹扩展途径可以分为穿晶断裂和晶界断裂。

塑性断裂(ductile fracture):塑性断裂的断口可以观察到明显的塑性变形,即颈缩现象。断裂发生前,在断裂位置的材料内部先产生微孔。随着变形继续发生,微孔扩大、粗化、连成一片,形成与外加载荷方向垂直的椭圆形裂纹。随后在与外加载荷轴向呈 45°角的剪切变形作用下,裂纹沿颈缩位置快速扩展,最终发生断裂,如图 5.14 所示。在断口中部,断裂形貌通常不规则并有纤维特征。大多数塑性金属材料、链状高聚物的断裂通常为塑性断裂。

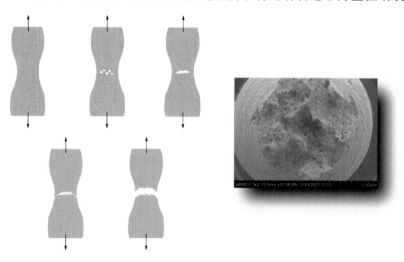

图 5.14　塑性断裂过程与扫描电镜下塑性断口形貌

脆性断裂(brittle fracture):脆性断裂的断口没有可见的宏观变形,即没有颈缩现象。通常裂纹沿垂直外加载荷方向迅速扩展,呈现出相对光滑平整的断裂形貌,如图 5.15(a)所示。大多数陶瓷、玻璃、脆性金属会发生脆性断裂。对于脆性的多晶材料,裂纹的持续扩展与特定晶面的原子结合被破坏有关,即断裂沿材料的特定晶体学平面——解理面发生,又称解理断裂,解理面一般是低指数晶面。当断裂穿过晶体内部时称为穿晶断裂,而沿晶界扩展的断裂称为沿晶断裂或晶界断裂,如图 5.15(b)所示。

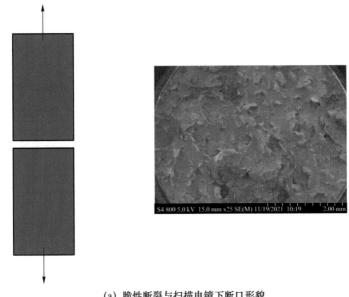

(a) 脆性断裂与扫描电镜下断口形貌

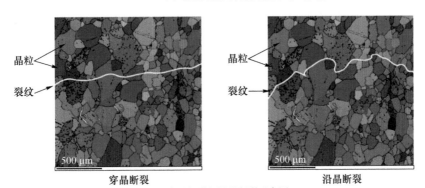

穿晶断裂　　　　　　　　　沿晶断裂

(b) 穿晶断裂与沿晶断裂示意图

图 5.15　脆性断裂

疲劳断裂(fatigue fracture):材料在交变载荷作用下发生的断裂。交变载荷是指应力的大小和方向随时间做周期性变化。产生疲劳断裂的交变应力大小一般都远小于静态载荷下的极限或屈服强度。疲劳断裂通常是在无明显塑性变形的情况下突然发生的低应力脆性断裂。金属、陶瓷、高分子材料对疲劳断裂均存在敏感性。疲劳断裂的发生也存在裂纹发生、扩展和最终断裂三个基本过程。疲劳裂纹源产生于高应力集中区(自由表面或内部缺陷);疲劳裂纹出现后在周期性应力的作用下缓慢扩展,形成裂纹扩展区,通常具有沙滩(宏观)或条纹(微观)特征;当裂纹形成临界尺寸后随即导致最终断裂。

腐蚀疲劳断裂(corrosion fatigue fracture):在周期性应力和腐蚀介质同时作用下发生的断裂称为腐蚀疲劳断裂。在腐蚀(化学或电化学反应)作用下形成的点蚀坑可以引发应力集中并形成裂纹源。裂纹在腐蚀介质作用下会进一步扩展,最终导致材料断裂。

蠕变断裂(creep fracture):在持续外力和较高温度的同时作用下,材料的变形不断发展直至断裂的过程。金属材料在温度高于 $0.3 \sim 0.4\ T_m$(T_m 为熔点)时可以产生明显的蠕变。陶瓷材料在温度高于 $0.4 \sim 0.5\ T_m$ 时也可以产生蠕变。高分子材料的蠕变温度与其玻璃化转变温度有关。典型的蠕变曲线可以分为 4 个阶段:初始蠕变,蠕变速率递减;稳态蠕变,蠕变速率近似不变;加速蠕变;断裂。

5.1.3 降解性质

对于传统植介入医疗器械而言,植入物在体液环境中保持生物惰性(bioinert)和性能稳定性,不被腐蚀、水解(hydrolysis)和吸收是生物相容性和生物安全性的关键评价标准之一。随着医学和生物学的进步,学术界逐渐认识到组织的再生、修复过程是动态变化的,一旦组织修复完成,残留在机体中的生物惰性植入物就成了长期异物反应的根源,可能引发慢性炎症、干扰机体的正常功能。事实上,目前临床上使用的医用材料并不完全是生物惰性的,例如,不锈钢血管支架会在血管环境中缓慢释放铬、镍等元素,持续刺激病变血管的增生,导致再狭窄的发生。因此,生物可降解的概念在 21 世纪应运而生,生物降解是指在特定的生物活动中材料逐渐被破坏的过程。

1. 生物材料的服役环境

生物材料在机体中的降解过程通常是多种因素共同或交叉作用的结果。植介入医疗器械材料在体内长期受到化学、生物、力学等多因素的复杂影响。例如,体液环境(血液、组织液、唾液等)中具有复杂的电解质离子,组织与细胞每时每刻都在进行着新陈代谢活动,不同组织与器官间常处于复杂的相对运动之中。在这些多因素的长期、综合影响下,鲜有材料可以保持原有的物理、化学及力学特性,从而被生物降解。下面从化学、生物学和力学环境的角度介绍生物材料的服役环境。

化学环境(chemical environment):人体中水含量占比约 $60\% \sim 70\%$,一个体重 70 kg 的成年男性大约有 42 L 体液。这些体液可以分为 14 L 细胞外液(extracellular fluid)与 28 L 细胞内液(intracellular fluid)[1]。细胞外液可以进一步分为 3 L 血浆(plasma)与 11 L 组织液(tissue fluid)。细胞外液中主要含有钠离子与氯离子,而细胞内液主要含有钾离子与磷酸根离子(PO_4^{3-}、HPO_4^{2-}、$H_2PO_4^-$),它们的具体成分如表 5.7 所示。人体不同部位体液的主要成分与含量如表 5.8 所示。植介入医疗器械接触体液的瞬间,带有不同电荷的离子或离子基团会参与材料与体液间的界面离子交换并形成双电层。此外,体液中的氨基酸、葡萄糖、脂肪酸、蛋白等大分子也会在瞬间(毫秒内)吸附到植入物表面。在温度(体温 37 ℃)、酸碱度(血液 pH 7.4,炎症反应 pH 偏酸性)、无机离子与生物大分子的作用下,材料表面会发生一系列化学与电化学反应。

表 5.7 人体细胞外液与细胞内液的离子成分与含量[1]

离子种类	细胞外液/(mmol·L^{-1})	细胞内液/(mmol·L^{-1})
Ca^{2+}	$1.2 \sim 1.3$	0
Na^{2+}	$139 \sim 142$	14
K^+	$4.0 \sim 4.2$	140
Cl^-	108	4
HCO_3^-	$24 \sim 28.3$	10
HPO_4^-	2	11

表 5.8　不同体液中的主要电解质(mEq/L)和有机物(mg/100 mL)含量[2]

成分	全血	血清	脑脊液	滑膜液	唾液	眼泪	淋巴液
HCO_3^-	19～23	24～30	21.3～25.9	—	3.5～10.7	26	—
Ca^{2+}	4.8	4.0～5.5	2.0～2.60	2.3～4.7	2.3～5.5	—	3.4～5.6
Cl^-	77～86	100～110	100～129	87～138	15.1～31.6	118～138	87～103
Mg^{2+}	3.0～3.8	1.6～2.2	0.45～4.0	—	0.16～1.06	—	—
HPO_4^{2-}	0.76～1.1	1.6～2.7	—	1.6～2.7	—	—	2.0～3.6
K^+	40～60	4.0～5.6	2.06～3.86	3.5～4.5	14～41	7.7～22.1	3.9～5.6
Na^+	79～91	130～155	129～153	133～139	5.2～24.4	126～166	118～132
SO_4^{2-}	0.1～0.2	0.7～1.5	—	0.7～1.5	—	—	—
氨基酸	38～53	35～65	1.0～1.5	—	—	7.6	—
胆固醇	115～225	120～200	0.16～0.77	5～14	2.5～5	—	34～106
脂肪酸	250～390	150～500	—	—	—	—	—
葡萄糖	80～100	60～130	50～80	—	10～30	10	140
脂质	445～610	285～675	0.77～1.7	—	—	—	—
尿素	20～40	20～30	13.8～36.4	—	14～75	20～30	—

生物学环境(biological environment)：植介入医疗器械通常用于损伤组织的修复,因此在植入物服役早期通常会经历急性炎症或延长为慢性炎症反应。炎症反应通常伴随着氧化还原过程,继而产生过氧化氢、次氯酸、过氧亚硝酸盐和酶等具有氧化还原活性的物质。这些物质会影响生物材料的降解行为。此外,组织修复不同阶段也伴随着生物学环境的不断演变,例如,骨修复早期以血肿环境和炎症反应为主,骨修复中后期则以硬骨痂形成和骨重塑过程为主[3]。

生物力学环境(bio mechanical environment)：受日常生活和机体活动的影响,植介入医疗器械通常要面对复杂的生物力学环境。例如,关节置换假体处于周期性的循环载荷作用下,假体存在长期磨损的风险。此外,不同植入物组成的器械系统间(如骨钉与骨板)也会因为外力作用而存在微动磨损的问题。又如,冠脉支架长期处于血管的周期性脉动作用下,存在腐蚀疲劳的风险。

2. 生物金属的降解过程

生物可降解金属(biodegradable metal)是近年来医用金属中蓬勃发展的新兴领域,我国学者对于生物可降解金属的定义是"能够在体内逐渐被体液腐蚀降解的一类医用金属,它们所释放的腐蚀产物给机体带来恰当的宿主反应,且能被细胞或组织代谢或同化吸收,当协助机体完成组织修复使命之后将全部被体液溶解,不残留任何植入物"。美国 ASTM-F3160 标准中对于生物可降解金属的描述是 an initially distinct foreign material or substance that either directly or through intended degradation can pass through or be metabolized or assimilated by cells and/or tissue[4]。需要强调的是,只有 100% 全部被降解的金属且降解产物不会对宿主带来毒性危害的才是符合定义的生物可降解金属。因此,不是任何一种能够在体液环境中发生腐蚀反应的金属都是生物可降解金属。按照上述定义,生物可降解金属的主体元素应该是能够被人体新陈代谢的生命元素。目前学界公认的生物可降解金属基体元素主要有镁、铁、锌三类。按照材料的成分和微观结构可以将生物可降解金属划分为纯金属、合金、大块非晶、高熵合金、金属复合材料等。

降解机制(degradation mechanism):生物可降解金属在生理环境中降解的典型模式是金属腐蚀降解。腐蚀是一个电化学过程,金属表面与电解质溶液接触而被氧化,同时电解液中的某些物质在金属表面被还原,经过一段时间后导致金属的损失。金属腐蚀降解过程中的主要电化学反应如下:

$$M \longrightarrow M^{n+} + ne^- \text{(阳极反应)} \tag{5.12}$$

$$2H_2O + 2e^- \longrightarrow H_2 + 2OH^- \text{(阴极反应)} \tag{5.13}$$

$$2H_2O + O_2 + 4e^- \longrightarrow 4OH^- \text{(阴极反应)} \tag{5.14}$$

$$M^{n+} + nOH^- \longrightarrow M(OH)_n \text{(产物形成)} \tag{5.15}$$

金属在接触体液后,迅速发生阳极反应被氧化成金属离子,产生的自由电子被阴极反应所消耗。在生理环境下(pH≈7.4),对于镁而言,阴极反应以析氢反应为主(式(5.13));对于铁和锌而言,阴极反应以吸氧反应为主(式(5.14))。阴极反应和阳极反应分别在体液环境中产生金属离子和氢氧根离子、氢气。当达到饱和浓度时,在金属表面形成氧化物、氢氧化物等固态沉淀,降解产物的成分、致密度等决定了其对于基底的保护性。由于体液中存在大量的Cl^-、SO_4^{2-}等阴离子,降解产物在体液环境中很难长期稳定存在,会进一步发生溶解。金属在体液环境中的降解过程如图 5.16 所示。

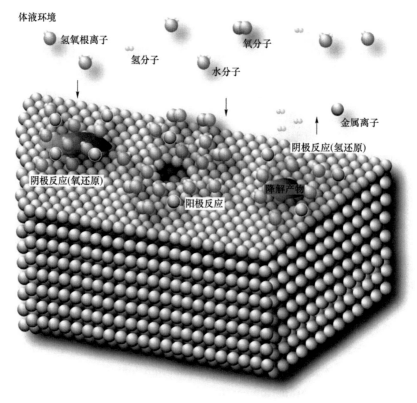

图 5.16 金属在体液环境中的降解过程

影响金属降解的因素可以分为内在因素与外在(环境)因素。内在因素包括合金元素种类与成分、第二相、杂质元素、缺陷、残余应力等。例如,在金属中添加合金元素后会形成固溶体和金属间化合物(第二相)。由于基体元素与合金元素的标准电极(electrode)电位(氢标电位)

存在电位差,当形成固溶体时,合金元素会改变金属基体的电极电位;当形成第二相时,金属基体与第二相会形成腐蚀电偶,加速或抑制金属基体的腐蚀降解;金属中由于变形导致的残余应力可以产生应力腐蚀并引起植入物早期失效。外在因素包括电解液成分(无机离子、缓冲体系)、pH 值、溶解氧、温度、生物大分子、细胞等。例如,高浓度的 Cl^- 具有很强的穿透能力,可以破坏金属的降解产物层,导致点蚀发生;组织修复早期通常伴随炎症反应,导致局部 pH 值降低,可以抑制腐蚀层的形成,引起金属加速降解;对于阴极反应以氧还原反应为主的金属而言,当环境中溶解氧浓度过低时,可以成为金属腐蚀的速度控制措施,导致阴极反应速度降低,减缓腐蚀。

3. 生物陶瓷的降解过程

可吸收生物陶瓷(absorbable bioceramics)指在体内能够逐渐被宿主降解替代,帮助骨组织修复的一类陶瓷材料。生物陶瓷在体内的降解过程主要分为两种机制,分别是物理化学溶解机制和细胞介导的吸收机制。

物理化学溶解机制(physicochemical dissolution mechanism):该过程从本质上来说是发生在陶瓷和体液的固-液界面上的溶解沉淀过程。从热力学角度来看,磷酸钙和生物玻璃等材料微溶于水,它们会在体液环境中溶解并释放溶质直至达到饱和浓度,此时溶质从陶瓷中溶解的速率与固相从溶液中沉淀的速率相同,即达到沉淀-溶解平衡。通常,生物陶瓷的溶解度随 pH 值的升高而下降。从表面反应的角度来看,生物陶瓷的降解过程是陶瓷中的钙离子(Ca^{2+})、磷酸根离子(PO_4^{3-}、HPO_4^{2-}、$H_2PO_4^-$)、掺杂元素(F^-、Cl^-)等通过表面水合作用发生的固-液离子交换过程,并最终在材料表面产生相变(沉淀形成新相)。所以,分析某类生物陶瓷的物理化学溶解过程要考虑以下三方面[5]:①材料在体液中的溶解度;②溶解的热力学与动力学过程;③表面相变。

影响生物陶瓷物理化学溶解的因素主要有:

① 结晶特征,对于同一种成分的生物陶瓷,结晶度越低,溶解越快。晶格缺陷也会加速溶解;

② 热力学稳定性,不同生物陶瓷的溶解度从小到大排序如下:磷酸三钙＜磷酸八钙(OCP)＜二水磷酸氢钙(DCPD);

③ 添加剂,添加剂会改变生物陶瓷的晶格结构,从而影响溶解度。例如,在羟基磷灰石中添加碳酸盐、硅酸盐、锶可以加速溶解,而添加氟则作用相反[6];

④ 结构,孔隙或比表面积越大,溶解越快;

⑤ 蛋白质,体液中的蛋白质可以影响沉淀时的新相形核-长大过程,比如,吸附在陶瓷表面的蛋白质可以封锁新相的形核位点。

细胞介导的吸收机制(cell mediated absorption mechanism):生物陶瓷的细胞降解过程主要由破骨细胞主导。破骨细胞源于沿单核/巨噬细胞谱系分化的造血干细胞。它们通过酸化和酶解作用分别实现对无机骨矿物质和有机细胞外基质的降解、吸收。破骨细胞在进行降解吸收时会黏附在骨基质上形成一个密封区,通过碳酸酐酶的作用在密封区内释放二氧化碳、水和氢离子,从而进行酸化降解[6]。密封区内的 pH 可低至 4～5。此外,破骨细胞还可以通过吞噬作用将陶瓷微粒包裹在细胞质中,然后通过酸化、酶解降解。

破骨细胞介导的吸收过程主要受以下因素影响。

① 物理化学溶解过程。生物陶瓷溶解释放的钙离子浓度对破骨细胞行为有显著影响[7]。在达到一定浓度后,破骨细胞的吸收行为被抑制。

② 碳酸盐和其他矿物离子。碳酸盐可以促进碳酸酐酶活性,刺激破骨细胞分泌酸性物质[8]。锌和氟则对破骨细胞的吸收行为有抑制作用[9]。

③ 表面能与粗糙度。生物陶瓷的表面能可以调控破骨细胞黏附[10],粗糙表面更利于破骨细胞黏附[11]。

4. 生物高分子的降解过程

生物高分子(bio-macromolecule)指可在体内外通过水解、酶解或氧化降解,其降解产物可通过正常代谢从体内清除的一类聚合物材料。生物高分子可分为天然高分子和合成高分子。天然高分子包括蚕丝、胶原、壳聚糖等,合成高分子包括聚酯(聚乳酸、聚乙醇酸、聚己内酯、聚碳酸酯)、聚酰亚胺等。生物高分子在体内的降解机制主要有水解、酶解和氧化降解。

水解:化学水解是聚酯类高分子降解的主要机制,水导致聚合物链中的酯键裂解,产生可以被进一步代谢吸收的低聚物或单体。对于 PLA、PGA、PCL 和其共聚物而言,主要降解产物包括乳酸、乙醇酸和 6-羟基己酸等小分子[12]。这些小分子可以进入三羧酸循环,并最终以二氧化碳和水的形式排出体外。水解可以分为整体侵蚀(bulk erosion)和表面侵蚀(surface erosion)。在表面侵蚀中,水渗入材料的速度慢于材料降解的速度,植入材料随时间逐渐变薄,但是保持材料整体完整性。一些疏水性聚合物的降解以表面侵蚀的方式进行,如聚酐和聚原酸酯。在整体侵蚀中,水渗入材料的速度快于材料表面降解的速度,材料几何尺寸保持稳定直到某一临界时刻出现植入材料的大量质量损失。

酶解和氧化降解(enzymolysis and oxidative degradation):巨噬细胞通过分泌中性蛋白酶、酸性水解酶、溶菌酶等一系列酶来加速生物高分子的降解[13]。此外,M1 型巨噬细胞也可以通过吞噬作用降解高分子微粒。巨噬细胞、中性粒细胞和异物巨细胞(FBGC)还可以释放活性氧等自由基对高分子材料进行氧化降解。

影响生物高分子降解的因素有[5]:

① 成分。例如,PGA 相比 PLA 具有更高的亲水性,因此降解速率更快;

② pH 值。pH 值可以通过直接影响聚合物本身的化学特性或通过影响降解产物来间接影响水解过程;

③ 结晶度。结晶度可以影响水分子进入酯键以引起链断裂的难易程度;

④ 分子量。聚合物的分子量及其分布会影响链端的体积分数,从而影响链的流动性和结晶度。此外,分子量还决定了可以参与水解的酸性端基的数量及其可能的催化作用。

5.1.4 生物学性质

1. 生物相容性

不论何种类型和成分的生物材料,当植入机体时,组织与材料之间都会产生化学、力学、生物学等一系列相交互作用。对于生物相容性好的材料,这种作用不仅不会影响植入物发挥正常功能,而且能帮助组织修复。但当异物反应很严重时,可能会干扰组织的修复进程,甚至危及生命。生物相容性指生物材料与机体间的相互适应性,生物相容性良好的材料应该在特定植入部位引起适宜的宿主反应。具体来说,对于长期植介入医疗器械而言,生物相容性指的是该器械能够正常发挥其设计的功能,且不引起宿主任何不良的局部或系统反应。对于短期植介入医疗器械,如可吸收血管支架,生物相容性指该器械能够在血流环境下正常发挥其功能,且支架具有良好的血液相容性,即不引起凝血和血栓等。对于组织工程支架,生物相容性指该支架能够支持并促进组织修复所需的细胞活动,不产生任何局部或系统的不良反应。生物材料或植介入医疗器械的生物相容性标准可参考 ISO 10993 和国家标准 GB/T 16886 的要求。下面具体介绍常见的组织相容性和血液相容性部分。

2. 组织相容性

植入物植入人体后,机体组织的反应通常与植入部位、创伤程度、植入物化学成分、微观及宏观结构密切相关。对植入物组织相容性的评价通常包含局部反应与全身反应。在植入局部,机体视植入物为异物,因而会本能地想要"隔离异物",包括多核白细胞、巨噬细胞在内的炎症细胞会出现在植入物周围。如果植入物是生物惰性的,机体通常会形成一层较薄的胶原组织包裹植入物。如果植入物对组织产生化学或物理刺激,则会激活炎症反应,延缓组织修复进程,最终形成愈伤组织,严重的甚至引起局部坏死。例如,单丝尼龙缝合线具有良好的组织相容性,而复丝尼龙缝合线则引起严重炎症反应。惰性金属植入物在植入早期通常不引起不良副反应,但随着植入时间延长,体内"严酷"的服役环境会引起金属的缓慢腐蚀,向周围组织释放金属离子,当离子浓度积累到一定程度后可能引发炎症反应。对于全身反应,医用植入物需要满足不致畸、不致癌、无免疫原性等条件。

3. 血液相容性

血液相容性是指生物材料与血液接触时,材料与血液成分之间的相互作用。血液相容性良好的材料不引起凝血(coagulation)、血栓、溶血,不破坏血液成分和血液生理环境。血液相容性评价的内容包括血栓形成、凝血、血小板、血液学(haematology)、补体系统(complement system)等,具体可参考国际标准 ISO 10993-4,如表 5.9 所示。

表 5.9　植介入医疗器械的血液相容性评价方法

测试类别	方法
血栓形成	扫描电子显微镜(SEM)检测血小板黏附与聚集,血小板和白细胞形态,纤维蛋白,血管闭塞百分比,血流减少情况,针对血栓形成成分的标记抗体检测,组织病理学分析,远端器官尸检;组织病理学分析
凝血	特定凝血因子测定,FPA、D-二聚体、F1+2、PAC-1、S-12、TAT、PTT(非激活)、PT、TT,血浆纤维蛋白原,纤维蛋白降解产物(FDP)
血小板	PF-4、β-TG、血栓烷 B_2
	血小板活化标志物
	血小板微粒
	放射性标记血小板的伽马成像 In 标记的血小板存活分析
	血小板功能分析
	血小板计数/黏附性测定
	血小板聚集性测定
血液学	白细胞计数
	白细胞活化分析
	溶血分析
	网织红细胞计数 外周血细胞(如粒细胞)的活化特异性释放产物测定
补体系统	C3a、C5a、TCC、Bb、iC3b、C4b、SC5b-9、CH 50、C3 转化酶、C5 转化酶

生物材料在与血液接触的数秒钟之后,在材料表面首先发生血浆蛋白(白蛋白、球蛋白、纤维蛋白原等)吸附。血浆蛋白的吸附速率和吸附量与材料表面特性、蛋白质种类和吸附条件有关。例如,容易吸附白蛋白的生物材料表面不利于血小板黏附,抗凝血性能较好;容易吸附γ-球蛋白和纤维蛋白原的材料表面则能加速凝血过程。随后血小板在材料表面黏附、聚集、变形。血小板带负电,因此带负电的生物材料表面通常不易发生血小板黏附。此外,材料表面吸附的蛋白质种类能够显著影响血小板的黏附、聚集和激活。如前所述,γ-球蛋白和纤维蛋白原能够加速血小板黏附和聚集,随后血小板激活、变形,释放血小板因子和腺苷二磷酸等物质,进而激活内源性凝血系统,腺苷二磷酸可进一步促进血小板黏附、聚集、变形,引起凝血。血液成分与生物材料之间的相互作用也是血液相容性的重要组成部分。如果材料引起红细胞损伤,会向血浆中释放大量凝血因子、腺苷二磷酸、腺苷三磷酸,加速凝血过程。白细胞具有内源性前凝血质活性和前聚集体活性,如果被激活,可影响血小板聚集。此外,血液中还有一类参与免疫效应的蛋白分子,称为补体系统,由二十多种血清蛋白组成,其中主要成分用C1~C9表示。补体在血液中通常以非活化的分子形式存在,当外源物质刺激时,这些分子会裂解为具有生物活性的蛋白和多肽,发挥防御和免疫调节功能。血液与生物材料表面接触后形成血栓的机制如图 5.17 所示。

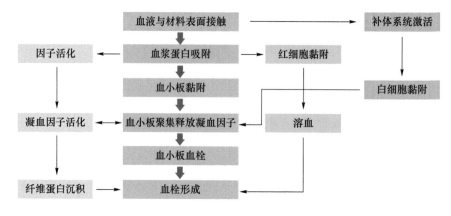

图 5.17   血液与生物材料表面接触后形成血栓的机制

5.2   医用材料分类及在植介入医疗器械中的应用

早期的医用材料体系通常源于其他领域,如汽车工业或航空航天工业。经过半个多世纪的发展,材料学与医学不断交叉融合,极大地丰富了生物医用材料的种类、作用形式与临床应用。根据材料的物理化学特性,生物医用材料可以分为金属、高分子、陶瓷与玻璃、复合材料、纳米材料等;根据材料在体液中的腐蚀行为,可以分为不可降解材料与可降解材料;根据材料在组织修复再生中的功能,又可以分为生物惰性材料与生物活性材料。本节基于医用材料的经典分类模式,结合最新研究进展和不同材料体系的鲜明特征,介绍目前临床上的主流材料体系及代表性植介入医疗器械。

5.2.1   医用金属

医用金属材料是最早应用于临床的生物材料。医用金属具有高强度、优异的抗疲劳性、良好的韧性和易加工成形的特点,因此被广泛应用于骨科、口腔科、矫形外科、心血管系统等领域,用于硬组织的固定、修复、替换,软组织修复、人工器官的结构部件及介入治疗的血管支架等。现代外科医学临床上使用的手术器械几乎都是医用金属材料制成的。广泛用于临床的医用金属材料包括不锈钢、钴基合金、钛合金、形状记忆合金(shape memory alloy)等。可生物降解金属是 21 世纪医用金属材料的研究前沿。

1. 不锈钢

不锈钢主要由铁、铬、镍、钼和锰等合金元素组成。由于不锈钢能在表面形成一层含有铬和钼的钝化膜,因此具有优异的耐腐蚀性。不锈钢用于临床已经有半个多世纪的历史,早在1926 年,304 不锈钢(含有 18% 的铬和 8% 的镍)就作为骨科植入材料应用于医学。随后钼被加入到不锈钢中以提升腐蚀抗力,形成 316 不锈钢,逐渐取代了 304 不锈钢的应用。1950 年,316 不锈钢中的碳含量从 0.08% 降低到 0.03%,以进一步提升其在含氯溶液中的耐腐蚀性,这就是著名的超低碳 316L 和 317L 不锈钢(L 为低碳)。作为医用植入物材料的常见不锈钢成分与对应力学性能如表 5.10 和表 5.11 所示。

表 5.10　医用不锈钢牌号与化学成分的质量分数(%)

牌号	C	Cr	Ni	Mn	其他
301	0.15	16~18	6~8	2.0	1.0Si
304	0.07	17~19	8~11	2.0	1.0Si
316	0.07	16~18	10~14	2.0	2~3Mo,1.0Si
316L	0.03	16~18	10~14	2.0	2~3Mo,0.75Si
430F	0.08	16~18	1.0~1.5	1.5	1.0Si,0~6Mn

表 5.11　医用不锈钢牌号与力学性能

牌号	加工状态	极限强度/MPa	屈服强度/MPa
316	退火	515	205
	冷精轧	620	310
	冷加工	860	690
316L	退火	505	195
	冷精轧	605	295
	冷加工	860	690

常用的医用不锈钢主要是 316L 或 317L 奥氏体不锈钢。医用不锈钢具有较好的生物相容性和力学性能,加工工艺简便,成本低廉,被广泛用于矫形外科、骨科和齿科的修复、固定,如接骨板、骨螺钉、髓内钉、人工关节、齿科矫形、义齿、颅颌面修复等,还可以用于加工血管支架和手术器械。

不锈钢在临床应用中暴露出的问题有:①力学性能与骨组织不匹配,长期植入容易产生应力遮挡,引起骨吸收和植入物失效。不锈钢的弹性模量(200 GPa)远高于人体皮质骨(3~20 GPa)的弹性模量,在骨重塑期间会破坏局部力学微环境并干扰成骨-破骨平衡,引起骨吸收现象;②长期植入存在腐蚀和金属离子溶出现象,不锈钢中含有的 Ni、Cr 等元素在体内局部长期积累可能引起局部组织过敏、炎症,甚至诱发肿瘤。

为了避免镍元素溶出的有害副作用,国际上从 20 世纪 90 年代起,开始研发新型高氮无镍不锈钢。利用对人体无害且成本低廉的氮代替有潜在致敏毒性且成本高昂的镍来稳定不锈钢的奥氏体结构,在提高不锈钢力学性能和耐腐蚀性的同时,又解决了对机体的毒副作用。美国Carpenter公司开发的BioDur108高氮无镍不锈钢(Fe-21Cr-22Mn-1Mo-1N)在2002年列入ASTM标准(F2229-02)并应用于欧美市场,作为骨科固定及手术器械应用。中国科学院金属研究所研发的高氮无镍奥氏体不锈钢(Fe-17Cr-14Mn-2Mo-(0.45~0.7)N)也已获得中国发明专利并进入《外科植入物用高氮无镍奥氏体不锈钢企业标准》(Q/KJ.05.10-2008)。不锈钢的相关标准可以查阅YY 0605.9-2015、ISO 5832-9或ASTM F1586。

2. 钴基合金

钴是一种过渡金属元素,化学性质介于铁和镍之间,易溶于稀酸,可以用氧化剂钝化。钴的密度为8.85 g/cm³(室温),在417℃存在同素异构转变,低于该温度钴为密排六方结构,高于该温度形成面心立方结构。钴基合金由两种基本元素Co和Cr,加上C、Mo、Ni、W、Fe等合金元素组成。弹性模量185~250 GPa,耐蚀性和耐磨性优于316不锈钢。目前作为医用金属材料的钴基合金主要有两种,分别是Co-28Cr-6Mo合金(铸态)和Co-35Ni-20Cr-10Mo合金(锻造),可参考ISO 5832-4:2024标准和国标GB/T 12417-2008标准。前者被用于齿科和制备人造关节,后者被用于制造高承力(膝关节、髋关节)关节置换假体。两种合金的具体成分如表5.12所示。在Co-28Cr-6Mo合金中,Co与Cr形成固溶体,Mo主要用于细化晶粒,提高强度。通过添加Ni,可以提升在海水中的耐蚀性。Co-35Ni-20Cr-10Mo合金具有优异的抗疲劳性和高强度,适合用于需要长期服役的高承力应用场景,如髋关节置换假体的颈部。虽然Co-35Ni-20Cr-10Mo合金中的Ni含量是316L不锈钢的三倍,但两者在模拟体液中的释放量相同。钴基合金的应用局限在于原材料成本和金属离子溶出引起的毒性副反应等问题。

表5.12 医用钴基合金牌号与化学成分的质量分数(%)

成 分	牌 号	Cr	Mo	Ni	Fe
Co-28Cr-6Mo(铸态)	ASTM F75	27.0~30.0	5.0~7.0	0~2.5	0~0.75
Co-35Ni-20Cr-10Mo(锻造)	ASTM F562	19.0~21.0	9.0~10.5	33.0~37.0	9.0~10.5

3. 钛基合金(titanium based alloys)

钛为一类银白色金属,在25℃时密度为4.505 g/cm³,熔点为1 680℃,弹性模量为100~110 GPa,约为不锈钢和钴基合金的1/2。纯钛有两种同素异构结构,在882.5℃以下可以形成稳定的密排六方结构(α-Ti),在882.5℃以上至熔点可以形成稳定的体心立方结构(β-Ti)。Al、C、N、O、B可以升高同素异构转变温度,成为α相稳定元素;Fe、Mo、Mg、Cr、Mn、V可以降低同素异构转变温度,成为β相稳定元素。钛合金退火后可以分为α型钛合金、β型钛合金和$\alpha+\beta$型钛合金,在我国分别以TA、TB、TC表示。β型钛合金具有相对较低的弹性模量,因此在骨科植入物领域很受欢迎。

早期(1940)研究发现,钛金属生物相容性良好,与生物组织界面结合牢固,弹性模量与人骨更接近,耐蚀性好,且密度低。医用纯钛分为4个等级(Grade 1~4),等级升高,氧含量降低,强度增加,塑性降低。医用纯钛强度低、硬度低、耐磨性差,通常用于承力要求较低的骨填充或口腔修复器械。通过合金元素的时效和固溶强化作用,钛合金具有更好的综合力学性能和生物相容性。20世纪70年代,作为航天材料的Ti-6Al-4V合金密度与纯钛相近,但强度更高,具有良好的生物相容性和加工性能,被广泛用于整形外科、颅颌面修复、颅脑外科、心血管系统等领域。但实验显示,Ti-6Al-4V合金植入物在体内长期植入可能会溶出钒元素,钒在骨、肝、肾、脾等器官中可通过干扰磷酸盐代谢来影响 Na^+、K^+、Ca^{2+}、H^+ 的浓度及 ATP 酶的作用,因此对人体具有潜在危害。20 世纪 80 年代,欧洲开始开发第二代无钒医用 $\alpha+\beta$ 型钛合金。瑞士 Sulzer 公司设计优化出成分为 Ti-6Al-7Nb、Ti-6Al-2Nb-1Ta 等合金,德国研发出 Ti-5Al-2.5Fe 合金。Ti-6Al-7Nb 合金和 Ti-5Al-2.5Fe 合金虽然避免了钒元素的潜在毒性,但弹性模量相比人骨(3～20 GPa)过高,可能产生应力遮挡作用,引起植入物周围骨组织吸收,造成植入物失效。此外,铝元素也存在潜在的毒性作用(骨软化、贫血、神经紊乱)。20 世纪 90 年代,美国和日本先后研发了第三代无铝、无钒的低弹性模量新型 β 型医用钛合金,主要合金元素有 Mo、Ta、Nb、Zr、Sn 等生物安全元素。该合金材料的特点包括①β 相稳定元素含量高;②弹性模量(55～80 GPa)与骨组织更加接近。美国开发的钛合金系列有 Ti-12Mo-6Zr-2Fe(TMZF)、Ti-13Nb-13Zr、Ti-15Mo-2.8Nb-0.2Si、Ti-15Nb、Ti-5Mo 等;日本研发的医用钛合金包括 Ti-29Nb-13Ta-4.6Zr、Ti-29Nb-13Ta、Ti-29Nb-13Ta-4Mo;Ti-29Nb-13Ta-2Sn 等。我国在 21 世纪初研发的钛合金系列有 TLE(Ti-(3～6)Zr-(2～4)Mo-(24～27)Nb)、TLM(Ti-(1.5～4.5)Zr-(0.5～5.5)Sn-(1.5～4.4)Mo-(23.5～26.5)Nb)、Ti-2448(Ti-24Nb-4Zr-7.9Sn)等,上述材料的相关力学性能如表 5.13 所示。目前医用钛合金的发展方向是在保证生物安全性的前提下,进一步降低弹性模量,降低成本,提升耐蚀性和耐磨性。

表 5.13 医用钛及钛合金材料力学性能与结构[14]

材料	标准	弹性模量/GPa	屈服强度/GPa	拉伸强度/MPa	塑性/%	材料结构
纯钛(Grade 1～4)	ASTM 1341		170～483	240～550	15～24	α
Ti-6Al-4V	ASTM F1472	110	860	930	10～15	$\alpha+\beta$
Ti-6Al-7Nb	ASTM F1259	105	795	860	10	$\alpha+\beta$
Ti-5Al-2.5Fe		110	820	900	6	$\alpha+\beta$
Ti-12Mo-6Zr-2Fe(TMZF)		74～85	1 000～1 060	1 060～1 100	18～22	β
Ti-15Mo-2.8Nb-0.2Si-0.26(21SRx)		83	945～987	980～1 000	16～18	β
Ti-13Nb-13Zr		79～84	863～908	973～1 037	10～16	β

4. 形状记忆合金

形状记忆效应是指具有一定原始形状的合金,在低温下经塑性变形固定成一种形状,通过加热,合金又完全恢复到原始形状的现象。形状记忆合金的典型代表是镍钛合金,它含有50%～51%原子百分比的镍。镍钛合金的形状效应源自一种可逆固态相变,即马氏体相变(martensitic transformation)。高温时,镍钛合金的母相为奥氏体相(简单立方晶体结构);低温时,镍钛合金转变为马氏体相(复杂单斜晶体结构)。通过在高温母相形成某种特定形状,然后使其发生低温马氏体相变并进行塑性变形,最后通过加热镍钛合金即可恢复高温母相时的原始形状。这种相变具有可逆性,即低温时奥氏体可以转变为马氏体,升温时马氏体又可以不经分解直接转变为奥氏体。此外,镍钛合金还具有相变超弹性(superelasticity)。类似于温度变化,外加应力也可以触发马氏体相变。通过施加超过镍钛合金弹性极限的应力,诱发马氏体相变,合金并不会产生永久变形。应力去除后,通过马氏体可逆相变,合金又恢复到原始形状。

镍钛合金在临床使用时,一般将相变温度控制在体温或室温附近。通过改变镍钛的组分比例可以显著调整相变温度。例如,通过增加镍的含量,可以将马氏体相变温度调整到体温附近。镍钛合金用于齿科矫形时,先在 37 ℃固定植入物形状,然后冷却至马氏体相,将植入物变形成易于手术植入的形状。完成植入后，植入物升温到体温即恢复到预先设定的形状。

除了形状记忆功能以外，镍钛合金具有优异的综合力学性能（极限强度＞980 MPa，延伸率＞20%，弹性模量≈61.7 GPa），且耐磨，疲劳强度高。由于镍钛合金可以在体液环境中生成 TiO_2 钝化膜，镍钛合金植入物具有良好的生物相容性与安全性。镍钛合金被广泛应用于齿科（矫形丝、齿冠、根管锉）、骨科（接骨板、髓内钉、导丝、脊柱矫形棒）、心血管外科（血管支架、血栓滤器、心脏补片、血管栓子）以及食道、呼吸道、胆道、尿道支架等。镍钛合金的主要问题在于高含量镍的潜在风险。一旦植入物的氧化膜被破坏，可能在局部造成镍的大量溶出，引发过敏或毒性反应。

5. 生物可降解金属（Biodegradable metal）

生物可降解金属是 21 世纪医用金属材料研究的新兴领域，被誉为革命性的金属生物材料，关于生物可降解金属的定义已经在 5.2.3 降解性质中详细描述，因此在本节不再赘述。早在公元前 200 年，铁就被作为骨科植入材料使用。17 世纪，铁丝被用于骨折固定，但发现有感染现象。1878 年，Edward Huse 医生首次利用镁丝结扎血管。1900 年，Payr 使用镁管进行血管连接，植入 8 天后，发现在动脉和静脉血管端部出现严重内膜增厚，但随后血管壁逐渐变薄到正常厚度。同时，Payr 还成功地利用镁带和镁板来缝合器官。根据在临床试验中观察到镁的凝血效应，人们将镁箭（Mg arrow）或镁丝植入血管瘤以破坏其膜壁，增加血液凝固，促使血管瘤向纤维粒状组织转变。1907 年，Lambotte 将铁丝与镁板组合用于骨折固定。但镁与铁接触后发生的电偶腐蚀使得术后出现大量皮下气腔，并伴有肿胀和疼痛。积累了经验教训后，他们单独使用镁钉治愈了 4 例儿童骨折。镁在体内降解过程中除了产生气泡外，未发现其他不良反应。随后 Lambotte 的助手 Jean Verbrugge 在接下来的几年中采用镁及其合金（AZ31 和 Mg-8Al）进行了 25 例骨折治疗。镁植入物在体内的最终吸收时间从 3 个星期到 1 年不等，病人反映镁降解期间会有短暂的麻木，但未引起不良组织反应。虽然早期研究显示出镁的生物降解特性，但由于当时冶炼技术的限制，镁金属中的杂质含量过高，在体内降解过快，临床意义有限。此外，同时代不锈钢的诞生，展现出优异的生物安全性，所以镁金属的研究被人们暂时搁置。科学的发展是螺旋上升式的，近年来随着金属冶炼加工技术的进步，镁合金的力学性能和耐蚀性得到大幅改善，生物可降解镁合金的研究又回到人们的视野中。2009 年在德国召开的第一届生物可降解金属国际研讨会将该类金属材料统一称为生物可降解金属。根据定义，能被称为生物可降解金属的材料需要满足"可以全部被人体降解吸收且降解产物不会对宿主带来毒性副作用"。因此，生物可降解金属主要从可以被人体新陈代谢调控的生命元素中筛选。根据元素类型，学术界公认的主流可降解金属包括镁基金属、铁基金属、锌基金属。

6. 生物可降解镁金属（biodegradable magnesium）

镁的密度为 1.74 g/cm^3，弹性模量为 41～45 GPa，与人体皮质骨（3～20 GPa）接近，具有缓解传统高弹性模量医用金属引起的应力遮挡效应的潜力。镁的标准电极电位为 −2.37 V，可在体液环境中自发降解。镁及镁合金的强度优于医用高分子材料，断裂韧性优于传统医用陶瓷材料。镁金属在体内降解过程中会向周围环境释放镁离子。

镁是人体必需的宏量营养元素，在人体中的正常含量约为 21～28 g。根据含量的多少，镁依次存在于骨骼、肌肉、软组织、血液和主要脏器中。镁参与几乎体内所有生化反应，在蛋白质、核酸的合成中具有重要调节作用。作为多种酶的辅助因子，镁参与稳定 DNA、RNA 结构，维持细胞膜电位。缺镁会引发心律失常、高血压、缺血性心脏病、骨质疏松等问题。世界卫生组织建议的每日镁摄入量为 280～300 mg。研究表明,镁离子可以刺激骨膜中的感觉神经末端释放更多的降钙素基因相关肽 CGRP,从而促进骨膜内干细胞向成骨分化[15]。人体通过肠和肾脏维持体内镁含量稳定,过量的镁可以通过尿液排出。从人体新陈代谢的角度,镁及其合金作为可降解医用金属具备良好的生物安全性基础。

在骨科领域,德国 Syntellix AG 公司基于 Mg-Y-RE-Zr 合金(成分类似于 WE43 镁合金)研发出可降解镁合金螺钉,并于 2010 年开展临床试验。研究显示,可降解镁合金骨钉治疗效果不劣于传统钛合金骨钉对照组[16]。该产品(MAGNEZIX)于 2013 年获得欧盟 CE 认证,并于 2015 年获批在新加坡上市。目前 MAGNEZIX 系列产品已有 25 000 多件用于临床治疗。2015 年,韩国 U&I 公司研发的 Mg-Zn-Ca 合金骨钉(K-MET 骨钉)获得韩国食品药品监督管理局(KFDA)认证。与 Syntellix AG 公司设计思路不同的是,U&I 公司研发的 Mg-Zn-Ca 合金基于人体营养元素设计,是一款针对骨科临床应用的新型医用镁合金材料。K-MET 骨钉可以在 6～18 个月内实现完全降解,降解产物有利于骨再生过程[17]。我国在可降解镁合金的研究与临床应用上也走在国际前列,东莞宜安科技股份有限公司的可降解镁骨内固定螺钉于 2014 年通过国家创新医疗器械特别审批申请,通过上百例股骨头坏死的临床验证,镁骨内固定螺钉具有良好的临床治疗效果,该国产创新器械于 2020 年获得欧盟 CE 认证[18]。上海交通大学团队基于"相电位调控医用镁合金降解行为"的研究思想,自主研发了具有 Ca-P 涂层的 Mg-Nd-Zn-Zr 医用镁合金(JDBM),并在初步临床试验中取得了良好的治疗效果[19]。

在心血管领域,德国 Biotronik 公司基于 WE43 镁合金研发了全球第一款全降解镁合金药物洗脱支架 Magmaris,并于 2016 年获得欧盟 CE 认证[20]。临床研究显示,该支架 24 个月的随访结果优于已经获批的可降解聚乳酸支架。在我国,北京大学、上海交通大学、郑州大学、复旦大学附属中山医院、天津赛诺医疗等单位牵头的合作团队也在大力推动国产全降解镁合金支架的临床转化研究。此外,苏州奥芮济医疗科技有限公司自主研发的可降解镁金属夹在 2018 年也通过了国家药品监督管理局医疗器械技术审评中心的创新医疗器械特别审批申请。上述可降解镁合金植介入医疗器械如图 5.18 所示。

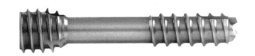
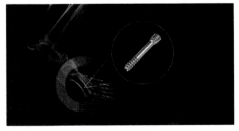
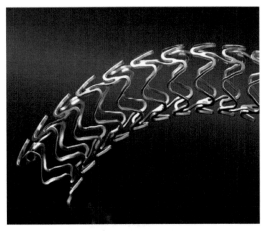

(a) MAGNEZIX镁钉　　　　　　(b) Magmaris全降解镁合金血管支架

图 5.18　可降解镁合金植介入器械

7. 生物可降解铁金属(biodegradable iron)

铁的密度为 7.874 g/cm^3,弹性模量为 211 GPa。纯铁在室温下为体心立方结构(BCC),称为 $\alpha-\text{Fe}$。当温度升高到 912 ℃时,转变为面心立方结构(FCC),称为 $\gamma-\text{Fe}$。温度继续升高到 1 394 ℃,$\gamma-\text{Fe}$ 又恢复体心立方结构,称为 $\delta-\text{Fe}$。$\alpha-\text{Fe}$ 的塑性高于 $\gamma\text{-Fe}$,但强度低于 $\gamma\text{-Fe}$。常温下纯铁具有铁磁性,达到居里点(770 ℃)后,失去铁磁性。

铁元素是人体必需的微量元素,在成人体内约有 3~5 g 的铁。其中 60%~70% 的铁与血红蛋白结合,20%~30% 的铁储存在肝脏网状内皮组织的吞噬细胞中。一个健康的个体每天需要补充 15 mg 的铁,用于补偿皮肤和肠道细胞脱离引起的非特异性铁损失。铁元素是一些金属蛋白的重要组成部分,参与氧气感应与传输、电子转移、催化等生理过程。铁的生物功能基于其化学属性,可以动态灵活地形成多种配位化合物。同时,在氧化还原电势下,铁的化学价态可以转化。例如,含有二价铁离子的血红蛋白存在于红细胞中,可以与氧气结合形成氧合血红蛋白。当血红蛋白中的二价铁离子被氧化为三价铁离子时,则形成高铁血红蛋白,失去与氧气结合的能力。成人每日建议摄入约 15 mg 的铁,铁主要在十二指肠细胞顶端膜处被吸收。

铁金属具有与传统惰性金属相媲美的综合力学性能。针对生物医用设计的 Fe-10Mn 合金的断裂强度高达 1 300~1 400 MPa,延伸率为 14%,纯铁的断裂强度也有 470 MPa[21]。阻碍铁金属进行临床转化的难点在于其过慢的降解速率。铁的标准电极电位为 −0.44 V,在体液环境中易被氧化形成极难溶的三价铁化合物从而降解缓慢。此外,体温环境下铁金属的核磁兼容性也是其被诟病的一个问题。围绕上述问题,国内外研究人员与企业开展了大量研究与努力。针对可吸收心血管支架,我国先健科技(深圳)有限公司经过 13 年的攻坚克难,率先提出构建聚乳酸和纯锌缓蚀层调控渗氮铁支架的降解行为,并于 2019 年在中国医学科学院阜外医院开展了全球首例可吸收铁基支架(见图 5.19)的 First in Man (FIM)实验[22]。2022 年,先健科技有限公司自主研发的创新产品铁基可吸收支架系统(IBS Angel™)于美国威斯康星州西艾利斯市儿童医院成功完成首例植入。

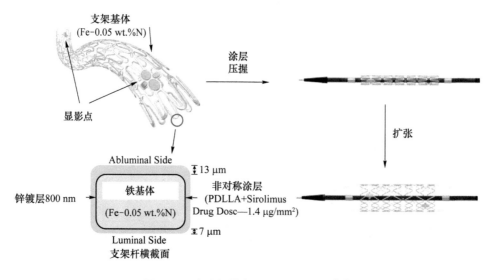

图 5.19　全降解铁支架及其涂层设计[23]

8. 生物可降解锌金属(biodegradable zinc)

纯锌的熔点为 419.5 ℃,密度 7.14 g/cm^3,弹性模量为 108 GPa。锌的晶体结构为密排六方(HCP),c/a 比为 1.856,塑性变形时以基面滑移和孪晶变形为主。锌的标准电极电位为 -0.76 V,介于镁和铁之间,因此具有更加适宜的降解速率。热力学上,锌金属在体液环境中会自发地降解为二价锌离子。

锌作为人体必需的微量元素,85%存在于肌肉和骨骼中,11%存在于皮肤和肝脏。锌的每日建议摄入量从 2 mg(婴幼儿)到 11 mg(成年人)不等。已报道的锌在人体内的核心生物学功能主要有催化、结构、信号传导等三大类[24]。锌直接或间接参与超过三百多种酶的催化与共催化过程。锌指蛋白(zinc finger protein)是一类重要的结构蛋白,据估算有至少 10%的人类基因组编码锌蛋白。锌在信号转导中的作用是 21 世纪锌生物学的研究前沿。在血管环境中,锌能够维持内皮细胞的完整性,并通过影响转录因子 NF-κB 降低血管患动脉粥样硬化的风险[25]。通过补充锌能够保护心肌细胞免受急性氧化还原应激,防止心肌损伤时触发炎症过程[26]。在骨环境中,锌通过激活 tRNA 合成酶和刺激相关基因表达来促进蛋白质的合成。同时,锌通过增加细胞内 DNA 数量,促进成骨细胞的成骨分化和矿化过程[27]。此外,锌通过调控钙离子信号通路,促进破骨细胞的凋亡[28]。临床研究发现,缺锌会导致骨骼生长迟缓、各种骨骼异常和骨质减少[29]。

生物可降解锌金属作为医用植介入医疗器械目前还处于基础研究阶段,其潜在的临床应用包括心血管支架、骨科植入器械、吻合类器械等。在心血管领域,美国密歇根理工大学团队于 2013 年首次提出了锌金属用于血管环境的设想,并通过纯锌丝植入大鼠腹主动脉的简易模型进行初步验证[30]。随后,北京大学团队首次制备出纯锌血管支架并通过兔腹主动脉模型验证了锌金属在血管环境适宜的降解速率(12 个月降解约 40%)和良好的组织相容性[31]。北京科技大学团队进而在猪冠脉验证了锌合金支架的降解行为和生物安全性[32]。在骨科领域,北京大学团队针对骨环境特点,设计了具有促成骨、抑制破骨、承力、抗菌等不同功能的新型医用锌合金,并通过动物实验初步验证了锌合金骨科植入物在治疗骨折、骨缺损、骨感染等不同临床场景的可行性[33-36]。此外,锌还被用于制备齿科中的 GBR(guided bone regeneration)膜和用于颅颌面骨折固定[37-38]。湖南华耀百奥医疗科技有限公司实施了世界首例可降解锌合金颌面骨折内固定手术。作为吻合类器械,锌合金被加工成吻合钉用于胃肠和结直肠吻合[39]。材料学上,需要明确和解决的问题包括锌金属老化、体温蠕变等。力学上,需要探索的问题包括锌金属植入物在降解过程的力学退化规律与调控手段。生物学上,需要阐明的问题包括锌金属降解产物的关键生物学功能及其分子生物学机制。

5.2.2　医用高分子

医用高分子材料需要严格符合无毒性、不致畸、不致癌等一系列生物安全性要求。根据临床应用,用于制备植介入医疗器械的生物高分子可以分成惰性高分子(inert polymer)、天然生物高分子(natural biopolymer)、可生物降解高分子(biodegradable polymer)三类。惰性高分子适用于需要终身植入发挥功能的部位,如乳房假体。随着人们对高分子材料的生物功能要求越来越高,天然生物高分子以及可生物降解高分子得到了越来越多的关注和使用。下面介绍不同类别医用高分子材料中的典型代表。

1. 惰性高分子

惰性高分子在体内不发生任何化学反应,其中既包括亲水性聚合物。也包括疏水性聚合物。常见惰性高分子物理性质、力学性能如表 5.14 所示。

表 5.14　常见惰性高分子物理性质与力学性能[40]

材　料	拉伸模量/GPa	拉伸强度/GPa	玻璃化转变温度/℃	熔点/℃	加工温度/℃
聚丙烯	1.1～1.6	30～40	－10	165	200～240
聚酰胺	3～3.3	80～90	47～57	225	240～270
聚对苯二甲酸	2.7～4	50～70	70	265	280～310
聚碳酸酯	2.3～3	60～70	150	—	280～330
聚己内酰胺	0.3	19	－60	210～255	<300

（1）硅胶

硅胶(silicones)具有出色的生物相容性和加工成形性,因而是最早被研究用于医用植介入体的高分子材料之一。制备硅胶的通常过程是水解单一的 R_3SiCl、R_2SiCl_2、$RSiCl_3$ 和 $SiCl_4$ 或它们的组合。该反应的中间产物被认为是硅醇。随着水分的消除,硅醇迅速凝结并形成 Si—O—Si 键。硅胶有一些独特的物理化学性质,例如,硅胶对于细胞和组织都是生物惰性的,且硅胶具有很好的热稳定性和辐照稳定性,所以易于消毒。硅胶可以以油、凝胶、弹性体等形式存在。作为一种弹性体,硅胶的强度和弹性与聚合物链长、有机侧链基团和交联度有关。乙烯基团的存在使得硅胶透明且有黏性,其他基团则决定硅胶的其他物理性能。通过将预硫化的硅胶与气相二氧化硅、滑石粉和二氧化钛等填料混合,可以提高其拉伸强度。通过改变添加到硅橡胶中的填料量,可以改变其硬度。Dow Corning 公司首次将硅胶制备成乳房假体并开展了首次临床实验。在 1960—1970 年间,通过多次改进,Dow Corning 公司将硅胶乳房假体开发成为具有数百万美元市场的产品。但随后这种硅胶假体引发了一系列并发症,如包膜挛缩、淋巴结肿大以及假体破裂和细菌感染。由于硅胶会在周围软组织中引起脱水,促进疤痕组织的形成,导致包膜挛缩,通过湿润剂的加入可以降低包膜挛缩的发生率。临床上,硅胶常被用于制成各种导管、疤痕治疗硅胶片和凝胶、呼吸面罩等(见图 5.20)。

（2）聚丙烯酸酯

聚丙烯酸酯(polyacrylate)可以在温和条件下(40 ℃)通过单体聚合方式合成。聚丙烯酸酯形成与聚甲基丙烯酸酯类似但透光性更好的玻璃状材料。决定聚合是否成功的最大单一因素是所用单体的纯度。聚丙烯酸酯被广泛用于人工晶状体、骨水泥、假牙和中耳假体。其中,聚甲基丙烯酸甲酯具有生物惰性、不可降解性、抗紫外线(UV)、透明且折射率为 1.5,是人工晶状体的标准植入材料。PMMA 与血管组织具有良好的生物相容性,进一步通过肝素表面改性后,可以显著降低人工晶状体植入后的炎症和内皮细胞损伤。这类聚合物中最有名的是由捷克化学家 Otto Wichterle 在 1960 年发明的交联聚（甲基丙烯酸-2-羟乙酯,HEMA）水凝胶。HEMA 被广泛用于加工隐形眼镜和药物输送系统(见图 5.20)。通过将不同类型的分子和细胞封装于 HEMA 凝胶中,可以用于输送胰岛素和其他蛋白质。

（3）聚酰胺

聚酰胺(polyamide)是由含有羧基和氨基的单体通过酰胺键聚合成的高分子。常规高分子量聚酰胺如聚己内酰胺(尼龙 6)具有较高的机械强度、弹性和生物相容性,并能抵抗酶的侵蚀。尼龙 6 的熔点约为 215 ℃,可以通过压制或挤压成丝制成坚韧的薄膜和长丝。薄膜和长丝可以进一步通过热处理拉伸得到高度取向的结晶产品。这些聚合物可用于制备外科缝合线和血液透析膜。

(4) 聚对苯二甲酸乙二醇酯

聚对苯二甲酸乙二醇酯(PET)是一种通过熔融聚合制备的聚合物,商品名为 Dacron®。PET 在临床常被用作缝合线和血管移植物(见图 5.20),如心脏瓣膜周围的缝合袖带。使用 PET 缝合前,通常会将其浸渍于白蛋白、胶原蛋白或明胶(gelatin),使其渗透性降低以防止凝血。在 PET 薄膜中掺入聚乙烯亚胺、壳聚糖等材料,可以用于无菌包装。基于 PET 制成的人工韧带具有出色的耐磨性、高机械强度和生物相容性。

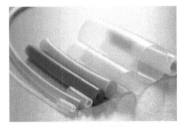
(a) 硅胶导管

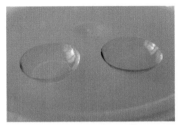
(b) HEMA隐形眼镜

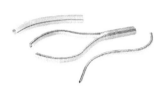
(c) PET血管假体

图 5.20　惰性医用高分子

2. 天然生物高分子

天然生物高分子材料的一些典型类型与应用如表 5.15 所示。

表 5.15　天然生物高分子材料的生物医学应用[14]

天然生物高分子	生物应用
淀粉(Starch)	泡沫、薄膜、食品包装、生物涂层
纤维素(Cellulose)	食品包装、生物涂层
胶原蛋白	人工心脏瓣膜、薄膜、伤口敷料、组织工程
壳聚糖	药物递送、组织工程、手术缝线、骨移植体、伤口敷料
明胶	黏合剂、组织工程、薄膜

(1) 胶原蛋白和明胶

胶原蛋白是使用最为广泛的一种天然生物高分子聚合物,它是哺乳动物组织,如皮肤、骨骼、软骨、肌腱和韧带组织细胞外基质的主要成分。在所有可用的胶原蛋白中,可以大量获得并被广泛使用的主要有 I 型胶原和 III 型胶原。I 型胶原由直径为 50 nm 的 α_1 和 α_2 链组成,III 型胶原由直径为 30~150 nm 的 α_3 链组成。胶原蛋白主要包含 3 种具有左旋结构的多肽,每 3 个重复单元分别由甘氨酸、羟脯氨酸和脯氨酸组成。天然胶原蛋白具有免疫原性,因此只有纯化后的胶原蛋白可用于生物医学。通过物理方式制备的胶原蛋白具有热可逆性,但是力学性能有限。通过戊二醛或二苯基磷酰叠氮化物对胶原进行化学交联可以改善其物理性质。胶原蛋白具有优异的生物相容性和可降解性,它由氨基酸序列的特定组合组成,可被细胞识别并通过酶解降解。由于具有优异的细胞黏附特性,胶原蛋白常被用于组织工程支架和人造皮肤(见图 5.21)。

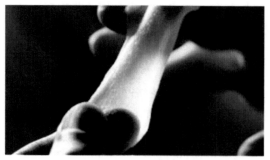
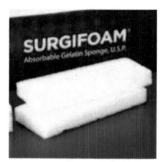

(a) 胶原人造皮肤　　　　　　　　　(b) 明胶止血剂

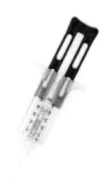
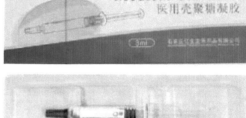
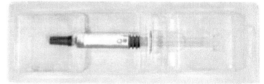

(c) 纤维蛋白止血剂　　　　　　　　(d) 壳聚糖凝胶

图 5.21　天然生物高分子

明胶是胶原蛋白的衍生物,由胶原蛋白的天然三螺旋结构断裂成单链分子而形成。目前主要有两种类型的明胶:明胶 A 是在热变性前通过酸处理制备,明胶 B 则是通过碱处理来获得相对较高的羧基含量。通过改变溶液的温度可以获得明胶凝胶。由于明胶具有优异的生物相容性且易于凝胶化,常被用于组织工程,例如,通过明胶负载生长因子促进血管化过程。明胶还被研发成止血剂(见图 5.21)用于加速凝血过程(Gelfoam®,Surgifoam®)。

(2) 纤维蛋白(fibrin)

纤维蛋白原是一种血浆蛋白质,相对分子量约为 33 000～340 000 Da[①]。它由 3 对肽链构成,并参与凝血过程。它可以被凝血酶裂解形成直径为 200 nm 的线性原纤维。纤维蛋白是天然的细胞外基质成分,具有良好的生物相容性,还具有较好的介导细胞间信号转导及相互作用的性能。由于纤维蛋白的生理功能是止血,所以常被作为止血剂、创伤敷料、骨填充剂等应用于临床。纤维蛋白还可以从患者自身的血液中提取,作为自体支架用于组织工程。纤维蛋白在室温下可由纤维蛋白原酶促聚合形成凝胶。纤维蛋白在细胞迁移和伤口愈合过程中可被细胞分泌的酶降解、重塑。

在纤维蛋白凝胶中掺入血小板衍生生长因子和转化生长因子可以促进细胞迁移、增殖和基质合成。因此,纤维蛋白凝胶可用于设计具有骨骼肌细胞、平滑肌细胞、软骨细胞、细胞载体、药物递送和活性生物分子转运蛋白的组织。纤维蛋白目前广泛用于皮肤、肝脏、心脏、眼部、肌腱、骨骼、软骨和神经系统的组织工程中的三维支架研发。力学性能是限制其应用的一

① 1 Da＝1.660 54 ×10⁻²⁷ kg。

个短板。

（3）甲壳素与壳聚糖

甲壳素（chitin）存在于虾、龙虾、蟹壳、昆虫外壳及真菌细胞壁中。甲壳素是由 N-乙酰-D 葡萄糖胺组成的线性多糖，是少见的带正电的聚合物，分子量在 $5×10^4 ～1×10^6$ Da。壳聚糖是由甲壳素在高温 NaOH 水溶液中水解 2～4 h 脱去部分乙酰基后的产物，其结晶度取决于脱乙酰基的程度。壳聚糖可溶于稀酸溶液，属于半合成有机高分子。甲壳素和壳聚糖无毒、无刺激性、免疫原性小、生物相容性好且可生物降解，其降解产物是 N-乙酰氨基葡萄糖和氨基葡萄糖，可被机体安全吸收。甲壳素和壳聚糖还具有促进组织生长、镇痛、止血消炎、调节机体免疫功能、促进伤口愈合等生物功能。由于具有氨基、羧基等侧链官能团，甲壳素与壳聚糖易于进行化学改性，具有众多应用场景，被广泛用于医用敷料、抗凝血材料、手术缝线、药物载体、人造皮肤、骨组织工程支架等（见图 5.21）。

3. 可生物降解高分子

可生物降解高分子基于其化学结构可以分为三类：①含有易水解侧链基团的高聚物，水解后生成羟基、羧基等亲水性侧链基团，使得高聚物易溶于水；②立体交联固化的水溶性高聚物，交联基团可水解，还原成水溶性高聚物；③主链含有易水解链段的高聚物，水解时大分子链断开，可降解为溶于水的预聚物或单体。第三类高分子的分子量很高，力学性能较好，降解速率可预测，因而研究最多，用途最广。一些常见的可生物降解高分子及其生物医学应用如表 5.16 所示。

表 5.16　常见可生物降解高分子及其生物医学应用[14]

可生物降解高分子	生物医学应用
聚乳酸	缝合线、骨板、骨钉、血管支架
聚乙醇酸	缝合线、骨板、骨钉、血管支架
聚乳酸-羟基乙酸（PLGA）	组织工程、药物递送、软骨螺钉、缝合线、伤口敷料
聚羟基丁酸酯（PHB）	药物递送、骨板
聚己内酯	药物聚碳酸酯、骨板、固定器、组织工程
聚碳酸酯	组织工程、固定器、药物递送

（1）聚酯

聚酯（polyester）是目前研究和应用最多的一类可生物降解高分子材料，主要有聚乳酸、聚乙醇酸、聚己内酯等，其物理和力学性能如表 5.17 所示。

表 5.17　聚酯类高分子的物理及力学性能

聚酯	熔点/℃	玻璃化温度/℃	拉伸强度/MPa	拉伸模量/GPa	完全降解时间/月
聚乙醇酸	225～230	35～40	140	7.0	6～12
左旋聚乳酸	173～178	60～65	107	2.7	＞24
右旋聚乳酸	非晶态	55～60	40	1.9	12～16
聚己内酯	58～63	−65～−60	60	0.4	＞24

1）聚乙醇酸与聚乳酸

PGA 与 PLA 属于线性聚羟基脂肪酸酯，两者可在 140～170 ℃下，分别由乙交酯和丙交酯开环聚合而成。PGA 与 PLA 降解后分别生成羟基乙酸(GA)和乳酸,两者均为人体代谢的中间产物,易被代谢吸收,具有生物安全性。

PGA 具有规则的分子结构,结晶度 40%～50%,强度较高,具有亲水性,降解速度较快。Davis & Geck 公司在 1960 后研发出世界首个 PGA 可吸收缝线,商品名 Dexon。PGA 缝线在体内 2 周后丢失 50% 强度,4 周后强度完全丧失,4～6 个月被人体完全吸收,故适用于伤口愈合需要 2～4 周的外科手术。PGA 的降解产物可通过尿液和呼吸排出。

PLA 相比 PGA,在 α-位上多出一个甲基,因此存在光学活性,即存在左旋(L)、右旋(D)、消旋(DL)三种光学异构体。因此也存在 3 种主链旋光性不同的聚合物,即左旋聚乳酸、右旋聚乳酸和消旋聚乳酸(PDLLA)。PLA 的力学性能与其分子质量和构型密切相关,相对分子质量越大,强度和刚度越高,体内降解吸收所需要时间也越长。PLLA 中的碳链为规整构型,结晶度高,所以强度较高、降解较慢,完全吸收需要 2 年以上,常用于骨科植入物和血管支架(见图 5.22)。PDLA 结晶度低、强度低、塑性高、降解时间在 3～6 个月,可用于软组织修复和药物递送载体。

根据共聚物的相对分子质量、单体共聚种类和配比关系,可以改变材料的亲疏水性、结晶度,从而调控其降解速率。例如,羟基乙酸和乳酸(GA/LA=90/100)形成无规共聚物 PLGA,结晶度显著降低,降解加快。PGA 和 PLA 都具有良好的生物相容性和可吸收性、一定的强度和塑性、降解速度可控,被广泛应用在组织工程、药物递送、软骨螺钉、缝合线、伤口敷料等领域(见图 5.22)。

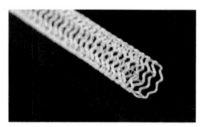 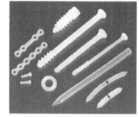 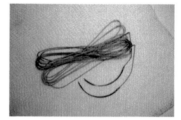

(a) PLLA可吸收冠脉支架　　　(b) PLLA可吸收骨植入物　　　(c) 可吸收PGA缝线

图 5.22　可生物降解高分子

2)聚己内酯

PCL 属于线性的脂肪聚酯,由 ε-己内酯单体开环,在 140～170 ℃ 本体聚合而成。PCL 分子主链有 1 个极性的酯基和 5 个非极性的亚甲基,化学结构规整。PCL 的结晶度约为 45%,玻璃化温度(−62 ℃)和熔点(58～63 ℃)较低,在室温呈橡胶态,具有很好的柔顺性。PCL 的降解过程与 PGA、PLA 类似,它可以在体内被水解成相对分子质量较低的碎片并被吞噬细胞吞噬。PCL 的降解周期较长,适合作为长期植入物使用。通过改变 PCL 的分子量大小或与乳酸共聚,可以调控其降解速率。PCL 可被制成微球、微胶囊、膜、纤维等用于药物递送。

(2)聚酸酐

聚酸酐(Polyanhydride)是由单体通过酸酐键相连的一类生物可降解材料,包括脂肪族、芳香族、杂环族等多种类别。聚酸酐主要通过熔融缩聚获得,将二羧酸与乙酸酐在一定温度下制备成二酸酐预聚物,纯化后真空加热缩合,可制备成相对分子质量为 10 万～20 万的聚酸酐。不同类别聚酸酐的物理化学性质各异。例如,脂肪族聚酸酐熔点较低,能溶于大多有机溶剂;芳香族聚酸酐则熔点高,难溶解。聚酸酐的降解速度主要取决于共聚物的组成,还与单体结构和主链上酸酐键的密度有关。例如,增加脂肪族聚酸酐组分的含量可以明显增加降解速度。此外,聚酸酐水解速度受溶液酸碱度影响,在酸性溶液中降解较慢,碱性溶液中则较快。

聚酸酐具有良好的生物相容性和表面溶蚀性,降解速度可调,易加工。由于水分子无法渗入聚酸酐,因此聚酸酐可以保护包埋其中的生物分子不受环境因素影响,适合作为药物控释载体,用于释放不易扩散的大分子生物活性物质,如胰岛素、生长因子、酶等蛋白质药物。

5.2.3　生物医用陶瓷与玻璃

生物医用陶瓷具有优异的结构稳定性与生物相容性,因此在人体硬组织的修复、替换和重建中得到广泛应用。陶瓷材料的硬度高、脆性大、耐高温、耐腐蚀,根据生物医用陶瓷在体内的生化反应可以分为生物惰性陶瓷(bioinert ceramics)、生物活性陶瓷(bioactive ceramics)与玻璃、可生物降解陶瓷(biodegradable ceramics)。

1. 生物惰性陶瓷

生物惰性陶瓷的分子结构键较强,结构和化学稳定性好,因而具有较高的强度、硬度和耐磨性。但由于其在体内几乎不发生生化反应,因此不具备生物活性。生物惰性陶瓷常用于人体硬组织修复,如人工关节和人工骨等。典型的生物惰性陶瓷有氧化铝(alumina)、氧化锆(zirconia)等。

(1) 氧化铝

氧化铝(Al_2O_3)陶瓷具有密排六方结构(HCP, $a=0.478\,5$ nm, $c=1.299\,1$ nm)。天然氧化铝俗称红宝石或蓝宝石(颜色取决于杂质种类)。医用氧化铝由单相 α - Al_2O_3 组成,杂质含量低于 0.1%。高纯度氧化铝可以通过煅烧三水合氧化铝获得。氧化铝的力学性能与孔隙率、晶粒尺寸有关。ASTM 标准(F603-12)要求氧化铝植入物材料的抗弯强度超过 400 MPa,弹性模量 380 GPa,密度 3.8~3.9 g/cm³。氧化铝的硬度很高(莫氏硬度 9),因此耐磨性好。氧化铝作为生物医用陶瓷材料的首次尝试在 1969 年,目前已有超过 2 亿个氧化铝关节头和 300 000 个髋臼杯衬垫用于全髋关节置换手术。由于晶粒尺寸不均匀和孔隙率高等问题,早期氧化铝假体的手术失败率高达 10%。随着热等静压技术的发展,氧化铝的晶粒不断细化、均匀度提升,孔隙率降低,手术失败率大幅下降。

1988 年,美国 FDA 将氧化铝股骨假体指定为Ⅱ类植入器械,要求其力学性能必须符合最低强度标准,其中包括轴向加载时的最小平均爆裂强度为 46 kN,这大约是平均体重的 60 倍,是健康人股骨断裂强度的 4 倍。此外,必须能够在 14 kN 的最大正弦压缩载荷下承受 107 次循环——大约是平均体重的 18.5 倍。这远远超过了金属材料的测试要求(疲劳强度 3.3~4.9 kN 或人体平均体重的 6 倍)。氧化铝也被用于加工人造牙齿,5 年期术后成功率约为 90%。

(2) 氧化锆

氧化锆(Z_rO_3)陶瓷的主要成分是 ZrO_2,具有极高的化学稳定性和热稳定性,熔点 2 953 K[①]。氧化锆具有同素异构体,在 1 000~1 200 ℃时可从单斜结构转变成四方结构,该转变过程中无扩散相变,体积减小 7.5%;在 2 370 ℃时,可由四方结构进一步转变为立方结构。氧化锆陶瓷具有相对较高的断裂韧性、断裂强度和较低的弹性模量,常见的氧化锆陶瓷力学性能如表 5.18 所示。此外,含钇氧化锆陶瓷的耐磨性优于氧化铝陶瓷和医用不锈钢。氧化锆在生理环境中呈生物惰性,具有优异的生物相容性。通过相转变、晶粒细化、添加第二相

---

① 国际单位为℃。1 ℃=273.15 K。

(CaO,Y_2O_3)可以强化氧化锆陶瓷。氧化锆陶瓷可被加工成关节置换假体中的股骨头和髋臼杯(见图 5.23)。

表 5.18 常见氧化锆陶瓷的力学性能

力学性能	CSZ	Y-Mg-PSZ	Y-TZP
弹性模量/GPa	210	210	210
抗弯强度/MPa	200	600	950
硬度/(HV0.5)	1 250	1 250	1 250
断裂韧性/(MPa m$^{1/2}$)	—	5.8	10.5
密度/(g·cm^{-3})	6.1	5.85	6

2. 生物活性陶瓷与玻璃

生物活性陶瓷指在生理环境下能与组织细胞界面形成化学键结合的一类陶瓷材料,包括羟基磷灰石、生物活性玻璃等。这些材料含有能通过人体新陈代谢途径置换的钙、磷等元素,或含有能与机体组织发生键合的羟基,能在材料-骨界面形成骨性结合,具有优异的骨整合和骨传导作用。

(1)羟基磷灰石

羟基磷灰石由氢氧化钙($Ca(OH)_2$)和磷酸三钙($Ca_3(PO_4)_2$)的复盐组成,六方晶系结构($a=b=0.941$ nm,$c=0.688$ nm),化学式 $Ca_{10}(PO_4)_6(OH)_2$,密度为 3.16 g/cm^3,微溶于水、易溶于酸、难溶于碱。羟基磷灰石中的羟基可以被氟化物、氯化物或碳酸盐取代,生成氟磷灰石或氯磷灰石。理想的 HAP 中 Ca/P 比为 1.67,Ca/P 比值的变化意味着 HAP 晶体结构的改变。例如,当 Ca/P≤1.55 时,HAP 高温稳定性差,易分解成 α-磷酸三钙(α-TCP);当 Ca/P=1.67 时,HAP 强度达到最大值;Ca/P<1.67 时,易生成缺钙磷灰石;Ca/P>1.67 时,HAP 烧结过程中易分解产生氧化钙(CaO),导致致密度下降。

合成 HAP 的力学性能与其结构和制备工艺有关。多晶 HAP 的弹性模量在 40~117 GPa,泊松比约为 0.27,与骨接近(0.3)。人体硬组织如骨骼、牙本质、牙釉质是含有羟基磷灰石、蛋白质、水的天然复合材料。牙釉质含有最多矿物质,刚度最高(74 GPa);牙本质和皮质骨中矿物质含量相对较低($E=12~18$ GPa)。合成 HAP 的物理性质和力学性能如表 5.19 所示。由于 HAP 在生理环境中的抗疲劳强度较差,断裂韧性较低,目前主要用于骨替换中的非承力部位(见图 5.23)。

表 5.19 合成 HAP 的物理性质和力学性能

弹性模量/GPa	40~117
压缩强度/MPa	120~900
弯曲强度/MPa	147
拉伸强度/MPa	38~250
硬度/(维氏硬度,GPa)	3.43
泊松比	0.27
密度/(g·cm^{-3})	31.6

HAP 与人体骨和牙齿中的磷酸钙盐的无机组成相似,因此具有优异的生物相容性、生物

活性、骨传导性,能与骨组织形成骨性结合,利于骨的再生,在骨科和齿科中作为骨填充材料得到广泛使用。

（2）生物活性玻璃

佛罗里达大学的 Larry Hench 教授及其同事最早在 1968 年提出只有在材料界面形成羟基磷灰石涂层（骨性界面）,才能避免在金属和高分子材料中出现的异物反应。基于该假设,Hench 教授及其团队研发了 $Na_2O\text{-}CaO\text{-}SiO_2\text{-}P_2O_5$ 的生物玻璃体系（商品名为 45S5 Bioglass）。

生物活性玻璃由含由硅、钠、钙、磷 4 种元素的氧化物构成的无机活性材料,能与周围骨组织形成良好的化学键合作用,引导骨生长。在体液环境中,生物活性玻璃表面能形成类似骨中无机矿物的低结晶碳酸羟基磷灰石层,并迅速诱导骨组织的修复与再生。生物活性玻璃的生物活性与其表面溶解性有关,玻璃网络中非桥氧所连结的碱金属和碱土金属离子在水溶液中,易释放出金属离子,产生生物活性。生物活性玻璃的成分体系表 5.20 所示。

表 5.20　生物活性玻璃的成分体系

名称	成分/%
45S5	45% SiO_2, 24.5% CaO, 24.5% Na_2O, 6% P_2O_5
S53P4	53% SiO_2, 23% CaO, 20% Na_2O, 4% P_2O_5
58S	58% SiO_2, 33% CaO, 9% P_2O_5
70S30C	70% SiO_2, 30% CaO
13～93	53% SiO_2, 20% CaO, 6% Na_2O, 12% K_2O, 5% MgO, 4% P_2O_5

与 HAP 相比,生物活性玻璃具有以下特点:

① 可通过改变组成、结构,相成分来调控其生物活性、可降解性、自凝固性、可切削性;

② 化学稳定性好,可长期发挥功能;

③ 可通过微晶化处理大幅提升强度;

④ 易加工成形;

⑤ 制造工艺成熟、产品性能稳定、易于批量生产。

生物活性玻璃的早期应用包括骨科和齿科的人造骨移植物（见图 5.23）,但它与人体骨相比,弹性模量高、脆性大、强度偏低,因此应用受限。通过与其他生物材料复合,可以在保持良好生物活性的同时,获得更优的综合力学性能。

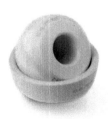 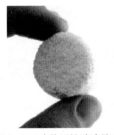 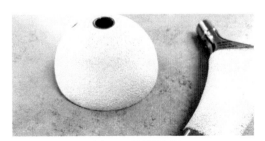

(a) 氧化铝-氧化锆复合股骨头　　(b) 45S5生物活性玻璃骨支架　　　　　　(c) HAP涂层髋臼杯

图 5.23　医用生物陶瓷

3. 可生物降解陶瓷

可生物降解陶瓷指能在体液环境中发生降解,且降解产物可以参与新陈代谢,最终被机体组织吸收或排出体外的一类生物陶瓷材料。可生物降解陶瓷主要包括 α-磷酸三钙(α-TCP)、β-磷酸三钙(β-TCP)、羟基磷灰石等。其中,Ca/P 比值决定了材料在体液中的溶解性,3 种陶瓷的溶解速率依次是 α-TCP>β-TCP>HAP。此外,表面结构、结晶度、孔隙率、植入部位等也对降解速率有显著影响。TCP 的 Ca/P 比为 1.5,在水溶液中不稳定,最终可以转变为 HAP。它们之间的转变温度为 1 120～1 180 ℃。TCP 可以分为高温型(α-TCP)和低温型(β-TCP)两种。其中,α-TCP 常作为骨水泥使用,而 β-TCP 则常作为骨移植物使用。

5.2.4 生物医用复合材料

复合材料在宏观或微观尺度上,由两种及以上不同材料或组分构成,各组分在性能上取长补短,产生协同效应,使得复合材料具有优于其组成材料的综合性能。长期的临床实践表明,单一材料体系很难完全满足特定的临床需求。利用不同性质的材料复合而成的生物医用复合材料(biomedical composite materials),不仅兼具组分材料的性质,而且可以得到单组分材料不具备的新性能,为获得结构和性质类似于人体组织的生物医学材料开辟了一条广阔的途径。生物医用复合材料已成为生物医用材料研究和发展中最活跃的领域之一。根据基体分类,生物医用复合材料可以分为高分子基、金属基和无机非金属基复合材料,下面以齿科填充复合材料(dental filling composites)和碳纤维复合材料(carbon fiber composites)为例介绍生物医用复合材料。

1. 齿科填充复合材料

在齿科修复中,金属材料如银汞合金、金等,出于美观原因常用于后牙修复;而丙烯酸树脂和硅酸盐则常用于前齿修复,但它们综合力学性能不足,使用寿命短。通过将刚性的无机物填充于聚合物基底形成的树脂复合材料则可以同时满足美观和力学要求,如图 5.24 所示。这些无机物填料以钡玻璃和二氧化硅为主,粒径在 0.04～12 μm,比例从 33%～78% 不等。无机物颗粒作为强化相,具有高刚度和耐磨性,且它们的透明度和折射率与牙釉质相似。树脂基体由双(4-羟基苯酚)、二甲基甲烷和甲基丙烯酸缩水甘油酯的加成反应合成。目前已经商业化的几种齿科复合材料的成分与力学性能如表 5.21 所示,以含有 50% 体积分数无机物的树脂复合材料为例,其物理性质和力学性能如表 5.22 所示。但与含有 99% 无机组分的天然牙釉质相比,树脂复合材料的刚度提升还有很大空间。

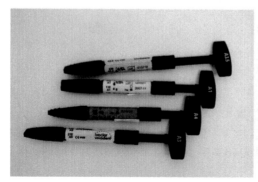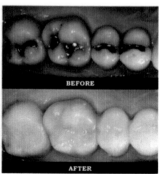

图 5.24 齿科填充复合材料示意图、实物与修复效果

表 5.21　齿科复合材料的成分与力学性能

商品名	填　料	比例/%	粒径/μm	剪切模量/GPa
Adaptic	二氧化硅	78	13	5.3
Concise	二氧化硅	77	11	4.8
Nuva-fil	钡玻璃	79	7	—
Isocap	胶体二氧化硅	33	0.05	—
Silar	胶体二氧化硅	50	0.04	2.3

表 5.22　含有 50%体积分数无机物的树脂复合材料的物理性质与力学性能

杨氏模量/GPa	10～16
泊松比	0.24～0.30
压缩强度/MPa	170～260
剪切强度/MPa	30～100
孔隙率/%	1.8～4.8
聚合收缩率/%	1.2～1.6
热膨胀/($10^{-6} \cdot {}^{\circ}C^{-1}$)	26～40

聚合物基复合材料由于存在热膨胀,导致聚合过程中产生高于天然牙齿的收缩。在这些收缩的界面位置容易有唾液渗入,细菌滋生,引起植入物失效。该复合材料存在另一个问题是蠕变,在 10 s～3 h 的稳定外力作用下,材料的刚度会改变 2.5～4 倍,导致植入物表面出现压痕。此外,磨损以及疲劳也是导致齿科填充物失效的重要原因。

2. 碳纤维复合材料

碳纤维复合材料在医学上的应用始于 1960 年,当时在人造血管的抗凝血材料研究中发现碳纤维具有优异的抗凝血性能。1970 年后,Bokros 提出将碳纤维用于生物医用。研究表明,碳纤维材料具有良好的生物相容性,对生物体组织刺激性小、无毒、不致癌、相对密度小、弹性模量与人骨相近等优点。

碳纤维复合材料在医疗领域应用的主要优势如下。

(1) 可设计性与各向异性

碳纤维复合材料具有典型的各向异性,沿纤维方向和垂直纤维方向的性能不同,通过改变纤维铺层方式(角度、顺序)可以改变产品的弹性和强度。

(2) 良好的抗疲劳性

碳纤维复合材料包含无数纤维/树脂界面,当外力过大产生裂纹时,这些界面能有效阻止裂纹进一步扩大,延缓疲劳破坏的产生。

(3) X 射线透过率高

碳纤维复合材料由 C、H、O 等原子序数较低的元素组成,因此 X 射线质量吸收系数远低于一般材料。1 mm 厚的铝板和碳纤维复合材料板,其 X 射线透过率分别为 78% 和 96%。

碳纤维复合材料目前广泛应用于骨内固定板、骨填料、髋关节柄、人工种植齿根、颅骨补修材料以及人工心脏材料等。以骨科材料为例,人体骨骼的弯曲强度在 100 MPa 左右,弯曲模量在 7～20 GPa,拉伸强度约 150 MPa,抗拉模量约 20 GPa。而碳纤维复合材料的弯曲强度为

89 MPa 左右,弯曲模量为 27 GPa,拉伸强度约 43 MPa、抗拉模量约 24 GPa,与人体骨骼匹配(见图 5.25)。

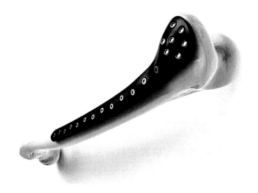

图 5.25 碳纤维强化 PEEK 骨植入物

5.2.5 纳米生物材料

美国物理学家 Richard Feynman 在 1959 年提出纳米技术的概念,纳米技术指通过特定的设计,将原子/分子排列组成在纳米粒子的表面,使其产生某种特殊结构并表现特异的技术性能或功能。纳米材料指尺寸在 1～100 nm 的粒子,介于纳米团簇和块体材料的过渡状态。纳米材料可分为纳米超微粒子与纳米固体材料,纳米超微粒子指粒子尺寸为 1～100 nm 的超微粒子;纳米固体指由纳米超微粒子制成的固体材料。

当物质尺度到了纳米量级后,由于表面电子能级的变化出现久保效应(Kubo Effects),即当粒子尺寸到达纳米量级后,费米能级附近的电子能级由连续态分裂成分立能级,导致纳米材料出现一系列纳米效应,包括表面效应、量子尺寸效应、体积效应、宏观量子隧道效应、界面相关效应等。此外,纳米材料的物理化学属性与宏观尺度的同种材料也有显著差异。例如,宏观尺度的金是惰性材料,而含有 10 个原子的纳米金簇却具有高催化活性。下面介绍纳米生物材料(namobiomaterials)实例在医学中的应用。

1. 纳米金、银与医学成像

直径小于 100 nm 的纳米颗粒探针具有亮度高、光稳定性好、光谱吸收范围宽等优点,可作为探针连接到肽、抗体、核酸分子上探测细胞内靶标。纳米金、银(Ag)具有独特的化学、光学和电学性质,在免疫标记中应用广泛。纳米金标记技术是四大免疫标记技术之一,免疫金染色辅以光镜和电镜可以单标记、双标记或多种标记同时观察细胞和组织结构,并且可以定性、定位、定量检测。通过金纳米粒子与不同抗体结合形成的稳定复合体在显微镜下的光吸收和散射所呈现的颜色特征,可以辨别不同组织细胞。生物标记用纳米金、银材料已被应用于免疫分析、生物传感、DNA 识别与检测、基因治疗等领域。

2. 磁流体与癌症治疗

常规癌症治疗在杀死肿瘤细胞的同时,也杀死人体正常细胞,破坏免疫系统。通过靶向纳米载药技术可以大幅度提高药物的生物利用率、降低用药量、减少毒性作用。磁流体是指微粒尺寸在纳米级的磁性流体材料,如将四氧化三铁纳米粒子材料溶于水中。磁流体在大功率、高频率的交变磁场作用下,通过吸收交变磁场能量转变为热能,使周围介质升温。磁过热治疗是肿瘤热疗中的一种,通过将一定剂量的磁流体注射到肿瘤部位,施加交变磁场,使肿瘤组织升温到 41～46 ℃,可以杀死肿瘤细胞。通过精密规划和计算,可以将影响区限制在癌灶区,不损伤正常组织。

3. 纳米中药

纳米中药指利用纳米技术生产的粒径小于 100 nm 的中药有效成分、原药及复方制剂。通过纳米技术对中药进行加工处理可以获得以下新功能。

① 提高中药有效性和利用率。对于难吸收药物,通过纳米技术加工到纳米量级,使得药物有效成分更容易溶解释放,并被人体吸收。

② 具有一定靶向性。针对肿瘤细胞具有更强的吞噬能力及肿瘤病变部位的血管内皮细胞缝隙增大,纳米中药更容易进入肿瘤内部。

③ 缓释、控释作用。通过纳米技术将中药制成缓释剂,可以避免暴释效应,减少耐药性。

习　题

1. 为什么元素的原子质量通常不是一个整数?
2. 请写出 Fe^{3+} 和 S^{2-} 的电子排布。
3. 为什么共价键材料不如离子键和金属键材料致密?
4. 请描述两个与波尔原子模型相关的量子力学概念。
5. 请描述离子键、共价键、金属键的主要不同之处。
6. 请描述体心立方晶体、面心立方晶体、密排六方晶体的晶格常数关系。
7. 画出常见材料的应力-应变曲线,标出弹性模量、屈服强度、极限强度、断裂强度,从原子间作用力的层面描述弹性变形与塑性变形过程。
8. 材料发生穿晶断裂与沿晶断裂的区别。
9. 对于可降解材料而言,服役环境中的哪些因素对材料降解具有显著影响,举例说明该影响过程。
10. 请分别描述金属、陶瓷、高分子的生物降解过程及主要影响因素。
11. 请描述镍钛合金的形状记忆效应机制。
12. 举例说明可降解镁金属的临床应用有哪些。
13. 如何调控可降解高分子材料的降解速率?
14. 什么是生物活性玻璃?

参考文献

[1] GUYTON A C, HALL J E. Medical physiology[J]. Gökhan N, Çavuşoğlu H (Çeviren), 2006, 3.

[2] RATNER B D, HOFFMAN A S, SCHOEN F J, et al. Biomaterials science: an introduction to materials in medicine[M]. 2nd ed. San Diego, California: Elsevier Academic Press, 2004: 162-164.

[3] RAHN B A. Bone healing: histologic and physiologic concepts[J]. Bone in clinical

orthopaedics, 1982: 335-386.

[4] ASTM A. F3160-16: standard guide for metallurgical characterization of absorbable metallic materials for medical implants[S]. West Conshohocken: ASTM International, 2016.

[5] BUCHANAN F J. Degradation rate of bioresorbable materials: prediction and evaluation[M]. Cambridge:Woodhead Publishing,2008.

[6] PORTER A E, BOTELHO C M, LOPES M A, et al. Ultrastructural comparison of dissolution and apatite precipitation on hydroxyapatite and silicon-substituted hydroxyapatite in vitro and in vivo[J]. Journal of Biomedical Materials Research Part A: An Official Journal of The Society for Biomaterials, The Japanese Society for Biomaterials, and The Australian Society for Biomaterials and the Korean Society for Biomaterials, 2004, 69(4): 670-679.

[7] DE BRUIJN J D, BOVELL Y P, VAN BLITTERSWIJK C A. Structural arrangements at the interface between plasma sprayed calcium phosphates and bone[J]. Biomaterials, 1994, 15(7): 543-550.

[8] DOI Y, IWANAGA H, SHIBUTANI T, et al. Osteoclastic responses to various calcium phosphates in cell cultures[J]. Journal of Biomedical Materials Research: An Official Journal of The Society for Biomaterials, The Japanese Society for Biomaterials, and The Australian Society for Biomaterials and the Korean Society for Biomaterials, 1999, 47(3): 424-433.

[9] ITO A, KAWAMURA H, MIYAKAWA S, et al. Resorbability and solubility of zinc-containing tricalcium phosphate[J]. Journal of Biomedical Materials Research: An Official Journal of The Society for Biomaterials, The Japanese Society for Biomaterials, and The Australian Society for Biomaterials and the Korean Society for Biomaterials, 2002, 60(2): 224-231.

[10] REDEY S, RAZZOUK S, REY C, et al. Osteoclast adhesion and activity on synthetic hydroxyapatite, carbonated hydroxyapatite, and natural calcium carbonate: relationship to surface energies[J]. Journal of Biomedical Materials Research: An Official Journal of The Society for Biomaterials, The Japanese Society for Biomaterials, and The Australian Society for Biomaterials, 1999, 45(2): 140-147.

[11] GOMI K, LOWENBERG B, SHAPIRO G, et al. Resorption of sintered synthetic hydroxyapatite by osteoclasts in vitro[J]. Biomaterials, 1993, 14(2): 91-96.

[12] MIDDLETON J C,TIPTON A J. Synthetic biodegradable polymers as orthopedic devices[J]. Biomaterials, 2000, 21(23): 2335-2346.

[13] ANDERSON J M, RODRIGUEZ A, CHANG D T. Foreign body reaction to biomaterials[J]. Seminars in Immunology, 2008, 20(2):86-100.

[14] NARAYAN R. Biomedical materials[M]. New York:Springervs, 2009.

[15] ZHANG Y F, XU J K, RUAN Y C, et al. Implant-derived magnesium induces local neuronal production of CGRP to improve bone-fracture healing in rats[J]. Nature Medicine, 2016, 22(10): 1160-1169.

[16] WINDHAGEN H, RADTKE K, WEIZBAUER A, et al. Biodegradable

magnesium-based screw clinically equivalent to titanium screw in hallux valgus surgery: short term results of the first prospective, randomized, controlled clinical pilot study[J]. Biomedical Engineering Online, 2013, 12(1): 1-10.

[17] LEE J W, HAN H S, HAN K J, et al. Long-term clinical study and multiscale analysis of in vivo biodegradation mechanism of Mg alloy[J]. Proceedings of the National Academy of Sciences of the United States of America, 2016, 113(3):716-721.

[18] ZHANG M, LIN R C, WANG X, et al. 3D printing of Haversian bone-mimicking scaffolds for multicellular delivery in bone regeneration[J]. Science Advances, 2020, 6(12): eaaz6725.

[19] XIE K, WANG L, GUO Y, et al. Effectiveness and safety of biodegradable Mg-Nd-Zn-Zr alloy screws for the treatment of medial malleolar fractures[J]. Journal of orthopaedic translation, 2021, 27: 96-100.

[20] BENNETT J, DE HEMPTINNE Q, MCCUTCHEON K. Magmaris resorbable magnesium scaffold for the treatment of coronary heart disease: overview of its safety and efficacy[J]. Expert review of medical devices, 2019, 16(9): 757-769.

[21] SCHINHAMMER M, HÄNZI A C, LÖFFLER J F, et al. Design strategy for biodegradable Fe-based alloys for medical applications[J]. Acta Biomaterialia, 2010, 6(5): 1705-1713.

[22] SHEN D N, QI H P, LIN W J, et al. PDLLA-Zn-nitrided Fe bioresorbable scaffold with 53-μm-thick metallic struts and tunable multistage biodegradation function[J]. Science Advances, 2021, 7(23).

[23] LIN W J, ZHANG H J, ZHANG W Q, et al. In vivo degradation and endothelialization of an iron bioresorbable scaffold[J]. Bioactive Materials, 2021, 6(4): 1028-1039.

[24] MARET W. Zinc biochemistry: from a single zinc enzyme to a key element of life[J]. Advances in Nutrition, 2013, 4(1): 82-91.

[25] LITWIN M, CLARK K, NOACK L, et al. Novel cytokine-independent induction of endothelial adhesion molecules regulated by platelet/endothelial cell adhesion molecule (CD31)[J]. J Cell Biol, 1997, 139(1): 219-228.

[26] LITTLE P J, BHATTACHARYA R, MOREYRA A E, et al. Zinc and cardiovascular disease[J]. Nutrition, 2010, 26(11-12): 1050-1057.

[27] YAMAGUCHI M, GOTO M, UCHIYAMA S, et al. Effect of zinc on gene expression in osteoblastic MC3T3-E1 cells: enhancement of Runx2, OPG, and regucalcin mRNA expressions[J]. Molecular & Cellular Biochemistry, 2008, 312(1-2): 157-166.

[28] YAMAGUCHI M. Role of nutritional zinc in the prevention of osteoporosis[J]. Mol Cell Biochem, 2010, 338(1-2): 241-254.

[29] KIM J T, BAEK S H, LEE S H, et al. Zinc-deficient diet decreases fetal long bone growth through decreased bone matrix formation in mice[J]. Journal of Medicinal food, 2009, 12(1): 118-123.

[30] BOWEN P K, DRELICH J, GOLDMAN J. Zinc exhibits ideal physiological

corrosion behavior for bioabsorbable stents [J]. Advanced Materials, 2013, 25 (18): 2577-2582.

[31] YANG H T, WANG C, LIU C Q, et al. Evolution of the degradation mechanism of pure zinc stent in the one-year study of rabbit abdominal aorta model [J]. Biomaterials, 2017.

[32] ZHOU C, LI H F, YIN Y X, et al. Long-term in vivo study of biodegradable Zn-Cu stent: a 2-year implantation evaluation in porcine coronary artery[J]. Acta Biomaterialia, 2019, 97.

[33] JIA B, YANG H T, ZHANG Z C, et al. Biodegradable Zn-Sr alloy for bone regeneration in rat femoral condyle defect model: in vitro and in vivo studies[J]. Bioactive Materials, 2021, 6(6): 1588-1604.

[34] QU X H, YANG H T, JIA B, et al. Zinc alloy-based bone internal fixation screw with antibacterial and anti-osteolytic properties[J]. Bioactive Materials, 2021, 6(12): 4607-4624.

[35] YANG H T, QU X H, WANG M Q, et al. Zn-0. 4 Li alloy shows great potential for the fixation and healing of bone fractures at load-bearing sites[J]. Chemical Engineering Journal, 2021, 417: 129317.

[36] ZHANG Z C, JIA B, YANG H T, et al. Biodegradable ZnLiCa ternary alloys for critical-sized bone defect regeneration at load-bearing sites: in vitro and in vivo studies[J]. Bioactive Materials, 2021, 6(11): 3999-4013.

[37] GUO H, XIA D D, ZHENG Y F, et al. A pure zinc membrane with degradability and osteogenesis promotion for guided bone regeneration: in vitro and in vivo studies[J]. Acta Biomaterialia, 2020, 106: 396-409.

[38] WANG X, SHAO X X, DAI T Q, et al. In vivo study of the efficacy, biosafety, and degradation of a zinc alloy osteosynthesis system[J]. Acta Biomaterialia, 2019, 92: 351-361.

[39] GUO H, HU J L, SHEN Z Q, et al. In vitro and in vivo studies of biodegradable Zn-Li-Mn alloy staples designed for gastrointestinal anastomosis[J]. Acta Biomaterialia, 2021, 121: 713-723.

[40] MIGLIARESI C, PEGORETTI A. Fundamentals of polymeric composite materials [J]. Springer, 2002, pp. 69-87.

第6章　医用植介入医疗器械电化学基础

6.1　植介入医疗器械电化学概论

植介入医疗器械的力学、化学和电化学性能是决定其在生物医学领域应用的基本性能,其中电化学性能是直接决定植介入医疗器械是否会在生物机体内发生反应以及如何发生反应的核心。

人体是由细胞构成的,而细胞在生命活动中,无论是安静状态还是兴奋状态,都在不断地发生着电荷的变化,这种现象称为生物电现象[1]。细胞膜外侧带正电、细胞膜内侧带负电,细胞在静止状态时这种膜内外的电势差称为静息电位;细胞受到刺激时所产生的电势称为动作电位[2]。在生命活动中,所有的细胞都会受到内外环境的刺激并对刺激作出反应,细胞的此种反应称为兴奋性[3]。当细胞(如神经细胞、肌肉细胞)受到刺激发生兴奋时,细胞在原来静息电位的基础上会发生一次迅速而短暂的电位波动,这种电位波动可以向它周围扩散开来,形成动作电位,继而产生感觉或动作行为。

人体任何一个细微的活动都与生物电有关。外界的刺激、心脏跳动、肌肉收缩、眼睛开闭、大脑思维等,都伴随着生物电的产生和变化,生物电(兴奋)沿着神经传到大脑,大脑便根据兴奋传来的信息做出反应,发出指令。然后,传出神经将大脑的指令传给相关的效应器官,效应器官根据指令完成相应的动作。也就是说,感官和大脑之间的刺激反应主要是通过生物电的传导来实现的。心脏跳动时会产生 $1 \sim 2$ mV 的电压,眼睛开闭产生 $5 \sim 6$ mV 的电压,读书或思考问题时大脑产生 $0.2 \sim 1$ mV 的电压。因为正常人的心脏、肌肉、视网膜、大脑等的生物电的变化都是很有规律的,因此,通过植介入医疗器械可检测人体的心电图、肌电图、视网膜电图、脑电图等,将其与健康人的图谱进行比较,便可以发现疾病所在。

而且,对于存在病变的器官如心脏或大脑,可采用植介入医疗器械(如心脏起搏器或脑起搏器等)对其异常的电信号进行精准调控,从而达到个性化治疗的效果。对于心脏起搏器和脑起搏器等植介入医疗电子器械,能量供给的核心是电池,而对于植介入医疗电子器械的电池而言,无论是传统的锂电池,还是前沿研究中利用体液作为电解液的原电池和利用体内葡萄糖的氧化还原反应作为能量来源的自供电生物燃料电池都与电化学理论密切相关[4-6]。

此外,对于可降解植介入医疗器械(如可降解血管支架、骨钉和骨板)中的生物可降解金属材料而言,其降解的典型模式是腐蚀降解,而腐蚀一般是通过在电解质中的电化学反应进行的。在近中性的生理溶液环境中,腐蚀反应主要是金属释放电子形成阳离子,因此可以通过金属的电化学标准电极电位数值来比较不同金属在体液中释放电子形成阳离子的难易程度,并以此判断金属生物降解的可能性以及降解速率的快慢程度。金属的标准电极电位越负,在体液中越容易发生降解。此外,还可根据可降解植介入医疗器械的寿命需求,对生物可降解金属材料的电化学性能进行调控,使其降解时间满足植介入医疗器械的工作寿命需求。

在植介入医疗器械中涉及的药物释放方面,采用电化学原理还可对药物进行按需可控释放。例如,将可降解金属如镁作为载药系统的阀门对储药室内的药物进行封闭时,可将其作为电化学反应的阳极,通过控制器的电刺激在阳极镁阀门和阴极电极(electrode)之间产生偏压,使镁阀门表面发生不可逆的法拉第反应($Mg \longrightarrow Mg^{2+} + 2e^-$)。此反应在镁阀门与储药室交界处会表现为剧烈的缝隙腐蚀,并最终腐蚀降解贯穿阀门,使其对储药室的封闭作用失效,释放储药室内的药物,从而实现对药物释放行为的精准控制[7]。此外,还可将带有药物活性基团的分子结合到聚合物载体上,通过将聚合物载体附着在电极表面,构成电化学修饰,再由控制电极的氧化还原过程使药物分子或离子释放到溶液中[8]。

总之,电荷传递是生命运动的基本过程之一,电化学的方法为植介入医疗器械研究生命活动和相关疾病的诊疗提供了独特的视角。本章从电子导体、离子导体、外电势和内电势等电化学的基本概念出发,介绍电极反应、电极电势、双电层和电化学测试体系组成等电化学理论基础和技术基础,为植介入医疗器械的电化学性能设计与应用提供支撑。

6.2　植介入医疗器械电化学理论基础

6.2.1　电极反应与电极电势

第一类导体(又称电子导体)是依靠物体内部自由电子的定向运动而导电的物体,即载流子为自由电子(或空穴)的导体,如金属、合金、石墨、碳等。

第二类导体(又称离子导体)是依靠物体内的离子运动而导电的导体,如电解质溶液、熔融电解质和固体电解质等。

电极是实施电极反应的场所,是与电解质溶液或电解质接触的电子导体或半导体,为多相体系。电化学体系借助于电极实现电能的输入或输出。在电极反应过程中,电极所起的作用一方面是提供电子给氧化体或是接受来自还原体的电子,另一方面是它的表面是进行电极反应的场所。

1. 电极反应

电极反应是在电极上发生的异相氧化还原反应,即在相界面上发生了电荷的转移。例如,通过外加正电势使电子的能量升高,当此能量升高到一定程度时,电子就从电极迁移到电解液中物种 X 的最低空轨道上(见图 6.1(a))。在这种情况下,电极失去电子发生氧化,而溶液中的物种 X 得到电子而发生还原反应。同理,通过外加负电势使电子的能量降低,当达到一定程度时,电解液中物质 X 的电子将会发现有能量更低的能级存在,从而发生电子的转移(见图 6.1(b))。

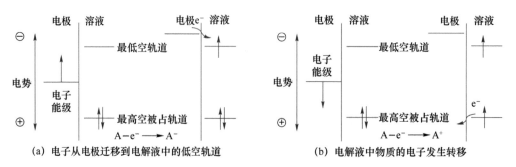

图 6.1　氧化还原反应的电子相对能量示意图

电极反应的基本动力学主要分为两类：①影响异相催化反应速率的一般规律，包括传质过程动力学（反应离子移向反应界面及反应产物移离界面的规律）、反应表面的性质对反应速率的影响（如真实表面积、活化中心的形成、表面吸附及表面化合物的形成）、生成新相的动力学等；②表面电场对电极反应速率的影响。需注意的是若表面电场不同，则同一电极的表面状态也往往不同。反之，若改变了电极的表面状态，也会影响电极/溶液界面上电场的分布情况，进而影响电极反应速率。

2. 电极电势

已知真空中任意一点的电势等于一个单位正电荷从无穷远处移至该处所做的功，如孤立相 M 是良导体组成的球体，电荷均匀分布（见图 6.2）。当单位正电荷在无穷远处时，它与 M 相的静电作用力为零。当它从无穷远处移至距球面 $10^{-5} \sim 10^{-4}$ cm 时，可认为试验电荷与球体间只有库仑力（长程力）起作用，所做的功（W_1）等于球体所带净电荷在该处引起的全部电势，这一电势称为 M 相（球体）的外电势，用 ψ 表示。

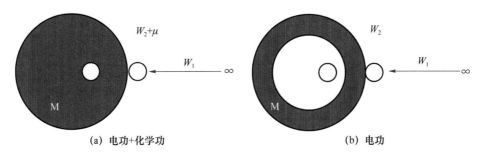

(a) 电功+化学功　　　　　　　　　　　(b) 电功

图 6.2　将单位正电荷从无穷远处移至实物相内部所做的功

试验电荷越过球面层进入实物 M 相内部所引起的能量变化主要涉及两方面的能量变化。

① 任一相的表面层中，由于界面上的短程力场（范德华力和共价键力等）引起原子或分子偶极化并定向排列，使表面层成为一层偶极子层。单位正电荷穿越该偶极子层所做的电功 W_2 成为 M 相的表面电势 χ。因此，将一个单位正电荷从无穷远处移入 M 相所做的电功是外电势 ψ 与表面电势 χ 之和，即

$$\phi = \psi + \chi \tag{6.1}$$

ϕ 称为 M 相的内部电势。

② 克服试验电荷与组成 M 相的物质之间的短程力作用（化学作用）所做的化学功。

如果进入 M 相的不是单位正电荷，而是 1 mol 的带电粒子，那么所做的化学功等于该粒子在 M 相中的化学位 μ_i。若该粒子荷电量为 $n e_0$，则 1 mol 粒子所做的电功为 nF。F 为法拉第常量。因此，将 1 mol 带电粒子移入 M 相所引起的全部能量变化为

$$\overline{\mu}_i = \mu_i + nF\phi \tag{6.2}$$

$\overline{\mu}_i$ 为 i 粒子在 M 相中的电化学势。显然有

$$\overline{\mu}_i = \mu_i + nF(\psi + \chi) \tag{6.3}$$

电化学势不仅决定于 M 相所带的电荷数量和分布情况，而且与该粒子及 M 相物质的化学本性有关。$\overline{\mu}_i$ 是具有能量的量纲。

对于两个相互接触的相来说，带电粒子在相间转移时，建立相间平衡的条件就是带电粒子在两相中的电化学势相等，即

$$\overline{\mu}_i^B = \overline{\mu}_i^A \tag{6.4}$$

按照孤立相中几种电势的定义,对相间电势可定义为以下几类。

① 外电势差,又称伏打(Volta)电势差 $\psi^B - \psi^A$,直接接触的两相间的外电势差又称接触电势差 $\Delta^B \psi^A$,是可直接测量的参数。

② 内电势差,又称伽尔伐尼(Galvani)电势差 $\phi^B - \phi^A$,相异物质组成两相间的内电势差不可直接测量。直接接触两相间的内电势差用 $\Delta^B \phi^A$ 表示,此时 $\Delta^B \phi^A = \phi^B - \phi^A$。

③ 电化学势差,定义为 $\bar{\mu}_i^B - \bar{\mu}_i^A$。

电极电势是在电极体系中两类导体界面所形成的相间电势,即电极材料和离子导体(溶液)的内电势差。

6.2.2 双电层

电极/溶液界面的基本结构如下所述。

在电极/溶液界面存在着两种相互作用:一种是电极与溶液两相中的剩余电荷所引起的静电作用;另一种是电极和溶液中各种粒子(离子等)之间的短程作用,如特性吸附、偶极子定向排列等,它只在零点几个纳米的距离内发生。这两种相间相互作用决定着界面的结构和性质。

静电作用是一种长程性质的相互作用。它使符号相反的剩余电荷力图相互靠近,趋向于紧贴着电极表面排列,形成图 6.3 所示的紧密双电层结构,简称紧密层。但是,电极和溶液两相中的荷电粒子都不是静止不动,而是处于不停的热运动之中,热运动促使荷电粒子倾向于均匀分布,从而使剩余电荷不可能完全紧贴着电极表面分布,而是具有一定的分散性,形成所谓的分散层。这样,在静电作用和粒子热运动的矛盾作用下,电极/溶液界面的双电层由紧密层和分散层两部分组成,如图 6.4 所示。

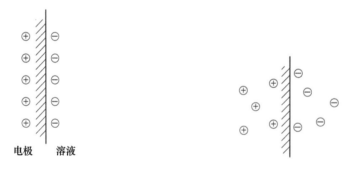

图 6.3 紧密双电层结构   图 6.4 考虑热运动干扰的电极/溶液界面分散双电层结构

当金属与电解质溶液组成电极体系时,在金属相中,由于自由电子的浓度很大(可达 10^{25} mol/dm³),少量剩余电荷(自由电子)在界面的集中并不会明显破坏自由电子的均匀分布,因此可以认为金属中全部剩余电荷都是紧密分布的,金属内部各点的电位均相等。在溶液相中,当溶液总浓度较高、电极表面电荷密度较大时,由于离子热运动比较困难,对剩余电荷分布的影响较小,而电极与溶液相间的静电作用较强,对剩余电荷的分布起到了主导作用,因此溶液中的剩余电荷(水化离子)也倾向于紧密分布,从而形成图 6.3 所示的紧密双电层。如果溶液总浓度较低或电极表面电荷密度较小,那么离子热运动的作用增强,而静电作用减弱,因而形成图 6.5 所示

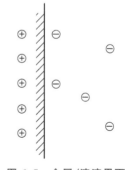

图 6.5 金属/溶液界面的双电层结构

的共存结构。

同理,如果由半导体材料和电解质溶液组成电极体系,那么在固相(半导体)相中,由于载流子浓度较小(约 10^{17} mol/dm³),故剩余电荷的分布也具有一定的分散性,可形成图 6.4 所示的双电层结构。

如果只考虑静电作用,那么一般情况下金属/溶液界面剩余电荷分布和电位分布如图 6.6 所示。

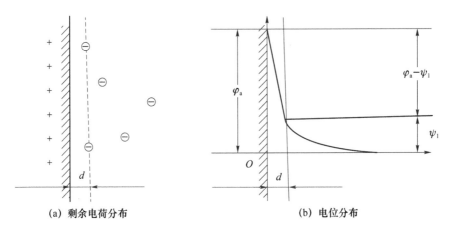

(a) 剩余电荷分布　　　　　　　　　　(b) 电位分布

图 6.6　金属/溶液界面剩余电荷分布与电位的分布

由图 6.6 可知,在双电层的金属一侧,剩余电荷集中在电极表面,而在双电层的溶液一侧,剩余电荷的分布有一定的分散性。因此,双电层是由紧密层和分散层两部分组成的。图 6.6 中 d 为紧贴电极表面排列的水化离子的电荷中心与电极表面的距离,也就是离子电荷能接近电极表面的最小距离。从 $x=0$ 到 $x=d$ 的范围内不存在剩余电荷,这一范围即为紧密层。显然,紧密层的厚度为 d。若假定紧密层的介电常数为恒定值,则该层内的电位分布是线性变化的(见图 6.6)。从 $x=d$ 到剩余电荷为零(溶液中)的双电层部分即分散层,其电位分布是非线性变化的。

距离电极表面 d 处的平均电位称为 ψ_1 电位,在不考虑紧密层内具体结构的情况下,常把 ψ_1 电位定义为距离电极表面一个水化离子半径处的平均电位。若以 φ_a 表示整个双电层的电位差,则由图 6.6 可知,紧密层电位差的数值为 $(\varphi_a-\psi_1)$,分散层电位差的数值为 ψ_1。须注意,φ_a 与 ψ_1 均是相对于溶液深处的电位(规定为零)而言的。

由于双电层电位差由紧密层电位差与分散层电位差两部分组成,即 $\varphi_a=(\varphi_a-\psi_1)+\psi_1$,因此,可利用下式计算双电层电容。

$$\frac{1}{C_d}=\frac{d_{\varphi_a}}{d_q}=\frac{d(\varphi_a-\psi_1)}{d_q}+\frac{d\psi_1}{d_q}=\frac{1}{C_{紧}}+\frac{1}{C_{分}} \tag{6.5}$$

即把双电层的微分电容看作由紧密层电容 $C_{紧}$ 和分散层电容 $C_{分}$ 串联组成,如图 6.7 所示。

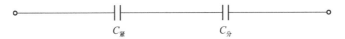

$C_{紧}$　　　　　　　　$C_{分}$

图 6.7　双电层微分电容示意图

6.2.3 电极反应热力学

通过对一个体系的热力学研究能够知道一个反应在指定的条件下可进行的方向和可达到的程度。

1. Gibbs 自由能变与电动势

同一相中,一个离子如 Zn^{2+} 处在有电场和无电场两种不同的状态时,其内能、焓、Gibbs自由能等热力学状态函数是不同的,因此,发生相变、化学变化时结果也不相同,试比较两种不同状态下的同一化学反应:

$$Zn + Cu^{2+} \rightleftharpoons Zn^{2+} + Cu \tag{6.6}$$

在无电场作用下,不产生有序的电子流动,即不做电功,但有热效应。

在有电场作用下,产生有序的电子流动,做电功,同时也有热效应。

根据电学原理,处于电势 φ^a 的 1 mol 荷电粒子 i,其电势能为 $z_i F \varphi^a$,其热力学基本方程为

$$d\overline{G^a} = -S^a dT^a + V^a dp^a + \sum (\mu_i^a + z_i F \varphi^a) dn_i^a \tag{6.7}$$

式中,$\overline{G^a}$ 为电化学体系 a 相的 Gibbs 自由能;φ 为广义的力;$Q = z_i F n_i$ 为广义位移。

$$\left(\frac{\partial \overline{G^a}}{\partial n_i^a}\right)_{T,q,n_j \neq i} = \mu_i^a + z_i F \varphi^a = \overline{\mu_i^a} \tag{6.8}$$

在化学体系中相平衡条件为

$$\mu_i^a = \mu_i^\beta \tag{6.9}$$

化学平衡条件为

$$\sum \nu_i \mu_i = 10 \tag{6.10}$$

由此得到,在电化学体系中相平衡条件应为

$$\mu_i^a + z_i F \varphi^a = \mu_i^\beta + z_i F \varphi^\beta - \Delta_a^\beta G_m = \mu_i^a - \mu_i^\beta = z_i F \Delta_a^\beta \varphi \tag{6.11}$$

式中,$\Delta_a^\beta \varphi$ 为平衡电极电势,是界面两侧的电势差,即界面右侧电势 φ^β 与界面左侧电势 φ^a 之差,$\Delta_a^\beta \varphi = \varphi^\beta - \varphi^a$,记作 φ。

以电池 $Zn \mid ZnSO_4 \mid\mid CuSO_4 \mid Cu$ 为例,当电池达到电化学平衡时

$$\mu(Zn^{2+} + 2e^-)_a + \mu(Cu^{2+})_\beta = \mu(Zn^{2+})_\beta + \mu(Cu^{2+} + 2e^-)_\gamma \tag{6.12}$$

则有

$$(\mu_{Zn^{2+}}^a + 2F\varphi^a) + \mu_{Cu^{2+}}^\beta = \mu_{Zn^{2+}}^\beta + (\mu_{Cu^{2+}}^\gamma + 2F\varphi^\gamma) \tag{6.13}$$

即

$$2F(\varphi^\gamma - \varphi^a) = (\mu_{Zn^{2+}}^a - \mu_{Zn^{2+}}^\beta) + (\mu_{Cu^{2+}}^\beta - \mu_{Cu^{2+}}^\gamma) \tag{6.14}$$

记作普遍的公式则为

$$-\Delta_r G_m = nFE \tag{6.15}$$

式中,n 为电化学反应中的电子转移数;$E = \varphi^\gamma - \varphi^a$ 为可逆电池的电动势。

2. 可逆电化学过程热力学

已知在恒温、恒压的条件下,体系 Gibbs 函数的减小 $-(\Delta_r G_m)_{T,p}$ 等于体系对外所做的最大有效功 W_r'。电功 $W_r' = -QE$ 是一种重要的有效功。如果反应过程中电子转移的物质的量为 n,则通过电化学装置的电荷量 $Q = nF$。在可逆情况下,电池两电极间的电势差最大,称为该电池的可逆电池电动势(electromotive force,E),所以

$$-(\Delta_r G_m)_{T,p} = W_r' = -nFE \tag{6.16}$$

式(6.16)将热力学参数$(\Delta_r G_m)_{T,p}$与电化学参数E联系起来,是搭建电化学和热力学的桥梁,也是二者之间最重要的基本关系。

$$E>0, \quad \Delta G_{T,p}<0$$

电池反应自发进行;

$$E<0, \quad \Delta G_{T,p}>0$$

电池反应不能自发进行。

电池的热力学可逆,包含两方面的内容:反应可逆和过程可逆。反应可逆是指同一个电极在发生氧化反应或还原反应时,其反应式相同但反应方向相反。过程可逆是指不存在任何不可逆过程(如扩散过程),且电池电动势(E)与外加电压(V)之差无限小,从而使流经电池的电流强度为零或者无限小。其中,过程可逆易于控制,而反应可逆则主要由体系自身的性质决定,要构成可逆电池必须采用可逆电极(reversible electrode)。

可逆电极必须满足单一电极(sigle electrode)、反应可逆和处于电化学平衡三个条件。单一电极是指只发生一种电化学反应的电极。例如,将 Zn 片插入硫酸,则 Zn 片上发生 Zn $\longrightarrow$ $Zn^{2+} + 2e^-$ 和 $2H^+ + 2e^- \longrightarrow H_2$ 两个反应,因此$Zn(s)|H^+(m)$电极就不是单一电极。同理,$Na(s)Na^+(aq, m)$和$Fe(s)|Na^{3+}(m)$均不是单一电极,因而也就不可逆。

6.2.4　电极反应动力学

1. 动力学基本理论

(1) 动态平衡

假设两种物质 A 和 B 至今进行着简单的单原子基元反应

$$A \underset{k_b}{\overset{k_f}{\rightleftharpoons}} B$$

两个基元反应始终都在进行,正反应的速率$v_f(\mathrm{mol/(L \cdot s)})$为

$$v_f = k_f c_A \tag{6.17}$$

而逆反应的速率$v_b(\mathrm{mol/(L \cdot s)})$为

$$v_b = k_b c_B \tag{6.18}$$

速率常数k_f和k_b的量纲为s^{-1},从 A 转化为 B 的净速率为

$$v_{net} = k_f c_A - k_b c_B \tag{6.19}$$

平衡时的净转化速率为零,即

$$\frac{k_f}{k_b} = K = \frac{c_B}{c_A} \tag{6.20}$$

式中,K 为化学反应的平衡常数。

由式(6.20)可知,在体系达到平衡时,动力学理论和热力学一样,可预测出恒定的浓度比值。动力学描述了贯穿整个体系的物质流动的变化情况,包括平衡状态的达到和平衡状态的保持两个方面。

另一方面,热力学不能提供保持平衡态所需要的机理方面的信息,而动力学可以定量的描述复杂的平衡过程。在上述基元反应中,平衡时从 A 转化为 B 的速率(反之亦然)并非为零,而是相等的,称为反应的交换速率

$$v_0 = k_f(c_A)_{eq} = k_b(c_B)_{eq} \tag{6.21}$$

交换速率的思想在处理电极动力学方面发挥着重要的作用。

（2）Arrhenius 公式

实验事实表明，在溶液相中的大多数反应，其速率常数随温度变化有相同的模式，即 lnk 与 1/T 几乎都呈线性关系，Arrhenius 首先发现这种行为的普遍性，提出速率常数，可表达为

$$k = A\mathrm{e}^{-E_A/RT} \tag{6.22}$$

式中，E_A 具有能量的单位，称为活化能（activation energy），表示从反应物生成产物所必须越过的能垒高度；A 为指数因子，暗示着利用热能去克服一个高度为 E_A 的能垒的可能性，A 与企图达到此可能性的频率有关，因此一般称为频率因子（frequency factor）。

通过活化能的概念可导出势能沿着反应变化的反应途径，如图 6.8 所示。

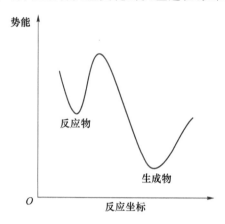

图 6.8　反应过程中的势能变化

（3）过渡态理论

目前已经发展了多个动力学理论以阐述控制反应速率的因素，这些理论的主要目的是根据特定的化学体系从定量的分子性质来预测 A 和 E_A 值。对于电极动力学，广泛采用一个重要的通用理论是过渡态理论（transition state theory），又称绝对速率理论（absolute rate theory）或活化配合物理论（activated complex theory）。

此方法主要是反应通过一个相当明确的过渡态或活化配合物来进行，如图 6.9 所示，从反应物到活化配合物的标准自由能的变化为 $\Delta G_f^{\neq}$，而从产物到活化配合物的标准自由能的变化为 $\Delta G_b^{\neq}$，这样可以得到速率常数

$$k_f = \frac{kT}{h}\exp\left(-\frac{\Delta G_f^{\neq}}{RT}\right) \tag{6.23}$$

$$k_b = \frac{kT}{h}\exp\left(-\frac{\Delta G_b^{\neq}}{RT}\right) \tag{6.24}$$

式中，k 为玻尔兹曼（Boltzman）常数；h 为普朗克（Planck）常数。

2. 电极过程的 Bulter-Volmer 模型

用 O 和 R 分别表示一个氧化还原电对中的氧化态物种和还原态物种，在最简单的电极过程中 O 和 R 仅参与界面上的单电子转移反应，而没有其他任何化学步骤。

$$O \underset{k_b}{\overset{k_f}{\rightleftharpoons}} R$$

假设标准自由能沿着反应坐标的剖面图具有抛物线的形状，如图 6.10 所示。图 6.10（a）展示了从反应物到产物的全路径，图 6.10（b）是在过渡态附近区域的放大图。以所考虑条件下的电对的形式电势作为参比点，假设电极电势为 $\varphi^{\ominus}$，阴极和阳极的活化能分别是 $\Delta G_a^{\neq}$ 和 $\Delta G_c^{\neq}$

（下标 a、c 分别表示阳极反应和阴极反应）。

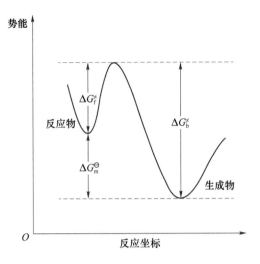

图 6.9　反应过程中的自由能变化

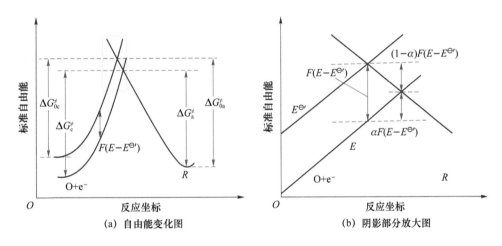

图 6.10　电势的变化对氧化反应和还原反应的标准活化自由能的影响

如果将电极电势变化 $\Delta\varphi$ 到一个新值 $\varphi(\varphi=\varphi^{\ominus\prime}+\Delta\varphi)$，并假设分散层的电势没有变化，电极电势的变化主要发生在紧密层，$\Delta\varphi$ 全部用于改变即将参加电化学反应的粒子的活化能，而没有作用于分散层。这样，电极上的电子的相对能量变化为 $-F\Delta\varphi<0$。因此，$O+e^-$ 的曲线将下移这一数值。显然，氧化的能垒值的变化（$\Delta G_a^{\neq}-\Delta G_a^{\neq\ominus}$）比总能量的变化小一个分数，该分数称为 $1-a$，a 为传递系数（transfer coefficient），其值可从 0 到 1，与交叉区域的形状有关。故

$$\Delta G_a^{\neq}=\Delta G_a^{\neq\ominus}-(1-a)F\Delta\varphi \tag{6.25}$$

图 6.10 反映了阴极反应能垒较电势变化前高出 $aF\Delta\varphi$，因此

$$\Delta G_c^{\neq}=\Delta G_c^{\neq\ominus}+aF\Delta\varphi \tag{6.26}$$

从式（6.25）和式（6.26）中可以看出，电极电势的正移使氧化反应的活化能 $\Delta G_a^{\neq}$ 减小，有利于氧化反应的进行。

假设速率常数 k_f 和 k_b 有 Arrhenius 的形式，可表示为

$$k_f=A_f\exp(-\Delta G_c^{\neq}/RT) \tag{6.27}$$

$$k_b = A_b \exp(-\Delta G_a^{\neq}/RT) \tag{6.28}$$

将式(6.25)和式(6.26)所表示的活化能代入,得到

$$k_f = A_f \exp(-\Delta G_c^{\neq\ominus}/RT)\exp(aF\Delta\varphi/RT) \tag{6.29}$$

$$k_b = A_b \exp(-\Delta G_a^{\neq\ominus}/RT)\exp(1-a)F\Delta\varphi/RT \tag{6.30}$$

考虑一种特殊情况,界面处于平衡状态,溶液中 $c_O^B = c_R^B$。在此情况下,$\Delta\varphi = 0$ 且 $k_f c_O^B = k_b c_R^B$,所以 $k_f = k_b$。该处的速率常数值称为标准速率常数 k_s(standard rate constant),又称固有速率常数。在其他电势时的速率常数可简单地通过 k_s 来表示。

$$K_f = k_s \exp(-aF\Delta\varphi/RT) \tag{6.31}$$

$$K_b = k_s \exp(1-a)F\Delta\varphi/RT \tag{6.32}$$

正向地反应以速率 v_f 进行,将距离电极表面 x 处、在时间 t 时 O 的浓度表达为 $c_O(x,t)$,则表面浓度为 $c_O(0,t)$,有

$$v_f = k_f c_O(0,t) = i_f/F \tag{6.33}$$

同理,对于逆反应有

$$v_b = k_b c_R(0,t) = i_b/F \tag{6.34}$$

这里 v_f 和 v_b 分别是同一电极上总体电流密度(单位面积电极上通过的电流)中的阳极和阴极部分,电极的净反应速率为

$$V_{net} = v_{f-} v_b = k_f c_O(0,t) - k_b c_R(0,t) = i/F \tag{6.35}$$

对于整个反应有

$$i = i_f - i_b = F[k_f c_O(0,t) - k_b c_R(0,t)] \tag{6.36}$$

将式(6.21)和式(6.32)代入式(6.36),可得到电流-电势特征关系式

$$i = i_{f-} i_b = Fk_s[c_O(0,t)\exp(-aF\Delta\varphi/RT) - c_R(0,t)\exp(1-a)F\Delta\varphi/RT] \tag{6.37}$$

该公式或通过该公式导出的关系式可用于处理几乎每一个需要解释的异相动力学问题。这些结果和由此所得出的推论统称为 Butler-Volmer 电极动力学公式。

特别需要注意的是,式(6.36)和式(6.37)中的 i_f 和 i_b,即通常所谓的内部电流密度,是不可直接测量的;而 i 即所谓的外电流密度,既可以是氧化电流也可以是还原电流,它与电极上物质的消耗或生成的速率相对应,是可以通过电流计或相应的仪器测量的。

3. 标准速率常数和传递系数

传递系数 a 是能垒对称性的度量,可用图 6.11 表示。

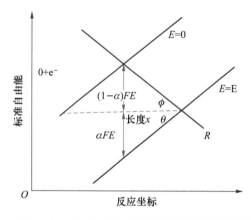

图 6.11 传递系数与反应自由能曲线对称性的关系

假设自由能曲线为直线,则角 θ 和角 ϕ 可以由式(6.38)确定。

$$\tan\theta = aFE/x \tag{6.38}$$

$$\tan\phi = (1-a)FE/x \tag{6.39}$$

因此

$$A = \tan\theta/(\tan\theta + \tan\phi) \tag{6.40}$$

当 $\theta = \phi = 45\,°$ 时,$a = 0.5$,这意味着活化配合物在反应坐标中位于反应物和生成物的中间,其结构对应于反应物和生成物是等同的。对于其他情况,$0 < a < 1$;对于大多数体系,a 值为 $0.3 \sim 0.7$;在没有确切的测量时,a 通常将之近似为 0.5。

如果在研究的电势区内自由能曲线不是直线,那么 a 就是一个与电势有关的因子,因为角 θ 和角 ϕ 取决于交点的具体位置,而交点的位置本身又受电势的影响。

4. 交换电流密度

在平衡($\varphi = \varphi_e$)时净电流为零,对于式(6.37)有

$$Fk_s c_O(0,t)\exp(-aF\Delta\varphi/RT = Fk_s c_R(0,t)\exp(1-a)F\Delta\varphi/RT \tag{6.41}$$

将 $\Delta\varphi = \varphi_e - \varphi^{\ominus\prime}$ 代入式(6.41),由于是在平衡态,O 和 R 的本体浓度与表面浓度相等,所以

$$\frac{c_O^*}{c_R^*} = \exp\frac{F(\varphi_e - \varphi^{\ominus\prime})}{RT} \tag{6.42}$$

转换成对数表达式,即

$$\varphi_e = \varphi^{\ominus\prime} + \frac{RT}{F}\ln\frac{c_O^*}{c_R^*} \tag{6.43}$$

这表明,由 Bulter-Volmer 动力学理论得到的平衡电势与 O 和 R 的本体浓度的关系遵循 Nernst 公式,验证了对于平衡体系而言,热力学理论和动力学理论的一致性。

即使在平衡时净电流为零,仍然存在电化学活性,这可以通过交换电流密度 i_0(exchange current density)来表示,其数值等于平衡电势下的 i_a 或者 i_c,即

$$i_0 = Fk_s c_O^* \exp\left[-\frac{aF(\varphi_e - \varphi^{\ominus\prime})}{RT}\right] = Fk_s c_R^* \exp\left[-\frac{(1-a)F(\varphi_e - \varphi^{\ominus\prime})}{RT}\right] \tag{6.44}$$

对式(6.43)两边同乘以 $-a$ 幂次方,得到

$$\left(\frac{c_O^*}{c_R^*}\right)^{-a} = \exp\frac{-aF(\varphi_e - \varphi^{\ominus\prime})}{RT} \tag{6.45}$$

将式(6.45)代入式(6.44)中,可得

$$i_0 = Fk_s(c_O^*)^{(1-a)}(c_R^*)^a \tag{6.46}$$

该式表明,交换电流密度 i_0 与 k_s 成正比,在动力学公式中经常可用 i_0 代替 k_s。将式(6.46)代入式(6.37),用交换电流密度表示反应速率,有

$$i = i_0\left\{\exp\left[-\frac{aF(\varphi - \varphi_e)}{RT}\right] - \exp\frac{(1-a)F(\varphi - \varphi_e)}{RT}\right\} \tag{6.47}$$

更一般的,将电流密度表示为过电势 η 的函数。过电势是表征电化学体系偏离平衡状态的程度,其数值取正值。当电极发生还原反应时,η 为阴极过电势,$\eta = \varphi_e - \varphi$;当电极发生氧化反应时,$\eta$ 为阳极过电势,$\eta = \varphi - \varphi_e$。对于阳极反应有

$$i = i_0\left\{\exp\frac{aF\eta}{RT} - \exp\left[\frac{(1-a)F\eta}{RT}\right]\right\} \tag{6.48}$$

对于阴极反应有

$$i = i_0 \left\{ \exp\left(-\frac{aF\eta}{RT}\right) - \exp\frac{(1-a)F\eta}{RT} \right\} \tag{6.49}$$

5. 多电子步骤机理

绝大部分电极反应都有两个以上的电子参加,这种反应常称为多电子电极反应。

多电子的电极总是分成好几个步骤进行,其中有电子转移步骤,也有表面转化步骤。在动力学处理时,一般假设每个电子转移步骤中只有一个电子参加,而且在许多连续进行的步骤中,常常会有一个是速率控制步骤。

对于反应

$$O + ne^- \underset{k_b}{\overset{k_f}{\rightleftharpoons}} R \tag{6.50}$$

假定第 j 步骤为速率控制步骤。

近似地认为速率控制步骤以外的各步骤均处于平衡,这样一方面可以利用各步骤的平衡常数来计算速率控制步骤中各物种的浓度,另一方面还可将处于平衡条件的各电子转移步骤前后的表面转化步骤并入电子转移步骤,进行合并处理。在此反应中,每消耗一个氧离子需要 n 个电子。而速率控制步骤只消耗 1 个电子,因为在稳态下各个单元步骤的速率控制步骤相等,故电极上通过的总电流密度应当是速率控制步骤的净电流密度的 n 倍。

经过推导可得

$$i = ni_0 \left\{ \exp\left[-\frac{(a+n-j)F(\varphi-\varphi_e)}{RT}\right] - \exp\frac{(j-a)F\Delta\varphi}{RT} \right\} \tag{6.51}$$

为了简单,令

$$a + n - j = na_c$$

$$j - a = na_a$$

则有

$$na_c + na_a = n$$

为了方便,常将 n 个电子参加的电极反应的电极动力学公式表示为

$$i = i_0 \left[\exp\left(-\frac{a_c nF\Delta\varphi}{RT}\right) - \exp\frac{a_a nF\Delta\varphi}{RT} \right] \tag{6.52}$$

以过电势 η 表示更普遍的电化学动力学公式

$$i = i_0 \left[\exp\left(-\frac{a_c nF\eta}{RT}\right) - \exp\frac{a_a nF\eta}{RT} \right] \tag{6.53}$$

式中,当电极发生阴极极化时,$\eta = \varphi_e - \varphi$,电极发生阳极极化时,$\eta = \varphi - \varphi_e$。

6.3 植介入医疗器械电化学技术基础

6.3.1 电化学测试体系组成

电化学体系借助于电极实现电能的输入或输出。一般电化学体系为三电极体系,相应的三个电极为工作电极(working electrode,WE)、参比电极(reference electrode,RE)和辅助电极(counter electrode,CE)。化学电源分为正极、负极;电解池则分为阴极、阳极。在原电池或电解池的两个电极中,电势较高的电极称为正极,而电势较低的电极称为负极。反应物于其上

获得电子的电极,即发生还原反应的电极称为阴极,而能接受反应物给出电子的电极,即发生氧化反应的电极称为阳极。特别要注意,在原电池中正极是阴极,而负极是阳极;在电解池中则与此相反,正极是阳极,负极是阴极。

工作电极,又称研究电极,所研究的反应在该电极上发生。工作电极可以是固体也可以是液体。采用固体电极时,为了保证实验的重复性,必须注意建立合适的电极预处理步骤。液体电极中常用汞或汞齐电极,它们均有可重现的均相表面。对于工作电极有如下要求:所研究的电化学反应不因电极自身发生的反应而受到影响,能在较大的电势区域中测定;电极不与溶剂、电解液组分发生反应;电极面积不宜太大,表面均一、平滑,容易表面净化。

辅助电极,又称对电极,其作用是与工作电极组成回路,使工作电极上的电流通畅,以保证所研究的反应在工作电极上发生并且不影响研究电极上的反应。与工作电极相比,辅助电极应具有较大的表面积,使外部所加的极化主要作用于工作电极上,辅助电极本身的电阻要小。对于辅助电极有如下要求:有较大的表面积,使极化作用主要作用于工作电极上;电阻小,不容易极化,对形状、位置有要求。

参比电极,是一个已知电势的、接近于理想的、不极化的电极,参比电极上基本没有电流通过,用于测定研究电极的电极电势。参比电极应具有如下性能:可逆性好,电极电势符合能斯特方程;交换电流密度高,流过微小的电流时电极电势能迅速恢复原状;具有良好的电势稳定性和重现性等。水溶液体系常用的参比电极有饱和甘汞电极(SCE)、Ag/AgCl 电极、标准氢电极(SHE 或 NHE)、氧化汞电极等,如图 6.12 所示。对于非水溶液,一般选用非水参比电极,如 Ag/Ag^+(乙腈)电极。由于参比电极的组成固定不变,因而它的电势是恒定的。这样,电池中的电势变化都归结于工作电极。当提到观测或控制工作电极相对于参比电极的电势时,也相当于说观测或控制工作电极内电子的能量[9,10]。在使用参比电极时,为了防止溶液间的相互作用和沾污,常使用同种离子溶液的参比电极。例如,在氯化钠溶液中采用甘汞电极,在硫酸溶液体系中采用硫酸亚汞电极,在碱性体系中采用氧化汞电极,而在中性氯化物溶液中则采用氯化银电极等。在测量工作电极的电势时,参比电极内的溶液与被研究体系的溶液组成往往不同,为降低或消除液接电势,常用盐桥将参比电极与被测溶液连接起来;为减少未补偿的溶液电阻,常使用鲁金毛细管。盐桥的主要作用是当参比电极室和研究电极室相通,两室内的电解质溶液发生交换时,参比电极一侧的电解质将参与研究电极上的反应而使得参比电极室内的浓度发生变化(如饱和溶液变为非饱和溶液),故而要隔开这种离子交换,由于表面张力的作用,鲁金毛细管可以使参比电极与工作电极尽可能地接近,从而降低溶液的电势降 iR,使工作电极上电势的测定尽可能的准确。

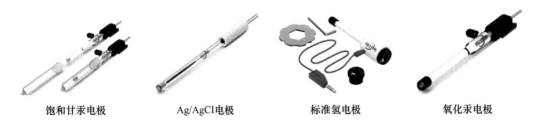

饱和甘汞电极　　　　Ag/AgCl电极　　　　标准氢电极　　　　氧化汞电极

图 6.12　常用的参比电极

当研究电极的面积非常小时,极化回路中的极化电流不能引起辅助电极的极化,当辅助电极的电势在测量中始终保持一个稳定值时,此时辅助电极可以作为测量电路中的电势基准,即参比电极。也就是说,当研究电极为微电极时,用两电极体系就可以完成极化曲线的测量[11-12]。此外,为了方便控制或测量阴阳极间的电势,电沉积、电致变色等研究中也常常采用两电极体系[13-14]。

电解质溶液是电极间电子传递的媒介,由溶剂、电解质盐和电活性物质组成,分成三类:水溶液体系、有机溶剂体系、熔融盐体系。水是最常用的溶剂,尽管有时也用非水溶剂,如乙腈和二甲基亚砜等,在某些特定的场合也可能采用混合溶剂。若采用适当的预防措施,则电化学实验几乎有可能在任何介质中进行,如在混凝土、玻璃和活体生物中进行[15-20]。

电解质(固体、液体、气体)分为四种:①作为电极反应的起始物质,与溶剂相比,其离子优先参加电化学反应,在电化学体系中起导电作用和反应物作用;②只起导电作用,在所研究的电势范围内不发生电化学反应(支持电解质);③固体电解质,具有离子导电性的晶态、非晶态物质,如聚环氧乙烷(PEO);④熔盐电解质,具有①、②的性质,多用于电化学方法制备碱金属、碱土金属及其合金。

作为有机溶剂应具有如下条件:可溶解足够量的电解质盐;具有足够使电解质盐离解的介电常数(一般在 10 以上);常温下为液体,并且其蒸气压不大;黏性不能太大;毒性小;可以测定的电势范围大。溶剂需纯化,离子交换水进行 2 次、3 次蒸馏后使用;有机溶剂经化学处理后常压、减压蒸馏提纯。非水溶剂去水方法:分子筛交换→CaH_2 吸水→蒸馏。

6.3.2 线性电势扫描伏安技术

线性电势扫描法,就是控制电极电势 φ 以恒定的速率变化,即 $\mathrm{d}\varphi/\mathrm{d}t$ = 常数,同时测量通过电极的相应电流。这种方法在电化学分析中常称为伏安法。

伏安法又分为单程动电势扫描法、三角波电势扫描(周期伏安法、循环伏安法(cyclic voltammetry,CV)、循环扫描法和连续三角波电势扫描(见图 6.13)。伏安法获得的电流—电势曲线称为动电势扫描曲线、伏安曲线(cyclie voltammogram)、循环伏安曲线、连续循环伏安曲线。动电势扫描法也是暂态法的一种,扫描速率对暂态极化曲线图的形状和数值的影响很大。只有当扫描速率足够慢时,才可得到极态极化曲线。

1. 线性电势扫描过程中相应电流的特点

一般情况下,线性电势扫描所得的电流是双电层充电电流 i_c 与电化学电流 i_r 之和:

$$i = i_c + i_r = C_d \mathrm{d}\varphi/\mathrm{d}t + (\varphi - \varphi_z) + i_r \tag{6.54}$$

式中,C_d 为双电层的微分电容;φ 为电极电势;φ_z 为零电极电势。

在线性电势扫描法中,电势总是以恒定的速率变化,因此,总要有电流对双电层充电;同时,由于过电势的改变也会引起反应速率的改变。由于双电层电容 C_d 是随着电极电势的变化而变化的,虽然在扫描过程中 $\mathrm{d}\varphi/\mathrm{d}t$ = 常数,但一般而言 i_c 不是常数,尤其是在表面发生活性物质吸脱附时,双电层电容发生急剧变化而使得 $i-\varphi$ 出现吸脱附峰。反应电流 i_r 与过电势有关,在某电势范围内有反应发生,其有相应的反应电流。如果在某电势范围内基本上无电化学反应发生,即相当于理想极化电极,则 $i-\varphi$ 曲线主要反映双电层电容与电势的关系。当存在电化学反应时,扫描速率越快,i_c 相对越大;扫描速率越慢,i_c 相对越小。只有当扫描速率足够慢时,i_c 相对于 i_r 才可以忽略不计,这时得到的 $i-\varphi$ 曲线才是稳态极化曲线,才能真正说明电极反应速率与电势的关系,才可以利用稳态法的公式计算动力学参数(没有浓差极化的情况下)。

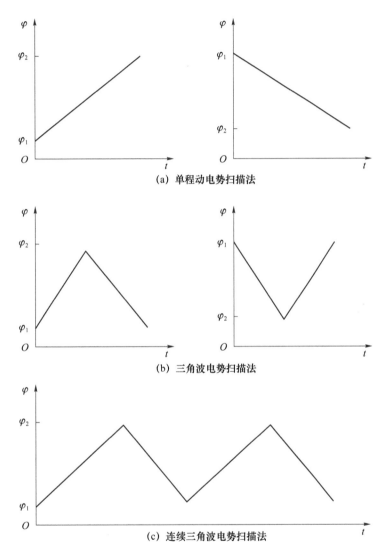

(a) 单程动电势扫描法

(b) 三角波电势扫描法

(c) 连续三角波电势扫描法

图 6.13　伏安法的三种类型

当电势从平衡电势开始向阴极方向线性扫描时,电流逐渐增大,通过极大值后开始下降,如图 6.14 所示。电流的极大值称为峰值电流。出现峰值电流是由于两个相反的因素共同作用的结果。当对处于平衡电势的电极加一个大幅度的线性扫描电压时,一方面,电极反应速率随着所加电势的增加而增加,反应电流增加;另一方面,电极反应的结果使电极表面附近反应物的浓度下降。这两个相反的影响因素产生了电流峰值。峰值前,过电势的变化起主导作用,峰值后,反应物的流量起主导作用。随着时间的延长,扩散层的厚度增大,扩散流量降低,故电流下降。扫描速率不同,峰值电流不同,$i-\varphi$ 曲线的形状和数量也不相同,所以线性电势扫描实验中,扫描速率的选择十分重要。

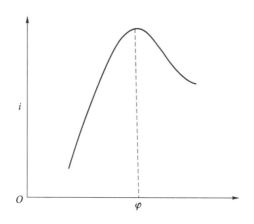

图 6.14　线性电势扫描伏安曲线

　　线性电势扫描分为小幅度运用和大幅度运用。小幅度运用时扫描电势的幅度一般在 10 mV 以内,主要用来测定双电层电容和反应电阻,一般为电化学控制。大幅度运用时,电势扫描范围较宽,一般为扩散控制,常用来对电极体系作定性和半定量的观测,判断电极过程的可逆性及控制步骤,观察整个电势范围内可能发生哪些反应,研究吸附现象及电极反应中间产物,在金属腐蚀和电结晶研究中得到了广泛应用。

2. 电化学极化下的动电势扫描法

　　当平衡电势开始以小幅度三角波电势扫描时(见图 6.15(a)),电极过程一般为电化学极化,而且通常处于线性极化区,所以可用这种方法测定极化电阻 R_r,进而计算电极反应的交换电流。另外,在小幅度电势范围内可近似认为 C_d 为常数,不随电势改变,因此,也可用这种方法测定双电层电容 C_d。

　　① 在扫描电势范围内没有电化学反应(即 $R_r = \infty$)且 R_1 可忽略时,电极等效电路为单一双电层电容 C_d 而在小幅度电势范围内被认为是常数,电流波形如图 6.15(b)所示。

　　② 在扫描电势范围内有电化学反应,但溶液电阻及浓差极化可忽略时,电极等效电路为 C_d 和 R_r 的并联。因为电势线性变化时,流经的电流即反应电流 i_r 也按线性变化,但双电层充电电流 i_c 为常数,所以电流 i 是线性变化的,波形如图 6.15(c)所示。扫描换向的瞬间,电势未变,则反应电流不变,显然电流的突跃是双电层电容先放电接着又充电,使双电层改变极性引起的。

　　③ 当溶液电阻不可忽略时,电流波形如图 6.15(d)所示。可利用作图外推得 A'、B'、C' 等点。图中实线 AB 与虚线 $A'B$ 之差是由 R_1 引起的。这时的计算同前,但 R_r 的计算公式为

$$R_r = \frac{\Delta\varphi}{i_B - i_A'} - R_1 \tag{6.55}$$

　　如果恒电势仪有溶液电阻补偿电路,将 R_1 补偿后可得图 6.15(c)的波形,减少了外推的困难,则可直接计算 R_r。

$$R_r = \frac{\Delta\varphi}{i_B - i_A'} \tag{6.56}$$

3. 循环伏安法

　　采用的电势控制信号为连续的三角波信号,即控制电极的电势以速率 v 从 E_i 向电势负方向扫描,到 $t = \lambda$(相应电势 E_λ)时电势改变方向扫描,以相同的速率回归至起始电势,然后电势再次换向,反复扫描。记录下的 i—E 曲线称为循环伏安曲线,如图 6.16 所示,该测量的方法

称为循环伏安法。

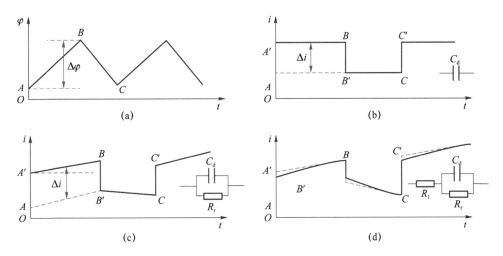

图 6.15　小幅度三角波电势扫描法的电势和电流波形

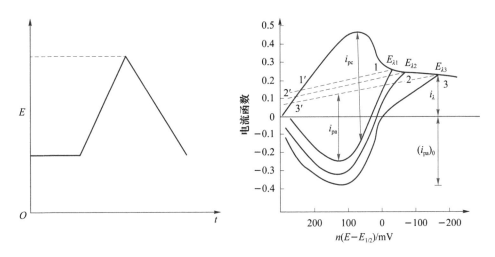

图 6.16　三角波电势扫描信号和循环伏安曲线

电势扫描信号可表示为

$$E(t)=E_i-vt \quad (0 \leqslant t \leqslant \lambda) \tag{6.57}$$

$$E(t)=E_i-vt+v(t-\lambda)=E_i-2v\lambda+vt \quad (t>\lambda) \tag{6.58}$$

式中，λ 为换向时间，$E_\lambda=E_i-v\lambda$ 为换向电势。对于电化学反应 $O+ne^- \rightleftharpoons R$，正向扫描时，发生阴极反应 $O+ne^- \longrightarrow R$；反向扫描时，则发生正向扫描过程中生成的反应产物 R 的重新氧化的反应 $R \longrightarrow O+ne^-$，这样反向扫描时也会得到峰状的 i—E 曲线。

循环伏安法的理论在 $t \leqslant \lambda$ 期间，正向扫描的循环伏安曲线规律与单程动电势扫描法完相同；在 $t>\lambda$ 期间，反向扫描的循环伏安曲线与 E_λ 值有关，但是当 E_λ 控制在越过峰值 E_p 足够远时，E_λ 对反向扫描的循环伏安曲线形状的影响被忽略。通常情况下，E_λ 都要拉到超过 E_p $(100/n)$ mV 以上。具体来说，对于可逆体系，E_λ 至少要超过 E_p $(35/n)$ mV；对于准可逆体系，E_λ 至少要超过 E_p $(90/n)$ mV。循环伏安曲线上有两组重要的测量参数：阴极、阳极峰值电流 i_{pc}、i_{pa} 及其比值 i_{pc}/i_{pa} 和阴极、阳极峰值电势差值 $|\Delta E_p|=E_{pa}-E_{pc}$。

在循环伏安曲线上测定阴极峰值电流 i_{pc} 比阳极的峰值电流 i_{pa} 更容易,这是因为正向扫描时是从法拉第电流为零的电势开始扫描的,因此 i_{pc} 可根据零电流基线得到;而在反向扫描时,E_λ 处阴极电流还没有衰减到零,因此测定 i_{pa} 时应以 E_λ 之后正向扫描的阴极电流衰减曲线为基线,而不能以零电流作为基准来求算,但在电势换向时,阴极反应达到了完全浓差极化状态,此时阴极电流为暂态的阴极扩散电流,按照 i 正比于 $t^{-1/2}$ 的规律衰减,即符合 Cottrell 方程。在反向扫描的最初一段电势范围内,R 的重新氧化反应尚未开始,此时的电流仍为阴极电流的衰减曲线。因此可在图上画出阴极电流衰减曲线的延长线,以其作为求反向扫描曲线的电流基线,如图 6.16 所示。在图中,当分别在三个不同的换向电势 $E_{\lambda 1}$、$E_{\lambda 2}$ 和 $E_{\lambda 3}$ 下反向扫描时,所得三条回归曲线各不相同,应以各自的阴极电流衰减曲线(图中虚线)为基线计算得到 i_{pa}。若难以确定 i_{pa} 的基线,可采用下式计算

$$\left| \frac{i_{pa}}{i_{pc}} \right| = \left| \frac{(i_{pa})_0}{i_{pc}} \right| + \left| \frac{0.485 i_\lambda}{i_{pc}} \right| + 0.086 \tag{6.59}$$

式中,$(i_{pa})_0$ 是未校正的相对于零电流基线的阳极峰值电流;i_λ 为电势换向处的阴极电流。

实际的循环伏安曲线中,法拉第电流是叠加在近似为常数的双电层充电电流上的,通常可以用双电层充电电流作为基线对 i_{pc}、i_{pa} 进行相应的校正。

4. 线性电势扫描法的应用

(1)电化学反应可否发生的判定

对于溶液,可判别其是否可以发生电化学反应,并可判定何时发生。对于合金或金属,可以判别选择性腐蚀可否发生,如发生时可进行相分离。

(2)比较各种因素对电极过程的影响程度

不管电极反应是否可逆,峰值电流 i_p 的大小与 n、D、c^0 和 v 等因素有关。当其他因素不变时,i_p 与扫描速率的平方根 $v_{1/2}$ 成正比,即扫描速率影响极化曲线的测量。在给定电势下,电流密度随着扫描速率的增大而增大,极化曲线的斜率也随着扫描速率而变化。因此,在利用极化曲线比较各种因素对电极过程的影响时,必须在相同的扫描速率下进行才有意义。

(3)判断反应物的来历

相对于电流峰的电量 Q 可由 i 对 t 的积分得到

$$Q = \int_1^2 i \, dt = \int_{\varphi_1}^{\varphi_2} \frac{i}{v} \, d\varphi = c^0 \sqrt{\frac{D}{v}} \int_{\varphi_1}^{\varphi_2} \emptyset \, d\varphi \tag{6.60}$$

式中,$\emptyset$ 是 φ 的函数,$i = \emptyset c^0 \sqrt{Dv}$,因为 i 和 c^0 成正比,所以电量 Q 与 c^0 成正比,但与 $\sqrt{v}$ 成反比,由此可以判断反应物的来历。

一般来说,电势扫描速率越慢,所需电量越大,这是因为溶液中的反应物来得及更多的补充到电极表面的缘故。如果反应物吸附在电极表面上,由于吸附反应物的数量固定,因此反应物消耗完毕所需的电量 Q 为固定值,与扫描速率无关。

(4)判断电极反应的可逆性

根据动电势扫描曲线的形状,i_p 和 φ_p 可以判断电极反应的可逆性。虽然它们的峰值电流都与扫描速率的平方根成正比,但它们的曲线形状不同:对于不可逆反应,在波形的根部与扫描速率无关,而且与稳态极化曲线相同。可逆反应的 φ_p 与扫描速率无关;不可逆反应的 φ_p 随扫描速率而改变。

6.3.3　脉冲伏安技术

在普通伏安法中,影响灵敏度的主要因素是充电电流,而脉冲伏安法是在研究消除充电电

流的基础上发展起来的一种新的极谱技术。这种技术具有灵敏度高、分辨力强等特点。脉冲伏安法中的脉冲极谱法是在滴汞生长的后期才在滴汞电极(dropping mereury electrode, DME)的直流电压上叠加一个周期性的脉冲电压,脉冲持续的时间较长,并在脉冲电压的后期记录极谱电流。每一滴汞只记录一次由脉冲电压所产生的电流,而该电流基本上是消除电容电流后的电解电流。一方面这是因为加入脉冲电压后,将对滴汞电极充电,产生相应的充电电流,像对电容器充电一样,充电电流会很快衰减至零;而另一方面,当加入的脉冲电压使电极的电极电势足以引起被测物质发生电极反应时,便会同时产生电解电流(即法拉第电流)i_f。i_f是受电极反应物质的扩散所控制的,它将随着反应物质在电极上的反应而慢慢衰减,但速度比充电电流的衰减慢得多,理论研究及实践均说明,在加入脉冲约 20 ms 之后,i_c 已几乎衰减到零,而 i_f 仍有相当大的数值,因此,在施加脉冲电压的后期进行电流取样,则测得的几乎是电解电流。由于脉冲极谱法使充电电流和毛细管噪声电流充分衰减,提高了信噪比,使脉冲极谱法成为极谱方法中灵敏度较高的方法之一。在植介入医疗器械中,脉冲伏安法主要用于反应机理的研究和痕量分析[21-24]。

按照施加脉冲电压及记录电解电流的方式不同,脉冲极谱法可分为常规脉冲极谱法和微分(示差)脉冲极谱法(differential pulse polarography,DPP)两种。

1. 常规脉冲伏安法

常规脉冲伏安法(normal pulse voltammetry,NPV)应用在滴汞电极上时称为常规脉冲极谱法(normal pulse polarography,NPP);应用在固体电极或静态滴汞电极上时,称为常规脉冲伏安法。

常规脉冲极谱法是在设定的直流电压上,在每一滴汞的末期施加一个矩形脉冲电压。脉冲的振幅随时间增加而逐渐增加,振幅可在 0~2 V 间选择,脉冲宽度为 40~60 ms,两个脉冲之间的电压回复至起始电压,如图 6.17(a)所示,脉冲宽度 τ 为 40 ms,加脉冲 20 ms 后测量电流,如图 6.17(b)所示,此时充电电流 i_c 很快衰减,几乎趋近于零,毛细管噪声电流也较快地衰减。测得的电解电流经放大后记录,所得的常规脉冲极谱波呈台阶形,如图 6.17(c)所示。

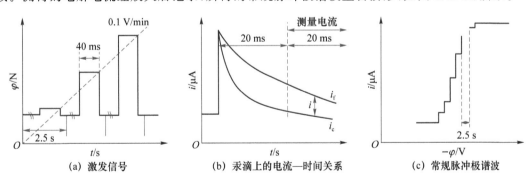

图 6.17　常规脉冲极谱

可逆常规脉冲极谱波的极限电流可用 Cottrell 方程表示为

$$i_1 = nFAc\sqrt{\frac{D}{\pi t_m}} \tag{6.61}$$

式中,t_m 为加脉冲与测量电流之间的时间间隔,t_m 比汞滴的滴落时间要小得多;D 为被测物质在溶液中的扩散系数;n 为电子转移数;A 为滴汞表面积。式(6.61)也适用于不可逆过程。对于可逆过程,还原极限电流与氧化极限电流之比等于 1,因此,利用该关系可以区别可逆过程与不可逆过程。

常规脉冲极谱法的灵敏度比直流极谱法高约 7 倍,即

$$\frac{i_1}{i_d} = \left(\frac{3t}{7t_m}\right)^{1/2} \tag{6.62}$$

若 $t = 4$ s,t_m 为 40 ms,则 i_1/i_d 等于 7。

可逆常规脉冲极谱波方程与直流极谱波相似

$$\emptyset = \varphi_{1/2} + \frac{0.059\,2}{z}\lg\left(\frac{i_1 - i}{i}\right) \tag{6.63}$$

$$\varphi_{1/2} = \varphi^{0\prime} + \frac{0.059\,2}{z}\lg\sqrt{\frac{D_R}{D_0}} \tag{6.64}$$

2. 微分脉冲极谱法

微分脉冲极谱法是在有机物和无机物的痕量水平测量中非常有用的一种技术。微分脉冲极谱法是在线性变化的直流电压上,在每一滴汞的末期叠加一个振幅 ΔE 为 5~100 mV、持续时间为 40~80 ms 的矩形脉冲电压,如图 6.18(a)所示。在脉冲加入前 20 ms 和终止前 20 ms 内测量电流,如图 6.18(b)所示。当脉冲电压叠加在直流极谱波的残余电流或极限扩散电流部分的电势上时,都不会使电流产生很大的变化,两次测得的电解电流差值 Δi 的变化很小。当脉冲电压叠加在直流极谱波的 $\varphi_{1/2}$ 附近时,由脉冲电压所引起的电势变化将导致电解电流发生很大的变化。两次测得的电解电流差值 Δi 的变化很大,在 $\varphi_{1/2}$ 处达到峰值,其微分脉冲极谱波如图 6.18(c)所示。

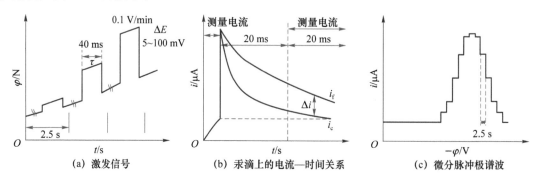

(a) 激发信号　　　　(b) 汞滴上的电流—时间关系　　　　(c) 微分脉冲极谱波

图 6.18　微分脉冲极谱

微分脉冲极谱峰电流的最大值为

$$i_{max} = \frac{n^2 F^2}{4RT} A \Delta\varphi_c \sqrt{\frac{D}{\pi t_m}} \tag{6.65}$$

式中,$\Delta\varphi$ 为脉冲振幅。

微分脉冲极谱波的峰电势为

$$\varphi_p = \varphi_{1/2} \pm \frac{\Delta\varphi}{2} \tag{6.66}$$

峰电流一半处的峰宽称为半峰宽 $W_{1/2}$,对可逆波 $W_{1/2} = 3.52RT/nF$。298 K 时,$W_{1/2} = 90/n$(mV)。测定微分脉冲极谱波的半峰宽可以判断可逆波与不可逆波($W_{1/2} > 90/n$ mV)。

微分脉冲极谱法的灵敏度高,检测限约 10^{-8} mol/L,还可使用较低浓度的支持电解质,有利于痕量物质的测定。由于微分脉冲极谱波呈峰形,前还原物质的允许量可达 5 000∶1。分辨率高,两物质的峰电势之差达 25 mV 即可分开。

3. 脉冲极谱的充电电流和毛细管噪声电流

脉冲极谱的充电电流为

$$i_c = \frac{\Delta E}{R} e^{-\frac{t}{RC}} \tag{6.67}$$

式中, R 为电解池内阻; C 为双电层电容; ΔE 为脉冲振幅。充电电流取决于电解池的 RC 特性和叠加脉冲后测量电流的时间 t。

当汞滴下滴时, 引起毛细管内汞的收缩, 使电解液进入毛细管, 并在管壁上形成一层液膜。当滴汞电极的电势突然改变时, 由于汞线表面充电而产生的微小电流称为毛细管噪声电流 i_N, 它按 $t^{-n}(n > 1/2)$ 衰减。

脉冲极谱电解池的总电流主要包括电解电流 i_f、充电电流 i_c 和毛细管噪声电流 i_N。 i_f 按 $t^{-1/2}$ 衰减; i_c 按 $t^{-t/RC}$ 衰减; 而 i_N 按 t^{-n} 衰减, 介于充电电流和电解电流之间。在脉冲极谱中, 脉冲持续的时间通常为 $40 \sim 80$ ms, 比方波极谱的几毫秒长。在脉冲后期测量电流, 可使充电电流和毛细管噪声电流几乎衰减至零, 测得的主要是电解电流, 从而提高了脉冲极谱法测定的灵敏度, 巧妙地克服了充电电流和背景电流。

脉冲极谱法的特点和应用如下。

① 由于对可逆物质可有效减小充电电流及毛细管噪声电流, 因此灵敏度高, 可达到 10^{-8} mol/L; 对不可逆的物质, 亦可达 $10^{-6} \sim 10^{-7}$ mol/L。若结合溶出技术, 灵敏度可达 $10^{-10} \sim 10^{-11}$ mol/L。

② 由于微分脉冲极谱波呈峰状, 所以分辨力强, 两个物质的峰电势只要相差 25 mV 就可以分开; 前放电物质的允许量大, 前放电物质的浓度比被测物质高 5 000 倍, 亦不干扰。

③ 若采用单滴汞微分脉冲极谱法, 则分析速率较快。

④ 由于它对不可逆波的灵敏度也比较高, 分辨力也较好, 故很适合有机物的分析。

4. 差示脉冲伏安法

差示脉冲伏安法(Differential Pulse Voltammetry, DPV)就是在线性扫描伏安法的线性电位上, 再加上一个重复脉冲电压信号。差示脉冲伏安法的电势波形如图 6.19(a)所示, 差示脉冲伏安曲线如图 6.19(b)所示, 是一个峰形的曲线。

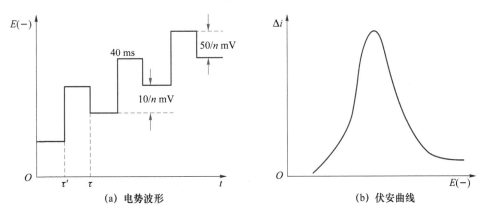

(a) 电势波形　　　　　　　　(b) 伏安曲线

图 6.19　差示脉冲伏安法

5. 脉冲伏安法的应用

因为脉冲技术的灵敏度高, 尤其是在溶解氧而产生背景电流的情况下, 被广泛应用于电活性物质的检测。方波伏安法和差式脉冲伏安法是最灵敏的检测浓度的方法,被广泛应用于痕量物质的分析工作中。此外,还可以提供有关分析化学形态的信息,可以确定氧化态、检测配合作用等。在环境监测中,薄膜汞电极上的阳极溶出伏安法可检测出许多重金属离子,这种技术对多种金属离子都很灵敏,可以进行多成分分析,如对 Zn、Pb 和 Cu 等的分析。

在植介入医疗器械中,脉冲技术主要应用于电化学表面处理和电镀金属镀层。

6. 脉冲电化学加工

脉冲电化学加工是采用脉冲电流代替直流电流,利用非线性电解质(中性无机盐水溶液),阴极和阳极间保持较小的间隙,且阴极和阳极两极之间无进给的一种器械表面整平方法。由于阴极和阳极间保持无相对运动,设计和操作简单,既可用于规则表面的加工,也可用于不规则表面的加工,因此具有很大的灵活性,且加工后的器械表面没有附加残余应力,其力学性能具有独特的优势,而且环境污染小,因此脉冲电化学加工是一种很有前途的植介入医疗器械加工方法。

7. 脉冲电镀常规金属镀层

脉冲电镀尤其是双脉冲电镀在金属电镀方面具有明显的优势,其反向脉冲电流可改善镀层的厚度分布,使镀层厚度均匀,整平性好,且反向脉冲的阴极溶解使阴极表面金属离子浓度迅速回升,这有利于随后的阴极周期使用高的脉冲电流密度,而高的脉冲电流密度又使晶核的形成速度大于晶体的生长速度,因而镀层致密、光泽度高且孔隙率低。此外,反向脉冲的阴极剥离使镀层中的有机杂质的夹附大大减少,因此镀层纯度高,抗变色能力增强。周期性的反向脉冲电流还可使镀件表面一直处于活性状态,因此可得到结合力更好的镀层。最后,反向脉冲有利于减薄扩散层的实际厚度,提高阴极电流效率,因此合适的脉冲参数会使镀层的沉积速度进一步加快。

6.3.4 电化学阻抗谱技术

电化学阻抗技术是一种暂态电化学技术,由于使用小幅度对称交流信号(一般小于 10 mV)对电极进行极化,当频率足够高时,每半周期持续时间很短,不会引起严重的浓度极化及表面状态化。此技术即使在电极上交替进行阴极过程与阳极过程,也不会引起极化的积累性发展,避免了对体系产生过大的影响。此外,由于可以在很宽的频率范围内测量到阻抗谱,因而电化学阻抗技术能得到更多的电极过程动力学信息和电极界面结构信息。电化学阻抗技术可用于植介入医疗器械的表面改性和导电材料包括电沉积和腐蚀性能的研究中。

电化学阻抗技术是给电化学系统施加一个频率不同的小振幅的交流正弦电势波的扰动电信号,同时测量响应的交流电势与电流信号的比值,称为阻抗。

电化学阻抗技术主要是利用波形发生器,产生一个小幅正弦电势信号,通过恒电势仪施加到电化学系统上,将输出的电流/电势信号进行转换,再利用锁相放大器或频谱分析仪,输出阻抗及其模量或相位角,作图即得电化学阻抗谱,这种技术称为电化学阻抗谱(Electrochemical Impedance Spectroscopy, EIS)技术,如图 6.20 所示。由于扰动电信号是交流信号,所以电化学阻抗谱也称交流阻抗谱。

利用电化学阻抗谱技术研究一个电化学系统的基本思路是将电化学系统看作一个等效电路,该等效电路由电阻 R、电容 C 和电感 L 等基本元件按照串联或并联等不同的方式组合而成,通过 EIS 可定量的测定这些元件的大小,并利用这些元件的电化学含义来分析电化学系统的结构和电极过程的性质。

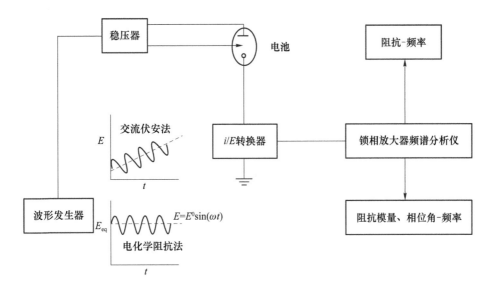

图 6.20　电化学阻抗谱技术

1. 电化学阻抗谱技术的基本理论与概念

将图 6.21 中内部结构未知的电化学系统视为一个黑箱 M，给黑箱输入一个扰动函数（激励函数）X，黑箱就会输出一个响应信号 Y。用来描述扰动与响应之间关系的函数称为传输函数 $G(\omega)$。传输函数是由系统的内部结构决定的，因此，通过对传输函数的研究，就可以研究系统的性质，获得有关系统内部结构的信息。如果系统的内部结构是线性的稳定结构，则输出信号就是扰动信号的线性函数，有以下关系成立。

$$Y = G(\omega)X \tag{6.68}$$

则

$$Y/X = G(\omega) \tag{6.69}$$

$$G(\omega)$$
$$X \longrightarrow \boxed{M} \longrightarrow Y$$

图 6.21　电化学阻抗谱技术原理

如果施加扰动信号 X 为角频率为 ω 的正弦波电流信号，则输出响应信号 Y 即为角频率也为 ω 的正弦电势信号，此时传输函数 $G(\omega)$ 也是频率的函数，称为频率响应函数（频响函数），这个频响函数就称为系统 M 的阻抗，用 Z 表示。如果施加扰动信号 X 为角频率 ω 的正弦波电势信号，则输出响应信号 Y 即为角频率也为 ϖ 的正弦电流信号，此时，频响函数 $G(\omega)$ 就称为系统 M 的导纳，用 Y 表示。阻抗和导纳统称为阻纳，用 G 表示，显然，阻抗和导纳互为倒数关系。

$$Y = 1/Z \tag{6.70}$$

电化学阻抗为矢量，常写成复数形式，复数是由实部和虚部构成的。电化学阻抗 Z 写成复数 $Z = Z' + jZ''$，其为电路元件对电流的阻碍作用和移相作用的反应。

一个正弦波极化值的大小可以用式（6.71）来表示

$$\Delta E = |\Delta E|\sin(\omega t + \phi) \tag{6.71}$$

式中，$|\Delta E|$ 为正弦波极化值信号的幅值；ϕ 为正弦波交流信号的初相位，也是在时间 $t=0$ 时正弦波极化值的相位。ω 为角频率，又称圆频率，它与正弦波交流信号的频率 f 及周期 T 的关系是

$$\Omega = 2\pi f = 2\pi/T \tag{6.72}$$

为简单起见，假定初相位为 0，则一个正弦波极值化的交流信号为

$$\Delta E = |\Delta E| \sin(\omega t) \tag{6.73}$$

故 ΔE 的数值既与频率 f 或 ω 有关，也与时间 t 有关。ωt 是正弦波极化值 ΔE 的相位。当一个模值为 $|\Delta E|$ 的矢量从水平方向（初相位等于 0）开始以均匀的角速度按逆时针方向旋转时，这个矢量在纵轴上的投影即为正弦函数。若这一矢量旋转一周需要的时间为 T，则在 $t=t_1$ 时，该矢量在纵轴上的投影为

$$\Delta E = |\Delta E| \sin 2\pi t_1/T = |\Delta E| \sin(\omega t_1) \tag{6.74}$$

此时，这个模值为 $|\Delta E|$ 的矢量逆时针方向旋转了角度 ωt_1。

由于正弦波交流信号具有矢量的特性，可以用表示矢量的方法来表示正弦波信号。在一个复数平面中，如以 1 表示单位长度的水平矢量，以虚数 $j=\sqrt{-1}$ 表示单位长度的垂直矢量，则对于一个模值为 $|\Delta E|$ 而从水平位置起旋转了角度 ωt 的矢量 ΔE，在复数平面中可以表示为

$$\Delta E = |\Delta E| \cos(\omega t) + j|\Delta E| \sin(\omega t) \tag{6.75}$$

式中，$|\Delta E| \cos(\omega t)$ 为这个矢量在实轴（水平方向）上的投影；$|\Delta E| \sin(\omega t)$ 为这个矢量在虚轴（垂直方向）上的投影。

根据欧拉（Euler）公式，式（6.75）表示的矢量也可以写成指数表示式

$$\Delta E = |\Delta E| \exp(j\omega t) \tag{6.76}$$

式中，$|\Delta E|$ 为幅值；ωt 为幅角。

线性系统的特征之一是对于正弦波扰动信号所作出的相应信号也好似正弦波信号。对于电信号来说，电阻应该是最简单的线性元件。在将式（6.76）所示的正弦波交流电压信号加到一个电阻值为 R 的纯电阻两端时，该纯电阻的阻抗为

$$Z_R = R \tag{6.77}$$

导纳为

$$Y_R = 1/Z_R = 1/R \tag{6.78}$$

除了纯电阻外，一般的线性元件或线性元件组合的电路对正弦波扰动信号所作出的相应虽然也是正弦波的信号，且频率与扰动信号相同，但是相位角不一样。例如，电路由一个电容值为 C 的理想电容器构成，则在式（6.76）所示的正弦波交流电压信号加到这一电路上时，该电容的阻抗为

$$Z_C = -j/\omega C \tag{6.79}$$

而电容的导纳为

$$1/Y_C = 1/Z_C = j\omega C \tag{6.80}$$

对于一个电感值为 L 的"纯"电感器来说，同样可以得到电感的阻抗为

$$Z_L = j\omega L \tag{6.81}$$

其倒数即为电感的导纳。

在一般情况下，如果加到一个由线性元件组成的电路上的电压为式（6.76）所示的正弦波信号，则流过电路的电流可以写成

$$I = |I| \exp[j(\omega t + \varphi)] \tag{6.82}$$

式中,φ 为线路中的电流与加到线路上的电压之间的相位差。如果 $\varphi>0$,电流的相位超前于电压的相位;如果 $\varphi<0$,电流的相位迟后于电压的相位。这个线性电路的阻抗为

$$Z=\Delta E/I=\Delta E/|I|\exp(-\mathrm{j}\varphi)=Z\exp(-\mathrm{j}\varphi) \qquad (6.83)$$

一个线性电路的阻抗也是一个矢量,这个矢量的模值为

$$|Z|=|\Delta E|/|I| \qquad (6.84)$$

幅角为 $-\varphi$。

将式(6.83)按照欧拉公式展开,得到

$$Z=|Z|(\cos\varphi-\mathrm{j}\sin\varphi)=Z_{\mathrm{Re}}-\mathrm{j}Z_{\mathrm{Im}} \qquad (6.85)$$

式中,Z_{Re} 为阻抗的实部;Z_{Im} 为阻抗的虚部。可以看出

$$Z_{\mathrm{Re}}=|Z|\cos\varphi \qquad (6.86)$$

$$Z_{\mathrm{Im}}=|Z|\sin\varphi \qquad (6.87)$$

容易证明,该线性电路的导纳为

$$Y=|Y|\exp(\mathrm{j}\varphi)=|Y|(\cos\varphi+\mathrm{j}\sin\varphi) \qquad (6.88)$$

同样,令 Y_{Re} 为导纳的实部,Y_{Im} 为导纳的虚部,则有

$$Y_{\mathrm{Re}}=|Y|\cos\varphi \qquad (6.89)$$

$$Y_{\mathrm{Im}}=|Y|\sin\varphi \qquad (6.90)$$

导纳的幅角为 φ,而其模值为

$$|Y|=1/|Z|=|I|/|\Delta E| \qquad (6.91)$$

由以上各式可以得到:

$$|Z|=\sqrt{Z_{\mathrm{Re}}^2+Z_{\mathrm{Im}}^2} \qquad (6.92)$$

$$|Y|=\sqrt{Y_{\mathrm{Re}}^2+Y_{\mathrm{Im}}^2} \qquad (6.93)$$

$$\tan\varphi=\frac{Z_{\mathrm{Im}}}{Z_{\mathrm{Re}}}=\frac{Y_{\mathrm{Im}}}{Y_{\mathrm{Re}}} \qquad (6.94)$$

故测量一个线性系统的阻纳时,可以测定其模值和幅值,也可以测定阻纳的实部和虚部。总的来说,一个电化学系统必须满足如下三个基本条件才能保证测量的阻抗谱具有意义。

① 因果性条件(Cousaliy),输出的响应信号只是由输入的扰动信号引起的,即测量信号和扰动之间存在唯一对应的因果关系,任何其他干扰信号都必须排除。

② 线性条件(Linearity),输出的响应信号与输入的扰动信号之间存在线性关系。通常情况下,电化学系统的电流与电势之间不符合线性关系,而是由体系的动力学规律决定的非线性关系。但是,当采用小幅度的正弦波电势信号对系统进行扰动时,作为扰动信号的电势和响应信号的电流之间可以近似看作成线性关系,从而可以近似地满足线性条件。通常作为扰动信号的电势正弦波的幅度在 5 mV 左右,一般不超过 10 mV。

③ 稳定性条件(Stability),扰动不会引起系统内部结构发生变化,当扰动停止后,体系能够恢复到初始状态。对于可逆反应来说,稳定性条件比较容易满足;对于不可逆的电极过程,只要电极表面的变化不是很快,当扰动幅度小、作用时间短、扰动停止后,系统也能够恢复到离初始状态不远的状态,可以近似地认为满足稳定性条件。对于非常快速的电极反应,或者是扰动的频率低,作用时间长时,稳定性条件的满足较困难,所以 EIS 研究快速不可逆反应有一定的困难。

除了上述三个基本条件外,被测系统还必须满足有限性条件,即在整个频率范围内所测定的阻抗或导纳值是有限的。

EIS 法具有如下的特点:①由于采用小幅度的正弦电势信号对系统进行微扰,当在平衡电势附近测量时,电极上交替出现阳极和阴极过程,二者的作用相反,即使扰动信号长时间作用于电极,也不会导致极化现象的积累性发展和电极表面状态的积累性变化(对电极表面状态的破坏作用较小)。因此,EIS 法是一种"准稳态方法";②由于电势与电流间存在线性关系,测量过程中电极处于准稳态,使得测量结果的数学处理大大简化;③EIS 是一种频率域测量方法,可测定的频率范围很宽,因而能够比常规方法得到更多的动力学信息和电极界面结构信息。

进行电化学阻抗谱测量时,通常是将整个系统看作一个等效电路,给这个电路施加一个正弦波电势扰动信号来测量电路的响应。电路是由若干个电阻、电容、电感等基本元件组成的,如表 6.1 所示。

表 6.1 三个基本电学元件的表示方法

名 称	符 号	参 数	图 示
电阻	R	R	▭
电容	C	C	⊣⊢
电感	L	L	⌒⌒⌒⌒

对于并联电路,元件并联的表示方法为将不同的元件符号并列在一个括号中,如(RC)表示电阻 R 和电容 C 的并联。对于并联电路,计算其导纳较为方便,复合元件(RC)的导纳为

$$Y = 1/Z = 1/R + j\omega C = (1 + j\omega RC)/R \tag{6.95}$$

所以,复合元件(RC)的阻抗为

$$Z = R/(1 + j\omega RC) = R/[1 + (\omega RC)^2] - j\omega R^2 C/[1 + (\omega RC)^2] \tag{6.96}$$

这个复合元件的阻抗的实部和虚部分别为

$$Z_{Re} = R/[1 + (\omega RC)^2] \tag{6.97}$$

$$Z_{Im} = \omega R^2 C/[1 + (\omega RC)^2] \tag{6.98}$$

由此可得

$$|Z| = \sqrt{Z_{Re}^2 + Z_{Im}^2} = \frac{R}{1 + (\omega RC)^2} \tag{6.99}$$

$$\tan \varphi = Z_{Im}/Z_{Re} = \omega RC \tag{6.100}$$

从式(6.99)和式(6.100)中可以看出,对于电阻 R 和电容 C 并联的复合元件(RC)来说,具有以下几种规律。

① 在高频时,由于 ω 很大,$\omega RC \gg 1$,于是 $|Z| \approx 1/\omega C$,故 $\lg|Z| \approx -\lg C - \lg \omega$,在 $\lg|Z| - \lg \omega$ 坐标系统中,是斜率为 -1 的直线;在时 $\omega \to \infty$,$|Z| \to 0$,$\varphi \to \pi/2$,该复合元件的阻抗相当于一个电容元件的阻抗。

② 在低频时,由于 ω 很小,$\omega RC \ll 1$,$|Z| \approx R$,$\lg|Z| \approx \lg R$,与频率无关,此时 $\varphi \to 0$,该复合元件的阻抗相当于电阻 R 的阻抗。

由于高频和低频之间有一个特征频率 ω_c,其值为 $\omega_c = 1/RC$。当 $\omega = \omega_c$ 时,$\varphi = \pi/4$。特征频率的倒数 RC 称为这一复合元件的时间常数,即

$$1/\omega_c = RC \tag{6.101}$$

以 $\lg|Z|$ 和幅角 φ 为纵轴,以 $\lg \omega$ 为横轴的坐标系统对阻抗谱作图,称为波特(Bode)图,

如图 6.22 所示。复合元件(RC)的阻抗谱的 Bode 图高频部分的直线的斜率为 −1。它的延长线与低频部分的水平直线的延长线的交点所对应的横坐标即为 $\lg \omega_C$。低频部分的水平线所对应的纵坐标为 $\lg R$,由此可以求出和 R 的数值,从而可以从式(6.101)中得到电容 C 的数值。

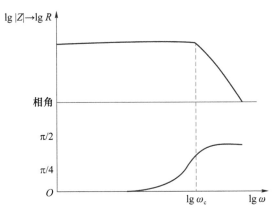

图 6.22　复合元件(RC)的 Bode 图

如果将式(6.100)代入式(6.96),就可以得到

$$Z_{Re}^2 - RZ_{Re} + Z_{Im} = 0 \tag{6.102}$$

在等号两侧各加上 $(R/2)^2$,可得

$$\left(Z_{Re} - \frac{R}{2}\right)^2 + Z_{Im}^2 = \left(\frac{R}{2}\right)^2 \tag{6.103}$$

这是一个圆的方程式。如果以横轴表示阻抗的实部 Z_{Re},以纵轴表示阻抗的虚部 Z_{Im},则这个圆的圆心在横轴上,圆心的坐标为 $(R/2,0)$,圆的半径为 $R/2$。但由于 $Z_{Im}>0$,式(6.103)实际上只代表第一象限中的一个半圆,如图 6.23 所示。像这种表示两者关系的图形叫做奈奎斯特(Nyquist)图,是阻抗谱测量结果的另一种表示方法。

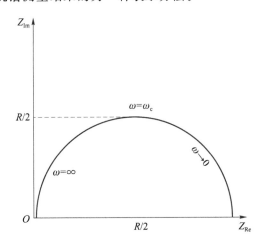

图 6.23　复合元件(RC)的 Nyquist 图

对于复合元件(RC),其 Nyquist 图是一个第一象限中的半圆,半圆的直径等于电阻元件的电阻值 R。在 $\omega \to 0$ 时,半圆与实轴相交于 $Z_{Re}=R$ 处,在 $\omega \to \infty$ 时,半圆与实轴相交于原点。在半圆的最高点,$\tan \varphi = 1$,$\varphi = \pi/4$,故相应于这一点阻抗的角频率 ω 即为真正频率 ω_c。

如从半圆测定了 R 和 ω_c 后，即可根据下式求出电容 C 的数值。

$$C = 1/\omega_c R \tag{6.104}$$

对于串联电路，元件串联的表示方法为将不同的元件符号并列在一起，如 RC 表示电阻 R 和电容 C 的串联。由于是串联电路，所以直接将电阻的阻抗和电容的阻抗相加，就得到了这个复合元件的阻抗

$$Z = Z_R + Z_C = R - j/\omega C \tag{6.105}$$

故对于该复合元件

$$Z_{Re} = R \tag{6.106}$$

$$Z_{Im} = 1/\omega C \tag{6.107}$$

由此得到

$$|Z| = \sqrt{R^2 + \frac{1}{\omega C^2}} = \frac{\sqrt{1 + (\omega RC)^2}}{\omega C} \tag{6.108}$$

$$\tan \varphi = 1/\omega RC \tag{6.109}$$

从以上两式可看出，对于电阻 R 和电容 C 串联的复合元件 RC 来说，具有以下几种规律。

① 在高频时，由于 ω 很大，$\omega RC \gg 1$，于是 $|Z| \approx R$，$\tan \varphi \approx 0$，亦即 $\varphi \approx 0$，电流与电压的相位接近相等，此时该复合元件相当于仅由电阻元件组成。

② 在低频时，由于 ω 很小，$\omega RC \ll 1$，于是 $|Z| \approx 1/\omega C$，$\tan \varphi \approx \infty$，亦即 $\varphi \approx \pi/2$，电流和电压的相位接近于超前，整个电路相当于仅由电容 C 组成。

特征频率 ω_c 处于高频和低频之间，当 $\omega = \omega_c$ 时，$\tan \varphi = 1$，$\varphi = \pi/4$。同样，特征频率的倒数称为这一复合元件的时间常数。

对式(6.109)等号两侧取对数，得到

$$\lg |Z| = \frac{1}{2} \lg [1 + (\omega RC)^2] - \lg \omega - \lg C \tag{6.110}$$

复合元件 RC 的阻抗谱 Bode 图如图 6.24 所示。

由于复合元件 RC 的阻抗，实部只是电阻 R 的数值，与频率无关，而虚部与频率的倒数成正比，在 $\omega \to \infty$ 时，$Z_{Im} \to 0$，而在 $\omega \to 0$ 时，$Z_{Im} \to \infty$。所以复合元件 RC 的阻抗的 Nyquist 图只是在第一象限中的一条垂直线，这条垂直线与横轴即 Z_{Re} 轴的交点在 $Z_{Re} = R$ 处。图 6.25 是复合元件 RC 的 Nyquist 图。

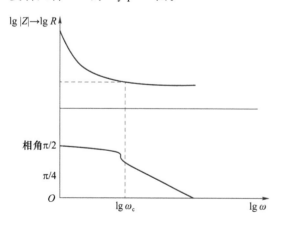

图 6.24　复合元件 RC 的阻抗谱 Bode 图

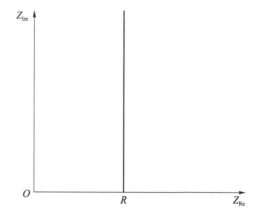

图 6.25　复合元件 RC 的 Nyquist 图

对于电阻 R 和电感 L 并联的复合元件(RL),其导纳为

$$Y = \frac{1}{R} + \frac{1}{j\omega L} = \frac{1}{R} - j\frac{1}{\omega j} \tag{6.111}$$

于是可以得到其阻抗为

$$Z = \frac{1}{Y} = \frac{R}{1 + \left(\frac{R}{\omega L}\right)^2} + \frac{\frac{R^2}{\omega L}}{1 + \left(\frac{R}{\omega L}\right)^2} \tag{6.112}$$

因此,该复合元件的阻抗,其实部和虚部分别为

$$Z_{Re} = \frac{R}{1 + \left(\frac{R}{\omega L}\right)^2} \tag{6.113}$$

$$Z_{Im} = \frac{\frac{R^2}{\omega L}}{1 + \left(\frac{R}{\omega L}\right)^2} \tag{6.114}$$

于是,有

$$|Z| = \frac{R}{\sqrt{1 + \left(\frac{R}{\omega L}\right)^2}} \tag{6.115}$$

$$\tan\varphi = -\frac{R}{\omega L} \tag{6.116}$$

将式(6.116)代入式(6.115),即得

$$\left(Z_{Re} - \frac{R}{2}\right)^2 + Z_{Im}^2 = \left(\frac{R}{2}\right)^2 \tag{6.117}$$

这个等式看起来和式(6.103)完全一样,是一个圆心坐标为$(0, R/2)$、半径为 $R/2$ 的圆的方程式,但实际上式(6.103)由于 $Z_{Im} \geqslant 0$,表示的是第一象限的半圆;而在式(6.117)的情况下,由于 $Z_{Im} \leqslant 0$,表示的是第四象限的半圆。所以这个复合元件的 Nyquist 图如图 6.26 所示。

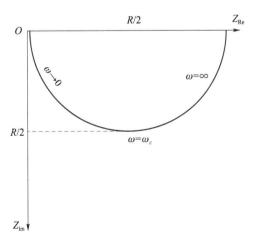

图 6.26　复合元件 RL 的 Nyquist 图

复合元件 R_s(RC)是一个电阻与一个复合元件(RC)串联而组成的包含三个电学元件的复合元件。为了区别两个电阻,将与复合元件(RC)串联的电阻用 R_s 表示,其电阻值为 R_s。复

合元件 $R_s(RC)$ 的阻抗为

$$Z = R_s + \frac{R}{1 + (\omega RC)^2} - \mathrm{j}\,\frac{\omega R^2 C}{1 + (\omega RC)^2} \tag{6.118}$$

因此,其实部与虚部分别为

$$Z_{\mathrm{Re}} = R_s + \frac{R}{1 + (\omega RC)^2} \tag{6.119}$$

$$Z_{\mathrm{Im}} = \frac{\omega R^2 C}{1 + (\omega RC)^2} \tag{6.120}$$

则存在以下关系式

$$\left[Z_{\mathrm{Re}} - \left(R_s + \frac{R}{2} \right) \right]^2 + Z_{\mathrm{Im}}^2 = \left(\frac{R}{2} \right)^2 \tag{6.121}$$

　　这是圆心为 $(R_s + R/2, 0)$ 的圆的方程式。由于 $Z_{\mathrm{Im}} \geq 0$,表示的是第一象限的半圆。因此,这个复合元件的阻抗的 Nyquist 图如图 6.27 所示。在低频的一端,半圆与实轴的相交点的横坐标值为 $R_s + R$,而在高频的一端,半圆与实轴的相交点的横坐标值为 R_s。一般情况下,求得 R_s 后,可以将 Z_{Re} 减掉 R_s,得到不包含 R_s 的新的 Z_{Re} 数值,然后像处理(RC)复合元件的阻抗数据那样处理该复合元件的阻抗数据。

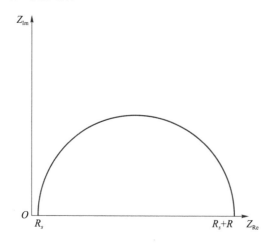

图 6.27　复合元件 RC 的 Nyquist 图

2. 电极过程的等效电路

　　交流阻抗谱的解析一般是通过等效电路进行的,如果能用前述的电学元件构成一个电路,它的阻抗谱同测得的电极过程的电化学阻抗谱一样,那么就称这个电路为该电极过程的等效电路,其中的电学元件就称为等效元件。基本的元件为纯电阻元件 R、纯电容元件 C、纯电感元件 L 和常相位角元件 Q。

　　如果电极过程由电荷传递过程(电化学反应步骤)控制,扩散过程引起的阻抗可以忽略,则电化学系统可简化为图 6.28 所示的等效电路,即电荷传递电阻与电极溶液界面双电层电容并联,然后与欧姆电阻串联。欧姆电阻包含了测量回路中的溶液的电阻,对于三电极体系就是工作电极与参比电极之间的溶液的电阻,对于两电极电池就是两电极之间的溶液的电阻。

　　根据前面的理论可得,这个等效电路的 Nyquist 图如图 6.29 所示。电极过程的控制步骤为电化学反应步骤时,Nyquist 图为半圆,据此可判断电极过程的控制步骤。另外,从 Nyquist 图上可以直接求出 R_ω 和 R_{ct},并由半圆顶点的 ω 可求得 C_{d}。

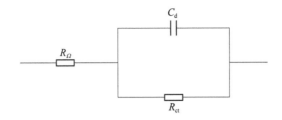

图 6.28　电荷传递过程的 EIS 等效电路图

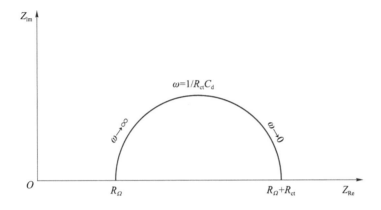

图 6.29　电荷传递过程的 EIS 等效电路的 Nyquist 图

在固体电极的 EIS 测量中发现,曲线总是或多或少地偏离半圆轨迹而表现为一段圆弧,因此称为容抗弧,这种现象称为弥散效应,产生弥散的原因还不十分清楚,一般认为同电极表面的不均匀性、电极表面的吸附层及溶液的导电性差有关。它反映了电极双电层偏离理想电容的性质,也就是说,把电极界面的双电层简单地等效为一个物理纯电容是不够准确的。由此而形成一个等效元件,用符号 CPE 表示,其阻抗为

$$Z = \frac{1}{T}(j\omega)^{-p} \qquad (6.122)$$

CPE 的阻抗由两个参数来定义,即 CPE - T 和 CPE - P。根据欧拉公式,CPE 元件的阻抗 Z 可以表示为

$$Z = \frac{1}{T\omega^p}\left[\cos\left(\frac{-p\pi}{2}\right) + j\sin\left(\frac{-p\pi}{2}\right)\right] \qquad (6.123)$$

这一等效元件的幅角为 $\varphi = -p\pi/2$,由于它的阻抗的数值是角频率 ω 的函数,而它的幅角与频率无关,称为常相位角元件(constant phase element,CPE)。

实际上,当 $p=1$ 时,如果令 $T=C$,则有 $Z=1/(j\omega C)$,此时 CPE 相当于一个纯电容,Bode 图上为一个正半圆,相应电流的相位超过电势正好 90°;当 $p=-1$ 时,如果令 $T=1/L$,则有 $Z=j\omega L$,此时 CPE 相当于一个纯电感,Bode 图上为一个反置的正半圆,相应电流的相位落后电势正好 90°;当 $p=0$ 时,如果令 $T=1/R$,则 $Z=R$,此时 CPE 完全是一个电阻。

一般当电极表面存在弥散效应时,CPE-P 值总是在 0.5～1 之间,阻抗波特图表现为向下旋转一定角度的半圆图。可以证明,弥散角 $\varphi=\pi/2(1-\text{CPE}-P)$。

特别有意义的是,当 CPE-P=0.5 时,CPE 可以用来取代有限扩散层的 Warburg 元件,Warburg 元件是用来描述电荷通过扩散穿过某一阻挡层时的电极行为。在极低的频率下,带

电荷的离子可以扩散到很深的位置,甚至穿透扩散层,产生一个有限厚度的 Warburg 元件,如果扩散层足够厚或者足够致密,将导致即使在极限低的频率下,离子也无法穿透,从而形成无限厚度的 Warburg 元件,CPE 正好可以模拟无线厚度的 Warburg 元件的高频部分。当 $CPE-P=0.5$ 时,$Z=\dfrac{1}{2\pi\sqrt{\omega}}(\sqrt{2}-j\sqrt{2})$,其阻抗图如图 6.30 所示。

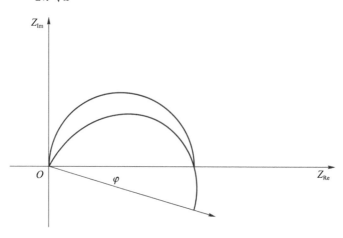

图 6.30　具有弥散效应的阻抗图

对阻抗的解析是一个十分复杂的过程,这不单是一个曲线拟合的问题,事实上,可以选择多个等效电路来拟合同一个阻抗图,而且曲线吻合得相当好,但这就带来了另外一个问题,哪一个电路符合实际情况呢,这其实也是最关键的问题。需要有相当丰富的电化学知识,需要对所研究的体系有比较深刻的认识,而且在复杂的情况下,单纯依赖交流阻抗是难以解决问题的,还需要辅以极化曲线以及其他暂态试验方法。

3. 电化学阻抗谱的测量技术

电化学阻抗的测量通常采用电化学工作站和阻抗分析仪,一般利用三电极系统,如图 6.31 所示,在测量过程中要尽量减小测量连接线长度,减少杂散电容和电感的影响;且扫描频率范围要足够的宽(一般频率范围为 $10^5 \sim 10^{-4}$ Hz),保证一次就能获得足够的高频和低频信息。特别要注意的是低频段的扫描,例如,反应的中间产物和成膜过程只有在低频时才能表现出来。但低频测量时间过长,电极表面状态可能发生变化,故需视具体情况而定。阻抗谱图必须指定电极电位:电极电位直接影响电极反应的活化能。电极所处的电位不同,测得的阻抗谱必然不同。因此,阻抗谱与电位(平衡电位、腐蚀电位)必须一一对应。

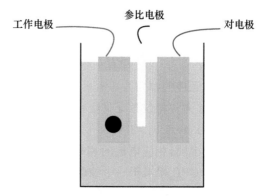

图 6.31　三电极体系示意图

在进行电化学阻抗谱测量时,通过将测量得到的阻抗谱转换为圆弧和直线,如图 6.32 所示,可分析各个部分的特征然后得到电极反应的动力学性质和表面特征等信息。在圆弧中,半径反映了电化学反应的过程和速率,高-中频区的圆弧表征该电极与法拉第反应有关的电荷传递阻抗,圆弧的直径越小表示电荷传递阻抗越低;在低频区出现圆弧时,则意味着反应速度较慢。另外可从高频区的谱线与实轴的交点估算该电极及溶液在一定的极化电位下的欧姆阻抗(包括电极本身阻抗 $R_{electrode}$、参比电极到工作电极区间的电解质本体阻抗 R_{bulk} 及电极与电解质界面阻抗 $R_{interface}$)。在直线中,斜率反映了电极材料的电导率大小,当阻抗谱在高频区域出现直线时,表示电极表面材料导电性能优良;低频区的斜线是由电极上离子的 Warbug 阻抗所致,即电解液中的离子向电极表面扩散时的扩散阻抗。当低频区的斜线与实轴夹角为 90°则表示是理想的电容器性离子扩散,但实际电容器的低频曲线夹角会略低于 90°。

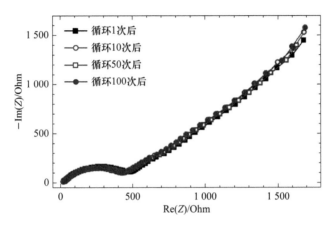

图 6.32　电化学阻抗谱[25]

4. 电化学阻抗谱技术的应用

电化学阻抗谱技术在电化学反应、电极材料表征、生物电化学和介电领域具有广泛应用。在电化学反应研究方面,电化学阻抗谱技术可用于研究发生在电极表面的吸附剂、反应物和产物的反应动力学与机理。在电极材料表征方面,电化学阻抗谱技术可用于表征各种电极材料,如电极活性材料和燃料电池电极等。在生物电化学方面,电化学阻抗谱技术可用于研究生物分子与电极表面间的化学反应和交互作用,探测生物传感器的性能,如血管支架中的血流或血压传感器性能研究。在介电材料方面,电化学阻抗谱技术可用于研究介电材料或人工毛细血管等微流控系统的性能,并提供相应的优化方案。

习　题

1. 第一类导体和第二类导体有什么区别?
2. 什么是电极反应,电极反应的特点是什么?
3. 电极反应的基本动力学可分为哪两大类?
4. 双电层的结果中主要包括哪两部分,请画出其电位分布图。
5. 请画出考虑热运动时的电极/溶液界面双电层结构。
6. 三电极体系中包含哪三部分,请分别描述每部分的作用。
7. 电解质溶液由哪几种物质组成,又可以分成哪三类?
8. 大幅度线性电势扫描法的应用是什么?
9. 脉冲伏安技术的优势是什么?

10. 脉冲伏安技术在植介入医疗器械中可以有哪些应用？

11. 电化学阻抗技术的原理是什么？

12. 电化学阻抗谱对应的等效电路通常包含哪三个基本的元件？

13. 根据电化学原理对镁、锌和铁三种金属的降解速率进行排序，并说明原因。

14. 如果可降解金属铁中含有较多的杂质，会怎样影响其降解速率，为什么？

15. 电化学阻抗谱具有哪些特点？

参考文献

[1] BRESADOLA M. Medicine and science in the life of Luigi Galvani (1737 - 1798) [J]. Brain Research Bulletin, 1998, 46(5):367-380.

[2] 俞诗源. 人体解剖生理学[M]. 兰州:兰州大学出版社,2007.

[3] 朱大年. 生理学. 7版[M]. 北京:人民卫生出版社,2008.

[4] 吴宇平. 锂离子电池:应用与实践[M]. 北京:化学工业出版社材料科学与工程出版中心,2004.

[5] WANG L, LU C, YANG S,et al. A fully biodegradable and self-electrified device for neuroregenerative medicine[J]. Science advances, 2020,6(50):eabc6686.

[6] SUN Y, QUAN Q, MENG H,et al. Enhanced neurite outgrowth on a multiblock conductive nerve scaffold with self-powered electrical stimulation[J]. Advanced Healthcare Materials, 2019, 8(10):e1900127.

[7] LIU S, JIA Z, YANG F, et al. Flexible transient bioelectronic system enables multifunctional active-controlled drug delivery[J]. Advanced Functional Materials, 2023, 33, 2215034.

[8] 董绍俊. 化学修饰电极[M]. 北京:科学出版社,1995.

[9] JIŘI, VONDRÁK. Electrochemical methods: Fundamentals and applications[J]. Surface Technology, 1983.

[10] BEILBY A L. Physical methods in modern chemical analysis[J]. Journal of Chemical Education, 1980,104(10):226C-226C.

[11] 宋永红,尤金跨. 异丙醇在 Pt 微盘电极上的电化学氧化[J]. 电源技术, 1998, 022(003):93-95.

[12] BARTLETT P N, GHONEIM E, EL-HEFNAWY G, et al. Voltammetry and determination of metronidazole at a carbon fiber microdisk electrode[J]. Talanta, 2005, 66(4): 869-874.

[13] 李丹,沈鸿烈,鲁林峰,等. 电沉积法制备 ZnO 薄膜的结构与光电性能研究[J]. 压电与声光, 2009, 31(3): 414-417.

[14] 陈梅,杨树威,郑建明,等. 三苯胺类自供能电致变色材料合成及器件开发[J]. 化学学报, 2013, 71(05): 713.

[15] BERTOLINI L, CARSANA M, PEDEFERRI P. Corrosion behaviour of steel in concrete in the presence of stray current[J]. Corrosion Science, 2007, 49(3): 1056-1068.

[16] CAIRNS J, DU Y, LAW D. Influence of corrosion on the friction characteristics

of the steel/concrete interface[J]. Construction and Building Materials, 2007, 21(1): 190-197.

[17] KAMADA K, TSUTSUMI Y, YAMASHITA S, et al. Selective substitution of alkali cations in mixed alkali glass by solid-state electrochemistry[J]. Journal of Solid State Chemistry, 2004, 177(1): 189-193.

[18] ATRENS A, JOHNSTON S, SHI Z, et al. Understanding Mg corrosion in the body for biodegradable medical implants[J]. Scripta Materialia, 2018, 154: 92-100.

[19] HANSEN D C. Metal corrosion in the human body: the ultimate bio-corrosion scenario[J]. The Electrochemical Society Interface, 2008, 17(2): 31.

[20] ASRI R I M, HARUN W S W, SAMYKANO M, et al. Corrosion and surface modification on biocompatible metals: A review[J]. Materials Science and Engineering: C, 2017, 77: 1261-1274.

[21] BENI V, GHITA M, ARRIGAN D W M. Cyclic and pulse voltammetric study of dopamine at the interface between two immiscible electrolyte solutions[J]. Biosensors and Bioelectronics, 2005, 20(10): 2097-2103.

[22] GÁLVEZ J. Filter functions for reversible charge transfer reactions in pulse techniques[J]. Journal of Electroanalytical Chemistry, 2002, 536(1-2): 151-160.

[23] OLIVEIRA-BRETT A M, PIEDADE J A P, SILVA L A, et al. Voltammetric determination of all DNA nucleotides[J]. Analytical Biochemistry, 2004, 332(2): 321-329.

[24] Piedade J A P, Oliveira P S C, Lopes M C, et al. Voltammetric determination of γ radiation-induced DNA damage[J]. Analytical Biochemistry, 2006, 355(1): 39-49.

[25] SITINAMALUWA H S, LI H, WASALATHILAKE K C, et al. Nanoporous SiOx coated amorphous silicon anode material with robust mechanical behavior for high-performance rechargeable Li-ion batteries[J]. 纳米材料科学:英文版, 2019, 1(1):7.

第7章 植介入医疗器械的免疫反应

宿主响应(host response)是生物材料与医疗器械植入后引起的机体自发反应,又称异物反应。一方面,宿主响应表现为机体对作为异物的植入材料的排斥反应,可能会引起宿主机体的损害。有害的宿主响应包括过敏、致畸、致癌、溶血、凝血等;另一方面,宿主响应也可能有利于组织的重建和再生,例如,心血管内膜在人工血管支架表面生长铺展、组织长入多孔材料空隙产生良好的材料-组织整合等。宿主响应由植入材料的化学组分、设计结构以及材料对生物组织的力学、电化学或其他刺激所决定。理想的植介入医疗器械所引起的宿主响应保持在生物体可接受的水平。

宿主响应分为多种类型,主要过程如图 7.1 所示。按期程可分为急性反应和慢性反应;按发生部位可分为局部反应和全身反应;按反应类型可分为组织反应、血液反应和免疫反应。机体的免疫反应主要有两种机制:一是固有免疫反应(又称非特异性免疫反应),涉及单核细胞、巨噬细胞、粒细胞和异物巨细胞等发挥非特异性防御功能的炎症细胞;二是适应性免疫反应(又称特异性免疫反应),涉及由淋巴细胞(B 细胞和 T 细胞)、抗体等构建的特异性防御的体系。

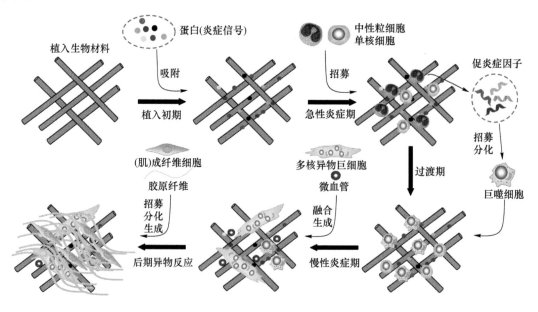

图 7.1 生物材料植入引起的宿主响应(异物反应)主要过程

7.1 植介入医疗器械引起的宿主响应

7.1.1 固有免疫反应(急性炎症、慢性炎症、异物反应)

固有免疫的主要反应是招募效应细胞到达入侵或损伤的部位,识别非特异性的异物标记物,随后对异物进行有效清除并促进组织的重塑和愈合。植介入医疗器械引起的固有免疫系统反应主要利用以下几种类型的免疫细胞:单核细胞、巨噬细胞、肥大细胞、中性粒细胞、嗜酸性粒细胞、嗜碱性粒细胞、先天淋巴细胞、自然杀伤细胞、γδT 细胞以及树突状细胞等。

单核细胞:单核细胞来源于造血干细胞,虽未达到终末分化,但在固有免疫中发挥重要作用。单核细胞一般在血液中循环 1~3 天,当发生损伤或感染时,单核细胞利用黏附分子与血管内皮结合,通过细胞骨架重排从内皮细胞间渗出,进入外周组织,最终分化为巨噬细胞或树突状细胞。

巨噬细胞:巨噬细胞由单核细胞分化而来,是一种吞噬细胞,主要功能是吞噬细胞碎片、病原体、外来颗粒、恶性细胞等。当巨噬细胞表面的特异性受体与病原体表面的特异性分子相互作用时,吞噬作用启动。结合的病原体首先被吞噬细胞的质膜包围,形成内吞囊泡,后与溶酶体融合。病原体在消化酶、溶菌酶以及活性氧的共同作用下被降解清除[1]。体积较大的生物材料植入后,单个巨噬细胞无法完成吞噬,许多巨噬细胞将融合在一起形成多核异物巨细胞。根据功能及炎症因子分泌水平,可将巨噬细胞分为 M1 型与 M2 型两种亚群。M1 型巨噬细胞(经典激活巨噬细胞),在中性粒细胞之后到达损伤区域,释放活性氧和促炎细胞因子,发挥促炎、杀菌及吞噬作用;M2 型巨噬细胞(交替激活巨噬细胞)可分泌抗炎细胞因子抑制炎症,促进伤口愈合和组织修复。在正常的炎症进展过程中,M1/M2 巨噬细胞类群数目比例随着时间的推移不断变化,最终完全消除炎症的影响。当 M1/M2 细胞类群比例失调时,M1 型巨噬细胞过度激活,导致组织损伤,甚至引起更严重的炎症因子风暴。

中性粒细胞:中性粒细胞又称多形核中性粒细胞,是感染或损伤引起急性炎症的标志。中性粒细胞在细胞因子和趋化因子的作用下渗出血管内皮到达损伤或感染部位,执行吞噬病原体、释放可溶性抗菌剂、搭设细胞外陷阱等功能。中性粒细胞能够吞噬外来颗粒,利用活性氧将其清除,或释放一些抗菌物质中和病原体。中性粒细胞还能搭建由染色质组成的胞外陷阱,捕获细菌等病原体,将其限制在感染部位。有研究表明,中性粒细胞与合成生物材料接触时也会形成该胞外陷阱[2-3]。

成纤维细胞:成纤维细胞是疏松结缔组织的主要细胞成分,外形呈梭形或扁星状,具有突起。胞体较大,胞质弱嗜碱性,胞核较大呈椭圆形,染色质疏松着色浅,核仁明显。电镜下可见其胞质内丰富的粗面内质网、游离核糖体和发达的高尔基复合体,表明该细胞具备合成和分泌蛋白质的功能。各种创伤均会造成不同程度的细胞变性、坏死和组织缺损,必须通过细胞增生和细胞外基质的合成来实现组织修复,成纤维细胞在此修复过程中发挥重要作用。以伤口愈合过程为例,成纤维细胞通过有丝分裂大量增殖,于 4~6 天时开始合成和分泌大量的胶原纤维和基质成分,与新生毛细血管等共同形成肉芽组织,填补伤口组织缺损。

此外,植介入医疗器械如果造成手术切口,将启动机体的伤口愈合反应,涉及凝血、炎症、增殖和重塑四个阶段。每个阶段由不同的细胞和分子参与介导。生物材料植入过程中造成血管损伤,将立即启动血液凝固系统,主要包括血小板活化和临时纤维蛋白基质的沉积。进入炎症期后,纤溶蛋白酶降解早期纤维蛋白凝块,产生的降解片段是白细胞的化学诱导剂。吞噬细胞(首先是中性粒细胞,然后是巨噬细胞)在趋化因子的作用下,迁移至损伤部位,清除损伤部位的细胞、组织碎片以及病原体[4-5],然后释放生长因子和细胞因子招募修复细胞。例如,巨噬细胞释放的血管内皮细胞生长因子作为内皮细胞的趋化增殖因子,可促进损伤部位新血管的形成。中性粒细胞释放的转化生长因子可刺激成纤维细胞迁移至损伤部位,修复受损组织并沉积细胞外基质,形成瘢痕组织。最后,在基质金属蛋白酶和基质金属蛋白酶抑制剂的共同作用下,新生组织实现重塑[6]。在整个伤口愈合过程中,需要谨慎地控制炎症反应和纤维化的程度。植入材料若引起强烈的炎症反应,会导致组织损伤和材料损伤;过度的成纤维细胞增生与胶原沉积会形成纤维包裹,阻碍材料植入部位的血管化和神经化。

炎症反应,俗称发炎,是机体的一种非特异性防御手段,目的是清除局部损伤因子和由损伤造成的坏死组织,同时尽可能地治愈和重建受损组织,促进损伤修复,如图7.2所示。但炎症反应本身也会引起机体组织细胞的损伤,例如,吞噬细胞产生的溶酶体酶释放到细胞外,会引起细胞损伤和基质降解;活化的炎症细胞释放氧自由基和花生四烯酸代谢衍生物,会导致内皮损伤和组织破坏。

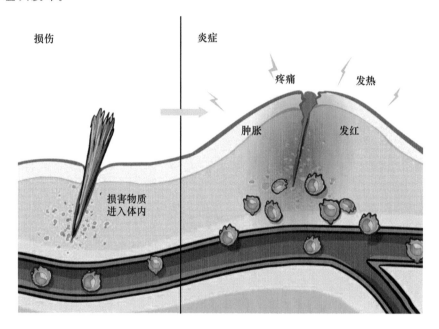

图7.2 炎症过程的主要特征特点

炎症反应的早期阶段是急性炎症反应[7]。急性炎症反应持续时间短,以血管系统的反应为主,以渗出病变为特征,主要表现为红、肿、疼,炎症细胞侵润以粒细胞为主。组织受损后会迅即发生细短动脉收缩,持续几秒后血管扩张、血流加速,更多微血管开放,局部血流量增加,造成局部红热。血管通透性升高,血浆蛋白外渗导致血管内红细胞聚集,血液黏稠度增加,最后造成血流停滞。血流停滞后,微血管血液中的白细胞(主要是中性粒细胞)与内皮细胞黏附,出现白细胞附壁现象,随后白细胞以阿米巴样运动游出血管进入组织间隙。上述过程由黏附分子和趋化因子介导。黏附分子存在于白细胞和内皮细胞表面,其表达受炎症介质和化学调节因子的影响。白细胞向趋化因子所在部位作单向运动,现已证实有大量的外生或内生物质可作为趋向因子。急性炎症早期主要是中性粒细胞浸润,之后则以单核细胞浸润为主,其原因是中性粒细胞的寿命较短,24~48 h后即崩解消失,而单核细胞在组织内存活时间较长,后转变为巨噬细胞。中性粒细胞和巨噬细胞吞噬降解细菌、免疫复合物和坏死组织碎片,构成炎症反应的主要防御环节。

炎症反应的下一阶段是慢性炎症反应。重复发作的急性炎症、细胞内微生物的持续存在、长期接触不可降解物质以及植入物的微动等因素会导致慢性炎症。慢性炎症持续时间较长,长达数月到数年,常伴有血管和结缔组织的增生,其炎症细胞浸润则以巨噬细胞和淋巴细胞为主。

肉芽组织的形成标志着炎症反应达到愈合阶段,该阶段涉及成纤维细胞的增殖、胶原蛋白和蛋白聚糖的合成以及新血管的生成。

炎症反应的最后阶段表现为异物反应或纤维化。多个吞噬失败的巨噬细胞会融合形成异物巨细胞。异物巨细胞体积较大,细胞质丰富,内含多达 10 个细胞核,与植入材料表面接触可能导致应力开裂。纤维化的特征是成熟的成纤维细胞和围绕在材料周围的胶原蛋白,将材料与天然组织隔开。

7.1.2　适应性免疫反应(抗体产生与超敏反应)

适应性免疫反应,又称获得性免疫反应,发生在固有免疫之后,是淋巴细胞在抗原的刺激下做出的特异性反应,能够产生免疫记忆效应。抗原是指所有能诱导机体发生免疫应答的物质。抗原能与淋巴细胞表面的抗原受体特异性识别与结合,活化淋巴细胞使之增殖分化、产生免疫应答产物,并能与相应产物在体内外发生特异性结合。因此,抗原具备两个重要特性:免疫原性和免疫反应性。免疫原性指抗原诱导机体发生特异性免疫应答的能力;免疫反应性指抗原与相应的免疫效应物质在体内外发生特异性结合的能力。

淋巴细胞约占白细胞总数的 28%,主要由两种不同类型的细胞构成。

B 淋巴细胞(B 细胞):B 细胞是一种小而圆的细胞,细胞核大而细胞质少,在骨髓中发育成熟。抗原与 B 细胞表面受体结合后,可激活 B 细胞分化为浆细胞,分泌抗体。

T 淋巴细胞(T 细胞):T 细胞在胸腺中发育成熟,在功能上分为辅助性 T 细胞(Th 细胞)和细胞毒性 T 细胞两大类。辅助性 T 细胞可产生细胞因子,协调细胞活动;细胞毒性 T 细胞(CTL)具有免疫监督功能,能够识别并杀死外来移植细胞、肿瘤细胞以及受到病毒或寄生菌感染的细胞。

适应性免疫反应可分为体液免疫与细胞免疫两种类型。

体液免疫的抗原多为相对分子质量在 10 000 以上的蛋白质和多糖大分子。在体液免疫中,B 淋巴细胞表面的抗原识别受体(BCR)可直接与抗原结合,B 细胞活化后迅速增殖分裂,一部分分化为浆细胞,产生抗体;另一部分分化为记忆 B 细胞。抗体(Ig)是一类能与抗原特异性结合的免疫球蛋白。天然 Ig 分子含有四条多肽链,其中分子量较大的两条链称为重链,分子量较小的两条链称为轻链。同一 Ig 分子中的两条重链和两条轻链的氨基酸组成完全相同。多肽链的 N 端为抗原结合位点,可以特异性识别病原体的三维特征;多肽链的 C 端序列多样性相对较低,构成 Ig 的恒定区,或片段可结晶区(Fc)。根据 Fc 区域序列、结构和性质的不同,可将抗体分为五类:IgM、IgD、IgG、IgA 和 IgE。抗体发挥的主要功能有中和毒素阻止病原体入侵、激活补体产生攻膜复合物使细胞溶解破坏、调理作用(增强吞噬细胞吞噬功能[8])、介导非特异性的细胞杀伤(ADCC 效应)[9]。

体液免疫可以有效地检测和清除细胞外的致病物质,但抗体无法接触到细胞内的外源物质(如病毒和胞内寄生菌),在这种情况下需依赖细胞免疫。当效应 T 细胞与带有相应抗原的靶细胞接触时,两者发生特异性结合,产生刺激作用,使靶细胞膜通透性发生改变,靶细胞肿胀、溶解、最终死亡。效应 T 细胞在杀伤靶细胞过程中,本身未受到伤害,可重新攻击其他靶细胞。

免疫应答通过识别"自身"和"非己",有效清除体内抗原性异物,以保持机体内环境的相对稳定。但在某些情况下,免疫应答也可对机体造成损伤,引起超敏反应或其他免疫性疾病。超敏反应指异常的、过高的免疫应答,可分为四大类(Ⅰ~Ⅳ型)。

Ⅰ型超敏反应,又称过敏性反应或速发型超敏反应。该型超敏反应的特点是反应迅速,有明显的个体差异和遗传倾向,一般仅造成生理功能紊乱,不造成严重的组织损伤。部分 B 细胞来源的 IgE 和 IgM 免疫球蛋白附着于肥大细胞、嗜碱性粒细胞、嗜酸性粒细胞和血小板上。抗原与之结合后,会在短时间内(几分钟到几小时)刺激组胺、前列腺素和其他血管活性物质等炎症介质的释放,引起平滑肌收缩、毛细血管扩张、血管通透性增加、腺体分泌增多,进而可引发呼吸道过敏反应、消化道过敏反应、皮肤过敏反应或全身性过敏反应。常见的Ⅰ型超敏反应有过敏性休克、花粉或尘埃引起的过敏性鼻炎、支气管哮喘等。

Ⅱ型超敏反应,又称细胞溶解型超敏反应或细胞毒型超敏反应。IgG 或者 IgM 类抗体与靶细胞表面相应抗原结合后,在补体、吞噬细胞和自然杀伤细胞作用下引起细胞溶解或组织损伤。血型不符引起的输血反应,新生儿溶血以及甲状腺功能亢进等属于Ⅱ型超敏反应。

Ⅲ型超敏反应,又称免疫复合物型超敏反应或血管炎型超敏反应。中等大小的可溶性抗原抗体复合物沉积到毛细血管基底膜,引起以充血水肿、局部坏死和中性粒细胞浸润为主要特征的炎症反应和组织损伤。反复注射抗原(如狂犬病疫苗、胰岛素)引起局部水肿、出血、坏死,链球菌感染引起的肾小球肾炎等,都属于Ⅲ型超敏反应。

Ⅳ型超敏反应,又称迟发型超敏反应。抗原初次进入机体使 T 细胞致敏,再次接触相同抗原刺激后,通常需经 24~72 h 方可出现炎症反应,主要表现为单核细胞浸润和组织损伤。部分化学药品(如染料)与皮肤蛋白结合后成为抗原,再次接触该抗原后,T 细胞转变为杀伤性效应细胞或释放淋巴因子,从而引起接触性皮炎。病毒、真菌及胞内寄生菌如结核杆菌、麻风杆菌等病原体在激活细胞免疫的同时,也会导致感染性迟发型超敏反应。例如,肺结核患者对结核杆菌产生的 T 细胞免疫可导致肺空洞和肺组织干酪样坏死。在同种异体间的器官移植排斥反应中,受者的免疫系统首先被供体的组织抗原所致敏。克隆增殖后,T 细胞到达靶器官、识别移植的异体抗原,导致淋巴细胞和单核细胞局部浸润等炎症反应甚至移植器官的坏死。

Ⅱ型超敏反应和Ⅲ型超敏反应在外科植入手术中较为罕见,植介入医疗器械的设计应当更加关注Ⅰ型 B 细胞超敏反应和Ⅳ型 T 细胞超敏反应。植介入医疗器械引起适应性免疫反应和超敏反应的概率相对较低,这是因为植入材料颗粒必须与较大的蛋白质形成半抗原复合物才能被免疫细胞识别为过敏原。然而,一旦有抗体反应发生,则会引发全身的过敏反应。因此,有研究建议在器械植入前对患者进行成分过敏测试,以降低过敏反应和设备失效的风险[10]。

7.2 影响植介入医疗器械免疫反应的主要因素

7.2.1 植介入体磨屑与降解产物

植介入医疗器械植入人体后,生物材料在人体环境内逐渐降解,或发生腐蚀、磨损,产生颗粒与降解产物,这是引发宿主免疫响应的重要因素之一。生物降解[11]是指材料在生物有机体的作用下发生的物理和化学分解,从而导致材料性质产生变化。它包括材料由于时间推移、周围组织的机械应力和生物组织中细胞因子的共同作用而发生溶解、开裂、变形、磨损、腐蚀等。生物材料的降解行为和降解产物不仅可能对机体产生损害,还会影响植入体的使用效果和使用寿命,甚至使植入产品失效。

　　材料磨屑导致的人工关节松动是临床的常见问题,假体无菌性松动一直是人工关节置换术后最常见的并发症和最终失效的主要因素。除了机械因素的影响外,主要与假体长期磨损或降解产生的颗粒所引发的免疫学反应相关:巨噬细胞在吞噬材料磨屑后被激活,细胞体积增大,功能旺盛,大量释放 PGE - 2、TNF - α、IL - 1 - β 等骨溶解因子,调节破骨细胞活性,影响骨破坏和骨形成之间的平衡,从而最终引起假体松动[12]。松动的关节加重磨损,产生更多的磨屑,形成恶性循环,最终使置换关节失效。

　　巨噬细胞释放骨溶解因子的能力与材料磨屑的大小、数量和种类密切相关。直径较小($<10~\mu m$)的磨屑易被巨噬细胞吞噬,而直径较大($50\sim100~\mu m$)的磨屑易被巨噬细胞包绕。磨屑直径越小,越易被巨噬细胞吞噬,引发的免疫反应越大。磨屑数量至少积累至一定程度($10^6~ml^{-1}$)以上,才能引起明显的骨溶解反应,因此无菌性骨溶解多发于假体置换术的中远期。在这一范围内,巨噬细胞释放骨溶解因子的量随着磨屑数量的增加而增加。

　　目前人工关节的关节面材料包括金属-聚乙烯、金属-金属(MoM)、陶瓷-陶瓷(CoC),产生的磨损碎屑包括聚乙烯碎屑、金属颗粒和陶瓷颗粒等。相对来说,聚乙烯碎屑和金属颗粒较易引发炎症反应和骨溶解,而陶瓷颗粒的生物相容性较好,引发炎症的概率明显更低。关节假体磨损产生的各种成分的纳米级微粒聚积在关节周围,一部分随着血液系统及淋巴系统运输到外周器官中,另一部分在巨噬细胞的吞噬作用下被降解,并产生大量炎性递质,启动骨溶解过程[13]。

　　磨损颗粒通过吞噬、胞饮、模式识别受体等方式进入巨噬细胞,刺激促炎细胞因子和蛋白水解酶的释放,包括白细胞介素-1β、IL-6、肿瘤坏死因子-α 等,还会促使 M0 型巨噬细胞极化为 M1 型从而促进炎症因子释放。TNF-α 和 IL-1β 与磨损微粒作用于成骨细胞,可促进 IL-6、MCF-1 和 M-CSF 表达,并促进巨噬细胞的募集和激活。

　　释放到环境中的促炎细胞因子到达成骨细胞,增加 RANKL 的活化,RANKL 是由骨髓相关基质细胞和成骨细胞产生的肿瘤坏死因子相关细胞因子。RANKL 通过结合核内转录因子 NF-κB 的受体活化剂(RANK)增加 NF-κB 基因表达,引发下游一系列联级炎症反应,最终导致骨溶解、炎性假瘤、骨关节炎等。

　　此外,金属颗粒中的 Ni^{2+} 离子与 Cr、Co 和蛋白质一起形成类似于抗原的有机复合物,还可引起超敏反应的发生,主要通过 T 淋巴细胞介导引发Ⅳ型迟发型超敏反应。进入血液的金属微粒及其各级产物与白蛋白结合,随血流分布于全身各个器官,金属离子浓度升高累积的毒性也会产生各种不良反应。钴铬金属颗粒通过 NADPH 氧化酶介导细胞产生活性氧,诱导细胞发生急性氧化应激反应[14];活性氧破坏核纤层蛋白 B1 形成畸形细胞核,最终导致细胞凋亡。

　　未来一段时间内,临床上仍不可避免使用聚合物以及金属材料人工关节,要尽量降低材料磨屑带来的炎症反应,研究将着重于制作加工工艺的优化、材料成份和涂层的改良、新型关节摩擦界面的设计与加工以及新型手术植入方案等。

　　除了磨损产生的颗粒,材料的复杂降解行为也会引发各种免疫反应。

　　可降解高分子聚合物生物材料种类繁多,在医疗领域的应用广泛,但目前已获得药品监督管理局批准可应用于临床的聚合物种类较少,主要为聚乙醇酸、聚乳酸和聚乳酸-乙醇(PLGA),这些材料已广泛应用于医用缝合线、药物递送系统和组织工程支架等。

　　聚合物类材料生物活性较低,植入人体后会发生复杂的免疫反应过程[15]。其表面首先会形成一层由血液和组织衍生蛋白组成的蛋白质薄膜,植入过程导致的微脉管系统和组织损伤会使局部的肥大细胞释放组织胺和促炎性细胞因子,引发中性粒细胞和单核细胞向植入材料转移,单核细胞附着植入材料后分化为巨噬细胞,进一步分化为异物巨细胞包裹材料,与宿主组织形成一层纤维膜隔离材料,并逐渐降解材料。

材料的降解会影响异物反应。PGA 和 PLA 属于聚酯类聚合物,材料植入体内后,首先因为吸水导致物理机械性破坏,酯键开始断裂,产生低聚体和单体。降解产物分子量很小,可以被巨噬细胞吞噬或溶解,最终分解成二氧化碳和水。如果材料降解过快,会导致降解产物在周围组织堆积,如 PLA 的初步水解产物——乳酸堆积引发疼痛,大分子降解颗粒可能引发骨溶解;如果降解过慢,可能会引发更长时间的炎症级联反应。

应用于生物医学领域的金属材料是高生物相容、高强度的合金,主要用于制成植入物的结构性部件,提供较大的机械支撑,如各种人工关节假体。医疗器械常用的金属有三种:铁基合金(如不锈钢)、钴铬合金以及钛和钛合金,其降解行为主要包括疲劳、磨损和腐蚀。

除此之外,镁合金由于具备良好的可降解性,也是临床上常用的生物材料。镁的化学性质较为活泼,镁合金植入人体后,会自动溶解,通常应用于只需要植入一定时间、而非长期植入人体的器械。镁合金在人体环境中降解时,体液中的氯离子会加速其腐蚀,而磷酸盐和碳酸盐却会促进表面保护性腐蚀产物层的生成;其他的复杂环境因素,如 pH 值、蛋白质、细菌等也会进一步影响降解行为,最终降解产物通常为不同形式的磷酸钙等。

金属材料表面相对于其他表面的接触和运动会导致金属或氧化膜的磨损,例如,人工关节植入后人体的日常活动带来的摩擦。疲劳则是长期的循环接触应力导致金属亚表面区域的疲劳断裂和表面合金颗粒的丢失的原因。如果氧化膜被破坏,相应的氧化反应会导致材料表面再钝化。因此,磨损与疲劳往往和腐蚀相关,共同作用引发材料的降解和失效。

关于金属类生物材料研究最多、最清楚的降解机制之一是微动缝隙腐蚀(mechanically assisted crevice corrosion,MACC)。金属表面上由于存在异物或结构上的原因形成缝隙,使缝内溶液中的物质迁移困难,与外界形成氧浓度差,所引起的缝隙内金属的腐蚀,称为缝隙腐蚀。接触界面间因为腐蚀和轻微振动导致金属不断地溶解、再钝化,最终钝化层永久性地损伤,缺乏保护的表面腐蚀进一步加快。微动缝隙腐蚀最早在全髋关节置换术中发现:髋关节假体的头部通过圆锥形接头连接到假体柄上,这两个部分之间的交界处形成了缝隙结构,体液渗透到缝隙之中,交界处的微动会导致氧化膜磨损、破坏,进而导致摩擦腐蚀。微动缝隙腐蚀也可以在其他骨科植入物、骨折固定装置、牙科植入物以及其他金属与金属接触表面观察到。

腐蚀过程中的氧化还原反应和金属离子会引发一系列细胞反应[16]。人工关节界面多用钴铬合金,金属离子 Cr 和 Co 对成骨细胞具有毒性作用,促使成骨细胞释放 NF-κB 受体活化因子配体(RANKL)和骨保护素(OPG),促进破骨细胞产生,导致假体周围骨溶解、假体松动。氧化还原反应产生氧化和硝化的变性蛋白,在短短几小时内便能引起成骨细胞凋亡。

临床上在植入失败的金属假体周围往往能观察到纤维蛋白坏死、扩散,血管周围淋巴细胞积聚以及血管炎等现象,表明机体对金属降解产物产生了一系列免疫响应。

生物陶瓷作为广泛应用于组织工程与再生医学领域的生物材料,常用于修复病变或受损的组织,主要包括骨再生和牙再生。根据降解行为的不同可将生物陶瓷分为三类:生物惰性陶瓷、生物吸收性陶瓷和生物活性陶瓷。

生物惰性陶瓷中最常见的是氧化铝和氧化锆。惰性陶瓷包含需要高能量才能断裂的共价键,在生物环境中非常稳定。惰性陶瓷在植入生物体内后,无法与活性组织形成化学键合,而是被一层纤维结缔组织膜所覆盖包绕,从而与正常组织分隔开,这在一定程度上影响了其在骨缺损修复中的应用。

惰性陶瓷的硬度高、耐磨性好,20 世纪 70 年代早期开始,陶瓷对陶瓷(CoC)界面被应用于全髋关节置换术中。尽管边缘负荷仍会导致磨损,但磨损颗粒生物相容性较好,相比金属磨损颗粒引起的炎症反应明显降低,通常不会产生异物性肉芽肿从而诱发溶骨反应。即使发生骨溶解导致无菌性松动,其原因一般在于固定方式而非磨损颗粒。

常见的失效模式是惰性陶瓷在力学载荷下发生开裂和破碎。其主要缺陷为无法与骨结合,长期植入后易出现力学上的松动和薄弱,发生脆性破坏和骨损伤。临床上常见并发症包括假体松动、假体碎裂、术中置入时假体破裂、陶瓷内衬倾斜和分离、边缘负荷现象,以及关节异响等。CoC 假体破裂后的翻修手术较为困难,需要大范围切除滑膜并清创,清除分布广泛的陶瓷碎屑。

Garino 等人[17-18]经过 CoC 假体置入手术后多年随访,总结近 100 万例。CoC 假体置入后破裂发生率为 0.01%,且 80% 的假体破裂发生在术后 3 年内,发生率约为 0.004。与陶瓷材料断裂相关的主要因素包括大晶体尺寸、内含物、内部应力残留。假体破裂通常在正常运动时发生,股骨头最细部出现环形裂缝,并沿纵轴放射状延伸。

最新的研究提出了氧化锆-韧化氧化铝和氮化硅,这两种材料比传统氧化铝陶瓷强度更高,抗破裂性能更好,且能使臼杯内衬更薄,以使用更大尺寸的股骨头。

生物吸收性陶瓷主要包括磷酸钙和硫酸钙,可在一定时间内降解,从而避免长期存在于宿主体内可能的危害。其降解主要包括两条途径:一是材料在体液作用下,黏结剂水解,晶粒解离成颗粒分子和离子;二是植入局部的巨噬细胞和破骨细胞通过酶活性和 pH 变化介导降解,降解产物直接被宿主的炎性细胞、破骨细胞甚至间充质细胞吞噬。如果不能很好地调控降解速率,陶瓷在降解过程中失去机械完整性,可能会导致材料解体,产生的颗粒会导致植入体周围的骨溶解。

生物活性陶瓷可以与组织牢固地结合,在界面上形成化学键性结合,从而促进细胞附着、增殖和分化并引导新骨生长,广泛应用于临床,主要包括羟基磷灰石和生物活性玻璃。生物活性玻璃植入后,其表面形成富硅层,进而形成中间键接带以实现键合。而羟基磷灰石陶瓷植入骨内后,成骨细胞在其表面分化形成骨基质,胶原纤维束长入此区域和细胞之间,随后骨盐结晶、矿化成熟,实现植入体和骨的键合。

生物材料植入人体后,在体内环境中,聚合物、金属和陶瓷都会发生不同程度的降解。无论短期还是长期植入,其降解产物通常都会导致一定程度的异物反应。生物降解引发的免疫响应是影响植介入医疗器械稳定性与效果的重要因素,研究其起因、机制与影响至关重要,也能为进一步设计、改进植介入医疗器械提供参考。

7.2.2 表面化学与粗糙度

组织-植入物界面处的细胞、组织和生物材料之间的相互作用几乎总是与表面现象有关,这些生物界面反应直接或间接决定了植介入医疗器械的命运并影响愈合过程。

表面化学、表面亲水性和表面自由能是生物材料的主要特性,在植入后几秒内建立吸附的生物分子层中起着关键作用[19]。表面化学可以定义为表面的原子组成,并且由于化学键合的类型和表面原子的空间排列,每种生物材料可能会有所不同。表面原子组成直接影响组织-材料相互作用,更具体地说,表面化学决定了蛋白质和表面分子之间的静电或化学相互作用的类型[20]。表面亲水性或润湿性程度是其他重要的表面性质,可以通过润湿液或水滴在生物材料表面的接触角值来量化。官能团的表面化学决定了生物材料的润湿性和水接触角值。对于基于聚合物的生物材料,可以根据聚合物的类型推测表面官能团。聚合物是由共价键合的特定重复单元组成的高分子量大分子,通常基于聚合物的生物材料可能包含几个众所周知的亲水性官能团,例如—OH、—NH_2、—COOH、—OSO_3H,或者非极性疏水性官能团,如—CH_2、—CH_3—(Si-O)—CH_3—、—CF_2等。亲水性官能团的存在导致高能表面并产生不寻常的表面特性,由于不平衡的分子间相互作用和跨表面的力,可以在表面层观察到比体相上更多的能量特性。表面自由能,即改变材料每单位面积的表面化学性质所需的能量,是物体表面分子间作用力的体现,与固体表面的润湿性能密切相关。

植入物的表面亲水性首先影响植入时蛋白质的吸附,当将疏水性生物材料植入体内时,水分子会在几秒钟内从固体表面生物界面分离并发生蛋白质重新排列。这些构象变化通常会导致蛋白质层连续吸附在生物材料表面上,这种紧密且不可逆的蛋白质结合主要发生在生物界面上。对于亲水性生物材料表面,水从生物界面解吸在热力学上是不利的,在这种情况下,蛋白质停留在溶剂化壳层内,蛋白质吸附主要通过这个水化层发生在表面,由于水化层,亲水表面上的蛋白质吸附通常较弱且可逆。此外,具有非常高亲水表面特性的生物材料可能会排出蛋白质分子并抑制蛋白质吸附。为了更精确地控制蛋白质吸附,必须通过控制表面化学来优化表面亲水性。生物材料的表面化学在免疫调节细胞的募集和激活中具有重要作用[21]。植入物外表面的官能团能够控制蛋白质和细胞黏附,以及随后的组织对植入生物材料表面的反应。表面化学结构是决定体内纤维囊形成厚度性的主要因素[22]。在几项研究中显示,与含有—CF 和—COOH 基团的表面相比,含有—NH_2 和—OH 基团的表面会诱导更多的先天免疫系统细胞和蛋白迁移到植入物插入位点,并在植入物周围形成更厚的纤维囊[23-24]。

医疗器械植入后,急性反应从针对损伤和异物的免疫反应开始,随后是慢性免疫反应,包括特异性识别来自材料成分或移植细胞的抗原。使用植入材料的表面特性对植入部位的组织反应进行控制,有望促进伤口愈合,提升植入物的相容性,通过表面改性、表面形貌改变等策略来调节局部免疫反应,可以更有效地实现植入生物材料周围或内部组织再生。

表面处理或涂层可以改善生物材料表面化学来控制蛋白质吸附,改变对医疗器械的免疫反应,从而控制免疫系统的识别和反应水平。表面性质可以通过改变物理化学特征来被动改变,也可以通过使用专门设计的分子或基质系统地靶向细胞行为来主动改变。被动调节生物材料表面特性的目的是减少针对巨噬细胞黏附及其激活和最终形成异物巨细胞的先天反应。表面化学会影响吸附蛋白质的构象[25]。最常被吸附的蛋白质包括补体成分、血清白蛋白、纤连蛋白、纤维蛋白原、玻连蛋白。因此,吸附蛋白层的组成决定了免疫细胞的结合和信号传导。

通过表面改性方法(如自组装或聚合等),如图 7.3 所示,控制植入物的表面特性,会影响蛋白质吸附和免疫细胞对植入物的反应[26]。蛋白质吸附通常通过疏水相互作用发生,生物材料的亲水性可以改变表面的水含量,水分子的存在降低了蛋白质吸附的趋势。亲水性聚合物如聚环氧乙烷和聚乙二醇常被用于细胞或药物载体的设计以及植入性生物材料装置的构造。利用这些亲水性材料,植入物获得了非免疫反应特性,如表面蛋白的黏附性降低以及与巨噬细胞的相互作用降低。S. Jiang 等人选用天然免疫信号分子磷酸丝氨酸(PS)制成两性离子聚合物 ZPS,由于其具有两性离子特性,可以有效地形成水化层,从而抵抗非特异性蛋白吸附或细胞的黏附,并且与传统的生物惰性两性离子(如 MPC)相比,ZPS 通过 PS 分子与免疫细胞上 PS 受体的特异性相互作用使其能够诱导免疫耐受效应[27]。此外,通过等离子体聚合技术对植入物进行表面改性,可以不受基材限制,在植入物表面制备具有不同化学功能的纳米薄膜涂层,改变其湿润性和表面电荷,从而影响蛋白质吸附的数量和类型。Krasimir 等人分别在亲水和疏水表面上观察到增强的不良调理素白蛋白和调理素 IgG2 吸附,这反过来导致亲水表面上巨噬细胞更多地表达抗炎细胞因子,同时,疏水表面上促炎细胞因子的产生增加[28]。在另一项研究中,末端氨基具有正表面电荷的纳米棒诱导抗炎的 M2 型极化,而羧酸基团具有负表面电荷的纳米棒诱导促炎的 M1 表型[29]。研究表明,通过改变聚合物的疏水、亲水或离子特性对聚合物进行表面改性,会改变蛋白质表达谱和巨噬细胞的细胞因子/趋化因子反应[30]。

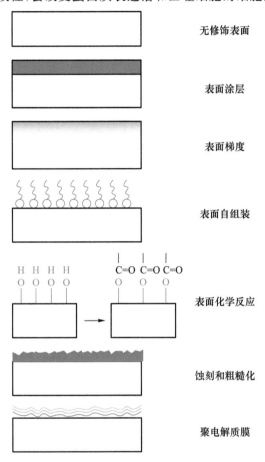

无修饰表面

表面涂层

表面梯度

表面自组装

表面化学反应

蚀刻和粗糙化

聚电解质膜

图 7.3　表面改性的方法示意图

　　表面涂层也被应用于控制蛋白质吸附和降低免疫反应。由于其链长和构象,表面涂层可以提供一定量的空间位阻,这可以形成阻止蛋白质吸附的屏障。当蛋白质吸附受到表面涂层限制并且材料被检测为免疫惰性时,免疫系统的细胞介质无法识别材料。几种天然材料如壳聚糖、透明质酸、海藻酸胶原蛋白、葡聚糖,以及合成材料如 PVA、PLGA 和 PEG 已被用作生物材料的表面涂层。有研究将水凝胶接枝到聚合物表面引起植入后蛋白质吸附减少、单核细胞黏附减少且促炎细胞因子分泌减少[31]。表面化学也会影响巨噬细胞的极化、附着和免疫调节分子的分泌。例如,Badylak 等人在聚丙烯制成的网片上研究巨噬细胞极化,利用从皮肤组织和膀胱的真皮获得的脱细胞猪细胞外基质(ECM)制备水凝胶用作网片涂层,无涂层的网片会诱导 M1 型巨噬细胞极化,而有细胞外基质涂层的网片会导致小鼠中 M2 型向 M1 型极化的细胞数量增加[32]。此外,S. Jiang 等人利用骨桥蛋白涂层,降低了表面带正电的聚合物周围的纤维囊厚度[33]。由此可见,根据宿主组织的需要,可以对植入物进行表面改性,以此获得恰当的免疫调节表面化学。

植入物表面图案的变化也会影响免疫细胞与生物材料的相互作用,进而调节它们的活化状态。在生物材料表面引入微米或纳米图案可以模拟细胞外基质的自然形貌特征,而这种形貌图案又会影响细胞的行为。例如,与纤维随机排列的纤维支架相比,纤维定向排列的纤维支架中纤维囊的形成更少并且向内生长的细胞更多[34]。在另一项研究中,微结构减少了体内纤维囊的形成[35]。此外,Leong 等人发现,从 250 nm 到 2 μm 不同宽度的平行凹槽会影响巨噬细胞在体外的形态及其细胞因子的分泌,如图 7.4 所示[36]。相比于纳米级别的凹槽和平面的对照组,1 μm 宽的凹槽可以降低 TNF-α 和 VEGF 的表达,从而降低炎症反应。体内植入结果表明,2 μm 凹槽的植入材料形成的异物巨细胞数量最低。

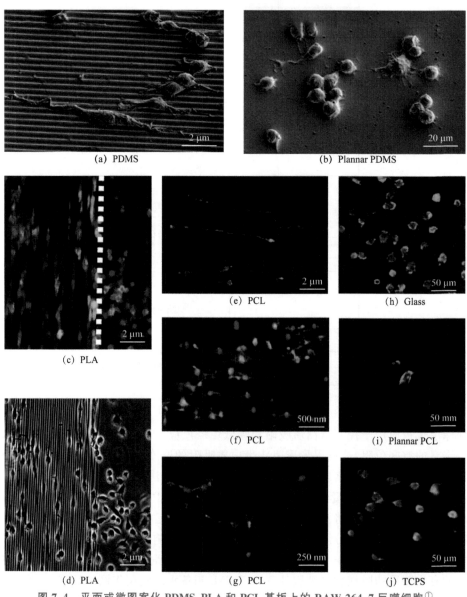

图 7.4　平面或微图案化 PDMS、PLA 和 PCL 基板上的 RAW 264.7 巨噬细胞①

①　CHEN S J,JONES A , XU Y , et al. Characterization of topographical effects on macrophage behavior in a foreign body response model[J]. Biomaterials,2010,31(13):3479-91.

除了表面图案化,表面粗糙度作为植入物的表面特征之一,也影响着细胞的黏附和生长情况。例如,Hotchkiss K M 等人在几种不同纳米或微米粗糙度和湿润性的钛表面上培养巨噬细胞,发现光滑的钛表面会诱导 TNF-α、IL-1β 和 IL-6 等促炎因子的表达增加,而在亲水和粗糙的表面巨噬细胞表型为 M2 型,抗炎因子 IL-4 和 IL-10 的表达增加[37]。改变植入物的表面粗糙度,可以调节成骨相关细胞和免疫细胞的行为,从而影响骨整合和局部免疫反应。骨缺损修复是一个复杂的骨再生过程,从植入物表面的蛋白质吸附和血液凝固到成骨细胞和间充质干细胞对表面部位浸润和生物识别,最终导致界面处的骨形成并在骨与植入物之间建立紧密的结合关系,如图 7.5 所示。植入骨缺损部位的骨替代物充当引导和促进骨再生的三维支架,但是骨科植入物的功能通常受到复杂因素的限制,如与宿主组织的整合不足、炎症反应和感染。表面微粗糙度可以作为促进骨整合的手段之一。Qian 等人制备了不同表面平均粗糙度(Ra 范围从 $0.2 \sim 1.65 \ \mu m$)和峰间平均距离(RSm 范围从 $89.7 \sim 18.6 \ \mu m$)的羟基磷灰石圆盘,并评估了它们在培养人骨髓间充质干细胞(hBMSCs)时对成骨分化的增强作用,在表面平均粗糙度为 $0.77 \sim 1.09 \ \mu m$ 和峰间平均距离为 $53.9 \sim 39.3 \ \mu m$ 的圆盘上观察到最佳的成骨分化结果[38]。Moroni 等人研究了聚对苯二甲酸乙二醇酯/聚对苯二甲酸丁二醇酯(PEOT/PBT)静电纺丝支架的表面粗糙度对人骨髓间充质干细胞(hBMSCs)骨骼分化的影响[39]。他们发现更高的表面粗糙度(Ra=(71.0 ± 11.0) nm)可以更多地诱导成骨基因,如骨桥蛋白(OPN)、骨形态发生蛋白 2(BMP2)和矮小相关转录因子(RUNX2),而较低的表面粗糙度(Ra=(14.3 ± 2.5) nm)上其他成骨基因的表达较高,包括 1 型胶原蛋白(COL1A1)和骨钙素(OCN)。在第 7 天时,相比于较高的表面粗糙度,较低的表面粗糙度更有利于 hMSCs 的软骨基因表达。

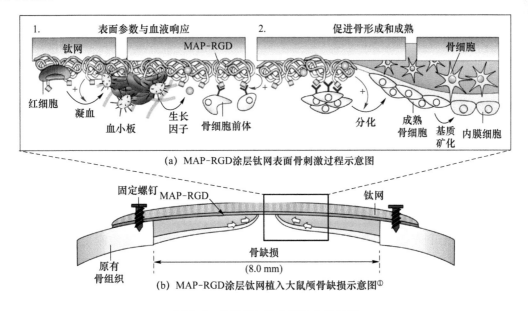

(a) MAP-RGD 涂层钛网表面骨刺激过程示意图

(b) MAP-RGD 涂层钛网植入大鼠颅骨缺损示意图①

图 7.5 骨与植入物之间结合关系图

① JO Y K, CHOI B H, ZHOU C, et al. Bioengineered mussel glue incorporated with a cell recognition motif as an osteostimulating bone adhesive for titanium implants[J]. Mater Chem B,2015,3(41):8102-8114.

生物材料的表面特性对于免疫系统对其识别和处理的过程有着至关重要的影响,植介入医疗器械的设计应结合最佳表面特性,利用表面改性等技术调控宿主反应,以获得更好的临床效果。

7.2.3 材料结构与力学

植介入医疗器械旨在为缺损的组织和器官提供一个物理支撑和生物微环境平台,从而起到器官功能恢复和组织原位再生的作用。然而由于植入手术所引起的组织损伤和植介入体对组织再生空间的侵占,植介入体经常被宿主机体识别为外源异物,引发宿主免疫响应[41]。宿主免疫响应程度决定了植介入医疗器械在体内的功能能否长期保持、局部炎症与纤维化程度,以及组织修复与再生效果。植介入体的物理因素所引起的宿主免疫响应主要是由单核细胞、粒细胞和巨噬细胞等非特异性防御的宿主炎症细胞介导的机体固有性免疫。其中,宿主细胞通过整合素-配体的相互作用与黏着斑系统重塑细胞骨架,进而调节细胞形态、黏附、迁移以及表观遗传学等,其深受生物材料表面拓扑结构与整体力学特性影响[42]。宿主免疫相关细胞的骨架蛋白与黏附蛋白能够通过感知植入材料力学等物理属性调节自身免疫功能。

在众多物理因素中,植介入体的刚度对于宿主免疫反应的影响研究最为深入。刚度是材料抵抗变形并在去除外力后恢复其原始状态的能力,通常以弹性模量来衡量。由于天然组织的弹性模量横跨多个数量级,因此需要构建不同刚度的生物材料以匹配植入组织周围的力学特性,从而充分发挥植介入体的功能,其中包括高弹性模量的金属材料、无机非金属材料和大部分的有机聚合物材料,以及低弹性模量的水凝胶材料等。除了主要由矿化纤维构成的骨头之外,大多数生物组织都是极其柔软的。其中,软组织的弹性模量范围可以从中枢神经的 $1\,kPa$ 左右到动脉血管和肌肉组织的 $100\,kPa$ 左右[43]。植入体的刚度与生物组织的不匹配会导致严重的异物反应。许多临床应用的生物惰性材料,如硅胶假体等植入体内后在植入体周围形成一层纤维囊。其中所涉及的免疫细胞种类包含中性粒细胞、单核细胞、巨噬细胞和成纤维细胞。Noskovicova 等人研究硅胶植入物的刚度对于异物反应的影响,其中软硅胶可以抑制整合素 $\alpha_v\beta_1$ 的活化和 $TGF-\beta$ 的信号传导,进而抑制胶原沉积和肌成纤维细胞的活化[44]。在宿主免疫响应过程中,由于巨噬细胞的功能可塑性与强大的免疫调节能力,一直是领域内的研究热点。目前已经发现植入材料的基底刚度对巨噬细胞功能具有显著影响,如图 7.6 所示。高模量的聚乙二醇水凝胶有利于促炎因子 $IL-1\beta$、$IL-6$ 与 $TNF-\alpha$ 的表达和纤维囊的形成[45]。然而也有研究表明高模量的胶原蛋白和糖胺聚糖复合水凝胶基底能够促进抗炎因子 $IL-10$ 的表达,有利于 M2 型巨噬细胞的极化和伤口愈合[46]。因此,基质刚度对于巨噬细胞功能的影响仍需考虑材料的化学成分。虽然基质刚度对巨噬细胞的功能调控起到了关键作用,但是力学转导分子机制仍尚不明确。近期,Atcha 等人证明高模量基底促进巨噬细胞炎症响应,主要通过 $IFN\gamma/LPS$ 诱导的膜离子通道蛋白 PIEZO 的活化促进了肌动蛋白的装配与 Ca^{2+} 的流入,进一步活化转录因子 $NF-\kappa B$ 并上调炎症因子 iNOS、$TNF-\alpha$ 与 $IL-6$ 表达;与此同时,通过 PIEZO 通道流入的 Ca^{2+} 抑制了转录因子 STAT6 的活化并降低了促愈合因子 $Arg-1$ 的表达[47]。Vijaykumar 等人从 YAP 活化的角度探究刚性基底促进巨噬细胞炎症响应的机理,不同于 $NF-\kappa B$ 受炎症信号 LPS 的影响,YAP 信号主要由力学微环境调节。YAP

的活化和核内表达受到高模量刚性基底和细胞骨架调节,促进了炎症因子 TNF - α 和 iNOS 的表达[48]。此外,Goswami 等人发现刚性聚丙烯酰胺凝胶植入体内后,通过力敏感离子通道 TRPV4 介导异物反应,TRPV4 会促进巨噬细胞的硬化并融合成为异物巨细胞;敲除 TRPV4 会减少植入物周边的胶原沉积以及巨噬细胞、异物巨细胞和肌成纤维细胞的聚集[49]。因此,基质刚度调控巨噬细胞的关键在于细胞骨架的重排,通过力学感受通道蛋白的活化促使肌动蛋白的重新装配进而调节巨噬细胞功能。

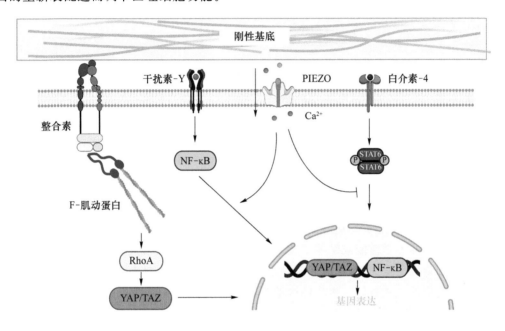

图 7.6　基底刚度对于巨噬细胞的力学转导分子机制的调控作用

虽然植介入体的刚度对于宿主响应方面已有广泛研究,然而正常的生物组织所独具的黏弹性行为与宿主免疫响应之间的联系却缺乏关注。不同组织之间、健康组织与病变组织之间的黏弹性具有显著差异,因此研究组织和细胞外基质的黏弹性有助理解组织再生和免疫响应的机理,从而更好的设计和开发植介入体来研究免疫反应并降低宿主响应。黏弹性是介于固体弹性特性和流体黏性特性之间的一种力学行为,通常表现为在恒定应力作用下其应变不断增加的蠕变行为和在恒定应变的条件下其应力不断衰减的应力松弛行为。由于黏弹性材料的蠕变和应力松弛行为受时间影响,因此也称为时间依赖材料[50]。黏弹性基质可以模拟天然细胞外基质的力学行为,从而为细胞培养和组织修复提供更好的生长平台和力学环境,如图 7.7 所示。已有研究表明具有黏弹性性质的水凝胶可以通过基质内部结构的动态重塑而调节细胞与水凝胶的相互作用,从而对细胞迁移、铺展、增殖、分化等功能进行调控[51-52]。然而,黏弹性对于调节宿主响应方面的作用尚处于起步阶段,黏弹性材料产生的应力松弛可以降低细胞通过黏着斑系统感受的应力,可能起到与软材料基底相似的作用以降低宿主响应。Mooney 等人发现黏弹性水凝胶可以维持单核细胞的未成熟状态,而弹性水凝胶会诱导单核细胞向树突状细胞分化并通过 STAT3 - PI3K 关键通路促进炎症因子表达。随着对黏弹性对于组织再生和免疫响应的研究持续深入,植介入体的黏弹性行为正在成为材料力学性能设计时重要的考虑因素之一[53]。

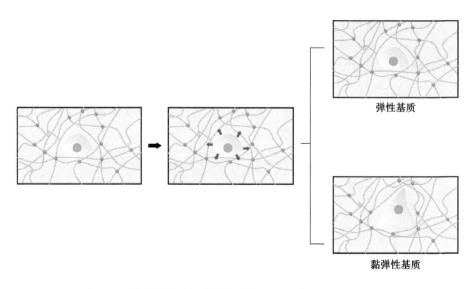

图 7.7　黏弹性基质与弹性基质相比可以动态响应细胞行为

　　除了少部分生物惰性材料,植介入体在植入体内后均会在细胞吞噬和细胞外分泌的化学物质的作用下发生一定的降解。植介入体的降解会影响其本身的力学性能和周围组织的宿主响应,最终限制其在体内的长期功能性发挥。对于植介入体的降解行为,较为理想的情况是植介入体在没有明显的力学性能或结构变化时充分发挥其原有功能,之后植介入体发生快速降解导致其结构和功能完全失效,最终完全降解。因此控制植介入体的生物降解动力学是其在生物医学领域应用的先决条件。生物体内的降解行为受植入体的理化性质和生物体内的宿主响应两方面的控制,其中巨噬细胞在植介入体的降解过程中起到了决定性的作用。巨噬细胞主要通过细胞外降解和吞噬作用两种方式降解植介入体,如图 7.8 所示。其中,巨噬细胞可分泌活性氧和一系列酶,包括中性蛋白酶(基质金属蛋白酶和胶原酶等)、酸性水解酶(脂肪酶和组织蛋白酶等)和溶菌酶加速植介入体的降解。此外,巨噬细胞可吞噬植介入体的磨损碎片和降解产物来起到降解植介入体的作用,当吞噬能力降低时,巨噬细胞可融合形成异物巨细胞,分泌酶和活性氧进一步促进降解[54]。以巨噬细胞为代表产生的氧化物首先会诱导植介入体表面产生浅而脆弱的微裂纹,微裂纹进一步的扩展和延伸导致植介入体产生氧化引发的应力开裂。当植介入体主要起到力学支撑作用时,这种应力开裂行为会引发植介入体迅速失效,大幅度降低植介入体的预期寿命[55]。因此,控制宿主响应程度在平衡植介入体的力学维持性与降解行为方面起到了重要作用,从而在促进组织原位再生和功能恢复方面发挥植介入体的原有功能。

　　植介入医疗器械的拓扑结构会显著影响宿主免疫细胞与材料间的相互作用。拓扑结构所特有的几何形状和空间限制可以影响宿主免疫细胞的形状与黏附行为,从而对其迁移、黏附、增殖和分化等功能进行调控。多孔结构是植介入体设计的重要指标之一,有利于宿主细胞浸润和化学物质运输,从而促进宿主与植介入体之间的整合。Rarter 等人表明 $30\sim40\ \mu m$ 孔径的聚甲基丙烯酸支架可以促进组织整合和血管化以及 M2 型巨噬细胞的极化,而无孔支架和 $160\ \mu m$ 则会发生异物反应并形成一层明显的纤维囊[56-57]。此外,植介入物的尺寸和形状也会显著影响宿主反应程度。一般认为在大于 $100\ \mu m$ 的宏观层面上,植介入体尺寸与异物反应和纤维化程度成正相关。Ward 等人发现 $2\ 000\ \mu m$ 厚的聚氨酯膜的纤维囊厚度和异物反应程度明显高于 300 μm 厚的聚氨酯膜[58]。然而,Veiseh 等人比较了不同材料(水凝胶、金属、陶瓷和塑料)植入物的形状和尺寸对于宿主响应的影响,其中 1.5 mm 的球体可以抑制异物反应并诱导 M2 型巨噬细胞极化,而小于 0.5 mm 的球体则会诱导 M1 型巨噬细胞极化并产生强烈的异物反应。作者认为这种现象是由于小体积球体的高表面曲率所导致的,其原因尚需进一步探究。

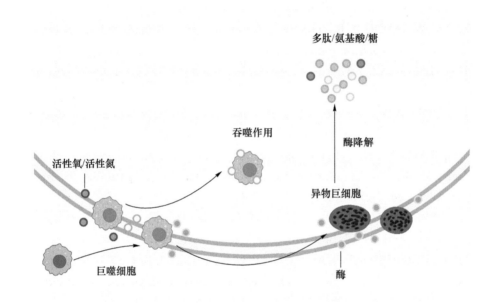

图 7.8　巨噬细胞通过细胞外降解和吞噬作用降解植介入体

由此可见,生物材料本身固有力学特性和拓扑结构等物理属性对于宿主固有免疫反应与炎症响应程度起到了关键作用,特别是对主要参与细胞-巨噬细胞的功能可塑性具有显著性影响。充分理解与挖掘植介入材料物理属性对宿主细胞作用的影响规律不仅有利于改善材料植入的异物反应与纤维化,同时也有助于反哺设计新型力学与结构的功能材料参与免疫调控,服务于组织工程与再生医学。

参考文献

[1] WOOD W,MARTIN P 2017. Macrophage functions in tissue patterning and disease:new insights from the fly[J]. Dev elopmental Cell,2017,40(3):221-223.

[2] SPERLING C,FISCHER M,MAITZ M F,et al. 2017. Neutrophil extracellular trap formation upon exposure of hydrophobic materials to human whole blood causes thrombogenic reactions[J]. Biomaterials. Science,2017,5(10):1998-2008.

[3] JHUNJHUNWALA S. Neutrophil responses to sterile implant materials[J]. PLoS One,2017,10(9):e0137550.

[4] RODRIGUEZ A,MEYERSON H,ANDERSON J M. Quantitative in vivo cytokine analysis at synthetic biomaterial implant sites[J]. Biomed. Mater,2009,89:152-159.

［5］NILSSON B，EKDAHL K N，MOLLNES T E，et al. The role of complement in biomaterial-induced inflammation［J］. Mol Immunol，2007，44：82-94.

［6］SUN B K. Advances in skin grafting and treatment of cutaneous wounds［J］. Science，2014，346：941-945.

［7］ANDERSON J. Foreign body reaction to biomaterials［J］. Semin Immunol，2008，20：86-100.

［8］JOLLER N，WEBER S S，OXENIUS A. Antibody-Fc receptor interactions in protection against intracellular pathogens［J］. Eur J Immunol，2011，41：889-897.

［9］WANG W，ERBE A K，HANK J A，et al. NK cell-mediated antibody-dependent cellular cytotoxicity in cancer immunotherapy［J］. Frontiers in Immundogy，2015，6：368.

［10］PACHECO K A. Allergy to surgical implants［J］. Clin Rev Allergy Immunol，2019，56：72-85.

［11］RATNER B D. Chapter II. 4. 1-Introduction：The body fights back：degradation of materials in the biological environment［M］. Elsevier Inc，2013.

［12］ABRAHAM N. Histopathology of biodegradable polymers：challenges in interpretation and the use of a novel compact MRI for biocompatibility evaluation［J］. Polymers for Advanced Technologies，2014，25（5）：461-467.

［13］CARSSIN AMA，CARLL C，CUII S，et al. Htypersensity reactions to metal implants：laboratory options［J］. BMCMusculoskelet Disord. 2016，17（1）：486.

［14］VIJAY，KRISHNA，RAGHUNATHAN，et al. Influence of particle size and reactive oxygen species on cobalt chrome nanoparticle-mediated genotoxicity［J］. Biomaterials，2013，34（14）：3559-3570.

［15］RUSSIAS J. Fabrication and mechanical properties of PLA/HA composites：A study of in vitro degradation［J］. Materials Science & Engineering C，2005，26（8）：1289-1295.

［16］LAZENNEC J Y，BOYER P，POUPON J，et al. Outcome and serum ion determination up to 11 years after implantation of a cemented metal-on-metal hip prosthesis ［J］. Acta Orthopaedica，2009，80（2）：168-173.

［17］JASON E H，STUART D K，JONATHAN P G，et al. Ten-year follow-up of patients younger than 50 years with modern ceramic-on-ceramic total hip arthroplasty［J］. Seminars in Arthroplasty，2011，22（4）：229-233.

［18］LEE G C，DENISE E K，JONATHAN P G. Long-term results of hybrid alumina-on-alumina total hip arthroplasty：10-14-Year results［J］. Seminars in Arthroplasty，2013，24（4）：202-205.

［19］VRANA N E. Biomaterials and immune response：complications，mechanisms and immunomodulation［M］. Boca Raton：Taylor & Francis，2018.

［20］KESELOWSKY B G，COLLARD D M，GARCIA A J. Surface chemistry modulates fibronectin conformation and directs integrin binding and specificity to control cell adhesion［J］. Biomed Mater Res A，2003，66（2）：247-59.

［21］ANTMEN E，VRANA N E，HASIRCI V. The role of biomaterials and scaffolds in immune responses in regenerative medicine: macrophage phenotype modulation by biomaterial properties and scaffold architectures[J]. Biomater Sci,2021,9(24):8090-8110.

[22] KAMATH S, BHATTACHARYYA D, PADUKUDRU C, et al. Surface chemistry influences implant-mediated host tissue responses[J]. Biomed Mater Res A,2008, 86(3):617-26.

[23] NAIR A, ZOU L, BHATTACHARYYA D,et al. Species and density of implant surface chemistry affect the extent of foreign body reactions[J]. Langmuir,2008,24(5): 2015-24.

[24] Barbosa J N, Madureira P, BarbosaM A,et al. The influence of functional groups of self-assembled monolayers on fibrous capsule formation and cell recruitment[J]. Biomed Mater Res A,2006,76(4):737-43.

[25] Franz S, Rammelt S, Scharnweber D, et al. Immune responses to implants-a review of the implications for the design of immunomodulatory biomaterials [J]. Biomaterials,2011,32(28):6692-709.

[26] CHRISTO S N, DIENER K R, BACHHUKA A, et al. Innate Immunity and biomaterials at the Nexus: Friends or Foes[J]. Biomed Res Int,2015:342304.

[27] LI B, YUAN Z, JAIN P, et al. De novo design of functional zwitterionic biomimetic material for immunomodulation[J]. Sci Adv,2020,6(22):eaba0754.

[28] VISALAKSHAN R M, MACGREGOR M N, Sasidharan S, et al. Biomaterial surface hydrophobicity-mediated serum protein adsorption and immune responses[J]. ACS Appl Mater Interfaces,2019,11(31):27615-27623.

[29] BARTNECK M, KEUL H A, SINGH S,et al. Rapid uptake of gold nanorods by primary human blood phagocytes and immunomodulatory effects of surface chemistry[J]. ACS Nano,2010,4(6):3073-86.

[30] JONES J A, CHANG D T, MEYERSON H,et al. Proteomic analysis and quantification of cytokines and chemokines from biomaterial surface-adherent macrophages and foreign body giant cells[J]. Biomed Mater Res A, 2007,83(3):585-96.

[31] BRIDGES A W, SINGH N, BURNS K L, et al. Reduced acute inflammatory responses to microgel conformal coatings[J]. Biomaterials,2008,29(35):4605-15.

[32] WOLF M T, DEARTH C L, RANALLO C A,et al. Macrophage polarization in response to ECM coated polypropylene mesh[J]. Biomaterials,2014, 35(25): 6838-49.

[33] LIU L, CHEN G, CHAO T,et al. Reduced foreign body reaction to implanted biomaterials by surface treatment with oriented osteopontin[J]. Biomater Sci Polym Ed, 2008,19(6):821-35.

[34] ZDOLSEK J, EATON J W, TANG L. Histamine release and fibrinogen adsorption mediate acute inflammatory responses to biomaterial implants in humans[J]. Transl Med,(2007) 31.

[35] BOTA P C, COLLIE A M, PUOLAKKAINEN P, et al. Biomaterial topography alters healing in vivo and monocyte/macrophage activation in vitro[J]. Biomed Mater Res A, 2010,95(2):649-57.

[36] CHEN S, JONES J A, XU Y. et al. Characterization of topographical effects on macrophage behavior in a foreign body response model[J]. Biomaterials,2010,31(13): 3479-91.

[37] HOTCHKISS K M, REDDY G B, HYZY S L, et al. Titanium surface characteristics, including topography and wettability, alter macrophage activation[J]. Acta Biomater,2016,31:425-434.

[38] YANG W, HAN W, HE W, et al. Surface topography of hydroxyapatite promotes osteogenic differentiation of human bone marrow mesenchymal stem cells[J]. Mater Sci Eng C Mater Biol Appl, 2016,60:45-53.

[39] CHEN H, HUANG X, ZHANG M, et al. Tailoring surface nanoroughness of electrospun scaffolds for skeletal tissue engineering[J]. Acta Biomater,2017,59:82-93.

[40] JO Y K, CHOI B H, ZHOU C, et al. Bioengineered mussel glue incorporated with a cell recognition motif as an osteostimulating bone adhesive for titanium implants[J]. Mater Chem B,2015, 3(41):8102-8114.

[41] SRIDHARAN R, CAMERON A R, KELLY D J, et al. Biomaterial based modulation of macrophage polarization: a review and suggested design principles [J]. Materials Today,2015,18(6):313-325.

[42] PIXLEY F J. Macrophage migration and its regulation by CSF-1[J]. International Journal of CELL BIOLOGY,2012 (2012):501962.

[43] FEINER R, DVIR T. Tissue-electronics interfaces: from implantable devices to engineered tissues[J]. Nature Reviews Materials,2017,3(1):1-16.

[44] NOSKOVICOVA N, SCHUSTER R, PUTTEN S V, et al. Suppression of the fibrotic encapsulation of silicone implants by inhibiting the mechanical activation of pro-fibrotic TGF-β[J]. Nature Biomedical Engineering,2021,5(12):1437-1456.

[45] BLAKNEY A K, SWARTZLANDER M D, BRYANT S J. The effects of substrate stiffness on the in vitro activation of macrophages and in vivo host response to poly (ethylene glycol)-based hydrogels[J]. Biomed Mater Res A,2012,100(6):1375-86.

[46] FRIEDEMANN M, KALBITZER L, FRANZ S, et al. Instructing human macrophage polarization by stiffness and glycosaminoglycan functionalization in 3D collagen networks[J]. Advanced Healthcare Materials,2017,6(7):1600967.

[47] ATCHA H, JAIRAMAN A, HOLT J R, et al. Mechanically activated ion channel Piezo1 modulates macrophage polarization and stiffness sensing [J]. Nature Communications,2021,12(1):3256.

[48] MELI V S, ATCHA H, VEERASUBRAMANIAN P K, et al. YAP-mediated mechanotransduction tunes the macrophage inflammatory response[J]. Science Advances, 2020, 6(49):eabb8471.

[49] GOSWAMI R, ARYA R K, SHARMA S, et al. Mechanosensing by TRPV4 mediates stiffness-induced foreign body response and giant cell formation [J]. Science Signaling,2021,14(707):eabd4077.

[50] CHAUDHURI O. Viscoelastic hydrogels for 3D cell culture[J]. Biomater Sci,

2017，5(8):1480-1490.

[51] CHAUDHURI O，GU L，KLUMPERS D，et al. Hydrogels with tunable stress relaxation regulate stem cell fate and activity[J]. Nat Mater,2016, 15(3):326-34.

[52] Chaudhuri O，Gu L，Darnell M,et al. Substrate stress relaxation regulates cell spreading[J]. Nat Commun,2015,6:6364.

[53] VINING K H，MARNETH A E，ADU-BERCHIE K，et al. Mechanical checkpoint regulates monocyte differentiation in fibrotic niches[J]. Nature Materials,2022, 21(8):939-950.

[54] LI C，GUO C，FITZPATRICK V,et al. Design of biodegradable，implantable devices towards clinical translation[J]. NatureReviews Materials,2020,5(1): 61-81.

[55] RATNER B D. Biomaterials science：an introduction to materials in medicine：3rd ed. [M]. Boston Elsevier/Academic Press，2013.

[56] SUSSMAN E M，HALPIN M C，MUSTER J,et al. Porous implants modulate healing and induce shifts in local macrophage polarization in the foreign body reaction[J]. Annals of Biomedical Engineering,2014,42(7):1508-1516.

[57] MADDEN L R，MORTISEN D J，SUSSMAN E M,et al. Proangiogenic scaffolds as functional templates for cardiac tissue engineering[J]. Proc Natl Acad Sci USA,2010,107 (34): 15211-6.

[58] Ward W K，Slobodzian E P，Tiekotter K L,et al. The effect of microgeometry，implant thickness and polyurethane chemistry on the foreign body response to subcutaneous implants[J]. Biomaterials,2002,23(21):4185-4192.

[59] VEISEH O，DOLOFF J C，MA M,et al. Size and shape-dependent foreign body immune response to materials implanted in rodents and non-human primates[J]. Nat Mater, 2015，14(6):643-51.

第8章　植介入医疗器械设计

植介入医疗器械的设计是其研发过程中的重要环节,其核心任务在于合理定义植介入医疗器械的设计参数以实现其预期的功能/性能。由于植介入医疗器械用于植入人体特定部位进行组织修复或替代,人体生理环境的特殊性及其与人体组织和器官之间长期相互作用的复杂性对植介入医疗器械的力学性能、生物相容性、安全性与可靠性提出了特殊且严格的要求。因此,植介入医疗器械的设计是一个典型的多学科交叉过程,涉及生物医学工程、力学、材料科学、机械设计、化学、生物学等多个学科领域的专业知识,并需要严格遵循相关的法规与标准的监管要求。

本章将对植介入医疗器械的设计过程进行系统性介绍,从植介入医疗器械设计的基本理论出发,介绍设计过程中各环节的基本任务,包括用户需求的明确、设计目标的提出、设计参数的调控及优化、设计效果的验证、设计的改进与迭代。在此基础上,进一步介绍植介入医疗器械设计过程中常用的方法与技术,包括计算机辅助设计技术、逆向工程技术(reverse engineering,RE)、数值仿真技术、拓扑优化技术(topology optimization,TO)、公理设计理论、代理模型等,并以骨科植入体和心血管介入器械为例重点介绍基于增材制造(additive manufacturing,AM)的定制化植介入医疗器械的具体设计过程。最后,介绍与植介入医疗器械设计相关的法规与标准体系,分析这些法规与标准对不同类型植介入医疗器械力学性能、生物相容性、安全性与可靠性的具体监管要求。

8.1　植介入医疗器械设计的基本理论

8.1.1　植介入医疗器械的设计流程

植介入医疗器械设计的核心任务在于对植介入医疗器械的结构与材料组成进行设计、调控与优化,得到具备相应功能或性能的植介入医疗器械产品,以实现对患者体内特定部位组织/器官进行修复或替代的目标[1]。植介入医疗器械的设计流程涉及多个关键步骤,以确保产品的安全性、可用性和有效性。与其他领域的产品类似,植介入医疗器械的设计流程包括[2]①明确用户需求,植介入医疗器械的用户主要包括医生与患者,在设计过程中,需综合考虑用户对植介入医疗器械功能与性能的需求;②根据用户需求确立设计目标,包括植介入医疗器械所需实现的功能、所需具备的性能及所需满足的法规与标准监管要求;③根据设计目标开展具体设计,包括对结构特征与尺寸参数的筛选与设置、材料组分的选择与材料性能的调控,形成植介入医疗器械结构与材料的具体设计参数;④对设计参数实现植介入医疗器械功能与性能的效果进行验证,检验所采用的设计参数能否实现设计目标,识别设计参数可能存在的不足和偏差;⑤根据验证结果开展设计参数的优化,提高植介入医疗器械的综合性能;⑥确认设计所得到的植介入医疗器械的安全性、有效性,以满足最终用户和患者的需求,并符合医疗器械相关的法规与标准的监管要求。植介入医疗器械设计过程中各个步骤之间的相互关系可通过经典的瀑布模型（waterfall model）或 V 形模型（V-model）加以描述，如图 8.1 所示。

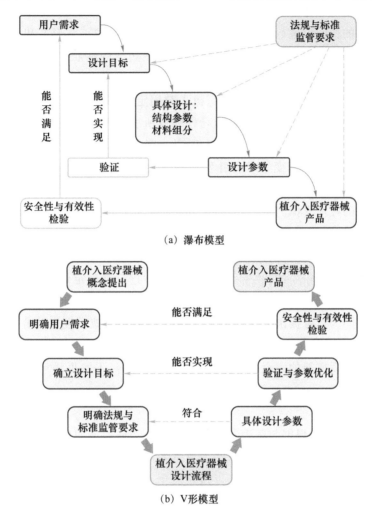

（a）瀑布模型

（b）V 形模型

图 8.1　植介入医疗器械的设计流程

1. 用户需求的明确

明确用户需求是植介入医疗器械设计的起点。植介入医疗器械的用户主要包括医生与患者，在这一阶段，设计者需要与医生及患者进行充分的沟通，全面了解他们的需求[3]。植介入医疗器械的主要功能在于植入人体特定部位进行组织/器官修复或替代，即植介入医疗器械能够使受损组织/器官结构在预期的时间内得到修复、功能得到复原，或者替代已经失去正常功能的组织/器官发挥原有的功能。因此，对于医生与患者而言，他们最迫切的需求往往是所使用的植介入医疗器械能够在植入后短期内实现预期的组织/器官修复或替代的效果，同时与周围组织相容、不引起排异反应及不良的并发症。此外，对于医生而言，植介入医疗器械在手术植入/介入过程中还应便于操作，最小化术中出错和二次手术的风险，减少患者术中与术后恢复阶段的身心负担。对于患者而言，则希望手术费用尽可能地降低、术后的恢复期尽可能地缩短且恢复效果显著。

分别以脊柱外科和血管介入科中常见的器械——颈椎椎间融合器和可降解血管支架为例,对如何明确植介入医疗器械用户需求进行具体的说明。对于颈椎椎间融合器而言,其主要用于颈前路椎间盘切除减压融合手术(anterior cervical discectomy and fusion,ACDF)中对切除了病变椎间盘后的椎间隙进行椎间高度的恢复并维持颈椎的正常形态和曲度,替代发挥正常椎间盘的功能,有效缓解甚至根除患者颈椎退行性病变的症状。因此,根据临床医生行ACDF手术所要达到的治疗效果和患者的诉求,可将颈椎椎间融合器的用户需求归结为①操作简便,便于手术医生在术中进行准确定位、植入与固定,尽可能地减小对颈椎周围组织的创伤;②植入后可有效缓解或根除患者颈椎退行性病变所引起的症状(包括剧烈疼痛、肢体麻木甚至僵直);③恢复颈椎正常椎间隙高度与生理弯曲度;④有效实现术后椎间骨组织的融合;⑤降低术后邻近节段退行性病变等术后并发症的发生率;⑥与人体组织相容,不发生排斥反应。对于可降解血管支架而言,其主要用于介入发生狭窄的血管将其撑开,恢复血管的通畅,并为血管提供足够的径向支撑力,避免血管回弹,而当血管完成重构时,支架可以逐渐地进行生物降解,同时使血管随着调节实现新的平衡,恢复血管内正常的血液流动,从而有效缓解甚至消除由于血管狭窄而引起的脏器缺血症状,防止再狭窄的发生。因此将可降解血管支架设计的用户需求归结为①操作简便,便于手术医生在术中进行准确定位、介入与固定;②有效缓解甚至消除患者血管狭窄而引起的脏器缺血症状(如心绞痛、心肌梗塞、缺血性中风等);③在血管狭窄处重构期间为血管提供足够的径向支撑;④介入后支架不发生显著移位;⑤支架介入后对血流干扰度小,避免支架内再狭窄的发生;⑥降解速率与血管力学强度重构速率相匹配,当血管重构完成时实现支架的完全降解;⑦与人体组织相容,不发生排斥反应,降解产物不发生堆积且无毒无害。

2. 设计目标的确立

在这一阶段,设计者需根据与医生及患者进行充分沟通后所明确的用户需求确立植介入医疗器械的设计目标[4]。需要注意的是,医生及患者对植介入医疗器械用户需求的描述可能是定性的、模糊的、不够具体的,这往往难以指导植介入医疗器械详细设计工作的开展。因此,在开展植介入医疗器械的详细设计之前,设计者需将这些定性的、不够具体的用户需求描述转化为更具体、更清晰且明确的设计目标(即待设计的植介入医疗器械所需具备的各项具体性能或功能指标需满足的目标值要求),从而定量化地描述待设计的植介入医疗器械满足各项用户需求的程度,此即为植介入医疗器械设计目标确立过程中的核心任务。此外,由于植介入医疗器械实现的主要功能是植入人体特定部位进行组织修复或替代,相比于其他领域的产品,人体复杂的生理环境对植介入医疗器械长期服役过程中的安全性和有效性提出了更为严格的要求。因此,在确立植介入医疗器械设计目标的过程中,还需要考虑相关的法规与标准对其安全性和有效性的监管要求。以颈椎椎间融合器和可降解血管支架为例,图8.2总结了这两类植介入医疗器械不同的用户需求所对应的各项性能或功能指标及相应的设计目标。

考虑颈椎椎间融合器的用户需求①,颈椎椎间融合器的宏观结构与尺寸设计将影响术中植入的简便性、定位的准确性及对周围组织的影响,因此对应于该用户需求的设计目标可归结为颈椎椎间融合器的尺寸与患者颈椎椎间隙解剖学特征匹配并可实现微创植入。考虑颈椎椎间融合器的用户需求②,为缓解或根除患者颈椎退行性病变所引起的症状,颈椎椎间融合器植入人体后必须能够为颈椎提供足够力学支撑从而维持颈椎的稳定性,所以具备良好的力学强

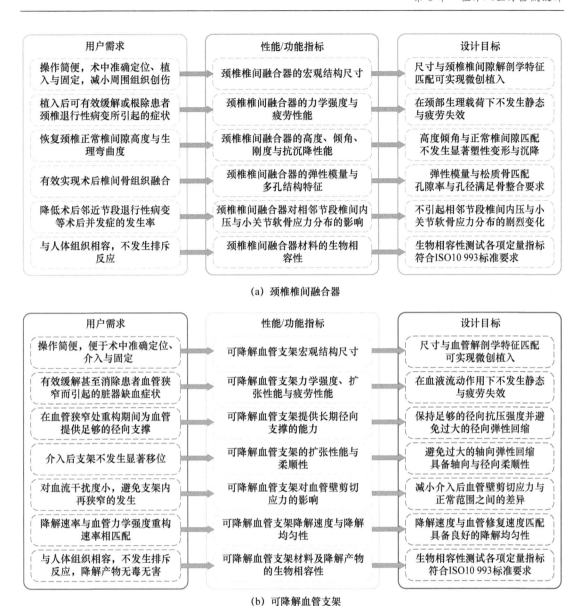

（a）颈椎椎间融合器

（b）可降解血管支架

图 8.2　植介入医疗器械用户需求与设计目标间的对应

度是必不可少的特性。此外,颈椎椎间融合器在人体内长期服役的过程中将承受由于脊柱的日常活动所产生的循环性生理载荷,因此还需具备良好的疲劳性能以确保其不发生疲劳失效。综上,对应于该用户需求的设计目标可归结为颈椎椎间融合器在颈部生理载荷作用下不发生静态与疲劳失效。考虑颈椎椎间融合器的用户需求③,颈椎椎间融合器的高度和倾角将影响其对颈椎椎间隙高度和生理弯曲度的恢复程度。此外,为使颈椎椎间隙高度和生理弯曲度得到维持,颈椎椎间融合器还需要具备足够的刚度与抗沉降性能。沉降是颈椎椎间融合器植入后常发生的现象。沉降不仅会造成椎间高度丢失和神经根管容积变小,还能导致融合节段前凸角度减小,使融合节段应力集中,加速邻近椎节退变,因此沉降是颈椎椎间融合器设计中需要极力降低甚至避免的一大风险。综上,对应于该用户需求的设计目标可归结为颈椎椎间融合器的高度倾角与正常颈椎椎间隙匹配,不发生显著塑性变形与沉降。考虑颈椎椎间融合器的用户需求④,骨整合的效果受到骨科植入体应力遮挡效应的影响,应力遮挡效应取决于植入体材料的弹性模量与骨组织之间的差异,应力遮挡效应将阻碍应力在植入体-骨组织界面的均匀分布,不利于骨组织的生长。要使颈椎椎间融合器植入后应力遮挡效应最小化而有效实现椎间骨整合,则需实现颈椎椎间融合器的弹性模量和骨组织之间的匹配。此外,采用多孔结构设计的植入体有利于促进骨整合,孔隙率和孔径是调控其骨整合性能的重要参数。因此对应于该用户需求的设计目标可归结为颈椎椎间融合器的弹性模量与松质骨匹配,且孔隙率与孔径满足骨整合要求。考虑颈椎椎间融合器的用户需求⑤,颈椎椎间融合器植入后通常会影响相邻节段椎间盘内压与小关节软骨上的应力分布,使二者与正常水平之间产生差异,这一差异将增加相邻节段退变的风险。为了使相邻节段退变的风险降至最低,颈椎椎间融合器的设计应尽量减小对相邻节段椎间盘内压与小关节软骨上的应力分布的影响。因此对应于该用户需求的设计目标可归结为颈椎椎间融合器的植入不引起相邻节段椎间内压与小关节软骨应力分布的剧烈变化。考虑颈椎椎间融合器的用户需求⑥,制作颈椎椎间融合器的基本材料应具备良好的生物相容性,国际标准 ISO10993 标准体系对植介入医疗器械的生物相容性基本要求与测评方法进行了详细的规定,应符合 ISO10993 标准体系中的无毒性(包括细胞毒性、全身毒性与致癌性)与免疫排斥反应(包括局部炎症反应、刺激性和致敏性、血液相容性)的监管要求,因此对应于该用户需求的设计目标可归结为颈椎椎间融合器生物相容性测试的各项定量指标应符合 ISO10993 标准要求。

考虑可降解血管支架的用户需求①,可降解血管支架的宏观结构与尺寸设计将影响术中介入的简便性及定位的准确性,因此对应于该用户需求的设计目标可归结为可降解血管支架的尺寸与患者病变血管处的解剖学特征匹配并可实现微创植入。考虑可降解血管支架的用户需求②,其介入部位为发生狭窄的血管,主要通过可降解血管支架的扩张使狭窄的血管撑开、恢复其正常形态与血液流动状态,从而有效缓解甚至消除患者血管狭窄而引起的脏器缺血症状。可降解血管支架介入手术完成、球囊撤出体外后,可降解血管支架要承受来自病变组织和血管的径向挤压力,其需具备承受这一挤压力而不发生变形破坏的能力,以保持血流畅通。此外,可降解血管支架还需具备良好的疲劳性能,以避免介入后在血液流动产生的复杂载荷长期作用下发生疲劳失效。因此对应于该用户需求的设计目标可归结为可降解血管支架介入后长期在血液流动作用下不发生静态与疲劳失效。考虑可降解血管支架的用户需求③,在介入病变血管、球囊卸载后可降解血管支架会在自身弹性变形和血管内壁共同作用下发生一定程度的径向弹性回缩,此时可降解血管支架需避免过大的径向弹性回缩以防止血管壁内径减小而引起血管再狭窄,因此对应于该用户需求的设计目标可归结为可降解血管支架需保持足够的径向抗压强度并避免过大的径向弹性回缩。考虑可降解血管支架的用户需求④,可降解血管支架在膨胀扩张中径向尺寸增大的同时轴向尺寸会发生相应的缩小,过大的轴向收缩可能会造成可降解血管支架在血管中定位不准确,增大发生移位而划伤血管内壁的风险,为远期血栓和血管再狭窄埋下隐患,因此可降解血管支架需避免过大的轴向弹性回缩。此外,若可降解血管支架的轴向和径向柔顺性较差将导致其与血管内壁贴合度低,继而导致可降解血管支架滑移和内漏,应极力避免这种情况发生。因此,对应于该用户需求的设计目标可归结为避免过大的轴向弹性回缩、具备良好的轴向与径向柔顺性。考虑可降解血管支架的用户需求⑤,可降解血管支架介入后会使血流受到干扰而产生流动分离,在血管内壁形成低剪切应力区,在支架内部和周围形成流动振荡区域,是造成动脉粥样硬化和内膜增生而导致可降解血管支架内再狭窄的重要原因,需要极力避免。此外,若可降解血管支架介入后导致壁面剪切应力的分布不均匀而出现剧烈振荡易造成血管内皮细胞损伤,在一定程度上加剧血管再狭窄的发生。因此,对应于该用户需求的设计目标可归结为减小介入后血管壁剪切应力与正常范围之间的差异。考虑可降解血管支架的用户需求⑥,血管一般在 6～12 个月内完成修复和重塑,因此理想的可降解血管支架应在介入 24～36 个月后完全降解,降解速度不宜过快,否则血管修复未完成,可降解血管支架则丧失支撑性能;也不宜过慢,否则易引起病变血管晚期血栓、血管平滑肌增生,增加血管再狭窄发生概率。此外,可降解血管支架在体内的降解行为包括均匀腐蚀、应力腐蚀、斑点腐蚀等。均匀腐蚀模型目前已证明是可降解血管支架降解过程中最理想的情况,因此,对应于该用户需求的设计目标可归结为可降解血管支架的设计应使其具备与血管修复相匹配的降解速度和良好的降解均匀性。考虑可降解血管支架的用户需求⑦,可降解血管支架的材料与降解产物应符合 ISO10993 标准体系中的无毒性(包括细胞毒性、全身毒性与致癌性)与免疫排斥反应(包括局部炎症反应、刺激性和致敏性、血液相容性)的监管要求,因此对应于该用户需求的设计目标可归结为可降解血管支架材料与降解产物的生物相容性测试的各项定量指标应符合 ISO10993 标准要求。

3. 设计参数的选择与调控

在植介入医疗器械的详细设计阶段,设计者的主要任务为根据所需实现的功能或性能指标、设计目标开展植介入医疗器械材料与结构的详细设计,对设计参数进行选择、细化分解与调控,使之具备相应的功能或性能指标,从而实现预期的设计目标[5]。而开展植介入医疗器械材料与结构详细设计的基础在于对材料与结构设计如何影响其各项功能或性能的基本规律的认识。需要注意的是,植介入医疗器械不同的功能或性能指标之间可能会存在相互影响、相互制约的耦合关系,对同一个设计参数进行的调整可能会对植介入医疗器械不同的功能或性能产生此消彼长的影响,而不同的设计参数对同一个功能或性能指标也可能存在着截然不同的影响。因此,在植介入医疗器械的详细设计阶段需要对各项设计参数的选取与相应的性能指标做出权衡(trade-off),综合考虑各项设计参数对功能或性能指标的影响并进行适当的取舍,筛选出对植介入医疗器械的各项设计目标起主导影响作用的关键设计参数,围绕这些设计参数开展调控,使得各项设计目标均能得到满足。以颈椎椎间融合器和可降解血管支架为例,图 8.3 总结了实现这两类植介入医疗器械的设计目标,所需调控的关键设计参数及其对相应的功能或性能指标的影响关系。这两类植介入医疗器械的结构与材料设计参数对其功能与性能的具体影响将在 8.2.2 节中进行详细分析与阐述。

4. 设计验证与参数优化

设计验证阶段的目的在于通过一系列的测试来评估所采用的各项设计参数是否能够使设计得到的植介入医疗器械具备预期的功能或性能指标,即植介入医疗器械的设计是否能够实现既定的设计目标。这是确保植介入医疗器械设计质量的关键环节。在这一阶段中,设计者通常采用数值仿真和实验验证等方法评测设计得到的植介入医疗器械的各项功能或性能指标,并将其与预期的设计目标进行比较,评估与预期值之间是否存在差距,深入分析导致差距产生的原因,从而明确存在的问题及优化的方向。基于设计验证的结果,通过调整各项关键设计参数使植介入医疗器械的各项功能或性能指标得到提升,该过程可能需经过反复多次的迭代才能使最终的设计参数实现预期的设计目标。此外,还需要对所设计的植介入医疗器械植入/介入后的性能表现进行持续监控,通过收集和分析在临床应用中的数据了解其在实际使用中的性能,一旦发现问题或不足,应及时进行改进和优化,以确保植介入医疗器械的持续改进和提升。对植介入医疗器械进行设计参数优化的方法与技术将在 8.3 节进行详细阐述。

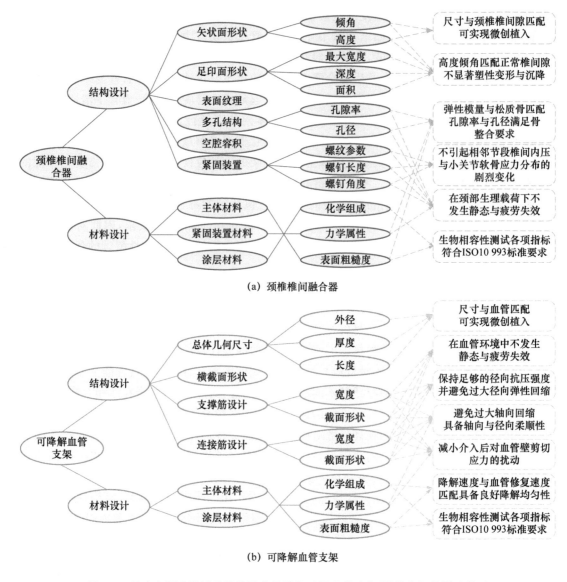

(a) 颈椎椎间融合器

(b) 可降解血管支架

图 8.3　植介入医疗器械关键设计参数及其对相应的功能/性能指标的影响关系

5. 安全性与有效性检验

由于植介入医疗器械需要长期植入人体特定部位进行组织修复或替代,相比于其他领域的产品,人体复杂的生理环境对植介入医疗器械长期服役过程中的安全性和有效性提出了更为严格的要求。因此,在设计过程的最后阶段需要对设计得到的植介入医疗器械设计进行严格的安全性与有效性检验以确保器械在植入人体后的预期使用寿命内保持稳定的性能且不会引起组织的不良反应,这是保证植介入医疗器械质量与患者安全的关键环节[4]。国际与国内均建立了完备的植介入医疗器械法规与标准体系对研发过程中的安全性与有效性检验做出详细的监管要求与规定,在设计过程中,设计者应严格参照这些要求与规定对进行参数的设计与检验,以确保设计得到的植介入医疗器械满足安全性与有效性要求。与植介入医疗器械设计相关的法规与标准体系及其具体要求将在 8.5 节进行详细阐述。

8.1.2　植介入医疗器械的设计要素

1. 宏观结构

植介入医疗器械的宏观结构设计与其生物力学性能密切相关[1]。以颈椎椎间融合器为例,颈椎椎间融合器的生物力学稳定性受到以下几个因素的影响:颈椎椎间融合器的结构刚度、融合器与椎体终板的接触面积、融合器空腔内填充的植骨体积、植骨与椎体终板的接触面积,因此颈椎椎间融合器的宏观结构设计很大程度上决定了其植入后的力学稳定性[6]。颈椎椎间融合器概念提出之初,广泛采用的是螺旋式设计(见图 8.4(a)),该类融合器具有与植入自体骨移植物与前路板相同的临床治疗效果,能够改善患者颈椎形态与疼痛症状,恢复并维持融合节段的椎间高度,术后初期与中长期的力学稳定性良好并能实现稳定的椎间骨融合[7]。然而螺旋式设计的椎间融合器存在颈椎侧弯与后伸运动状态下稳定性不足的限制,随之出现的带空腔的圆筒形与盒式融合器设计能够有效地弥补该局限性(见图 8.4(b)),能够容纳更大体积的自体骨移植体的空腔设计,进一步提高了融合效率,这两类设计逐渐成为融合器结构设计的主流[8-9]。然而随着研究的深入,研究者发现仅仅植入独立结构的颈椎椎间融合器而不使用额外的紧固装置,容易出现术后长期力学稳定性不足的问题,尤其在多节段融合患者中更是如此。对比研究的结果表明使用前路板固定融合器比单独植入椎间融合器更有利于颈椎前凸形态的恢复、椎间高度的维持(见图 8.4(c)),术后长期力学稳定性与融合率更高[10]。但前路板的使用存在移位与断裂风险、对颈椎前软组织产生不良刺激、增加患者术后吞咽困难的发生率[11],为了在克服前路板使用弊端的同时提升力学稳定性,零切迹颈椎椎间融合器的设计被提出(见图 8.4(d)),这类融合器设计的关键在于融合器主体与相邻椎体的固定方式,其思路可以归结为通过集成的紧固装置(螺钉/叶片)插入相邻终板致密的软骨下骨进行固定,无须额外添加前路板或紧固装置进行固定,能够在颈椎前路形成光滑平整的接触表面,避免损伤到颈椎前路的软组织与结构[12]。多项研究证实零切迹颈椎椎间融合器在颈前路单节段融合、非连续双节段融合、连续多节段融合手术中的使用能够有效恢复并维持颈椎前凸形态,能够取得与使用前路板固定相近的长期力学稳定性与融合效率[13-19]。此外,零切迹颈椎椎间融合器用于骨质疏松患者的 ACDF 手术治疗也被证明是安全有效的,具有良好的中短期力学稳定效果,能有效改善患者颈椎曲度、恢复椎间高度并对椎间骨融合有积极作用,但其长期疗效还有待进一步研究证实[20]。

颈椎椎间融合器植入后的初始稳定性主要取决于融合器与终板的接触面积,接触面积越大,所提供的初始稳定性越好,该面积很大程度上取决于融合器体积大小。而颈椎椎间融合器的长期稳定性则更多地由椎间骨融合效率所决定,这很大程度上受到填充在融合器空腔中的骨移植物体积的影响。因此,在颈椎椎间融合器的结构设计中,融合器本身体积与移植物体积(即空腔容积)之间存在一定的权衡关系[6]。此外,融合器的刚度对颈椎融合过程也有重要影响,融合器结构的刚度越高,应力遮挡效应越显著,则对椎间骨融合的延缓程度越大,相同时间内实现的骨融合率越低[21]。此外,在融合器表面采用齿状纹理设计也能有效提升其植入后的力学稳定性,表面齿状纹理的排布密度、齿的倾斜模式、齿高及齿直径是影响椎骨-融合器界面连接刚度的重要设计要素[22]。

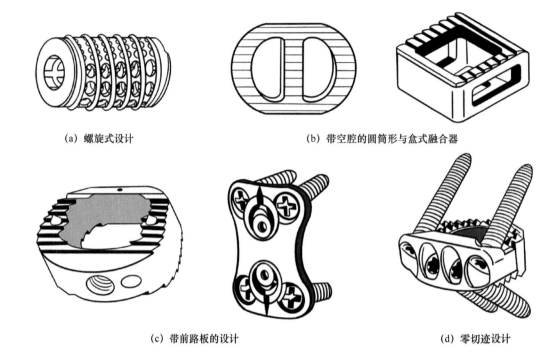

(a) 螺旋式设计　　　　　　　　　　(b) 带空腔的圆筒形与盒式融合器

(c) 带前路板的设计　　　　　　　　　　(d) 零切迹设计

图 8.4　不同类型的颈椎椎间融合器宏观结构设计

颈椎椎间融合器的沉降行为受多种因素的影响,其中颈椎节段稳定性和融合器-终板界面力学是与沉降相关的重要生物力学因素,而这两大因素又受到融合器的结构特征、尺寸大小、融合器-终板界面接触面积等多个设计要素影响[23-25]。螺纹型融合器的沉降程度最大,但该类融合器在颈部运动过程中发生的沉降能够促使其与椎体的贴合度提高继而增强力学稳定性,而在螺纹式设计的基础上增加了侧翼的融合器设计发生沉降则会导致其自身进一步发生松动,与之相比,盒形设计的融合器具有较好的抗沉降性能[26]。融合器与椎体前缘的距离、融合器与相邻终板表面接触面积的相对大小对其沉降的风险也具有显著影响[27]。融合器与相邻终板表面接触面积取决于其足印面的设计,融合器距离椎体前端越远、融合器与相邻终板表面接触面积越大,促使传递到终板单位面积内的载荷更小,沉降的发生率越低[6]。若椎间融合器与上椎体的下终板不能紧密贴合,容易引起较严重的融合器沉降。融合器与椎体终板的贴合程度本质上影响了融合器与终板接触面积,因此应该改进融合器表面形态设计,使之与终板贴合程度提高,同时将椎体终板尽量处理得平整,以获得更大的融合器与终板接触面积[6]。与单独植入独立结构颈椎椎间融合器相比,在单节段与多节段 ACDF 手术中增加前路板进行固定能够显著降低融合器发生沉降的风险[28-29],但考虑到前路板的使用带来的弊端,临床中逐渐采用将融合器主体与紧固装置集成一体的零切迹设计来取代前路板的使用,已有多项研究证实零切迹颈椎椎间融合器能够在克服前路板局限性的同时有效降低沉降的风险[30-32]。此外还应注意到,融合器的抗沉降性能要求融合器足印面与终板之间保持较大的接触面积,而融合器促进椎间骨融合特性则要求空腔内的植骨体积尽量大,因此融合器体积与空腔容积的设计之间存在着一定的冲突关系,在对融合器进行优化设计的过程中如何解决这些冲突、对各项特性进行权衡也是一个亟待解决的问题。

邻近节段退变(adjacent segment degeneration,ASD)是 ACDF 术后长期内的常见并发症,多发于融合节段的上下相邻节段。ACDF 术后邻近节段退变的风险和程度受到颈椎椎间融合器植入后对颈椎形态的恢复程度、对邻近节段椎间压与小关节应力改变程度的影响。比较植入前路板和未植入前路板的 ACDF 手术患者的临近节段异常骨化发生情况,结果显示未使用前路板进行固定的 ACDF 患者术后邻近节段异常骨化的发生率显著小于植入前路板的患者,因此在 ACDF 手术中不使用前路板将能够有效降低临近节段异常骨化的风险与程度[34]。将零切迹颈椎椎间融合器和使用前路板固定的融合器进行比较,得到的 Meta 分析结果也证实在 ACDF 手术中使用零切迹椎间融合器的中长期临床效果与影像学观测结果与传统前路板-融合器相当,零切迹椎间融合器的使用能够有效使患者邻近节段退变的发生率降低[35]。多项研究证实颈椎椎间融合器的植入会对邻近节段椎间内压和小关节受力产生影响,使得邻近节段椎间盘纤维环和髓核内应力、小关节应力峰值、均值较术前有显著增加,加快邻近节段的退变进程[36-37]。因此,如何改进颈椎椎间融合器的设计及其融合方式,使之对于多节段融合的患者邻近节段产生的生物力学影响尽量降低,也是针对颈椎椎间融合器产品进行优化过程中需要考虑的重要问题。通过改变融合器表面构型、提升与椎体终板间的贴合度能够有效降低 ACDF 术后邻近节段椎间盘内应力和关节突载荷的增加幅度,从而降低邻近节段退变的风险[38]。此外,动态椎间融合器设计也成为降低邻近节段椎间盘退变风险的一种解决策略,该类融合器具有类似弹簧的力学机制,允许颈椎在正常生理负荷下进行轴向位移和前/后屈曲,当遇到较大的生理负荷时,可以防止邻近节段的过度变形,保持足够的力学稳定性[39]。与传统颈椎椎间融合器相比,动态颈椎椎间融合器可以在融合手术后的早期保护邻近节段的椎间盘免受过大的运动范围和应力。

以血管支架为代表的介入器械,其宏观几何构型也与性能密切相关[1]。许多临床研究报告了血管支架支撑筋的几何参数(如支架角度、厚度)与不良并发症的发生率密切相关,包括支架血栓形成、支架内再狭窄和炎症反应[40]。同时,血管支架的几何形状与支架中新内膜形成的程度有关。临床研究表明,与具有较细支撑筋的支架相比,具有较大支撑筋尺寸的支架不利于血管愈合和治疗效果[41]。支架支撑筋的厚度和多孔单元设计会影响支架的顺应性,例如,支撑筋越厚,多孔单元设计得越封闭,支架适应人体血管内不平坦且有弹性的内膜表面的难度就越大,越容易引发不良反应[42]。连接筋和支撑筋的设计在支架轴向压缩性能中起着重要作用,轴向压缩力随着支撑筋和连接筋数量的增加而显著增加,因为支撑筋数量的增加提高了支撑的刚度,并能有效分散外部载荷。此外,还有研究表明支架厚度与晚期管腔丢失和支架内再狭窄有关,再狭窄的发生率随着支撑筋厚度的增加而增加[43]。由聚乳酸制成的 Lgaki-Tamai 支架具有锯齿形螺旋线圈和直线连接筋的形状,该支架比常规金属支架具有更厚的支撑筋(170 μm),同时其血管覆盖率也更高[44]。后续的研究通过改变支架周向的结构设计也出现了一些支撑筋厚度较薄(120~150 μm)的支架。针对血管支架的结构优化大致可以分为两种途径:一是引入新的基本单元构型观察其力学性能;二是在正旋环状支架的基础上改变支架的几何参数。在对基本单元构型进行的结构优化方面,周文选等人基于对称孔结构及非对称孔结构变形能力的研究,通过数值模拟方法对支架结构进行分析,设计出一种新型高性能血管支架(见图 8.5(a)),使其能够在保证足够径向刚度的前提下减小支架的厚度及材料覆盖率,并利用实验方法对加工后的支架进行径向刚度和弯曲刚度的测试[45]。结果显示新的支架结构具有较高的径向刚度和较小的材料覆盖率,对减小支架内再狭窄的产生具有一定的意义。禾木(中国)生物工程有限公司于 2018 年的一项发明专利中提出了一种血管支架的结构设计(见

图 8.5(b))[46]，包括多个沿血管支架轴向排列的波形环状支撑体结构，相邻的支撑体通过连接单元相连，所述支撑体包括多个交替出现的波峰和波谷，连接部包括两个连接杆，其中弯曲部分的连接杆设置了 U 形、S 形和直形三种。北京航空航天大学于 2019 年提出了"一种负泊松比可降解血管支架结构"，将具有拉胀性能的结构引入血管支架设计中，以弥补现有技术对于可降解血管支架设计上的不足，该血管支架结构由内凹六边形基础结构单元沿支架环向和轴向排列而成（见图 8.5(c)）[47]。具有该结构的可降解血管支架在植入血管后与血管内膜组织的负泊松比（negative poisson's ratio，NPR）效应相匹配，可减少支架对血管组织的损伤并降低支架内再狭窄的概率，最终实现完全降解。魏云波等人认为植介入支架的支撑单元和其径向强度之间存在一定的联系，在此基础上，设计出具有不等高支撑单元的支架结构，增大支架扩张后单元的夹角，进而提高支架径向支撑强度，并根据该方法设计了三种可降解聚合物支架结构[48]。有限元计算后对比分析该三种支架和雅培生物可降解支架（BVS）的径向支撑强度、径向回缩率、轴向短缩率与弯曲刚度，并研究了支架结构对这些性能的影响规律。

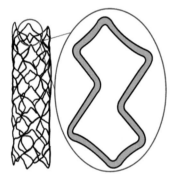
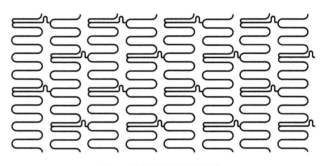

（a）非对称的血管支架结构设计　　　　（b）一种环状支架结构设计

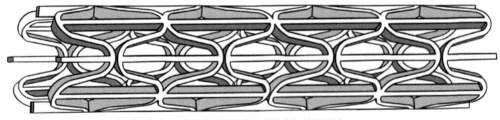

（c）一种具有拉胀性能的血管支架结构设计

图 8.5　血管支架结构设计

　　除了以上提到的对基本单元构型进行优化设计以改进支架的力学性能，还可通过调整支架的宏观几何参数对支架结构进行优化的相关研究。Amirjani 等人使用多参数计算机辅助设计模型来优化支架设计，选取支架设计中的三个重要几何参数作为优化函数的自变量，结合有限元方法对支架压握和撑开过程中血管支架反应的力学生物学和血液动力学结果定义为总体目标函数，通过欧几里得折中方案评估支架的性能，选取最优的支架设计。这项研究表明几何参数相互作用对于支架的设计优化是必不可少的，同时还讨论了连接杆长度对支架设计的影响[49]。聚合物血管支架由于材料刚度较低导致其径向支撑力相对于金属支架较弱，通常采用增大支架筋宽和厚度的方式来提高其径向支撑力。这不仅会降低支架的柔顺性，还会减小管腔面积，增大表面覆盖率，于是赵丹阳等人采用一种将 Kriging 代理模型和有限元方法相结合的优化方法来优化支架结构。这种方法采用 Kriging 代理模型建立数学模型，采用优化拉丁超立方抽样(latin hypercube sampling,LHS)方法选取初始样本点,利用 EI 函数平衡局部和全局搜索,以获得全局最优解。优化后的支架的综合服役性能得到改善,该优化方法可有效地应用于血管支架的优化设计[50]。此外,Li 等人还通过优化支架结构减少支架撑开过程中狗骨头率和弹性的径向回缩[51]。Pant 等人进一步对球囊扩张支架进行了多目标优化,获得了帕累托最优,清楚地显示了多功能优化下目标函数之间的权衡[5]。

2. 微观结构

传统的组织修复植介入体存在组织生长空间不足、传质受限、生物力学性能与周围组织不匹配等局限性,采用多孔微结构设计可以克服这些局限,并为细胞提供更多的生长空间,从而有效地促进组织再生,降低植介入体的刚度,减缓应力遮挡效应[1]。以颈椎椎间融合器为例,对融合器材料的微观结构进行优化,消除融合器材料与相邻椎骨之间力学特性的不匹配能够有效地改善融合器-终板界面的应力分布,从而降低沉降风险[52]。同时多孔结构能够有效促进周围组织再生,有效促进患者骨组织形成并提高骨整合效果,使融合器具有长期良好的稳定性,避免发生松动失效[53-54]。通过对多孔单元微观结构的设计,可以调控多孔植介入体的力学性能,实现其与周围组织之间力学性能的适配性[1]。基本单元的形状、大小和结构的孔隙率将影响多孔植介入体的力学性能及周围组织细胞的感知。不同形状的基本单元设计将导致不同的孔隙率空间分布和细胞黏附模式,显著影响细胞的响应与再生速率[55]。在体外细胞实验中,与六边形和矩形单元相比,基于三角形单元设计的多孔支架发生了显著的细胞内分化,表明三角形单元更能促进细胞存活和迁移[56]。多孔植介入体的孔径大小影响营养物质和代谢废物的转运和排出,因此与细胞增殖、细胞迁移和血管形成也密切相关。理想的孔径大小应该有利于营养物质的运输,促进细胞黏附,能够有效促进骨整合的多孔骨植入体孔径范围为 $100 \sim 700$ μm[57-58],然而,尺寸小于 400 μm 的孔径只允许形成小血管,大大限制了大血管的形成。因此,一些研究者认为孔径应大于 400 μm 才能促进血管生成[59-60]。而目前研究对能使骨整合效果达到最佳的孔径范围尚未取得一致的结论:Taniguchi 等人认为孔径为 600 μm 的多孔结构最适合骨科应用,与孔径为 $1\,200$ μm 的多孔钛合金支架相比,640 μm 支架的碱性磷酸酶和骨钙素含量较高,表明成骨过程更为活跃[61];Wieding 等人发现孔径为 700 μm 的多孔钛合金支架在修复羊骨干 20 mm 的骨缺损时具有最佳的骨整合效果[62];Tan 等人指出,为了在骨长入、血管化、力学强度和渗透性之间进行权衡,获得优异的性能,多孔骨植入体的最佳孔径约为 $300 \sim 600$ μm[63];Zhang 等人则指出具有最优的促成骨响应和成骨能力的多孔结构孔径尺寸约为 $600 \sim 700$ μm[64]。孔隙率是影响多孔植介入体传质效率的重要设计参数,力学和组织学测试表明孔隙率为 80% 的多孔钽植入物可有效促进骨再生,高孔隙率有利于氧气和营养物质的传输,使得细胞代谢和迁移更为活跃[65]。同时,研究也发现孔隙度越接近松质骨,多孔骨修复支架刺激成骨细胞分化的能力越强[66]。高孔隙率意味着多孔结构内具有高连通性,随着多孔骨支架连通性的增加,新生血管直径和数量均增加,孔径大于 300 μm,孔隙率大于 50% 的多孔支架可以有效促进细胞的浸润、迁移、血管化和传质效率[66]。然而,需注意到高孔隙率和大孔径会降低支架的比表面积,不利于细胞的黏附,并且削弱支架的力学强度[67]。因此,对孔隙率和孔径进行的设计应实现多孔结构力学强度、促组织再生这两个性能之间的权衡。

多孔结构表面的曲率则是影响组织再生的另一个关键参数,会影响细胞的排列、增殖和分化甚至组织的形成。研究表明骨组织形成的速率与多孔结构表面的曲率呈正相关关系,曲面的类型(即凹凸特征)也对组织再生起调节作用[68]。多孔结构的表面曲率对成骨相关细胞的黏附、增殖和分化有显著影响,间充质干细胞和与成骨相关的细胞更倾向于在内凹的曲面上黏附增殖[69-70]。细胞实验也证实了内凹曲面上的肌动蛋白纤维和肌球蛋白密度更高,表明内凹表面附近对细胞的应力刺激更大。多孔结构的泊松比可以调控结构的变形模式,从而调节载荷从植介入体到周围组织的转移。通过对多孔微结构形状的设计可实现结构的泊松比范围由正值调整为负值。具有负泊松比的拉胀多孔结构在拉伸载荷作用下可发生径向膨胀(或压缩载荷作用下发生径向收缩),其抗剪强度、抗冲击性能、断裂韧性、抗压痕性能和抗裂纹扩展性能均优于普通多孔结构。拉胀单元类型主要有三种(见图 8.6):内凹角式拉胀单元(Re-entrant)、手性(Chiral)拉胀单元和旋转刚性(Rotating rigid)拉胀单元[71]。其中内凹角式拉胀单元在大多数研究中得到广泛采用,因为通过改变拉胀单元的内凹角角度可以调控整体结构的负泊松比,使其处于预期范围[72]。此外,NPR 多孔结构的内凹表面形态有利于细胞黏附和增殖,在多孔种植体植介入体设计中具有广阔的应用前景。研究表明基于拉胀结构设计的支架能够促进多能干细胞的分化[73]。通过对基于拉胀单元的多孔结构进行合理的设计并将其应用到骨科植入体当中,可以有效提高植入体的稳定性,降低松动的风险[72,74]。Yao等曾基于 6 种不同形状的拉胀单元设计了 6 种具有负泊松比效应的多孔骨钉,发现拉胀单元的引入可以有效提高骨钉的抗拔出性能、即刻稳定性及骨整合性能[72,75-76],能够克服实心骨钉及非拉胀多孔骨钉的不足[77-81]。合理地设计内凹角单元的壁厚和内凹角度可以调控骨钉的力学强度和抗拔性能,为定制设计具有抗拔功能的多孔骨钉提供理论基础[72,75],展现出在骨科手术中,尤其是在主要承载方式为拉伸的手术场景中(如 ACL 修复手术中的干涉螺钉)的应用潜力。

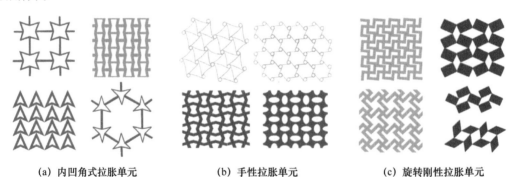

| (a) 内凹角式拉胀单元 | (b) 手性拉胀单元 | (c) 旋转刚性拉胀单元 |

图 8.6　三种拉胀单元类型

3. 材料设计

除了结构特征设计,植介入医疗器械的材料特性对其性能也有显著影响。金属、生物陶瓷和聚合物是骨科植入体设计中最常用的材料。金属骨科植入体通常由于应力遮挡效应造成周围骨组织吸收,延长修复过程,导致植入体固定失败或移除困难[82-84]。多孔化设计可有效降低金属钛的弹性模量。随着孔径的增大,多孔钛的弹性模量减小至 $1.7\sim3.7$ GPa 之间,明显低于致密钛合金[85]。钽具有良好的惰性、高耐蚀性和良好的生物相容性,是一种很有前途的生物替代材料。由多孔钽制成的骨植入体具有较高的植入成功率[86]。与多孔钛相比,多孔钽更能促进骨髓间充质干细胞的生长,在体外具有更强的细胞黏附和增殖能力[87]。多孔钛和多孔钽虽同样具有优异的生物相容性和骨整合性能,但多孔钽的弹性模量更接近于人体骨组织,具有更好的生物力学适配性[88]。随着孔径的增大,多孔金属与周围骨组织之间的摩擦系数显著增大,可减少"植入体-骨组织"界面的微动幅度,从而提高种植体的初始稳定性、促进新骨组织的生长[89]。研究发现融合器空腔内填充的骨移植物内的骨生长不仅受融合器结构的影响，还受其材料特性影响：在模拟植入钛合金融合器的模型中移植物的骨量增加速度较慢，相对骨密度值较低；相反，在模拟植入 PEEK 融合器的模型中，骨移植物内部的相对密度值更高，验证了植入 PEEK 材质的融合器更有利于构建促进骨融合的力学环境[90]。目前围绕颈椎椎间融合器的材料研究多聚焦于将可降解材料与多孔合金材料应用在颈椎椎间融合器的设计当中，从而提高融合器与椎骨力学特性之间的匹配程度、规避非可降解类植入体材料长期处于人体可能存在的风险并获得更高的骨融合效率与更好的融合效果。现有动物实验研究表明：使用可降解材料制成的颈椎椎间融合器在实验动物体内能够提供与非降解材料（如钛合金、PEEK、碳纤维等）制成的融合器相近的力学稳定性，在材料逐渐降解的过程中仍能保持融合节段恰当的稳定性，并且能够有效地诱导手术节段的椎间骨融合[91-94]。电子束熔融(electron beam melting，EBM)工艺制成的具有多孔结构的新型 3D 打印多孔钛合金椎间融合器与 PEEK 椎间融合器具有相同的融合效果。该类融合器具有良好的生物相容性和骨融合性，其内部多孔性和相互连通的特点以及金属小梁直径的尺寸都有利于骨组织的生长，具有作为骨植入物的潜在临床应用价值[95]。

聚合物如聚己内酯(PCL)、聚乳酸-羟基乙酸、PLA 以及可降解合金是用于制造可降解血管支架的常用生物材料[96-98]。目前，对生物降解材料的研究主要集中在材料的组成、分子量和分布、孔径和孔隙度、渗透性和结晶度、降解介质的组成、pH 值、离子浓度、温度、酶等化学和生物因素[99-100]，重点研究可降解材料的微观形态、表面形貌、理化性质等对植介入医疗器械生物相容性、组织诱导性能的影响[101-102]。PLGA 是 PLA 和羟基乙酸的共聚物，具有良好的生物相容性，安全性有保障。PLGA 是唯一被美国食品药品管理局批准可用于人体内的生物降解高分子聚合物[103]。PLGA 的降解主要是通过酯键水解，自催化作用和巨噬细胞吞噬；水解产物为乳酸和乙醇酸，均可代谢分解生成二氧化碳和水，分别通过肺和肾排出体外，仅有微量的原型聚合物经尿液排出，体内没有蓄积现象。研究表明 PLGA 的不同组成影响支架的降解性能，随 PLA 比例的增加，支架的力学强度增加，降解速率降低，但都不是线性变化，其中 PLA:PGA 为 50:50 的降解速度最快[104]。聚乳酸与羟基乙酸比例为 50:50 的 PLGA 的降解分为两个阶段[105]，如图 8.7 所示。①第一阶段降解发生在 0～7 天。当薄膜与水介质接触时，分子在整个薄膜中扩散，并开始通过分子链断裂降解。在最初的几天，薄膜表面形成一层柔软层，随着降解时间的增加，大量的水扩散到薄膜中，该软表面层膨胀并起皱。在表面层中，降解产物羧酸端基易于扩散到介质中和缓冲溶液中，导致自催化反应不存在或急剧减少。在最初 7 天的降解过程中，样品质量损失和释放到介质中的酸量较低。②第二阶段降解发生在 8 天后。这个阶段，薄膜从载玻片上脱落，薄膜的外观由平直和起皱变为平滑和圆润。由于在膜的主体中形成的低聚物变得可溶并且能够扩散进入介质中，质量损失和释放到介质中的酸量均显著增加。大量酸释放到介质中导致溶液 PH 值急剧下降，酸性环境很有可能还会加速膜表面层的降解。随着降解时间的增加，薄膜缩水，降解加快直至最后完全降解。

迄今为止，可降解聚合物和金属的材料性能局限性阻碍了可降解血管支架的临床应用，特别是可降解材料制成的血管支架径向强度均低于不可降解支架。同时，较薄的支撑杆是金属支架和药物洗脱支架的共有功能，因此可降解聚合物支架应尽量减少支撑杆的厚度，最大程度的减少对血流的干扰，促进早期的内皮化并减少血栓的形成[106]。然而，在当前一代可吸收聚合物支架中，支撑杆厚度的减小会损害径向强度，导致管腔丢失等不良后果。此外，生物可吸

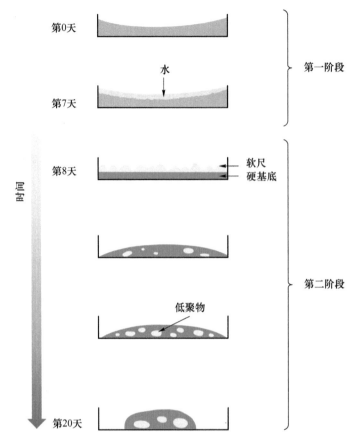

第0天

水

第7天

第一阶段

时间

第8天

软尺
硬基底

低聚物

第20天

第二阶段

图 8.7 PLGA(50∶50)薄膜在 37 ℃ 的 PBS 溶液中的体外降解示意图

收聚合物支架表现出对径向膨胀的固有限制,可能因过度膨胀而断裂。断裂的突出风险表明需要改进材料开发来增强结构和力学性能。此外,可降解支架的出现在材料选择方面引入了新的设计考虑因素,如降解曲线、副产品的生物相容性以及随着降解产生的力学性能降低[107]。此外,为更好地开发可降解的血管支架,改进其临床疗效,一般从支架的降解性、径向支撑力、支架形状等方面对支架性能进行设计优化[108]。相比于不可降解支架,可降解支架的优势在于血管愈合后可以降解为无害物质,但另一方面降解会降低力学强度且降解产物可能导致植入处的病变,因此为了改善可降解支架性能,支架应在动脉重塑和愈合过程中抵抗血管回缩(6~12 个月)[109],在恢复期后保持强度并消失而不影响周围组织,因此降解性能在支架的设计和应用中是需要考虑的重要因素[110]。聚合物降解过程中,聚合物的分子量会随着时间的推移而降低,力学强度和质量也逐渐减少,因此可以通过改变分子量来控制降解时间[111]。对于常见的生物可降解聚合物材料——PLA 的生物降解期通常为 2~3 年,不太可能出现与降解时间有关的不良事件,生物降解时间足以支撑血管重塑[112]。此外也有研究表明生物可降解的聚合物 PLLA 可以在血管重塑期间(6~12 个月)保持其力学性能,可以制成具有良好生物降解性能的生物可降解聚合物支架[113]。Stack 等人于 1988 年将第一个由 PLLA 制成的聚合物支架植入动物体内,结果显示直径为 4 mm 的 PLLA 支架在一个月内表现出 133 kPa 的塌陷压力,在 9 个月内完全降解,炎症和血栓反应较低。但由于降解时间短,支架未能保持其径向强度,而且与金属支架相比,支架尺寸受到限制[114]。其径向强度在放置和长期支撑血管修复期间仍不足以支撑血管[40,115]。同时,低径向强度会导致后期管腔丢失率高,相比于金属支架更可能发生不良事件[41]。

4. 易于操作与人性化设计

植介入医疗器械的设计还应考虑到医护人员使用过程中的操作简便性,因此,设计者还应对器械的易用性和可维护性进行充分的考虑与优化,降低医护人员的操作难度和维护成本,减少术中误操作的风险。同时,还应注重器械的标准化和模块化设计,从而便于医护人员的操作培训与交流。此外,人性化的设计也是植介入医疗器械设计中需要考虑的一个方面,设计者应充分考虑患者的需求与感受,关注器械的舒适性和美观性。例如,在器械的外观设计中可采用柔和的曲线和色彩以减少对患者的心理刺激和不适。同时,需注重医护人员和患者在器械使用过程中的体验和反馈,不断地进行设计优化以满足他们的需求。

8.1.3　基于逆向工程的定制化植介入医疗器械设计流程

随着增材制造工艺的日益发展成熟,该工艺在生物医学领域得到了越来越广泛的应用[116]。AM工艺能够将使用计算机辅助设计得到的模型进行分层并通过逐层沉积材料实现产品的制造。AM工艺在20世纪80年代彻底改变了制造业,相比于传统制造方法,AM能够高效且经济地实现复杂几何结构的精确制造。因此,AM工艺的发展为实现植介入医疗器械的定制化设计与制造提供了技术基础,能够更好地满足患者和医生的需求。美国试验材料学会(american society for testing material,ASTM)和国际标准化组织(international organization for standardization,ISO)批准了可应用于医疗保健行业进行产品定制化的七类增材制造方法,包括板材层压、材料挤压、材料和黏合剂喷射、粉末床熔融、光固化成形与直接能量沉积[117]。近年来,AM工艺已经发展成为一种多功能和经济高效的方法,用于定制化设计与制造具有复杂几何结构与多孔微结构的医疗器械。AM工艺在制造精度、可靠性、可加工材料范围和商业可用性方面的显著优势也使其成为植介入医疗器械定制化设计与制造的理想选择[118]。此外,AM工艺的形式自由和特性简单使其能够通过设计优化策略最大限度地降低植介入医疗器械的结构重量,提高力学强度,改善生物学性能并延长使用寿命。

传统的三维建模是"从无到有"的过程,设计者首先构思模型的外形、性能以及大致的技术参数等,再利用设计软件建立产品的三维数字化模型,最终将模型转入制造流程,完成模型的整体设计,该过程称为正向设计。而逆向工程则是一个根据已有的模型反向构建出新的设计数据的过程。逆向工程的设计思想应用于定制化植介入医疗器械设计过程中,用于对患者植入部位的组织/器官进行建模。首先,需通过计算机断层扫描或磁共振成像(magnetic resonance imaging,MRI)获取患者植入部位解剖特征的影像学数据并进行三维重建,精确得到患者植入部位的三维几何模型并分析其结构的解剖学和形态学尺寸特征;然后,据此对植介入医疗器械的结构与尺寸开展设计,使之与患者待植入部位的解剖学和形态学特征吻合,并根据医生和制造精度的需求进行优化[119]。在进行基于AM工艺的定制化植介入医疗器械的设计过程中,还需要对包括AM工艺类型特征、材料、打印层厚度、支撑结构的位置和打印方向等要素进行考虑。以一款定制的胫距跟关节融合术固定骨板[120]为例,展示基于AM工艺的定制化植介入医疗器械设计流程,如图8.8所示,主要包括以下几个具体步骤:①通过CT获取创建患者脚踝的影像学图像并构建三维几何模型;②根据患者脚踝模型的表面特征与手术植入方式初步设计固定骨板的结构;③根据医生的需求调整固定骨板的结构设计,得到三维几何模型;④构建在胫距跟关节融合术中将固定骨板植入脚踝的有限元模型,模拟所设计的固定骨板在脚踝处生理载荷下的响应,评估其生物力学性能;⑤根据数值仿真的评估结果优化固定骨板的形状和尺寸。

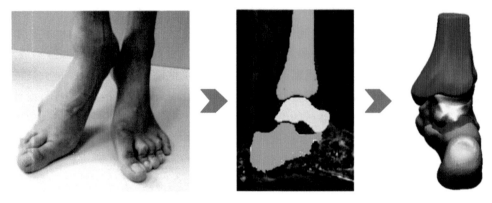

获取创建患者脚踝的影像学图像并构建三维几何模型

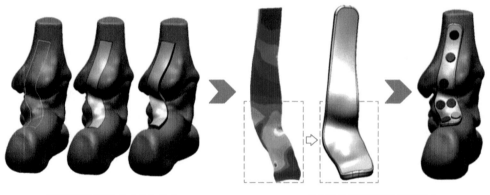

根据脚踝模型与手术植入方式　　　　　根据数值仿真的评估结果优化
设计固定骨板的结构　　　　　　　　　固定骨板的形状和尺寸

注: 以定制化的胫距跟关节融合术固定骨板为例。

图 8.8　基于逆向工程的定制化植介入医疗器械设计流程

固定骨板三维模型设计的基础是在患者骨组织表面的合适位置定义其轮廓。在设计过程中,应避免固定骨板与骨接触面过大,同时确保固定骨板遵循脚踝处骨组织的轮廓。否则易破坏骨膜而影响骨组织营养的传输[120]。在定制化植介入医疗器械设计流程的各个步骤中所使用的设计软件或工具将在 8.3 节进行详细介绍。

8.2　植介入医疗器械设计方法与技术

8.2.1　结构拓扑优化技术

结构拓扑优化是一种目标函数驱动的迭代优化技术,能够根据给定的载荷情况、约束条件和优化目标函数,在不影响结构力学强度的条件下,在设计域内找到材料的最佳分布,从而减轻结构整体的重量[121]。增材制造技术适用于制造经过拓扑优化后的复杂结构,但在拓扑优化中也应考虑制造约束,否则,优化结果可能会导几何形状过于复杂,显著增加制造难度。拓扑描述方法和材料插值模型是拓扑优化的两个要素[121]。均匀化方法和变密度法是常用的两种材料插值模型，均匀化方法的本质是间接建立了材料有效属性和材料密度之间的关系，但其求解过程比较复杂，微单元的最佳性状和方向难以确定，且结果容易产生数值不稳定现象，减弱结构的制造性[121]。变密度材料插值模型在实际工程中逐渐得到重视和研究，逐渐成为最有应用前景的一种拓扑结构描述方法，在这种方法中，材料的密度和有效属性的关系被直接建立起来。常用的变密度材料插值模型为各向正交材料惩罚模型（solid isotropic material with punishment，SIMP）。SIMP 引入惩罚因子对中间密度值进行处理，使密度值向 0 或 1 逼近，从而将连续变量的拓扑优化模型更好地逼近离散变量的优化模型[121]。而以进化结构优化法（evolutionary structural optimizatio，ESO）为代表的功能适应性拓扑优化方法则借鉴于生物自身生理结构，根据外界环境的变化不断发生改变而达到在适应外界环境的情况下使自身结构达到最佳或是接近最佳的"适者生存"法则，通过从结构中缓慢去除或转移低效材料使结构的最终形状朝着最佳方向发展[121]。以水平集法为代表的拓扑优化方法则侧重于跟踪不同材料相的相位边界，在水平集方法中，两个相的界面是由高维水平集函数的零水平轮廓隐式定义，提供了有效的方法来表示平滑边界并控制拓扑结构的变化。结构拓扑优化技术尤其适用于设计具有多尺度特征的复杂骨修复支架结构，使其力学性能与骨组织相匹配。

8.2.2　基于代理模型的植介入医疗器械设计优化方法

植介入医疗器械的优化设计问题比较复杂，设计目标与设计变量之间的关系不能直接利用显性函数表达出来，而采用试验和临床的方法费时费力，不能高效地找到全局最优设计。目前植介入医疗器械的结构优化问题大多数还是对比分析，分别计算几种不同的器械结构设计的性能，并进行对比分析，从中选出性能较好的器械结构设计。这种采用对比分析的方式来研究影响植介入医疗器械性能的相关因素是相对比较容易的，但得到的是"相对最优设计"，而不能得到设计空间内的全局最优设计。

代理模型技术是解决这一问题的有效途径。在不影响计算精度的基础上，代理模型可以利用已知点信息建立设计目标和设计变量之间的数学模型，准确逼近真实情况[122]。采用代理模型技术进行优化设计可以减小计算量，降低时间成本，提高计算效率。常用的代理模型有响应面模型、Kriging 模型、神经网络等。多项式回归是一种最为简单的代理模型，在各个领域中都有着较多的应用，但因其函数简单，在复杂的优化问题中可能存在较大误差。此外，Kriging 模型也是应用最为广泛的一种代理模型技术，它具有良好的统计性，随机误差并不会影响结果的准确度，具有较好的准确度和稳健性[122]。工程问题中，建立代理模型一般分为三个步骤：

① 抽样，又称试验设计、顺序设计、主动学习等，目的是产生设计变量的样本点及对应输出；

② 根据已知输入-输出关系建立代理模型；

③ 检验代理模型的精度，又称交叉验证。

要建立代理模型，必须使用某种抽样方法对设计变量进行抽样，得到一定规模的数据集，才能进行训练和测试。最简单直接的方法就是借助 MATLAB 等科学计算软件直接生成伪随机数，但是这样容易使设计点在概率空间中分布不均，在某些区间聚集了较多的设计点，而其他部分设计点太少，往往得不到足够的信息，据此建立的代理模型显然精度也不够高。不同的抽样方法对设计变量的概率空间覆盖不同,得到的输出也会影响代理模型的精度。拉丁超立方抽样[122]是一种从多元参数分布获取近似随机分布的方法,属于分层抽样,是目前使用最为广泛的抽样方法之一。该方法从空间覆盖的角度出发,保障了样本在概率空间中投影的全面性和均匀性,其关键在于对每一设计变量按等概率分层,然后再从中抽样。LHS 具有以下几个优点[122]:

① 试验点分布较均匀;

② 试验点分布随机,每次生成的数据集都不尽相同;

③ 生成数据集的规模灵活,可以人为指定。

因此,LHS 覆盖均匀,适用于设计变量较多且不希望进行过多试验的情况,是应用最为广泛的试验设计方法之一。

多项式回归是一种最为简单的代理模型,在各领域中都有较多的应用。假设设计变量 $(x_1, x_2, \cdots, x_n)$ 与目标变量 (y) 之间存在一次多项式关系,用自变量的线性组合作为因变量的估计值,即

$$\hat{y} = a_0 + a_1 x_1 + a_2 x_2 + \cdots + a_n x_n$$

这就是一次多项式回归,又称为线性回归(linear regression)。要得到系数 $a_0, \cdots, a_n$,则需要对多组数据进行最小二乘估计。假设有自变量和因变量的观察值序列:

$$\boldsymbol{X} = \begin{bmatrix} 1 & x_{11} & \cdots & x_{1n} \\ \vdots & \vdots & \ddots & \vdots \\ 1 & x_{m1} & \cdots & x_{mn} \end{bmatrix}, \quad \boldsymbol{Y} = \begin{bmatrix} y_1 \\ \vdots \\ y_m \end{bmatrix}$$

式中,下标 m 表示观测值的数量。记系数向量为 $\boldsymbol{a} = [a_0, \cdots, a_n]^{\mathrm{T}}$,则估计值可表示为

$$\hat{\boldsymbol{Y}} = \boldsymbol{X} \boldsymbol{a}$$

定义误差

$$f(\boldsymbol{a}) = \sum_{i=1}^{m} (y_i - \hat{y}_i)^2 = (\boldsymbol{Y} - \hat{\boldsymbol{Y}})^{\mathrm{T}} (\boldsymbol{Y} - \hat{\boldsymbol{Y}}) = (\boldsymbol{Y} - \boldsymbol{X}\boldsymbol{a})^{\mathrm{T}} (\boldsymbol{Y} - \boldsymbol{X}\boldsymbol{a})$$

则要误差 $f(\boldsymbol{a})$ 最小的必要条件是

$$f(\boldsymbol{a}) = 0$$

即

$$2\boldsymbol{X}^{\mathrm{T}} (\boldsymbol{Y} - \boldsymbol{X}\boldsymbol{a}) = 0$$

因此,当 $\boldsymbol{X}^{\mathrm{T}}\boldsymbol{X}$ 可逆时,有

$$\boldsymbol{a} = (\boldsymbol{X}^{\mathrm{T}}\boldsymbol{X})^{-1}\boldsymbol{X}^{\mathrm{T}}\boldsymbol{Y}$$

为系数的最小二乘估计。

Kriging 模型是多目标优化中应用最为广泛的一种方法,源于地质统计学,后逐渐发展和应用到其他工程学科领域[122]。Kriging 被认为是对随机过程进行功能建模的一种方法,因此称为随机过程模型,函数表达式为

$$\hat{y}(\boldsymbol{X}^i) = F(\beta, \boldsymbol{X}^i) + z(\boldsymbol{X}^i) = \boldsymbol{f}^{\mathrm{T}}(\boldsymbol{X}^i)\beta + z(\boldsymbol{X}^i)$$

式中,$\boldsymbol{X}^i = \{X_1^i, X_2^i, \cdots, X_m^i\}$ 表示第 i 个采样点,具有 m 个变量;$\hat{y}(\boldsymbol{X}^i)$ 是适用于 n 个采样点的近似函数;$\boldsymbol{f}(\boldsymbol{X}^i)$ 是关于 $\boldsymbol{X}^i$ 的线性或非线性函数;β 是要估计的回归系数;$z(\boldsymbol{X}^i)$ 是平均值为 0,方差为 σ^2 的随机函数。随机函数的空间相关性由下式给出。

$$\mathrm{corr}[z(\pmb{X}^i),z(\pmb{X}^i)]=R(\theta,\pmb{X}^i,\pmb{X}^j)=\prod_{i=1}^m \exp[-\theta(\pmb{X}^i-\pmb{X}^j)^2]$$

式中，$R(\theta,\pmb{X}^i,\pmb{X}^j)$ 是 θ 相关的高斯函数，θ 表征两个样本之间的空间相关性。参数可以通过最大化采样点的可能性来估计

$$\hat{\sigma}^2=\frac{(y-\pmb{f}^{\mathrm{T}}\hat{\beta})^{\mathrm{T}}R^{-1}(y-\pmb{f}^{\mathrm{T}}\hat{\beta})}{n}$$

$$\hat{\beta}=\frac{\pmb{f}^{\mathrm{T}}R^{-1}y}{\pmb{f}^{\mathrm{T}}R^{-1}\pmb{f}}$$

$$\hat{\theta}=\min\{\psi(\theta)\equiv|R|^{\frac{1}{m}}\sigma^2\}$$

式中，$\pmb{f}=[f_1,f_2,\cdots,f_n]$。

样本 Y 响应值的线性组合可用于估计新点 $\pmb{X}^*$ 的响应值 $\hat{y}(\pmb{X}^*)$

$$\hat{y}(\pmb{X}^*)=c^{\mathrm{T}}\pmb{Y}$$

可以通过无偏估计来最小化此预测变量的均方误差（MSE），从而得出

$$\hat{y}(\pmb{X}^*)=\pmb{f}(\pmb{X}^*)\hat{\beta}+r(\pmb{X}^*)^{\mathrm{T}}\gamma$$

其中

$$\gamma=R^{-1}(\pmb{Y}-\hat{F}\beta)$$

$$r(\pmb{X}^*)=[R(\theta,X_1,\pmb{X}^*),\cdots,R(\theta,X_n,\pmb{X}^*)]$$

因此，可以通过上述公式来预测每个新点 $\pmb{X}^*$ 处的函数值 $\hat{y}(\pmb{X}^*)$。

基于代理模型的植介入医疗器械设计优化方法流程如图 8.9 所示。

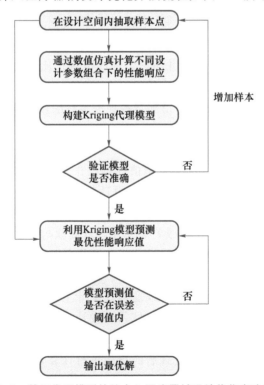

图 8.9　基于代理模型的植介入医疗器械设计优化方法流程

8.2.3　基于公理设计理论的植介入医疗器械关键设计参数提取与评价方法

在植介入医疗器械的设计过程中,需综合测评植介入医疗器械的各项设计参数对其短期与长期性能的影响。然而传统的植介入医疗器械的设计与测评方法存在可靠性差、系统性不足、综合性差等问题,尚缺少一种从整体的功能/性能目标出发、以系统的观点对植介入医疗器械设计参数影响其各项性能的规律进行定量化分析与综合评价的方法。

公理设计理论于20世纪90年代被提出,该理论的目标在于为设计建立一个科学基础,通过为设计者提供一个基于逻辑和理性思维过程及工具的理论基础来改进设计方法,改变了传统设计工作中以经验与不断试错为主要方法的设计过程,使得设计工作更为科学化、规范化[123]。通过将公理设计方法的原理应用到植介入医疗器械的设计优化过程中,形成基于公理设计的植介入医疗器械关键设计参数提取与评价方法[124],可对植介入医疗器械设计参数影响其各项性能的方式进行量化分析,提取关键设计参数,具体的流程包括(见图8.10)[124]:

① 根据临床使用目的、植入人体解剖位置的结构约束、植介入医疗器械与宿主组织的相互作用规律,在用户域中定义植介入医疗器械的用户需求;

② 将用户需求映射到力学、生物学与材料学等功能域中,在功能域中对包括生物力学性能、材料学性能、生物学性能等在内的各项性能与结构设计参数、材料设计参数进行分解细化,并根据植介入医疗器械领域内的伦理学要求,形成顶层功能需求与伦理学约束;

③ 将顶层的功能需求映射到物理域中形成顶层设计参数,在功能域和物理域之间进行Z形映射变换,将功能需求、设计参数进行分解,得到底层功能需求指标与底层设计参数,通过设计矩阵表达性能指标与设计参数之间的映射关系;

④ 进行数值仿真、力学试验、细胞实验、动物实验等,根据实验结果得出不同设计参数对植介入医疗器械各项性能指标的影响,通过计算敏感度系数或消减误差比例对底层设计参数影响底层功能需求指标的程度进行评估并与设定的阈值进行比较,将小于阈值的设计参数剔除,最终提取得出植介入医疗器械的关键底层设计参数;

⑤ 根据实验结果得出底层功能需求指标与各项关键底层设计参数之间的函数关系,得到能够定量反映植介入医疗器械设计参数和性能二者之间变化关系的设计矩阵,从而对底层设计矩阵里的非零元素进行量化与无量纲化;

⑥ 根据底层设计矩阵非零元素的无量纲值计算植介入医疗器械底层设计参数的总信息量与关键叶级设计参数间的耦合度,并基于公理设计理论中的设计公理[123]对植介入医疗器械的设计优劣进行评价。

基于公理设计理论的植介入医疗器械关键设计参数提取与评价方法,发挥了公理设计理论以用户需求为导向、逻辑层级清晰的系统性分析与评价方面的优势,有助于对植介入医疗器械设计参数影响其各项性能的规律进行定量化分析与综合评价,能系统性地分解、提取并筛选植介入医疗器械研发过程中关键设计参数,改变传统设计工作中以经验与不断试错为主要方法的设计过程,成功解决了目前植介入医疗器械领域设计评测方法可靠性差、系统性不足、综合性差的技术难题,为植介入医疗器械的设计优化提供更为科学、合理的依据。同时在计算过程中,均使用无量纲或者经过无量纲化处理后的指标进行计算,使得方法可应用于不同结构、不同类型的植介入医疗器械,适用范围更广。

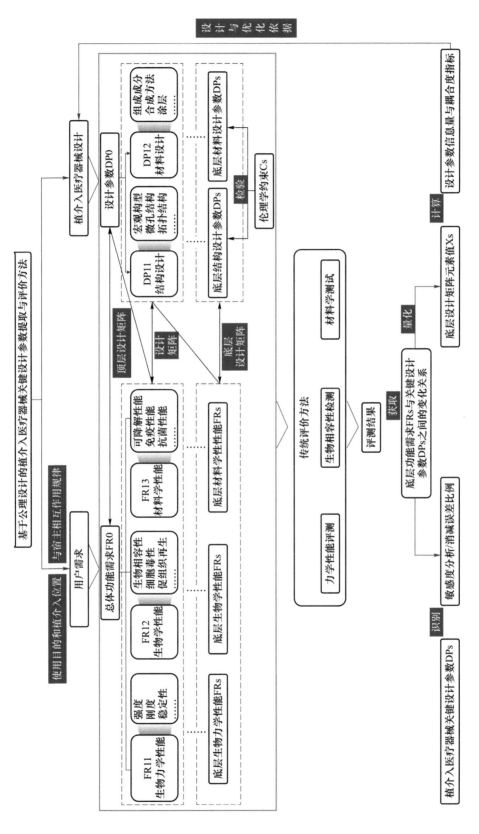

图 8.10　基于公理设计理论的植介入医疗器械关键设计参数提取与评价方法流程

8.2.4 植介入医疗器械设计工具

以有限元分析为代表的数值模拟技术在植介入医疗器械设计阶段发挥了重要的作用,基于有限元分析可对植介入医疗器械进行定制化设计、结构优化并开展生物力学性能的评价,其主要步骤包括① 人体组织/器官影像学图像的获取。利用医学成像设备(如 CT、MRI)获取患者组织/器官的影像学数据,将这些数据以图像序列的方式保存并提供重建入口;②图像三维重建。基于患者的影像学图像序列对所关注部位的组织或器官的结构进行三维重建,形成三维模型的点云数据;③人体组织/器官三维模型的再完善与植介入医疗器械模型的计算机辅助设计建模(CAD);④将重建好的三维模型导入有限元软件中进行仿真分析。

接下来将对上述步骤中可使用的各类软件工具进行介绍。

1. 影像学图像三维重建软件

(1) Mimics

Mimics(materialise's interactive medical image control system)是 Materialise 公司开发的一款交互式医学影像控制系统。作为一款高度模块化的 3D 医学图像生成及编辑处理软件,它能输入通过 CT、MRI 等仪器扫描的、多种格式的医学图像数据(包括 Dicom、BMP、tiff 等格式的文件),基于这些图像数据进行降噪、增强、分割等处理,通过面绘制的方法对所关注组织或器官的结构进行三维重建,并可对三维重建模型进行平滑处理等编辑,最后输出为通用的 CAD、有限元分析(FEA)和快速成形(RP)等文件格式[125]。

Mimics 包括以下基础模块。

① 图像导入模块:支持大多数格式的图像导入,包括 Dicom、BMP、tiff、jpg 等。

② 图像分割模块:提供包括灰度阈值、区域生长、形态学操作、布尔运算、动态区域生长等图像分割工具,帮助用户快速方便地对感兴趣区域进行图像分割。

③ 图像可视化模块:提供医学图像数据的轴状、冠状、矢状平面视图和三维视图显示,用户通过对图像感兴趣区域进行分割得到的蒙板进行三维重建后,可在三维视图中对模型进行平移、缩放旋转、裁剪等操作。

④ 图像配准:提供图像配准、点配准和 STL 模型配准功能。

⑤ 图像测量:提供点对点距离、轮廓线、灰度值和密度测量。

(2) Simpleware

Simpleware 是英国 Simpleware Ltd 公司开发的一套实现影像学图像转化为 CAD 模型、FEA 模型和 RP 模型的集成化软件。目前 Simpleware 软件已广泛应用于逆向工程、材料工程、生物力学工程、有限元分析等多学科领域。

Simpleware 软件包括 ScanIP、ScanFE、ScanCAD 三大部分。

① ScanIP 为图像处理模块,主要为用户提供大量图像处理工具,辅助用户从三维图像数据集中进行图像分割和可视化处理。分割后的图像可以输出为 STL 格式的文件供 CAD 分析和 RP 制造使用。

② ScanFE 为网格生成模块,可以将分割后的三维图像数据转化为体网格和(或)表面网格,用于生成高质量的、可直接输入到商用有限元和计算流体力学(computational fluid dynamics,CFD)软件中进行数值分析的网格模型。ScanFE 的功能不仅可以在 ScanIP 界面下

作为一个模块被直接调用，也可以作为一个独立的界面使用。

③ ScanCAD 为 CAD 整合模块，允许用户在图像数据下进行 CAD 模型的输入和交互定位。

2. CAD 软件

经过 Mimics 或 Simpleware 软件重建后的人体组织/器官模型原则上可以直接进行 FE 仿真分析，但考虑到模型的精确性，生成的点云模型有必要在 CAD 软件中进行完善，包括去除复杂边界、完善模型结构等[125]。而植介入医疗器械一般为规则的几何实体，其建模也需要在 CAD 软件中实现。组织/器官及植介入医疗器械的正确建模与合理简化是构建有限元模型、确保仿真分析结果可靠性的基础。本节将通过 Geomagic、Solidworks 和 Rapidform 三个典型的 CAD 建模软件来介绍组织/器官及植介入医疗器械的建模。

（1）Geomagic

Geomagic 是结合了三维点云、三角网格编辑功能以及 CAD 造型设计功能的三维逆向工程软件。该软件可根据对物体扫描所得到的点阵模型创建出良好的多边形模型或网格模型，并将它们转换为 NURBS 曲面。它的主要特点是支持多种医学成像设备的文件格式的读取和转换、海量点云数据的预处理、智能化 NURBS 构面等。它采用的点云数据的采样精简算法克服了其他同类软件中对点云数据进行操作时图形拓扑运算速度慢等弊端。使用 Geomagic 对人体组织/器官点云模型进行完善的步骤包括[125]以下几点。

① 点云处理——包括点云的去噪、不感兴趣点的删除及点云的封装等。由于噪声的影响，直接从医学成像设备获取的数据在生成三角面片的模型中会出现错误的三角面片，因此在重建之前，有必要对数据点云进行去噪滤波处理。数据滤波通常采用标准高斯、平均和中值滤波方法。各种滤波方法均能消除噪声点而又保证模型特征不被去除。可以通过 Geomagic 里的降噪命令自动完成去噪处理，同时利用"统一化"的命令按键，通过改变点与点之间的距离和一定的优化选项将数据点云进行均一化处理，可以使模型的质量有较大程度的提高。

② 三角面片修复——在生成较为完整的三维模型之后，需要对三角面片进行优化。模型中存在形状狭长的三角面片对后续生成 NURBS 曲面会有严重影响，造成拓扑结构混乱和曲面的不均一化。为了最终能够得到满意的模型，对三角面片进行修复是十分重要的，修复狭长三角面片的操作包括使用砂纸打磨功能、删除后重新填充、平滑处理。可根据模型的特征进行选择，当质量低的三角面片出现在曲率较为平滑的部分时，使用砂纸打磨功能即可。而对于比较重要的特征，砂纸打磨可能会造成模型的形状改变。若砂纸打磨后的模型质量仍欠佳，可通过删除质量低的面片连同其邻近的面片后再填充。由于人体组织和器官多为复杂曲率模型，需确保生成的新面片与周围面片的曲率匹配，得到更为平滑的网格。处理好所有需要修改的三角面片后，需使用快速光滑命令对模型中所有三角面片的质量进行全局优化。三角面片的质量对于后续的 NURBS 曲面生成至关重要。除了上述功能外，设计者还需要根据模型的复杂性，应用更为高级的功能进行处理。由于篇幅有限，这些功能在本章不再一一展开，感兴趣或有需求的读者可查阅 Geomagic 相关的专业书籍。

（2）Solidworks

Solidworks 是专业的三维 CAD 软件，提供从二维草图建立三维模型的强大建模工具。其友好的界面能够为设计者提供易懂易用的建模方式，其开放性为后续的数值仿真提供了良好的数据接口。Solidworks 在复杂曲面造型及拓扑运算能力方面的提高为其在植介入医疗器械设计中的应用奠定了良好基础。Solidworks 是一个正向建模软件,更加适用于对形状规则的植介入医疗器械结构进行设计。使用 Solidworks 进行建模后的文件一般保存为 IGS 或PARASOLID 等文件格式以导入 FEA 软件中。需要注意的是,复杂的三维模型可以更好地描述物体的特征,具有较为精确的几何尺寸,但是对于 FEA 而言,简化后的模型可能比复杂模型得到的结果更加符合实际情况。一方面是由于简化模型有利于生成质量更高的网格,提高计算精度;另一方面,一些不必要的几何特征(如尖角和细长的曲面片)往往会给仿真结果带来不必要的应力集中。因此,在几何模型设计过程中,对于模型的简化尤为重要,根据几何的拓扑结构进行合理的简化是有限元建模的重要考虑因素[125]。

（3）Rapidform

Rapidform 的功能与 Geomagic 相仿,也是通过处理扫面点云数据生成 NURBS 曲面,以便进行产品的设计和改进以及在 FEA 软件中进行仿真分析。Rapidform 的优势在于其较强大的三角面片处理功能以及较便捷的曲面自动生成功能。通过医学影像获取的原始 STL 模型往往存在边界模糊赘余、表面拓扑结构紊乱、表面网格缺失、三角面片质量较差、分布不均匀等特点,这些模型问题会干扰到 NURBS 曲面生成,进而导致有限元前处理的网格划分失败或畸变,影响数值仿真的收敛性和精度。Rapidform 中的模型处理流程包括检测面片质量、修补表面洞隙、网格重画和平滑处理。需要注意的是,对组织/器官的生物力学建模不应一味地追求平滑,在不同组织的交界区域以及尺度较小的关键区域,过度的平滑处理会掩盖生物组织真实的结构,从而使分析的结果失真。因此在建模中,必须根据解剖结构和分析需求,在不影响关键区域计算准确性的前提下对模型进行适度的平滑处理[125]。

3. 有限元分析软件

植介入医疗器械设计中的 FEA 一般分为三个步骤[125]:①前处理,在该步骤需要对分析对象进行建模,建立合理的 FE 模型;②仿真分析,在该步骤中对有限元模型进行单元特性分析、有限元单元组装、有限元系统求解和有限元结果生成;③后处理,在该步骤需根据设计目标,对仿真结果进行检查和分析,并以数据或者图形的方式给出,以判定计算结果的合理性。前处理阶段通常是整个过程中最耗时的阶段,尤其是进行分析模型的网格划分,常常会占用整个仿真过程中 80% 或以上的时间。HyperMesh、ICEM CFD、ANSYS、ABAQUS 和 AnyBody是植介入医疗器械设计中常用的 FEA 软件,本节将对这些软件的功能与使用进行简要介绍。

（1）HyperMesh

HyperMesh 是在结构分析领域使用最广泛的有限元前处理软件之一,它是由 Altair 公司设计开发的综合性计算机辅助工程（computer aided engineering，CAE）软件,也是HyperWorks 中最重要的组成部分。HyperMesh 提供了高度交互的可视化环境以方便建立FE 模型,并提供了广泛的 CAD、CAE 和 CFD 软件接口且支持用户自定义。其强大的几何清理功能可用于修正几何模型中的错误从而提升建模效率;高质高效的网格划分功能可以完成杆梁、板壳、四面体和六面体网格的自动和半自动划分;先进的网格变形技术允许用户直接更改现有网格,无须重构几何模型;功能强大的模型树视图可以轻松地对大模型要素进行显示和分级管理;其批处理网格生成技术无须常规的手工几何清理及网格划分工作,从而加快了模型处理速度。

（2）ICEM CFD

ICEM CFD 主要用于流体网格划分，在计算流体力学领域应用广泛。其利用从子块拓扑空间的网格映射到结构上的思路，使得用户在进行六面体网格划分时得心应手。相比于 HyperMesh 基于结构分块并映射的方法来说效率更高。同时它也包含了类似于 HyperMesh 的基于几何体的网格划分技术，但总体来说在结构计算领域使用并不广泛。

（3）ANSYS

ANSYS 是由美国 ANSYS 公司开发的一款大型有限元软件，包括结构、流体、电场、磁场、声场等多种分析模块，在流固耦合、多场耦合等耦合分析方面具有强大的功能。ANSYS 从 12.0 版本后完善了其 Workbench 平台的功能，目前在 ANSYS 中的建模一般都在 Workbench 平台上进行。ANSYS Workbench 平台是一个项目流程管理平台，在其上用户可以自行添加结构静力学计算、流体力学计算等模块，各个模块中的数据可以相互关联与传递。

（4）ABAQUS

ABAQUS 是由法国达索公司开发的一款大型有限元软件，可以分析多种庞大复杂的力学系统。ABAQUS 能够处理高度非线性问题，为非线性问题的求解提供了强大的支持。ABAQUS 的各向异性超弹性本构模型等非线性材料模型，有利于对韧带、肌腱等生物软组织的模拟，为用户免去了编写子程序来自定义材料属性的操作。此外，ABAQUS 对于接触问题等几何非线性问题也提供了有效的处理手段。ABAQUS 软件的操作一般在 ABAQUS CAE 环境下进行，在这个交互式图形界面环境中，用户可以完成建模、求解、分析、可视化等全流程操作。

（5）AnyBody

AnyBody 软件全称是 AnyBody Modeling System，是一款用于模拟人体在不同环境中工作时体内估计系统生物力学响应的软件。在 AnyBody 软件中，环境以外力和边界条件的形式定义，同时可以导入一系列已记录运动数据的方式或用户指定运动过程的方式来定义人体不同类型的姿态和运动，并通过运行逆向动力学仿真计算人体与环境系统的力学响应过程。从 AnyBody 的仿真结果中可以获得人体的肌肉力、关节力和力矩、新陈代谢、肌腱弹性势能和拮抗肌的作用等丰富的生物力学数据。AnyBody 允许用户对模型进行缩放以适应具有不同人体测量数据特征的人群或个体，也可以在 AnyBody 中对产品设计的工效学性能开展参数优化研究，找出满足设计目标的最优参数组合。

8.3　设计实例分析

下面将结合基于拉胀微结构设计的多孔骨钉和可降解血管支架这两个实例，详细介绍基于增材制造的定制化植介入医疗器械设计流程中每个步骤的具体实现过程及设计要素对其性能的影响。

8.3.1　基于拉胀微结构的多孔骨钉设计

1. 用户需求与设计目标

多孔骨钉的用户需求包括①便于手术医生在术中进行植入与固定；②植入后即刻的力学稳定性良好，不易松动脱出；③植入后长期内不发生松动脱出与断裂失效；④减缓应力遮挡效应;⑤具有良好的骨整合性能;⑥与人体组织相容,不发生排斥反应。

因此,对应于用户需求的设计目标可归结为①多孔骨钉的尺寸与患者骨缺损处的解剖学特征匹配;②多孔骨钉具备良好的抗拔出性能;③多孔骨钉具备足够的疲劳强度与寿命;④多孔骨钉的力学性能与植入部位骨组织相匹配;⑤多孔骨钉的孔隙率与孔径符合促进骨整合的基本要求;⑥多孔骨钉材料的生物相容性测试的各项定量指标应符合 ISO10993 标准要求。

2. 结构设计与材料选择

具有负泊松比效应的拉胀多孔结构具有在拉伸载荷作用下发生膨胀的特殊变形机制。如果骨钉也具有这样的变形方式,那么它会在体内受到具有拔出倾向的拉力作用下发生膨胀变形,挤压周围骨组织抵抗被拔出。此外,拉胀多孔结构的剪切强度、抗冲击性能、断裂韧性和抗裂纹扩展能力均优于普通多孔结构,且其褶皱内凹的构型有利于细胞黏附生长,具有在骨科植入体中应用的巨大潜力[72]。受此启发,可以通过在骨钉的钉体设计中引入拉胀单元来提高其力学性能与抗拔出性能,同时骨钉的多孔特性能有效减缓应力遮挡效应。因此,基于 6 种拉胀单元,设计 6 种拉胀多孔骨钉(AS1~AS6),并设计相同孔隙率的非拉胀多孔骨钉(NS)作为对照组(见图 8.11)。为保证所设计骨钉具有良好的骨整合能力,所设计的单元尺寸为 3.00 mm × 3.00 mm,孔隙大小为 358~1260 μm,孔隙率均为 0.53[55,61,126]。将骨钉螺纹最深处与骨钉内壁之间的距离定义为壁厚 t,本文中 t 取 0.75 mm。参照金属骨钉标准 ASTM F543 - 23[127] 对钉体的螺纹参数进行设计。考虑到骨钉的生物相容性和力学性能要求,以平均粒径 45 μm、密度 2.3 g/cm³ 的医用级 Ti6Al4V 粉末为原料(Arcam AB, Gothenbury, Sweden),采用选择性激光熔融(selective laser melting,SLM)打印工艺对骨钉进行制造。选用的打印参数为激光束光斑直径 50 μm、打印层厚 25 μm、扫描间隔 100 μm、激光功率 95 W、扫描速度 650 mm/s。打印完毕后,使用异丙醇对骨钉进行清洗,然后在蒸馏水中浸泡半小时,在超声波清洗机中去除未烧结粉末。使用喷砂工艺对试样表面进行打磨以提高表面质量。

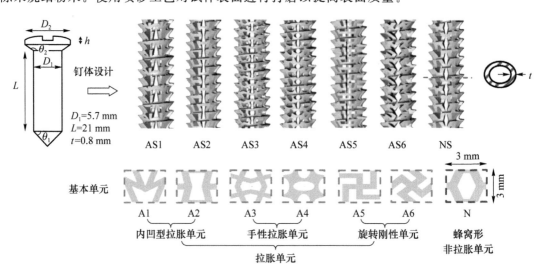

图 8.11　基于拉胀多孔微结构的骨钉设计

3. 设计验证

采用拉伸试验和有限元仿真分析对设计得到的 6 种拉胀多孔骨钉和一种非拉胀多孔骨钉进行力学性能检验。结果表明,所设计的骨钉中,AS2 具有最大的刚度、强度和良好的负泊松比效应;AS5 具有最好的负泊松比效应,但其刚度和强度不佳(见图 8.12(a))。为了进一步探究骨钉的负泊松比效应和其在骨组织中抗拔出性能之间的关系,建立骨钉从不同密度骨组织中拔出的有限元仿真模型。仿真结果表明:所有骨钉的拔出力-拔出位移曲线显示出一致的趋势,即随着位移的增加,拔出力逐渐增大,直到骨组织破裂而达到峰值(见图 8.12(b))。AS5、AS6 和 AS2 分别在低密度骨、中密度骨和高密度骨中展现出最好的抗拔出性能,拔出力分别399.39 N、561.07 N 和 1 185.93 N。因此,拉胀单元的类型影响了所设计拉胀多孔骨钉的力学性能,尤其是其拉胀性能。拉胀性能可以有效提高骨钉的力学强度与抗拔出性能,但会受周围骨密度、骨钉自身刚度和强度的显著影响。以 AS2 和 AS5 的拔出过程为例,选取在拔出力峰值对应骨组织的 Von Mises 应力和剪应力(见图 8.12c),可见在骨钉拔出过程中,骨钉周围的骨组织经历了明显的剪切破坏,骨组织的峰值应力几乎均匀地分布在钉道周围。与 AS5 相比,AS2 周围的骨组织在骨钉完全拔出前同时失效,而刚度较低的 AS5 在拉伸载荷作用下容易发生轴向变形,导致高应力发生在变形较大的螺纹根部。当应力集中区域的骨组织应力达到屈服点时发生失效,这种破坏方式导致骨组织逐渐被破坏,降低了骨钉的抗拔出性能。因此,虽然 AS5 的拉胀性能优于 AS2,但在中、高密度骨中的拔出力却低于 AS2,此外 AS2 和AS5 的径向位移随着骨密度的增加而增加,拉胀性能表现得越来越好,表明高骨密度可为骨钉远端提供良好的锚定,这可能是拉胀多孔骨钉发挥拉胀变形效应的前提条件。但骨密度的增加也会阻止拉胀骨钉的膨胀变形。

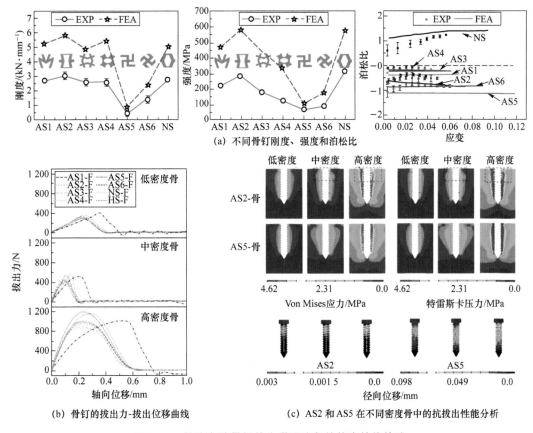

(a) 不同骨钉刚度、强度和泊松比

(b) 骨钉的拔出力-拔出位移曲线

(c) AS2 和 AS5 在不同密度骨中的抗拔出性能分析

图 8.12　拉胀多孔骨钉的力学强度与抗拔出性能检验

通过疲劳试验、断口分析和数值仿真方法检验拉胀多孔骨钉在拉伸-拉伸载荷作用下的高周疲劳行为[76]。获得了相同孔隙率的拉胀和非拉胀骨钉在拉-拉循环载荷下的高周疲劳强度和裂纹形成与扩展行为,基于此分析引起两种结构疲劳行为差异的原因(见图8.13)。疲劳试

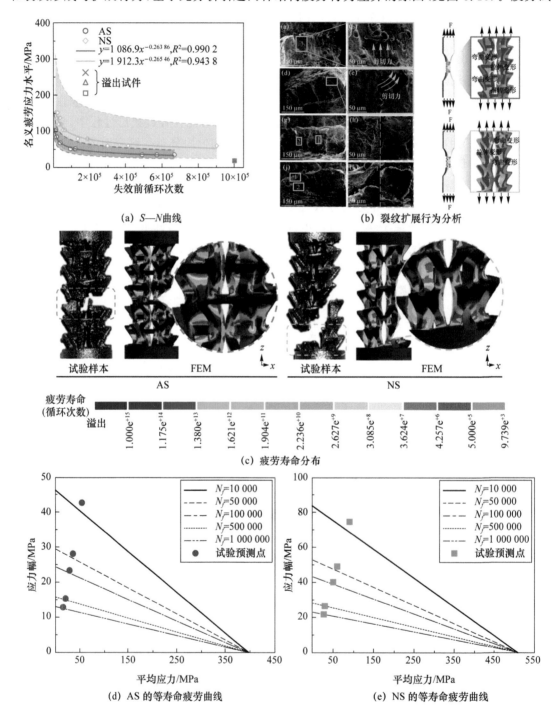

(a) S—N曲线

(b) 裂纹扩展行为分析

(c) 疲劳寿命分布

(d) AS 的等寿命疲劳曲线

(e) NS 的等寿命疲劳曲线

图 8.13 拉胀多孔骨钉的疲劳性能检验

验结果显示,在拉伸-拉伸疲劳载荷下,拉胀骨钉的疲劳强度比相同孔隙率的非拉胀多孔骨钉低约 40%,表明相同使用寿命下拉胀多孔骨钉发生疲劳破坏的可能性更大。拉伸-拉伸疲劳载荷下,两种骨钉的连接筋各区域会分布拉应力和剪应力,因此二者疲劳断口的裂纹扩展区除呈现典型的疲劳条带外,局部还会呈现光滑形貌,对应剪切断裂模式。当疲劳强度比相同时,裂纹在拉胀骨钉中扩展得更快,但无统计学差异性,表明相比于裂纹扩展寿命,裂纹萌生阶段的寿命可能是导致二者疲劳寿命差异性更为主导的原因。数值仿真所得疲劳寿命云图中的危险点与疲劳实验中骨钉断裂的位置一致,应力分布计算结果表明相同孔隙率的拉胀骨钉的应力集中程度和应力峰值比非拉胀骨钉高,这是导致二者抗疲劳性能差异的重要原因。

通过动物实验检验设计得到的拉胀多孔骨钉的骨整合性能如图 8.14 所示[76]。在此实验中创新设计了一套加载装置实现骨钉的体内动态拉伸加载,基于此探究体内动态拉伸载荷对拉胀骨钉植入后的骨整合性能影响规律,进一步结合数值模拟和力学分析探究体内动态拉伸载荷对拉胀骨钉骨整合性能影响的生物力学机制。与同孔隙率的非拉胀骨钉相比,拉胀骨钉的骨整合性能更佳。植入体内 4 周以上,拉胀骨钉的骨整合性能较非拉胀骨钉提高了 10% 左右。在频率 1 Hz,峰值为 250 N 的体内动态拉伸载荷作用下,两种骨钉的骨整合性能均有显著改善,最大改善幅度可达 15%。动态拉伸载荷下,拉胀单元的主应变方向在最大曲率区域呈放射状分布,这样的力学环境有利于黏附其上的成骨细胞增殖分化。因此,拉胀骨钉良好的骨整合性能弥补了其抗疲劳性能的不足,能够确保其植入后的长期稳定性和寿命。表明基于拉胀微结构设计的骨钉兼具良好的抗拔出性能、骨整合和在体稳定性,在骨科手术中具有很大的应用潜力。

4. 设计参数对拉胀骨钉性能的影响分析

拉胀多孔骨钉植入骨组织后,在生理载荷下会与骨组织发生相互作用,影响其抗拔出性能的发挥。因此,为了研究拉胀多孔骨钉基本单元的设计参数及周围骨组织力学性能对其抗拔出性能的影响规律,通过改变基本单元的壁厚(t)和内凹角度(θ)对拉胀多孔骨钉的力学性能进行调节(见图 8.15(a)),将骨钉植入仿生骨进行体外拔出试验,并使用骨钉从不同密度骨组织中拔出的有限元仿真模型对抗拔出性能进行评测(见图 8.15(b))[75]。结果表明,通过改变基本单元的壁厚(t)和内凹角度(θ)可以实现拉胀多孔骨钉的力学性能在较大范围内的调控(负泊松比范围:$-1.56 \sim -0.23$;弹性模量范围:$18.53 \sim 78.05$ GPa),内凹角度的改变将显著改变拉胀多孔骨钉的拉胀性能(见图 8.15(c))。而周围骨组织的弹性模量会影响拉胀多孔骨钉在拉伸载荷作用下的膨胀变形,当周围骨组织弹性模量较小时,拉胀多孔骨钉还没有发生膨胀变形时就已被拔出;当周围骨组织弹性模量较大时,拉胀多孔骨钉的膨胀变形可能会受到周围骨组织的抑制。因此,拉胀多孔骨钉与周围骨组织力学性能的匹配是设计中需要解决的关键问题。当拉胀单元的内凹角度为 $45° \sim 55°$,壁厚为 $1.25 \sim 2.75$ mm 时,所设计的拉胀多孔骨钉泊松比变化范围为 $-1.30 \sim -1.56$,弹性模量变化范围为 $18.53 \sim 49.68$ GPa,据此建立起具有良好抗拔出性能的拉胀多孔骨钉弹性模量与周围骨组织弹性模量之间的函数关系(见图 8.15d),有助于指导拉胀多孔骨钉抗拔出性能的定制化设计。

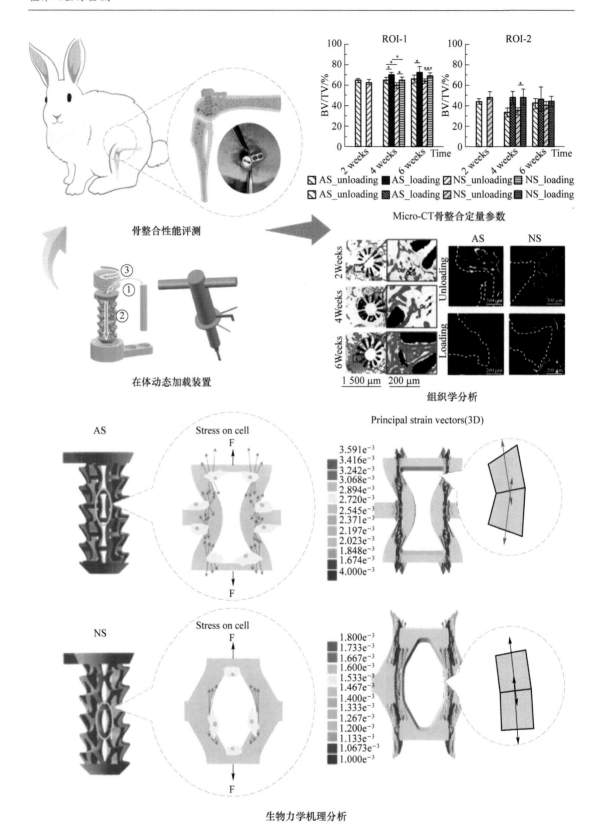

图 8.14 拉胀多孔骨钉的骨整合性能检验

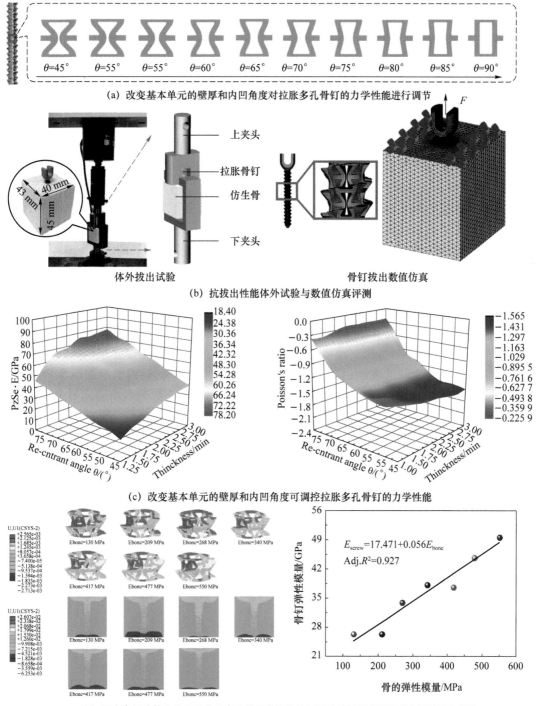

(a) 改变基本单元的壁厚和内凹角度对拉胀多孔骨钉的力学性能进行调节

(b) 抗拔出性能体外试验与数值仿真评测

(c) 改变基本单元的壁厚和内凹角度可调控拉胀多孔骨钉的力学性能

(d) 具有良好抗拔出性能的拉胀多孔骨钉弹性模量与周围骨组织弹性模量之间的函数关系

图 8.15　基本单元设计参数对拉胀骨钉性能的影响

8.3.2 新型可降解血管支架的优化设计

1. 用户需求与设计目标

可降解血管支架的用户需求包括①操作简便,便于手术医生在术中进行准确定位、介入与固定;②有效缓解甚至消除患者血管狭窄而引起的脏器缺血症状(如心绞痛、心肌梗塞、缺血性中风等);③在血管狭窄处重构期间为血管提供足够的径向支撑;④介入后支架不发生显著移位;⑤支架介入后对血流干扰度小,避免支架内再狭窄的发生;⑥降解速率与血管力学强度重构速率相匹配,当血管重构完成时实现支架的完全降解;⑦与人体组织相容,不发生排斥反应,降解产物不发生堆积且无毒无害。

因此,对应于用户需求的设计目标可归结为①支架的尺寸与患者病变血管处的解剖学特征匹配并可实现微创植入;②支架介入后长期在血液流动作用下不发生静态与疲劳失效;③支架需保持足够的径向抗压强度并避免过大的径向弹性回缩;④避免过大的轴向弹性回缩、具备良好的轴向与径向柔顺性;⑤减小介入后血管壁剪切应力与正常范围之间的差异;⑥具备与血管修复相匹配的降解速度和良好的降解均匀性;⑦支架材料与降解产物的生物相容性测试的各项定量指标应符合 ISO10993 标准要求。

2. 结构设计与材料选择

目前商用的可降解血管支架结构大多是基于环状结构设计而成,即设计正旋状波浪作为植介入血管支架的支撑单元,在支撑单元与支撑单元的波峰或波谷位置分布连接筋结构。不同的支架结构会影响支架的性能,其中支撑环的结构形式会影响支架的支撑强度和径向回缩率,连接筋的结构形式和位置会影响支架的轴向缩短率,而影响支架的弯曲刚度的主要因素是连接筋与支撑环的连接形式。

采用"顶-顶"的闭环血管支架结构作为设计原则,设计三种构型的支架:①支撑单元为正旋结构、连接筋为弯曲结构的 S 形结构支架,相比于直线型连接筋的支架,S 形连接筋的柔顺性更好,可以降低支架的轴向短缩率;②在此基础上设计一种新型的支架结构——弹簧结构支架,将正旋结构单元中的直线部分设计成类似弹簧的弯曲结构,预测可以使支架内应力分布比较均匀,减缓支架的应力降解速率;③具有负泊松比效应的拉胀结构引入血管支架时,支架可以在较低的表面覆盖率下提供更高的强度,且在单轴拉伸作用下在横向方向上会发生膨胀,这意味着拉胀支架具有较高的伸缩比,将其引入血管支架的结构设计作为一种支架构型。三种支架结构支撑环和连接筋的数量均为四个,且具有相同的支架长度和外径,三种支架结构的尺寸设计如表 8.1 所示。

表 8.1　三种支架结构的尺寸设计

支架结构参数	S 形结构支架	弹簧结构支架	拉胀结构支架
支架长度/mm	6.6	6.6	6.6
支架外径/mm	3.05	3.05	3.05

在支架结构的详细设计过程中,将支架构型进行参数化表征。如图 8.16(a)所示,支架结构设计的三个基本参数包括支架宽度(W)、支架厚度(T)、曲率(R)。在 S 形连接筋支架(见图 8.16(b))的基础上"化直为曲",将支撑环中直线部分设计为弹簧结构(见图 8.16(c)),该结构的支架具有更好的顺应性。在支架服役过程中,受到相同的周向力作用时,支架内产生较小的应力分布,延长支架的降解周期。此外,将拉胀结构引入支架的结构设计中,由于尖锐的

顶角容易产生应力集中,增大支架内应力分布,因此将拉胀结构的顶角部分设计为曲线结构以降低支架内最大牵张应力,从而延缓支架降解(见图 8.16(d))。

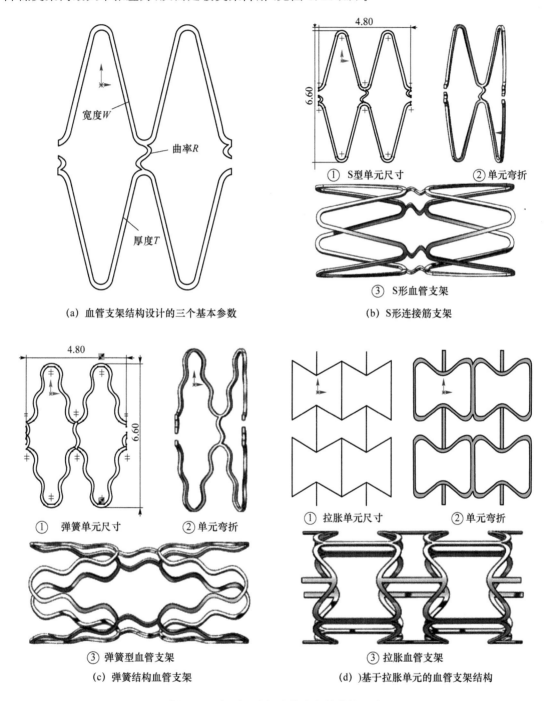

(a) 血管支架结构设计的三个基本参数

(b) S形连接筋支架

(c) 弹簧结构血管支架

(d) 基于拉胀单元的血管支架结构

图 8.16 新型可降解血管支架的结构设计

在支架材料的选择上,主要考虑生物相容性与降解性能,聚乳酸可降解支架能够克服金属裸支架和药物洗脱支架的永久性问题,能够在靶向血管再狭窄后进行二次植入,使血管内介入治疗具有可重复性。通常情况下,聚乳酸及其共聚物的降解机制为聚合物水解,降解方式为体降解。当材料放入降解溶液环境中,水分子会渗透整个材料试件,降解的初期吸收大量的水分,大分子主链中的酯键发生水解断裂进而降解成低聚体,低聚体可继续降解为乳酸等,最终分解为水和二氧化碳,其水解反应从聚合物的表面和内部同时进行。聚乳酸-羟基乙酸是聚乳酸和羟基乙酸的共聚物,具有良好的生物相容性,安全性有保障,且是唯一被美国食品药品管理局批准可用于人体内的生物降解高分子聚合物。因此对所设计的可降解血管支架拟采用PLGA(50:50)作为原材料,弹性模量 $E=430$ MPa,泊松比 $\mu=0.22$,材料密度 $\rho=1.2\times10^3$ kg/m^3。

3. 设计验证

为了验证设计得到的新型可降解血管支架的力学特性与降解行为是否能够满足设计目标,通过有限元分析对三种支架植入过程的应力分布与降解行为进行模拟,重点分析不同结构的支架在降解过程中的力学性能变化和降解形态变化。共分为 5 个分析步模拟支架植入及降解过程:①对支架的外表面施加径向位移使其内径压握到 1.25 mm;②撤去位移载荷,支架压握后回弹;③在支架内表面施加径向位移 0.3 mm 使支架外径扩大至 1.1 倍的目标直径;④撤去位移载荷,模拟支架扩张后回弹现象;⑤模拟支架在应力作用下的体内降解过程。模拟结果显示:第①步和第③步中施加的位移载荷使支架发生压握和扩张的过程中,发生了较大的弹性变形和塑性变形,但相比较压握过程结束后支架内的应力分布,扩张过程结束后支架内的应力更大,说明扩张过程发生的塑性变形更大一些,也说明压握过程对支架内的应力分布影响相对较小。支架完成压握过程后,弹簧结构支架和S形结构支架的应力值要比拉胀结构支架大,拉胀支架结构的抗压性能要好一些,压握过程结束后,支架内的应力值显著降低,应力值较大的地方位于支撑环的波峰位置和支撑环与连接筋连接的位置。支架在完成相同的扩张位移过程中,弹簧结构和拉胀结构内支架的应力分布比S形支架要小,且弹簧支架结构内应力最小,说明弹簧结构支架具有更好的扩张性能。最后,撤去位移载荷,支架发生弹性回弹后,三种支架结构内表面的应力要大于外表面应力值,S形结构支架的应力极大值仍然位于支撑环的波峰位置和支撑环与连接筋连接的位置,而弹簧结构支架除以上两个位置外,在支撑环"化直为曲"部分的中间段应力值也较大,拉胀结构支架的应力极大值主要出现在支撑环与连接筋相连处以及支撑环相交处,同时连接筋中部的应力值也较大,弹簧结构和拉胀结构支架相比S形结构支架应力分布更均匀,因此在最终降解过程完成后,这两种支架的降解更彻底,且降解比S形结构支架更均匀。本文的降解模型是基于应力降解,支架内牵张应力值最大的地方,会最先发生降解,随着降解的进行,支架逐渐发生断裂,从而失去支撑作用。如图 8.17 所示,S形结构血管支架和弹簧结构血管支架最先发生降解的地方一般为支撑环的波峰位置,最先断裂的位置为支撑环与连接筋连接的位置,而拉胀结构血管支架最先发生降解的地方一般为支撑环相交的位置,最先断裂的位置为支撑环的中间部分。

除了支架结构在降解过程中的形态变化以及应力分布情况外,降解周期也是支架设计验证中重点关注的性能指标。支架的降解周期定义为支架由原始结构到支架发生断裂(即失去支撑作用)或支架发生明显变形时(也认为其失去支撑作用)的时间,在数值模拟过程中发现支架开始发生断裂时会产生明显的塌陷作用,不能再提供足够的支撑作用。此外降解过程中,支架内最大牵张应力和质量丢失率也是表征支架降解行为的两个定量指标。由图 8.18 可知,支架降解过程中,S形结构血管支架的最大牵张应力均值要低于弹簧结构和拉胀结构支架,但S形结构血管支架在压握和扩张过程中的牵张应力水平变化较小,其顺应性没有弹簧结构血管支架和拉胀结构结构血管支架好。支架降解过程中伴随着质量丢失。可以明显地看到弹簧结构血管支架和拉胀结构血管支架的质量丢失速率大于S形结构血管支架,说明这两种支架的降解过程快于S形结构血管支架,也表明弹簧结构结构血管支架和拉胀结构结构血管支架的降解更均匀一些,大部分支架结构同时降解,而 S 形结构血管支架结构多是集中在连接筋部分和支撑环波峰处发生降解。

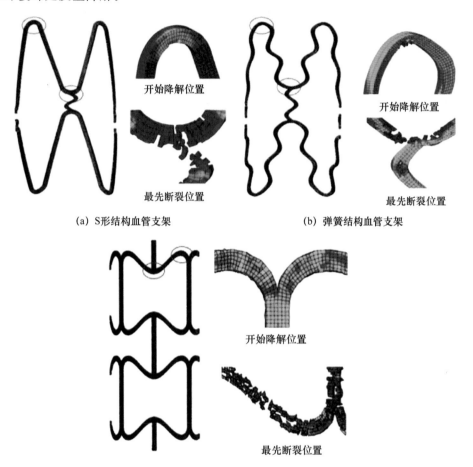

(a) S形结构血管支架　　　　　　　(b) 弹簧结构血管支架

(c) 基于拉胀单元的血管支架结构

图 8.17　三种结构的血管支架降解行为的有限元模拟结果

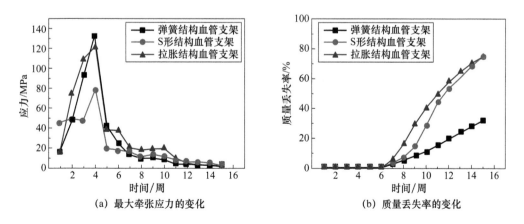

(a) 最大牵张应力的变化　　　　　　(b) 质量丢失率的变化

图 8.18　三种结构的血管支架降解过程中最大牵张应力和质量丢失率的变化

4. 设计参数对血管支架性能的影响分析

为了进一步开展血管支架的优化设计,需系统地分析血管支架的三项结构设计参数(支架宽度 W、支架厚度 T 和曲率 R)对其降解行为的影响规律。代理模型技术是解决这一问题的有效途径,而 Kriging 模型是应用最为广泛的一种代理模型技术,它具有良好的统计性,随机误差并不会影响结果的准确度,具有较好的准确度和稳健性。因此可以基于 Kriging 代理模型分析血管支架的三项结构设计参数对其降解行为的影响规律并开展优化设计。以 S 形结构血管支架为例对详细分析过程进行阐述,支架的降解周期是表征可降解聚合物支架在服役过程中降解性能的一个重要指标,支架降解周期的长短代表了支架支撑作用时间的长短,因此在优化过程中,在设计空间内能找到一种支架结构,使其降解周期能够达到最大。所以 S 形结构血管支架降解周期优化问题可定义为

$$\max t(x)$$
$$\underline{x_i} \leqslant x_i \geqslant \overline{x_i}$$

式中,t 为降解周期;$\underline{x_i}$ 和 $\overline{x_i}$ 分别为 x_i 的上限和下限。

S 形结构血管支架三项设计参数的设计空间如表 8.2 所示。

表 8.2　血管支架设计空间

设计参数	区间下限/mm	区间上限/mm
支架厚度 T	0.05	0.15
支架宽度 W	0.05	0.15
曲率 R	0.10	0.30

在设计空间内利用拉丁超立方的抽样方法抽取了 S 形结构血管支架的 40 组设计参数组合,通过数值模拟得到 40 组支架结构的降解周期,据此绘制支架厚度、支架宽度、曲率三项设计参数和降解周期之间的散点图,如图 8.19 所示。

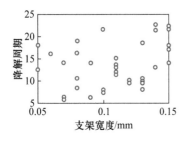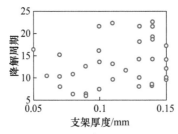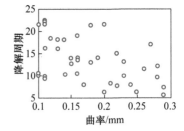

图 8.19　S 形结构血管支架三项设计参数与降解周期之间的散点图

S 形结构血管支架的曲率与降解周期之间存在着一定的负相关性,但波动性也很强,其余自变量和因变量之间的相关性非常弱。为了定量描述,本文通过定义线性相关系数 ρ 来计算自变量与因变量之间的线性相关度。

$$\rho = \frac{\mathrm{Cov}(X, Y)}{\sqrt{\mathrm{DXDY}}}$$

式中,$\mathrm{Cov}(X, Y)$ 表示 X 和 Y 之间的协方差;DX 和 DY 分别表示 X 和 Y 的方差。计算结果如表 8.3 所示。

表 8.3　S 形结构血管支架设计参数与降解周期之间的线性相关度

设计参数	支架厚度	支架宽度	曲　率
降解周期	0.247 8	0.329 1	−0.457 0

从表中可以看到,除了曲率与降解周期之间有一定的相关度,其余自变量与因变量之间的相关度非常弱,统计上一般认为这样的变量之间不显著相关。接下来进行模型准确度的验证,依次抽取模型数据中的 20,25,30,35 组数据作为训练模型样本量,取模型数据中的 5 组数据作为验证算例,分别利用线性回归模型和 Kriging 模型进行训练,并计算 5 组数据的平均相对绝对误差(MARE),得到的结果如图 8.20 所示。

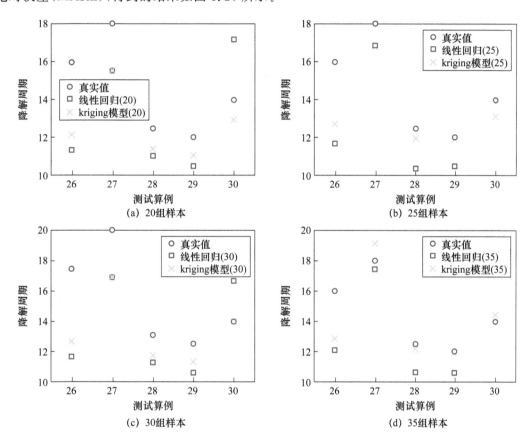

图 8.20　不同样本量下 S 形结构血管支架训练模型的降解周期真实值与预测值散点图

随着训练模型样本量的增加,线性回归模型预测的相对绝对误差逐渐减少,预测准确度逐渐提高;Kriging 模型预测的相对绝对误差在 20 组数据之后也有了明显的减小,在 30 组和 35 组数据时虽然有小范围波动,但认为在此阶段训练模型的预测准确度趋于稳定,波动效果不明显。从图 8.20 中可以明显看到,相比于线性回归模型,Kriging 代理模型预测的误差更小,准确度更高。进一步在设计空间内抽取了 1000 组模型数据,利用 30 组训练数据的 Kriging 代理模型预测其响应值,将得到的 1000 组数据和响应值进行排序,取其中响应值最大的一组模型数据作为最终的优化结果。通过以上流程得到的 S 形结构血管支架的最终优化结果为:支架厚度(0.13 mm)、支架宽度(0.15 mm)、曲率(0.10 mm)。

8.4 植介入医疗器械设计相关法规与标准体系

由于植介入医疗器械实现的主要功能是需要植入人体特定部位进行组织修复或替代,相比于其他领域的产品,人体复杂的生理环境对植介入医疗器械长期服役过程中的安全性和有效性提出了更为严格的要求[128]。为确保植介入医疗器械的安全性与有效性,需对其在人体内长期服役过程中可能存在不良事件发生的风险进行全面的评估,这是一个风险管理问题,且与植介入医疗器械正常功能/性能的发挥密切相关。因此,应从植介入医疗器械的设计阶段开始考虑整个寿命周期中所有存在的风险与发生的概率。为了规范植介入医疗器械研发过程的每一阶段以确保其安全性和有效性,全球范围内的医疗器械监管与标准化机构制定了相应的法规与标准体系用于持续监管植介入医疗器械的安全性与有效性。这些法规与标准体系中的监管准则是基于对植介入医疗器械研发与转化应用过程中可能存在的风险进行的分析、评估,通过广泛审查和监管来对风险进行控制与约束,使植介入医疗器械出现安全问题的风险最小化。本节将对植介入医疗器械设计过程中需严格遵循的相关法规与标准体系进行详细介绍。

8.4.1 医疗器械监管的法律法规基础

各国的医疗器械监督管理机构都建立了医疗器械监管的法律法规框架,对植介入医疗器械产品的注册上市前审查、注册与注册上市后监督的全寿命周期内的安全性与有效性进行约束与监管[128]。上市前审查有助于植介入医疗器械产品的质量控制,确保产品符合法规要求;上市后监督可对植介入医疗器械在实际使用过程中的安全性与有效性进行持续的约束与监测。而由于不同国家、地区之间医疗器械管理模式、法规和技术标准存在的差异,不利于医疗新技术、新产品的普及和全球医疗水平的提高。为了消除不必要的技术壁垒,1993 年由美国、欧盟、日本、加拿大和澳大利亚五个成员(国)发起并成立了非官方性国际组织——全球医疗器械协调工作组(global harmonization task force,GHTF),致力于交流各国医疗器械监督管理状况,汇集全球范围内与医疗器械的安全、性能和质量有关的所有标准和监管实践,研讨相关的法律法规和技术标准,以便达成各国均可接受的基本协议,促进医疗器械技术成果创新,推动医疗器械产业及医疗水平的发展和提高。GHTF 对全球范围内医疗器械的协调监管框架包括基本准则、上市后监管、质量体系、审核及临床研究五个方面(见表 8.4)[128]。

表 8.4 全球医疗器械协调工作组(GHTF)对医疗器械的监管框架

阶 段	上市前	注册上市	上市后
控制/监管对象	产品	销售	售后/使用
角色	制造方	销售方	销售方/使用者
监管对象/活动	设备属性: ① 基本性能与安全性制造生产; ② 质量体系。 标签: ① 准确的产品描述; ② 使用说明	注册登记: ① 列出可用或正在使用的产品; ② 要求供应商履行售后义务。 广告: 禁止误导性或欺诈性广告	监管: ① 售后义务; ② 监测器械的临床使用性能; ③ 不良事件识别与警示

1. 中国的医疗器械监管法律法规体系

我国医疗器械和药品的监管机构是国家药品监督管理局（National Medical Products Administration，NMPA），其前身是中国食品药品监督管理总局（China Food and Drug Administration，CFDA）。我国医疗器械监管法律的基础体系文件包括《医疗器械监督管理条例》《医疗器械注册与备案管理办法》《医疗器械广告管理办法》《医疗器械不良事件管理办法》《医疗器械检验机构监督管理办法》。其中，《医疗器械监督管理条例》是我国医疗器械监管的核心法律法规，于 2000 年开始实施，经过 4 次修订，修订后的条例于 2025 年 11 月 7 日由中华人民共和国国务院发布。现行版围绕鼓励创新发展、全生命周期质量监管要求，对医疗器械的注册与备案、生产、经营与使用等作出了全面规定，对省级药品监督管理部门的监管内容亦有规定[129]。该条例明确了医疗器械是需要全生命周期监管的产品，上市前相对严格的注册或备案要求可在一定程度上控制产品风险，而上市后特别是使用过程是发生风险并产生实质危害的环节，需要制定严格的管理要求[130]。该条例从医疗器械生产、销售、使用、检验检测、监督管理等各个环节进行了规范，规定了医疗器械的分类管理制度，根据潜在风险将医疗器械分为Ⅰ至Ⅲ类（1.类为低风险医疗器械，Ⅱ类为中等风险医疗器械，Ⅲ类为高风险医疗器械，对于Ⅰ类和Ⅱ类器械，不需要进行临床试验评估，而对于Ⅲ类器械，需要进行临床试验评估，且必须提供安全性与有效性证明），明确了医疗器械生产许可证和医疗器械注册证的要求，为医疗器械的全生命周期管理提供了法律依据。一些具有药理作用的医疗器械也属于药品的监管范畴，因此《药品管理法》中也涉及医疗器械的监管，该法规定了医疗器械生产经营企业的注册许可制度，要求医疗器械企业具备相应的技术条件和质量管理体系。《医疗器械注册与备案管理办法》是根据《医疗器械监督管理条例》制定的具体实施办法，明确了医疗器械产品注册的程序和要求，规定了注册申请人应当提供的必要技术文件和评审材料，并经过国家食品药品监督管理局的评审，评审通过后方可获得医疗器械注册证书[131]。《医疗器械广告管理办法》则从医疗器械广告的内容、形式和范围等方面进行规定，禁止虚假和夸大宣传，保护消费者的知情权和选择权。《医疗器械不良事件管理办法》《医疗器械检验机构监督管理办法》等对医疗器械监管的相关要求和程序进行了细化[129]。

2. 美国的医疗器械监管法律法规体系

FDA 是美国卫生与公众服务部的监管机构和联邦机构，美国卫生与公众服务部是美国联邦行政部门之一[128]。主要授权和执行《联邦食品、药品和化妆品法》，对食品（植物和/或动物）、烟草、药品、疫苗、医疗器械、生物制药、输血、电磁辐射、化妆品和发射装置进行监督和控制，确保产品的安全性和有效性。FDA 对医疗器械的监管法规体系包括《企业注册和医疗器械清单》（21 CFR part 807）、《上市前通知 510（k）》（21 CFR part 807sub part E）、《上市前批准》（21 CFR part 814）、《器械临床试验研究的豁免》（21 CFR part 812）、《质量体系法规》（21 CFR part 820）、《标签要求》（21 CFR part 801）、《医疗器械报告》（21 CFR part 803）。

3. 欧盟的医疗器械监管法律法规体系

《欧盟医疗器械法规》（European medical device regulation，EU MDR）具有确保医疗器械质量和安全的严格法规，EU MDR 包括 123 条条例，分为 10 章，17 个附件。通过标准化数据、先进技术和建立欧盟数据库（EUDAMED），EU MDR 建立起了完备的、透明的、严格的、可持续的和可预测的医疗器械监管框架，以确保使用医疗器械的患者和/或用户的健康和安全。欧盟对医疗器械监管的基本法规文件为《欧盟医疗器械法规》（REGULATI ON（EU）2023/67）[128]，根据该法规，欧盟对医疗器械分类的修订与对应监管条例如表 8.5 所示。欧盟的监管法规体系中还包括对医疗器械中有害物质的限制条例,包括《EU 1272/2008:物质和混合物的分类、标签和包装》《EU 722/2012:对医疗器械内有效动物组织的规定》《EU 2017/746:体外诊断医疗器械》《EU 2017/745:医疗器械》《EU 2012/19/EC - WEEE - Ⅱ:废弃电子电气设备》。

欧盟针对医疗器械监管的法规体系中还包括了若干医疗器械指令(medical device directive,MDD),包括 23 条条例,12 个附件。EU MDR 和体外诊断器械法规(IVDR)包含了MDD 的所有要求,同时增加了一些新要求。与现行指令相比,新法规强调以临床数据为基础的生命周期方法来确保医疗器械安全性。EU MDR 为医疗器械注册机构的制定了更严格的监管规则与要求。MDD 明确了制造商、授权代表、进口商和分销商的义务,EU MDR 则对医疗器械进行了重新分类,其范围比 MDD 更广,并为某些高风险医疗器械引入了额外的上市前咨询程序。

表 8.5　欧盟对医疗器械分类的修订与对应监管条例

医疗器械分类的修订	监管条例
体外试管受精和移植器械划分为第Ⅲ类	1~4(非侵入式器械)
心脏修补网状织物、脊柱植入物和部分/全部关节置换术植入体划分为第Ⅲ类	5~8(侵入式器械)
对患者生命健康有直接威胁风险的医疗器械配套软件划分为第Ⅲ类	9~13(有源器件)
含有含人血/血浆等的药用物质的医疗器械	14~22(特殊监管条例)

8.4.2　医疗器械的注册管理

为确保植介入医疗器械的安全性有效,我国对植介入医疗器械严格实行产品注册管理制度,受理注册申请的药品监督管理部门应当对植介入医疗器械的安全性、有效性以及注册申请人保证医疗器械安全、有效的质量管理能力等进行审查,植介入医疗器械注册申报资料是证明产品安全有效、质量可控的直接证据合集[132]。1996 年发布的《医疗器械产品注册管理办法》(原国家医药管理局局令 16 号)[133]是我国第一部系统的医疗器械注册规章,规定了对境内企业生产的第Ⅱ类、第Ⅲ类医疗器械产品实施分阶段注册审查:第一阶段为试产注册,主要审查产品的安全性和有效性,试产注册需提交的材料包括产品技术报告(Ⅲ类医疗器械)或试制报告(Ⅱ类医疗器械)、产品标准及编制说明、自测报告、型式检验报告、产品临床研究或临床验证报告及产品说明书;第二阶段为准产注册,主要审查企业的质量保证能力。由此可以看出,作为设计验证的检验报告和设计确认的临床试验资料是证明植介入医疗器械产品安全有效的核心证据,而在设计过程中的性能评价(如生物相容性)也需作为检验的内容列入产品的标准[132]。

2000 年正式发布实施的《医疗器械监督管理条例》(国务院令第 276 号)首次从法规上确立了医疗器械注册管理制度,标志着注册管理进入法制化阶段[132]。条例中要求"生产第Ⅱ类、第Ⅲ类医疗器械应当通过临床验证""申报注册的医疗器械应当按照国务院药品监督管理部门的规定提交技术指标、检测报告和其他有关资料"[134]。在 2004 年修订的《医疗器械注册管理办法》中不再区分试产注册和准产注册,但仍旧规定了我国医疗器械注册申报材料始终是以注册产品标准、检测报告和临床试验资料为核心[135]。2005 年,GHTF 对各国制造商在医疗器械风险管理过程中识别出的通用安全风险和性能要求进行了总结和提炼,发布了《医疗器械安全和性能的基本原则》(Essential Principles of Safety and Performance of Medical Devices),2008 年国际医疗器械监管机构论坛(International Medical Device Regulators

Forum,sIMDRF)发布了《符合医疗器械安全和性能基本原则的技术文件汇总》(Summary Technical Documentation for Demonstrating Conformity to the Essential Principles of Safety and Performance of Medical Devices,STED)[136],STED 对监管机构上市前审查的技术文件给出了指导:制造商需按照 STED 要求准备并提供相应的技术文件,以证明产品符合 EP 要求,从而证明产品的安全性与有效性。STED 规定了技术文件的具体要求,包括产品描述及技术规格、标签、设计和生产信息、EP 清单、风险分析和控制总结、产品验证确认等[136]。

2014 年修订的《医疗器械监督管理条例》(国务院令第 650 号)中对申请第Ⅱ类、第Ⅲ类医疗器械产品注册的资料进行了修订[137]:①产品风险分析;②产品技术要求;③产品检验报告;④临床评价资料;⑤产品说明书及标签样稿;⑥与产品研制、生产有关的质量管理体系文件;⑦证明产品安全、有效所需的其他资料。主要是将注册产品标准修改为产品技术要求,将临床试验资料修改为临床评价资料。而 2014 年 CFDA 发布的第 43 号公告对注册申报材料的具体要求进行了详细的规范[138],强化了对产品设计开发过程中研究资料的要求,使医疗器械的技术评审从审"标准和检验"和"临床试验"到审"设计开发"和"临床评价"转变[132]。650 号令实施后,我国医疗器械注册程序中需按照《医疗器械临床评价技术审查指导原则》提交临床评价的资料由原来单一的"临床试验"路径扩展为"免于进行临床试验(对应于豁免目录)""同品种比对""临床试验"三条路径[139]。为了从制度层面进一步促进医疗器械的创新,最新版的《医疗器械监督管理条例》(国务院令第 739 号)于 2025 年修订发布,739 号令进一步明确了对于第Ⅱ类和第Ⅲ类医疗器械而言,检验报告也可以是自检报告[140]。同时对临床评价的要求进行了修订完善,将"免于进行临床试验的医疗器械"修改为"免于进行临床评价的医疗器械",使临床评价的路径变更为"同品种比对"和"临床试验"两条路径[132]。739 号令中对医疗器械注册申报材料的要求也进行了修订,包括①增加了质量管理体系文件的要求;②结合技术审评实际,修改完善了非临床研究的有关内容,细化了在能量治疗类器械、软件及网络安全、生物学特性、联合使用、辐射安全、燃爆风险等方面的要求,对医疗器械安全和性能的评价更加深入全面,通过识别不同类型医疗器械可能需要开展的非临床研究,不仅统一了注册申报和技术审评的尺度,也为医疗器械的安全有效性提供了更加全面的证据;③对免于进行临床评价的第Ⅱ类、第Ⅲ类医疗器械,可通过等同性论证或非临床资料综述论证其安全有效性,将相关资料要求纳入非临床资料范畴[132]。《医疗器械注册与备案管理办法》(国家市场监督管理总局令第47 号)[131]、《关于公布医疗器械注册申报资料要求和批准证明文件格式的公告》(国家药品监督管理局 2021 年第 121 号)[141]等配套文件也同步修订发布。NFDA 于 2020 年发布的《医疗器械安全和性能的基本原则》中指出"基于监管要求,医疗器械可能需要进行临床评价(如适用)",明确了临床评价应基于产品的技术特征和临床风险按需开展,而不再作为满足基本原则的必要条件[142]。

注册管理是对植介入医疗器械的安全性、有效性和质量可控性进行审查的过程,注册申报资料是证明植介入医疗器械安全有效、质量可控的直接证据合集[132]。我国针对医疗器械的注册监管经历了从最初仅需要符合标准的行业监管到以进行注册检测和临床试验为核心,再到基于产品技术特征和预期临床用途全面开展设计验证和设计确认的一个逐渐规范化、系统化和科学化的进程[132]。因此,在对植介入医疗器械开展设计的过程中,应对设计过程各个阶段中的数据,包括用户需求分析、设计目标表确立、设计参数的选取、性能检验测试方法与结果、设计参数优化、安全性与有效性验证方法与结果等进行详细如实的记录,为后续的临床试验与注册上市做好充足的资料准备。

8.4.3　医疗器械标准体系

医疗器械标准是对医疗器械注册、上市、监管、监督抽验等各个环节进行规范的统一技术要求,涉及医疗器械产品的整个生命周期,旨在确保医疗器械的设计、生产和使用方面的质量、安全性和有效性。标准的制定不仅有助于规范医疗器械产业,还直接关系到患者的生命健康,是保障产品安全有效最基础、最重要的技术法规[143-144]。医疗器械标准主要分为三大类:产品标准、过程标准和管理标准。其中,产品标准是对医疗器械的设计、性能和安全性做出的规范与要求;过程标准则针对医疗器械生产和制造的各环节,以确保医疗器械的生产过程符合规定;管理标准关注医疗器械质量管理和风险管理,为生产商提供组织管理和生产运营的规范[143]。标准的执行对于保障医疗器械质量和安全至关重要,标准的制定与执行应贯穿于医疗器械的全产业链,确保所有环节都能够达到规定的标准要求。医疗器械标准化技术委员会(technical committee,TC)是医疗器械标准制定、监管、实施反馈的重要主体。各国均建立了相对独立的医疗器械标准体系,而为了使医疗器械的研发能够更好地适应全球市场,ISO 制定了一系列国际标准对医疗器械的设计、性能、安全性、生产制造、质量管理与风险管理进行统一规范。

在研发过程中,为确保植介入医疗器械的安全性与有效性,需遵循的 ISO 标准包括[145]以下几种。

ISO 10993:医疗器械生物学评价标准。ISO 10993 是全球广泛用于对医疗器械生物相容性进行评价的黄金标准。该标准涵盖了不同生物相容性评估指标的执行方式、样品制备方法、特殊性质材料的试验方法等,提供了用于生物学测试材料的选择和评估方法,规定了材料化学、形态学、物理化学和拓扑特性。该标准提供了鉴定和量化可降解材料潜在的降解产物的框架,分别对聚合物器械、陶瓷以及金属与合金降解产物的鉴定和量化方法进行了规定。对于生物相容性测试,该标准规定了与血液相互作用测试的选择和体外细胞毒性测试方法。对于毒性测试,该标准对风险管理过程中的评估和测试、动物福利、植入器械后的局部反应、全身毒性测试、皮肤敏感与刺激性测试、器械免疫毒性测试、遗传毒性、致癌性和生殖毒性测试、降解产物和浸出物毒性动力学研究测试等均做了规定。

ISO 22442:《利用动物组织及其衍生物的医疗器械》标准。ISO 22442 对使用动物组织及其衍生物制造的医疗器械评估进行了规定,对动物组织传染性海绵状脑病(transmissible spongiform encephalopathy,TSE)病原体的验证和消除提供了详细的指导。该标准从风险管理的术语阐述、风险管理流程、风险评估和风险控制方面对动物组织及其衍生物的医疗器械风险管理进行了规定。该标准对用于制作医疗器械动物及组织的采购、收集和处理(包括运输和储存)过程的控制进行了规定,对动物组织中病毒和 TSE 的灭活、消除和验证也提出了要求。

ISO 14971 和 ISO 24971:医疗器械风险管理体系认证与医疗器械风险管理指南。ISO 14971 提供了一个医疗器械风险监管的框架,用于对医疗器械设计、开发、制造过程进行风险分析、风险评估和风险控制评估,以及监控设备的安全性和售后性能。该标准要求医疗器械的开发要明确用途、明确可预料的危害、评估伤害的发生概率和严重程度、评估相关风险、控制风险及风险控制有效性的监控。该标准不仅对医疗器械开发过程的风险管理进行规定,而且对器械灭菌、包装、标签、存储、运输、销售和市场监控方面进行了全方位的规定。ISO 24971 是一套针对 ISO 14971 标准具体应用的指南,用于理解和执行 ISO 14971 标准中针对医疗器械风险管理过程中的规定,为风险管理的具体实施提供了详细的方法和说明。

ISO 21534：《非活性外科植入物-关节置换植入物-特殊要求》标准。ISO 21534 明确了对全关节置换植入物、部分关节置换植入物、人工韧带和骨水泥等植入物的要求。该标准对关节置换植入物的预期性能、设计属性、使用材料、设计评价、植入物制造、灭菌、包装和制造商提供的信息等方面进行了明确的要求。

ISO 16061：《与非活动外科植入物一起使用的器械一般要求》标准。ISO 16061 对与非活动外科植入体配合使用的器械做了一般要求，这些要求可用于制造和翻新期间的器械。该标准可用于评估电力驱动的器械，但不适用于供电装置，也不适用于牙科种植体、经牙髓和经神经根种植体以及眼-眼种植体相关的器械。该标准对器械的安全性要求与器械的预期性能、设计、材料、制造、灭菌、包装和制造商提供的信息等方面密切相关。

ISO 13485：《医疗器械质量管理体系法规的要求》。ISO 13485 定义了医疗器械最佳质量管理体系（quality management system，QMS）的标准，该标准对涉及医疗器械生命周期内各阶段的组织质量管理体系的要求进行了规定，包括设计和开发、生产、储存、分销、安装、服务、最终退役、处置医疗器械以及提供相关活动（如技术支持）。该标准要求也可用于提供产品（如原材料、组件、医疗器械、灭菌服务、校准服务、配送服务、维护服务）的供应商或其他外部方，以符合此类组织维护标准的要求。根据 ISO 13485 的要求，医疗器械企业应建立并维护一个完善的质量管理体系，包括文件控制、质量控制与质量改进等要素，旨在规范医疗器械企业的质量管理活动，确保医疗器械的安全性、有效性和可追溯性。

ISO 19227：《外科植入物骨科植入物的清洁度通用要求》标准。ISO 19227 对植入物清洁度的处理和评估做了规定。该标准从质量管理体系、风险管理、清洁流程设计、清洁中和清洁后的清洁度验证、样本抽样处理、测试样本的制造、样本测试方法和有效性等方面进行了一般性规定。该标准从最终清洁后的测试方法和清洁验收标准两方面给出了清洁评估的要求，具体包括目视检查、微生物污染水平检测、细胞内毒素检测、有机污染物检测、无机污染物检测、微颗粒污染检测和细胞毒性检测。

ISO 14155：《人体用医疗器械的临床研究——临床试验质量管理规范》标准。ISO 14155 是由 ISO/TC 194 医疗器械生物学评价技术委员会制定的国际标准，用于定义医疗器械在以人类为受试者的临床研究中的临床实践规范[145]。包括临床试验的设计、实施、记录和报告，以及出于监管目的的医疗器械的安全性或性能要求。

我国的医疗器械标准体系架构主要参照 ISO 和国际电工委员会（International Electrotechnical Commision，IEC）建立，医疗器械国家标准（GB）由国务院标准化行政主管部门——中国国家标准化管理委员会（Standardization Administration of the People's Republic of China，SAC）统一制定、审查、批准、编号和发布[146]。对于没有国家标准而又需要在全国医疗器械行业范围内统一的技术要求，由 NFDA 制定发布医疗器械行业标准（YY）并报 SAC 备案。植介入医疗器械领域的国家及行业标准制定工作主要由全国外科植入物和矫形器械标准化技术委员会（SAC/TC 110）负责，TC 110 主要负责外科植入物基础领域、植入材料领域、乳房植入物和矫形器械领域的国家及行业标准制定修订工作，分为四个分标准委员会：骨科植入物分委会（SC 1）、心血管植入物分委会（SC 2）、组织工程医疗器械产品分委会（SC 3）和有源植入物分委会（SC 4）。SC 1 主要负责关节产品、创伤产品（骨板、骨钉等）和脊柱产品的标准化工作；SC 2 主要负责心脏瓣膜、血管支架、人工血管等产品的标准化工作；SC 3 主要负责基础标准、软骨再生、动物源性产品等的标准化工作；SC 4 主要负责心脏起搏器、植入式人工耳蜗、植入式神经肌肉刺激器、植入式输液器等产品的标准化工作[147]。目前，我国的植介入医疗器械现有标准 275 项,其中国家标准 31 项,行业标准 244 项,其中包括外科植入物通用要求等基础标准 17 项,植入材料及材料测试方法标准 108 项,关节、心血管等产品标准 91 项,相关基础、方法等标准 59 项[147]。植介入医疗器械领域的标准体系框架主要参照了国际标准化组织外科植入物标准化技术委员会(ISO/TC 150)的体系设立,由于目前我国植介入医疗器械领域的产品研发水平稍落后于国外,国际上相关标准多为国外跨国集团所垄断,因此国内标准多转化自国际标准,在技术要求上与国际标准一致,以保证产品的安全有效,促进产业进步。而植介入医疗器械领域又是医疗器械行业内创新比较活跃的领域之一,新产品、新技术的不断涌现对新标准的制定提出了需求[147]。行业内越来越多的团体组织开展本领域内团体标准的制定,越来越多的企业开始积极参与外科植入物团体标准制定工作,团体标准发布的数量逐年增长,尤其是在增材制造植介入医疗器械、新型植入材料等方向。团体标准主要由中国医疗器械行业协会、中国生物医学工程学会、中国生物材料学会三家团队制定,已制定的外科植入物团体标准累计达 60 余项[147]。

植介入医疗器械的标准体系是保证产品质量与使用安全的重要基础,严格而健全的标准体系有助于对植介入医疗器械设计、注册、生产与使用全生命周期内各阶段的合规性进行约束、监督和管理,降低不良事件发生的概率。因此,在植介入医疗器械的设计过程中,需参照相关标准中的具体规定,以确保所设计器械的参数、性能、质量与安全性符合相关标准的要求。

习　题

1. 请简要写出植介入医疗器械设计流程的主要步骤包括① ＿＿＿＿＿＿＿；② ＿＿＿＿＿＿＿；③ ＿＿＿＿＿＿＿；④ ＿＿＿＿＿＿＿；⑤ ＿＿＿＿＿＿＿；⑥ ＿＿＿＿＿＿＿。

2. 与其他领域的产品设计相比,植介入医疗器械的设计过程有何特点?其原因是什么?

3. 请调研下列植介入医疗器械的临床使用场景,根据临床使用场景思考并列出相应的用户需求、每项用户需求所对应的功能/性能指标及相应的设计目标。

① 椎弓根钉:

② 可降解输尿管支架:

4. 为了实现颈椎椎间融合器的微创植入,促进椎间骨融合的同时降低沉降、邻近节段退化的发生风险,请提出一个优化设计思路。

5. 为了提高可降解血管支架降解行为的可控性,请提出一个优化设计思路。

6. ASTM 和 ISO 批准可应用于医疗保健行业进行产品定制化的七类增材制造方法包括① ＿＿＿＿＿＿＿；② ＿＿＿＿＿＿＿；③ ＿＿＿＿＿＿＿；④ ＿＿＿＿＿＿＿；⑤ ＿＿＿＿＿＿＿；⑥ ＿＿＿＿＿＿＿；⑦ ＿＿＿＿＿＿＿。

7. 定制化植介入医疗器械设计流程的主要步骤包括① ＿＿＿＿＿＿＿；② ＿＿＿＿＿＿＿；③ ＿＿＿＿＿＿＿；④ ＿＿＿＿＿＿＿；⑤ ＿＿＿＿＿＿＿。

8. 基于有限元分析可对植介入医疗器械进行定制化设计、结构优化并开展生物力学性能的评价,其主要步骤包括① ＿＿＿＿＿＿＿；② ＿＿＿＿＿＿＿；③ ＿＿＿＿＿＿＿；④ ＿＿＿＿＿＿＿。

9. 我国医疗器械监管的核心法律法规是 ＿＿＿＿＿＿＿,从医疗器械的 ＿＿＿＿＿＿＿、＿＿＿＿＿＿＿、＿＿＿＿＿＿＿、＿＿＿＿＿＿＿等各个环节进行了规范,规定了医疗器械的＿＿＿＿＿＿＿

制度,明确了医疗器械_____和_____的要求,为医疗器械的_____提供了法律依据。

10.医疗器械标准主要分为三大类:_____。我国植介入医疗器械领域的国家及行业标准制定工作主要由_____负责,分为四个分标委:_____、_____、_____和_____。

参考文献

[1] WANG L, DING X, FENG W, et al. Biomechanical study on implantable and interventional medical devices[J]. Acta Mechanica Sinica, 2021, 37(6): 875-894.

[2] IVANOVIĆ L, RACKOV M, STOJANOVIĆ B, et al. Design and development of medical devices[D]. Proceedings on 18th international conference on industrial systems - IS'20. Cham: Springer International Publishing.

[3] CENSI F, CALCAGNINI G, MATTEI E. Medical devices: improving health care through a multidisciplinary approach[M]. Cham: Springer International Publishing, 2022: 77-103.

[4] KUCKLICK T R. The medical device R&D handbook[M]. Boca Raton: CRC Press, 2013.

[5] PANT S, LIMBERT G, CURZEN N P, et al. Multiobjective design optimisation of coronarystents[J]. Biomaterials, 2011, 32(31): 7755-7773.

[6] HUANG H, LIU J, WANG L, et al. A critical review on the biomechanical study of cervical interbody fusion cage[J]. Medicine in Novel Technology and Devices, 2021, 11: 100070.

[7] CAUTHEN J C, THEIS R P, ALLEN A T. Anterior cervical fusion: a comparison of cage, dowel and dowel-plate constructs[J]. The spine journal: official journal of the North American Spine Society, 2003, 3(2): 106-117.

[8] SAMANDOURAS G, SHAFAFY M, HAMLYN P J. A new anterior cervical instrumentation system combining an intradiscal cage with an integrated plate: An early technical report[J]. Spine, 2001, 26(10): 1188-1192.

[9] TROJANOWSKI T. Cervical cage fusion with 5 different implants: 250 cases-Comment[J]. Acta Neurochirurgica, 2002, 144(6): 550-550.

[10] SONG K J, TAGHAVI C E, LEE K B, et al. The efficacy of plate construct augmentation versus cage alone in anterior cervical fusion[J]. Spine, 2009, 34(26): 2886-2892.

[11] TEWARIE R D S N, BARTELS R H M A, PEUL W C. Long-term outcome after anterior cervical discectomy without fusion[J]. European Spine Journal, 2007, 16(9): 1411-1416.

[12] OVERLEY S C, MERRILL R K, LEVEN D M, et al. A matched cohort analysis comparing stand-alone cages and anterior cervical plates used for anterior cervical discectomy and fusion[J]. Global Spine Journal, 2017, 7(5): 394-399.

[13] SHI S, LIU Z D, YOU W J, et al. Application of a stand-alone anchored spacer in

noncontiguous anterior cervical arthrodesis with radiologic analysis of the intermediate segment[J]. Journal of Clinical Neuroscience, 2016, 25: 69-74.

[14] LAN T, LIN J Z, HU S Y, et al. Comparison between zero-profile spacer and plate with cage in the treatment of single level cervical spondylosis[J]. Journal of Back and Musculoskeletal Rehabilitation, 2018, 31(2): 299-304.

[15] BUCCI M N, OH D, COWAN R S, et al. The ROI-C zero-profile anchored spacer for anterior cervical discectomy and fusion: biomechanical profile and clinical outcomes[J]. Medical Devices, 2017, 10: 61-69.

[16] ZHOU J, LI J, LIN H, et al. A comparison of a self-locking stand-alone cage and anterior cervical plate for ACDF: Minimum 3-year assessment of radiographic and clinical outcomes[J]. Clinical Neurology and Neurosurgery, 2018, 170: 73-78.

[17] ZHANG Z, LI Y, JIANG W. A comparison of zero-profile anchored spacer (ROI-C) and plate fixation in 2-level noncontiguous anterior cervical discectomy and fusion: a retrospective study[J]. BMC Musculoskeletal Disorders, 2018, 19: 119.

[18] HE S, FENG H, LAN Z, et al. A randomized trial comparing clinical outcomes between zero-profile and traditional multilevel anterior cervical discectomy and fusion surgery for cervical myelopathy[J]. Spine, 2018, 43(5): E259-E266.

[19] LU Y, BAO W, WANG Z, et al. Comparison of the clinical effects of zero-profile anchored spacer (ROI-C) and conventional cage-plate construct for the treatment of noncontiguous bilevel of cervical degenerative disc disease (CDDD) A minimum 2-year follow-up[J]. Medicine, 2018, 97(5): e9808.

[20] RONG Y, LUO Y, LIU W, et al. Clinical effects of the bridge-type ROI-C interbody fusion cage system in the treatment of cervical spondylosis with osteoporosis[J]. This clinical interventions in aging, 2018, 13: 2543-2551.

[21] VACCARO A R. Changes in bone architecture during spinal fusion: Three years follow-up and the role of cage stiffness-Point of view[J]. Spine, 2003, 28(16): 1802-1808.

[22] HSU W H, CHAO C K, HSU H C, et al. Parametric study on the interface pullout strength of the vertebral body replacement cage using FEM-based Taguchi methods [J]. Medical Engineering & Physics, 2009, 31(3): 287-294.

[23] VAN J H P W, SPRUIT M. ANDERSON P G, et al. Anterior cervical interbody fusion with a titanium box cage: early radiological assessment of fusion and subsidence[J]. The Spine Journal: Official Journal of the North American Spine Society, 2005, 5(6): 645-649.

[24] BENZEL E C, SONNTAG V K H, AHO C J, et al. Subsidence of stand-alone cervical carbon fiber cages-Comments[J]. Neurosurgery, 2006, 58(3): 507-508.

[25] BARSA P, SUCHOMEL P. Factors affecting sagittal malalignment due to cage subsidence in standalone cage assisted anterior cervical fusion[J]. European Spine Journal, 2007, 16(9): 1395-1400.

[26] KETTLER A, WILKE H J, CLAES L. Effects of neck movements on stability and subsidence in cervical interbody fusion: an in vitro study[J]. Journal of Neurosurgery,

2001, 94(1): 97-107.

[27] KAST E, DERAKHSHANI S, BOTHMANN M, et al. Subsidence after anterior cervical inter-body fusion: A randomized prospective clinical trial[J]. Neurosurgical Review, 2009, 32(2): 207-214.

[28] FUJIBAYASHI S, NEO M, NAKAMURA T. Stand-alone interbody cage versus anterior cervical plate for treatment of cervical disc herniation: Sequential changes in cage subsidence[J]. Journal of Clinical Neuroscience, 2008, 15(9): 1017-1022.

[29] HAN S Y, KIM H W, LEE C Y, et al. Stand-alone cages for anterior cervical fusion: are there no problems? [J]. Korean Journal of Spine, 2016, 13(1): 13-19.

[30] NOH S H, ZHANG H Y. Comparison among perfect-C, zero-P, and plates with a cage in single-level cervical degenerative disc disease[J]. BMC Musculoskeletal Disorders, 2018, 19: 33.

[31] ALFONSO D L V R, MUNOZ R I, GUSTAVO M S M, et al. Locking stand-alone cage constructs for the treatment of cervical spine degenerative disease[J]. Asian Spine Journal, 2019, 13(4): 630-637.

[32] WANG H R, LI X L, DONG J, et al. Skip-level anterior cervical discectomy and fusion with self-locking stand-alone PEEK cages for the treatment of 2 noncontiguous levels of cervical spondylosis [J]. Journal of Spinal Disorders & Techniques, 2013, 26 (7): E286-E292.

[33] HILIBRAND A S, ROBBINS M. Adjacent segment degeneration and adjacent segment disease: the consequences of spinal fusion? [J]. The Spine Journal: Official Journal of the North American Spine Society, 2004, 4(6 Suppl): 190S-194S.

[34] YANG J Y, SONG H S, LEE M, et al. Adjacent level ossification development after anterior cervical fusion without plate fixation[J]. Spine, 2009, 34(1): 30-33.

[35] ZHANG D, LIU B, ZHU J, et al. Comparison of clinical and radiologic outcomes between self-locking stand-alone cage and cage with anterior plate for multilevel anterior cervical discectomy and fusion: A meta-analysis[J]. World Neurosurgery, 2019, 125: E117-E131.

[36] WIGFIELD C C, SKRZYPIEC D, JACKOWSKI T, et al. Internal stress distribution in cervical intervertebral discs: The influence of an artificial cervical joint and simulated anterior interbody fusion[J]. Journal of Spinal Disorders & Techniques, 2003, 16 (5): 441-449.

[37] PARK D H, RAMAKRISHNAN P, CHO T H, et al. Effect of lower two-level anterior cervical fusion on the superior adjacent level[J]. Journal of Neurosurgery-Spine, 2007, 7(3): 336-340.

[38] ZHANG F, XU H C, YIN B, et al. Can an Endplate-conformed cervical cage provide a better biomechanical environment than a typical non-conformed cage?: A finite element model and cadaver study[J]. Orthopaedic Surgery, 2016, 8(3): 367-376.

[39] LIU J T, CHEN W C, WEI H W. Biomechanical evaluation of a dynamic fusion cage design for cervical spine: A finite element study [J]. Advances in Mechanical

Engineering，2017，9(5)：1687814017698881.

[40] YUE Y，WANG L，YANG N，et al. Effectiveness of biodegradable magnesium alloy stents in coronary artery and femoral artery[J]. Journal of Interventional Cardiology，2015，28(4)：358-364.

[41] KATSIKIS A，SERRUYS P. W. Bioresorbable scaffolds versus metallic stents in routine PCI：the plot thickens[J]. Journal of Thoracic Disease，2017，9(8)：2296-2300.

[42] TANIGAWA J，BARLIS P，DI M C. Intravascular optical coherence tomography：optimisation of image acquisition and quantitative assessment of stent strut apposition[J]. EuroIntervention：Journal of EuroPCR in Collaboration with the Working Group on Interventional Cardiology of the European Society of Cardiology，2007，3(1)：128-136.

[43] HSIAO T C，JAQUES P A，GAO P. A multidomain magnetic passive aerosol sampler：Development and experimental evaluation[J]. Aerosol Science and Technology，2013，47(1)：37-45.

[44] AL-LAMEE R，GODINO C，COLOMBO A. Transcatheter aortic valve implantation current principles of patient and technique selection and future perspectives[J]. Circulation-Cardiovascular Interventions，2011，4(4)：387-395.

[45] 周文选，王明，高旻昱，等. 基于非对称孔结构的高性能血管支架设计[J]. 医用生物力学，2013，28(6)：596-601.

[46] 王吉成，张新波，孔令涛，等. 血管支架：中国，20181044054. X[P/OL]. 2018-9-7. https://d. wanfangdata. com. cn/patent/ChhQYXRlbnROZXdTMjAyNDExMjIxNjU4MjISEENOMjAxODEwNDQxMDU0LlgaCGU1cGNxcG15.

[47] 樊瑜波，王丽珍，高元明，等. 一种负泊松比可降解血管支架结构：中国，201910233257[P/OL]. 2021-4-23. https://d. wanfangdata. com. cn/patent/ChhQYXRlbnROZXdTMjAyNDExMjIxNjU4MjISE0NOMjAxOTEwMjMzMjU3LjRfc3EaCGt0MW2M3Mz.

[48] 魏云波，赵丹阳，王敏杰，等. 高径向支撑性可生物降解聚合物血管支架结构设计与力学性能分析[J]. 中国机械工程，2020，31(09)：1098-1107.

[49] AMIRJANI A，YOUSEFI M，CHESHMAROO M. Parametrical optimization of stent design：A numerical-based approach[J]. Computational Materials Science，2014，90：210-220.

[50] 赵丹阳，刘韬，李红霞，等. 可降解聚合物血管支架结构优化设计[J]. 力学学报，2017，49(06)：1409-1417.

[51] LI N，ZHANG H，OUYANG H. Shape optimization of coronary artery stent based on a parametric model[J]. Finite Elements in Analysis and Design，2009，45(6-7)：468-475.

[52] MOUSSA A，TANZER M，PASINI D. Cervical fusion cage computationally optimized with porous architected Titanium for minimized subsidence[J]. Journal of the Mechanical Behaviorof Biomedical Materials，2018，85：134-151.

[53] FRASER D，FUNKENBUSCH P，ERCOLI C，et al. Biomechanical analysis of the osseointegration of porous tantalum implants[J]. Journal of Prosthetic Dentistry，2020，123(6)：811-820.

[54] SHI J, LIANG H, JIANG J, et al. Design and performance evaluation of porous titanium alloy structures for bone implantation[J]. Mathematical Problems in Engineering, 2019, 2019: 5268280.

[55] WANG Z, WANG C, LI C, et al. Analysis of factors influencing bone ingrowth into three-dimensional printed porous metal scaffolds: A review[J]. Journal of Alloys and Compounds, 2017, 717: 271-285.

[56] BIEMOND J E, AQUARIUS R, VERDONSCHOT N, et al. Frictional and bone ingrowth properties of engineered surface topographies produced by electron beam technology[J]. Archives of Orthopaedic and Trauma Surgery, 2011, 131(5): 711-718.

[57] KARAGEORGIOU V, KAPLAN D. Porosity of 3D biomaterial scaffolds and osteogenesis[J]. Biomaterials, 2005, 26(27): 5474-5491.

[58] TSAI P I, CHEN C Y, HUANG S W, et al. Improvement of bone-tendon fixation by porous titanium interference screw: A rabbit animal model[J]. Journal of Orthopaedic Research, 2018, 36(10): 2633-2640.

[59] BAI F, ZHANG J, WANG Z, et al. The effect of pore size on tissue ingrowth and neovascularization in porous bioceramics of controlled architecture in vivo[J]. Biomedical Materials, 2011, 6(1): 015007.

[60] FUKUDA A, TAKEMOTO M, SAITO T, et al. Osteoinduction of porous Ti implants with a channel structure fabricated by selective laser melting [J]. Acta Biomaterialia, 2011, 7(5): 2327-2336.

[61] TANIGUCHI N, FUJIBAYASHI S, TAKEMOTO M, et al. Effect of pore size on bone ingrowth into porous titanium implants fabricated by additive manufacturing: An in vivo experiment [J]. Materials Science & Engineering C-Materials for Biological Applications, 2016, 59: 690-701.

[62] WIEDING J, LINDNER T, BERGSCHMIDT P, et al. Biomechanical stability of novel mechanically adapted open-porous titanium scaffolds in metatarsal bone defects of sheep[J]. Biomaterials, 2015, 46: 35-47.

[63] TAN X P, TAN Y J, CHOW C S L, et al. Metallic powder-bed based 3D printing of cellular scaffolds for orthopaedic implants: A state-of-the-art review on manufacturing, topological design, mechanical properties and biocompatibility[J]. Materials Science and Engineering C-Materials for Biological Applications, 2017, 76: 1328-1343.

[64] ZHANG Y, SUN N, ZHU M, et al. The contribution of pore size and porosity of 3D printed porous titanium scaffolds to osteogenesis[J]. Biomaterials Advances, 2022, 133: 112651.

[65] QIAN H, LEI T, LEI P, et al. Additively manufactured tantalum implants for repairing bone defects: A systematic review[J]. Tissue Engineering Part B-Reviews, 2021, 27(2): 166-180.

[66] CHENG M Q, WAHAFU T, JIANG G F, et al. A novel open-porous magnesium scaffold with controllable microstructures and properties for bone regeneration[J]. Scientific Reports, 2016, 6: 24134.

[67] ARJUNAN A, DEMETRIOU M, BAROUTAJI A, et al. Mechanical performance of highly permeable laser melted Ti6Al4V bone scaffolds[J]. Journal of the Mechanical Behavior of Biomedical Materials, 2020, 102: 103517.

[68] CALLENS S J P, UYTTENDAELE R J C, FRATILA A L E, et al. Substrate curvature as a cue to guide spatiotemporal cell and tissue organization[J]. Biomaterials, 2020, 232: 119739.

[69] VAN B S, CHAI Y C, TRUSCELLO S, et al. The effect of pore geometry on the in vitro biological behavior of human periosteum-derived cells seeded on selective laser-melted Ti6Al4V bone scaffolds[J]. Acta Biomaterialia, 2012, 8(7): 2824-2834.

[70] CALLENS S J P, FAN D, VAN H I A J, et al. Emergent collective organization of bone cells in complex curvature fields[J]. Nature Communications, 2023, 14 (1): 855-855.

[71] KOLKEN H M A, ZADPOOR A A. Auxetic mechanical metamaterials[J]. RSC Advances, 2017, 7(9): 5111-5129.

[72] YAO Y, WANG L Z, LI J, et al. A novel auxetic structure based bone screw design: Tensile mechanical characterization and pullout fixation strength evaluation[J]. Materials & Design, 2020, 188: 108424.

[73] YAN Y W, LI Y, SONG L Q, et al. Pluripotent stem cell expansion and neural differentiation in 3-D scaffolds of tunable Poisson's ratio[J]. Acta Biomaterialia, 2017, 49: 192-203.

[74] KOLKEN H M A, JANBAZ S, LEEFLANG S M A, et al. Rationally designed meta-implants: a combination of auxetic and conventional meta-biomaterials[J]. Materials Horizons, 2018, 5(1): 28-35.

[75] YAO Y, YUAN H, HUANG H W, et al. Biomechanical design and analysis of auxetic pedicle screw to resist loosening[J]. Computers in Biology and Medicine, 2021, 133: 104386.

[76] WANG L, HUANG H, YUAN H, et al. In vitro fatigue behavior and in vivo osseointegration of the auxetic porous bone screw[J]. Acta Biomaterialia, 2023, 170: 185-201.

[77] ROSENSTEIN A, MACDONALD W, ILIADIS A, et al. Revision of cemented fixation and cement-bone interface strength[J]. Proceedings of the Institution of Mechanical Engineers Part H, Journal of Engineering in Medicine, 1992, 206(1): 47-49.

[78] SEO J H, JU C I, KIM S W, et al. Clinical efficacy of bone cement augmented screw fixation for the severe osteoporotic spine[J]. Korean Journal of Spine, 2012, 9(2): 79-84.

[79] INCEOGLU S, FERRARA L, MCLAIN R F. Pedicle screw fixation strength: pullout versus insertional torque[J]. The Spine Journal 2004, 4(5): 513-518.

[80] PONNUSAMY K E, IYER S, GUPTA G, et al. Instrumentation of the osteoporotic spine: biomechanical and clinical considerations[J]. The Spine Journal, 2011, 11(1): 54-63.

［81］KIM Y Y, CHOI W S, RHYU K W. Assessment of pedicle screw pullout strength based on various screw designs and bone densities-an ex vivo biomechanical study ［J］. The Spine Journal, 2012, 12(2): 164-168.

［82］CHANDA S, MUKHERJEE K, GUPTA S, et al. A comparative assessment of two designs of hip stem using rule-based simulation of combined osseointegration and remodelling［J］. Proceedings of the Institution of Mechanical Engineers Part H-Journal of Engineering in Medicine, 2020, 234(1): 118-128.

［83］WU C, ZHENG K, FANG J, et al. Time-dependent topology optimization of bone plates considering bone remodeling［J］. Computer Methods in Applied Mechanics and Engineering, 2020, 359: 112702.

［84］SAEIDI M, GUBAUA J E, KELLY P, et al. The influence of an extra-articular implant on bone remodelling of the knee joint［J］. Biomechanics and Modeling in Mechanobiology, 2020, 19(1): 37-46.

［85］LI G, WANG L, PAN W, et al. In vitro and in vivo study of additive manufactured porous Ti6Al4V scaffolds for repairing bone defects［J］. Scientific Reports, 2016, 6: 34072.

［86］BERGEMANN C, KLINKENBERG E D, LUETHEN F, et al. Proliferation and migration of human osteoblasts on porous three dimensional scaffolds［D］//6th International Conference on Processing and Manufacturing of Advanced Materials (THERMEC)/2nd Symposium Session on Multiscale Mechanical Modelling of Complex Materials and Engineering Applications. Berlin, Germany, 2010.

［87］BALLA V K, BANERJEE S, BOSE S, et al. Direct laser processing of a tantalum coating on titanium for bone replacement structures［J］. Acta Biomaterialia, 2010, 6(6): 2329-2334.

［88］WANG H, SU K, SU L, et al. Comparison of 3D-printed porous tantalum and titanium scaffolds on osteointegration and osteogenesis［J］. Materials Science and Engineering C-Materials for Biological Applications, 2019, 104: 109908.

［89］SHIRAZI A A, DAMMAK M, PAIEMENT G. Experimental determination of friction characteristics at the trabecular bone/porous-coated metal interface in cementless implants［J］. Journal of Biomedical Materials Research, 1993, 27(2): 167-175.

［90］ESPINHA L C, FERNANDES P R, FOLGADO J. Computational analysis of bone remodeling during an anterior cervical fusion［J］. Journal of Biomechanics, 2010, 43(15): 2875-2880.

［91］GU Y T, YAO Z J, JIA L S, et al. In vivo experimental study of hat type cervical intervertebral fusion cage (HCIFC)［J］. International Orthopaedics, 2010, 34(8): 1251-1259.

［92］DAENTZER D, WILLBOLD E, KALLA K, et al. Bioabsorbable interbody magnesium-polymer cage degradation kinetics, biomechanical stiffness, and histological findings from an ovine cervical spine fusion model［J］. Spine, 2014, 39(20): E1220-E1227.

［93］THOMAS K A, TOTH J M, CRAWFORD N R, et al. Bioresorbable polylactide interbody implants in an ovine anterior cervical discectomy and fusion model[J]. Spine, 2008, 33(7): 734-742.

[94] CAO L, CHEN Q, JIANG L B, et al. Bioabsorbable self-retaining PLA/nano-sized β-TCP cervical spine interbody fusion cage in goat models: an in vivo study[J]. International Journal of Nanomedicine, 2017, 12: 7197-7205.

[95] LI P, JIANG W, YAN J, et al. A novel 3D printed cage with microporous structure and in vivo fusion function[J]. Journal of Biomedical Materials Research Part A, 2019, 107(7): 1386-1392.

[96] GUNATILLAKE P A, ADHIKARI R. Biodegradable synthetic polymers for tissue engineering[J]. European Cells & Materials, 2003, 5: 1-16.

[97] DA S D, KADURI M, POLEY M, et al. Biocompatibility, biodegradation and excretion of polylactic acid (PLA) in medical implants and theranostic systems[J]. Chemical Engineering Journal, 2018, 340: 9-14.

[98] ROGINA A, ANTUNOVIC M, MILOVAC D. Biomimetic design of bone substitutes based on cuttlefish bone-derived hydroxyapatite and biodegradable polymers[J]. Journal of Biomedical Materials Research Part B-Applied Biomaterials, 2019, 107 (1): 197-204.

[99] GONG X, LIU H, DING X, et al. Physiological pulsatile flow culture conditions to generate functional endothelium on a sulfated silk fibroin nanofibrous scaffold[J]. Biomaterials, 2014, 35(17): 4782-4791.

[100] MANAVITEHRANI I, LE T Y L, DALY S, et al. Formation of porous biodegradable scaffolds based on poly(propylene carbonate) using gas foaming technology [J]. Materials Science and Engineering C-Materials for Biological Applications, 2019, 96: 824-830.

[101] LANGER R, TIRRELL D A. Designing materials for biology and medicine[J]. Nature, 2004, 428(6982): 487-492.

[102] CONOSCENTI G, PAVIA F C, CIRALDO F E, et al. In vitro degradation and bioactivity of composite poly-l-lactic (PLLA)/bioactive glass (BG) scaffolds: comparison of 45S5 and 1393BG compositions[J]. Journal of Materials Science, 2018, 53(4): 2362-2374.

[103] MAKADIA H K, SIEGEL S J. Poly lactic-co-glycolic acid (PLGA) as biodegradable controlled drug delivery carrier[J]. Polymers, 2011, 3(3): 1377-1397.

[104] 赵莉, 何晨光, 高永娟, 等. PLGA 的不同组成对支架材料性能的影响研究[J]. 中国生物工程杂志, 2008, 5: 22-28.

[105] VEY E, ROGER C, MEEHAN L, et al. Degradation mechanism of poly(lactic-co-glycolic) acid block copolymer cast films in phosphate buffer solution[J]. Polymer Degradation and Stability, 2008, 93(10): 1869-1876.

[106] 武延格, 孙学峰, 杨林, 等. PLGA 支架降解对血管化功能影响的体外研究[J]. 中国生物工程杂志, 2012, 32(7): 16-19.

[107] MCMAHON S, BERTOLLO N, CEARBHAILL E D O, et al. Bio-resorbable polymer stents: a review of material progress and prospects [J]. Progress in Polymer

Science，2018，83：79-96.

[108] IM S H，JUNG Y，KIM S H. Current status and future direction of biodegradable metallic and polymeric vascular scaffolds for next-generation stents[J]. Acta Biomaterialia，2017，60：3-22.

[109] MORAVEJ M，MANTOVANI D. Biodegradable metals for cardiovascular stent application：interests and new opportunities[J]. International Journal of Molecular Sciences，2011，12(7)：4250-4270.

[110] WAKSMAN R. Update on bioabsorbable stents：from bench to clinical[J]. Journal of Interventional Cardiology，2006，19(5)：414-421.

[111] SOARES J S，MOORE J E，JR. Biomechanical Challenges to Polymeric Biodegradable Stents[J]. Annals of Biomedical Engineering，2016，44(2)：560-579.

[112] EBERHART R C，SU S H，NGUYEN K T，et al. Bioresorbable polymeric stents：current status and future promise[J]. Journal of Biomaterials Science-Polymer Edition，2003，14(4)：299-312.

[113] ORMISTON J A，SERRUYS P W，REGAR E，et al. A bioabsorbable everolimus-eluting coronary stent system for patients with single de-novo coronary artery lesions (ABSORB)：a prospective open-label trial[J]. Lancet，2008，371(9616)：899-907.

[114] STACK R S，CALIFF R M，PHILLIPS H R，et al. Interventional cardiac catheterization at Duke Medical Center[J]. The American journal of cardiology，1988，62(10 Pt 2)：3F-24F.

[115] VAN D G W J，LINCOFF A M，SCHWARTZ R S，et al. Marked inflammatory sequelae to implantation of biodegradable and nonbiodegradable polymers in porcine coronary arteries[J]. Circulation，1996，94(7)：1690-1697.

[116] SHARMA Y，SHRIVASTAVA P，PANT M. Digital design and manufacturing of medical devices and systems[M]. Singapore：Springer Nature Singapore，2023：123-139.

[117] CULMONE C，SMIT G，BREEDVELD P. Additive manufacturing of medical instruments：A state-of-the-art review[J]. Additive Manufacturing，2019，27：461-473.

[118] THANIGAIARASU P. Trends in development of medical devices[M]. Academic Press，2020：35-41.

[119] MANIC M，VITKOVIĆ N，MITIC J. Personalized orthopedics：contributions and applications of biomedical engineering[M]. Cham：Springer International Publishing，2022：185-219.

[120] YAO Y，MO Z，WU G，et al. A personalized 3D-printed plate for tibiotalocalcaneal arthrodesis：Design，fabrication，biomechanical evaluation and postoperative assessment[J]. Computers in Biology and Medicine，2021，133：104368.

[121] 张胜兰，郑冬黎，郝琪，等. 基于 HyperWorks 的结构优化设计技术[M]. 北京：机械工业出版社，2007.

[122] FORRESTER A I J，SÓBESTER A，KEANE A J. Engineering design via surrogate modelling[M]. New Jersey：Wiley，2008：33-76.

[123] SUH N. Designing and engineering through collaboration and negotiation[J].

International Journal of Collaborative Engineering，2009，1：19-37.

［124］樊瑜波，王丽珍，黄慧雯，等. 基于公理设计的植介入医疗器械关键参数提取及评价方法：中国，ZL201910667972. 9［P/OL］. 2021-9-14. https：//d. wanfangdata. com. cn/patent/CN201910667972. 9.

［125］樊瑜波，王丽珍. 肌骨系统生物力学建模与仿真［M］. 北京：人民卫生出版社，2018.

［126］BRUZAUSKAITE I，BIRONAITE D，BAGDONAS E，et al. Scaffolds and cells for tissue regeneration：different scaffold pore sizes-different cell effects ［J］. Cytotechnology，2016，68(3)：355-369.

［127］MATERIALS A S O T. Standard specification and test methods for metallic medical bone screws［J］. ASTM F543-17，2017：1-22.

［128］GUDEPPU M，SAWANT S，CHOCKALINGAM C G，et al. Trends in development of medical devices［M］. Academic Press，2020：135-152.

［129］钟小群，李忠贵，袁海铭. 基于现行法规要求分析在用医疗器械质量监管现状［J］. 医疗装备，2023，36(5)：27-31.

［130］谢松城，郑焜. 医疗设备使用安全风险管理［M］. 北京：化学工业出版社，2019.

［131］国家市场监督管理总局. 医疗器械注册与备案管理办法［EB/OL］. （2021-10-01）［2024-07-21］. https：//www. samr. gov. cn/zw/zfxxgk/fdzdgknr/fgs/art/2023/art _ 568880e3ee344c45b38d073bba1c53ad. html.

［132］陈敏，张晨光，刘英慧，等. 关于我国医疗器械注册申报资料要求的研究［J］. 中国医疗器械杂志，2022，46(04)：428-432.

［133］国家食品药品监督管理总局. 医疗器械产品注册管理办法（国家医药管理局局令16 号）［EB/OL］. （1996-09-06）［2024-07-21］. https：//www. nmpa. gov. cn/yaopin/ypfgwj/ypfgbmgzh/20040809163501696. html.

［134］国务院. 医疗器械监督管理条例（国务院令第 276 号）［EB/OL］. （2000-01-04）［2024-07-21］. https：//www. gov. cn/gongbao/content/2000/content_60467. htm.

［135］国家食品药品监督管理总局. 医疗器械产品注册管理办法（原国家医药管理局局令 16 号）［EB/OL］. （2004-05-28）［2024-07-21］. https：//www. gov. cn/gongbao/content/2005/content_64203. htm.

［136］Force G. H. T. Summary Technical Documentation for Demonstrating Conformity tothe Essential Principles of Safety and Performance of Medical Devices［EB/OL］. （2008-02-21）［2024-07-21］. https：//www. imdrf. org/sites/default/files/docs/ghtf/archived/sg1/technical-docs/ghtf-sg1-n011r20-essential-principles-safety-performance-medical-devices-sted. pdf.

［137］国务院. 医疗器械监督管理条例（中华人民共和国国务院令第 650 号）［EB/OL］. （2014-03-07）［2024-07-21］. https：//www. gov. cn/gongbao/content/2014/content _ 2654507. htm.

［138］国家食品药品监督管理总局. 国家食品药品监督管理总局关于公布医疗器械注册申报资料要求和批准证明文件格式的公告［EB/OL］. （2014-09-05）［2024-07-21］. https：//www. nmpa. gov. cn/xxgk/ggtg/ylqxggtg/ylqxqtggtg/20140905120001720. html.

［139］国家食品药品监督管理总局. 国家食品药品监督管理总局关于发布医疗器械临床评价技术指导原则的通告［EB/OL］.（2015-05-19）［2024-07-21］. https：//www. nmpa. gov. cn/xxgk/ggtg/ylqxggtg/ylqxqtggtg/20150519120001314. html.

［140］国务院. 医疗器械监督管理条例（中国人民共和国国务院令第 739 号）［EB/OL］.（2021-06-01）［2024-07-21］. https：//www. gov. cn/gongbao/content/2021/content _ 5595920. htm.

［141］国家药品监督管理局. 关于公布医疗器械注册申报资料要求和批准证明文件格式的公告［EB/OL］.（2021-09-30）［2024-07-21］. https：//www. nmpa. gov. cn/xxgk/ggtg/ylqxggtg/ylqxqtggtg/20210930155134148. html.

［142］国家食品药品监督管理总局. 国家药监局关于发布医疗器械安全和性能基本原则的通告（2020 年第 18 号）［EB/OL］.（2020-03-10）［2024-07-21］. https：//www. nmpa. gov. cn/xxgk/ggtg/ylqxggtg/ylqxqtggtg/20200310172701477. html.

［143］曲径，魏建荣. 医疗器械标准现状分析［J］. 工程建设标准化，2024，2024（6）：107-109.

［144］钱文文，石林，夏忠诚，等. 医疗器械标准化技术委员会国内外对比研究［J］. 中国标准化，2024，9：69-75.

［145］SRINIVASAN P，SHANMUGAM T，THANGARAJU P，et al. Medical devices guidelines and regulations handbook［M］. Cham：Springer International Publishing，2022.

［146］李悦菱，廖晓曼，刘毅. 我国医疗器械标准现状及问题分析［J］. 医疗装备，2014，27（12）：36-38.

［147］乔嘉琪，李佳，李立宾. 外科植入物领域团体标准发展探讨［J］. 中国标准化，2023，22：77-81.

第9章 植介入医疗器械制造

在现代植介入医疗器械产品的制造过程中,对于较复杂的零部件,通常是利用多种不同的制造方法有机结合的方式,例如,通过增材制造成形,再利用减材制造提高精度等,最终达到产品的制造要求。本章主要介绍植介入医疗器械产品的成形方法、机械加工过程及加工质量控制等,包括减材制造、增材制造、切削加工、特种加工及表面处理技术等;通过案例简介常见骨肌系统、心血管系统植介入医疗器械的常用制造技术;最后结合植介入医疗器械领域前沿成果介绍新型植介入医疗器械制造技术的发展趋势。本章将基础知识教学和领域前沿制造技术案例介绍相结合,既能够帮助学生掌握制造技术的基础知识,又能够提升学生的专业领域就业适应能力。通过本课程的学习,学生应对于植介入医疗器械机械制造有系统的、全面的了解与认知,掌握机械加工的基本知识,具备制订工艺规程的能力,了解植介入医疗器械表面处理技术工艺,初步具备设计植介入医疗器械制造工艺、分析制造过程与解决现场制造问题的能力。

9.1 植介入医疗器械制造基础

9.1.1 制造技术基础[1]

1. 成形原理

零件要完成一定的功能,首先必须具备一定的形状。这些形状可以利用不同的成形原理来实现。按照零件由原材料或毛坯制造成为零件过程中质量 m 的变化,可分为 $\Delta m < 0$、$\Delta m = 0$、$\Delta m > 0$ 三种原理,不同原理采用不同的成形工艺方法。

(1) $\Delta m < 0$

材料去除原理即减材制造技术,主要指切削加工。传统的切削加工方法包括磨料磨削、特种加工等,在制造过程中通过逐渐去除材料而获得需要的几何形状。切削加工是通过刀具和工件之间的相对运动及相互力的作用实现的。工件往往通过夹具安装在机床上,由机床带动刀具或工件或两者同时进行运动。切削过程中,有力、热、变形、振动、磨损等现象发生,这些现象的综合作用决定了零件最终获得的几何形状及表面质量。对于加工精度及表面粗糙度要求特别高的零件,需要采取精加工及超精加工工艺。精加工及超精加工的尺寸精度往往达到亚微米乃至纳米(nm)级。这些工艺在医疗器械、航空航天、计算机产品等领域有着广泛的应用。特种加工是指利用电能、光能或化学能等完成材料去除成形的方法,这些方法主要用于加工超硬、易碎等使用常规机械加工方法难以加工的材料。如当前发展比较快的三束加工,包括利用激光束、电子束、离子束的加工方法,在微细加工中有广泛的应用。另外近几年发展的高压水射流等加工方法,也有其显著的优点。

(2) $\Delta m = 0$

材料基本不变原理即等材制造技术,主要是指用模具成形的方法,如铸造、锻造及模具成形(注塑、冲压等)工艺,成形前后,材料质量基本不变,只发生形状改变。模具可分为注塑模、压铸模、锻模、冲压模、吹塑模等。我国模具的设计与制造是一个薄弱环节。模具制造精度一般要求较高，其生产方式往往是单件生产；模具的设计要用到 CAD、CAE 等一系列技术，因此，模具的设计与制造是技术密集型产业。

（3）$\Delta m > 0$

材料累加成形原理即增材制造技术，是依据三维 CAD 数据连接材料制作物体的过程，相对于减材制造技术，它通常是逐层累加的过程。这一工艺方法的长处是可以成形任意复杂形状的零件，而无需刀、夹具等专用装备。这一工艺由于成形速度快，但技术发展之初只能用于成形原型，因此称为快速原形技术，即 RP 技术（rapid prototyping）。RP 技术与快速精铸技术（quick casting）及快速模具制造技术（rapid tooling）等结合，可以为小批量或大批量生产服务，因而 RP 技术成为可加速新产品开发及实现并行工程的有效技术。一些工业发达国家（如美国、日本等）已经全面应用这一技术来提高制造业的竞争能力。RP 技术的几种成熟的工艺方法，目前已进入商业化阶段，如立体光刻法（stereo lithography，SLA）、叠层制造法（laminated object manufacturing，LOM）、激光选区烧结法（selective laser sintering，SLS）、熔融沉积法等。这些工艺各自具有不同特点，因而各有不同的适用场合。近年来人们将这种增材制造技术称为 3D 打印技术。3D 打印技术直接取材于工程材料，制造的产品或零件可直接（或只经少量的机械加工）作为产品或功能零件使用，从而实现真正意义上的快速制造。3D 打印技术使用的材料种类相当广泛，如玻璃纤维、耐用性尼龙材料、石膏材料、铝合金、钛合金、不锈钢、橡胶类材料、生物材料、食品材料等。现在，利用 3D 打印设备可以"打印"出真实的 3D 物体，在医疗器械生产领域发挥着极为重要的作用。

2. 机械加工方法

目前，临床上所用的植介入医疗器械大多采用机械加工方法，主要通过机床上的刀具将毛坯上多余的材料切除制成。接下来，主要对机械加工方法进行详细介绍。根据机床运动的不同、刀具的不同，可分为不同的加工方法，主要有车削、铣削、刨削、磨削、钻削、镗削、齿面加工等。

（1）车削

车削方法的特点是工件旋转，形成主切削运动，因此车削加工后形成的面主要是回转表面，使用该方法也可加工工件的端面。通过刀具相对工件不同的进给运动，可以获得不同的工件形状。当刀具沿平行于工件旋转轴线运动时，就形成内、外圆柱面；当刀具沿与轴线相交的斜线运动时，就形成锥面。仿形车床或数控车床可以控制刀具沿一条曲线进给，从而形成特定的旋转曲面。采用成形车刀并配合横向进给，也可加工形成旋转曲面。车削还可以用于加工螺纹面、端平面及偏心轴等。车削加工精度一般为 IT8～IT7，表面粗糙度 Ra 为 1.6～6.3 μm。精车时，加工精度可达 IT6～IT5，表面粗糙度 Ra 为 0.1～0.4 μm。车削的生产率较高，切削过程比较平稳，刀具较简单。

（2）铣削

铣削的主切削运动是刀具的旋转运动，通过将工件装夹在机床的工作台上完成进给运动。铣削刀具较复杂，一般为多刃刀具。在不同的铣削方法中，铣刀完成切削时使用的切削刃不同。例如，卧铣时，平面是由铣刀外圆面上的刃形成的；立铣时，平面是由铣刀的端面刃形成的。按照铣削时主运动速度方向与工件进给方向的相同或相反，又分为顺铣和逆铣。提高铣刀的转速可以获得较高的切削速度，因此生产率较高。但由于铣刀刀齿的切入、切出会形成冲击，切削过程容易产生振动，因而限制了表面质量的提高。铣削的加工精度一般可达 IT8～

IT7,表面粗糙度 Ra 为 $6.3\sim0.8\ \mu m$。普通铣削一般能加工平面或槽面等,用成形铣刀也可以加工出特定的曲面,如铣削齿轮等。数控铣床可通过数控系统控制几个轴按一定关系联动,铣出复杂曲面,这时刀具一般采用球头铣刀。数控铣床在模具的模芯和型腔、叶轮机械的叶片等形状复杂的工件加工过程,应用非常广泛,因而相应的多轴联动数控铣床技术的发展也很快。

（3）刨削

刨削时,刀具的往复直线运动为切削主运动。因此,刨削速度受限,生产率较低。刨削比铣削平稳,加工精度一般可达 IT8～IT7,表面粗糙度 Ra 为 $1.6\sim3.2\ \mu m$,精刨时平面度可达 $0.02/1\ 000$,表面粗糙度 Ra 可达 $0.4\sim0.8\ \mu m$。牛头刨床一般只用于单件生产,加工中小型工件;龙门刨床主要用于加工大型工件,加工精度和生产率都高于牛头刨床。插床实际上可以视为立式的牛头刨床,主要用于加工键槽等内表面。插齿机的插刀与转动的工件形成展成运动,可用于加工渐开线齿轮的齿面。

（4）钻削与镗削

在钻床上用旋转的钻头钻削孔,是孔加工最常用的方法。钻头的旋转运动为主切削运动,钻头的轴向运动是进给运动。钻削的加工精度较低,一般只能达到 IT13～IT11,表面粗糙度 Ra 一般为 $0.8\sim12.5\ \mu m$。单件、小批生产中,中小型工件上较大的孔（$D<50\ mm$）,常用立式钻床加工;大中型工件上的孔,用摇臂钻床加工。精度高、表面质量要求高的小孔,在钻削后常常采用扩孔和铰孔的方法来进行半精加工和精加工。扩孔采用扩孔钻头,铰孔采用铰刀进行加工。铰削加工精度一般为 IT9～IT8,表面粗糙度 Ra 为 $0.4\sim1.6\ \mu m$。扩孔、铰孔时,扩孔钻和铰刀均在原底孔的基础上进行加工,因此无法提高孔轴线的位置精度以及直线度。而镗孔时,镗孔后的轴线是由镗杆的回转轴线决定的,因此可以提高原底孔轴线的位置精度。镗孔可在镗床上或车床上进行。在镗床上镗孔时,镗刀与车刀基本相同,不同之处是镗刀随镗杆一起转动,形成主切削运动,而工件不动。镗孔加工精度一般为 IT10～IT8,表面粗糙度 Ra 为 $0.8\sim3.2\ \mu m$。数控钻床、数控镗床主要用于实现孔轴线的位置控制,因此控制刀具移到孔中心的坐标上即可,即实现点位控制。

（5）齿面加工

齿轮的齿面加工运动较复杂,根据形成齿面的方法不同,可分为两大类:成形法和展成法。成形法加工齿面所使用的机床一般为普通铣床,刀具为成形铣刀,需要两个简单的成形运动:刀具的旋转运动（主切削运动）和直线移动（进给运动）。展成法加工齿面的常用机床有滚齿机、插齿机等。在滚齿机上滚切斜齿圆柱齿轮时,一般需要两个复合成形运动:由滚刀的旋转运动和工件的旋转运动组成的展成运动;由刀架轴向移动和工件附加旋转运动组成的差动运动。前者产生渐开线齿形,后者产生螺旋线齿形。滚齿机滚切斜齿圆柱齿轮的传动过程,共由四条传动链组成:①速度传动链,即主运动传动链,使滚刀和工件共同获得一定速度和方向的运动;②展成传动链,可产生展成运动并保证滚刀与工件之间的严格运动关系;③轴向进给传动链,使刀架获得轴向进给运动;④差动传动链,可保证差动运动的严格运动关系。四条传动链中,速度传动链和轴向进给传动链为外联系传动链。滚切直齿圆柱齿轮时,不需要差动运动。滚切蜗轮的传动原理与滚切圆柱齿轮相似。

（6）复杂曲面的数控联动加工

三维曲面的铣削加工主要采用数控铣的方法。数控技术的出现为曲面加工提供了更有效的方法。工件在数控铣床或加工中心上加工时,曲面通过球头铣刀逐点按曲面坐标值加工而成。在编制数控程序时,要考虑刀具半径补偿,因为数控系统控制的是球头铣刀球心位置轨迹,而成形面是球头铣刀切削刃运动的包络面。曲面加工数控程序,一般情况下,可由 CAD/CAM 集成软件包(大型商用 CAD 软件都有 CAM 模块)自动生成,特殊情况下,还需要二次开发。采用加工中心加工复杂曲面的优点是加工中心的刀库中配备多把刀具,根据对曲面的粗、精加工及凹曲面的不同曲率半径要求,可分别选择合适的刀具。同时,通过一次装夹,可完成各主要表面及辅助表面如孔、螺纹、槽等的加工,有利于保证各加工表面的相对位置精度。

(7) 磨削

磨削以砂轮或其他磨具对工件进行加工。其主运动是砂轮的旋转运动。砂轮上的每个磨粒都可以看成一个微小刀齿,砂轮的磨削过程,实际上是磨粒对工件表面的切削、刻削和滑擦三种作用的综合效应。磨削中,磨粒会逐渐被磨钝,使砂轮的切削能力变差,切削力变大。当切削力超过黏结剂强度时,磨钝的磨粒会脱落,露出一层新的磨粒,这就是砂轮的自锐性。但切屑和碎磨粒仍会阻塞砂轮,因而,磨削一定时间后,需用金刚石刀具等对砂轮进行修整。磨削时,由于刀刃很多,所以加工过程平稳、精度高、表面粗糙度小。磨床是精加工机床,磨削精度可达 IT7～IT5,表面粗糙度 Ra 可达 $0.025～1.6\ \mu m$,甚至可达 $0.008～0.1\ \mu m$。磨削的另一特点是可以对淬硬的工件进行加工,因此,磨削往往作为最终加工工序。但磨削会产生较大热量,因此需要有充分的切削液进行冷却,否则会产生磨削烧伤,降低表面质量。使用强力磨削技术,可以在单位时间内达到很大的切除量,因而可以一次完成粗精加工。按功能不同,磨削可分为外圆磨、内圆磨、平面磨等,分别用于外圆面、内孔及平面的加工。

3. 特种加工

工业的发展提出了许多利用传统切削加工方法难以完成的加工任务,如具有高硬度、高强度、高脆性或高熔点的各种难加工材料(如硬质合金、钛合金、淬火工具钢、陶瓷、玻璃等)零件的加工,具有较低刚度或复杂曲面形状的特殊零件(如薄壁件、弹性元件、具有复杂曲面形状的模具、叶轮机的叶片、喷丝头等)的加工等。特种加工方法正是为了完成这些加工任务而产生并得到发展的。特种加工方法区别于传统切削加工方法,是利用化学、物理(电、声、光、热、磁)或电化学方法对工件材料进行去除的一系列加工方法的总称。这些加工方法包括化学加工(CHM)、电化学加工(ECM)、电化学机械加工(ECMM)、电火花加工(EDM)、电接触加工(RHM)、超声波加工(USM)、激光加工(LBM)、离子束加工(IBM)、电子束加工、等离子体加工(PAM)、电液加工(EHM)、磨料流加工(AFM)、磨料喷射加工(AJM)、液体喷射加工(HDM)、高压水射流加工(water jet machining,WJM)、磁流变抛光加工(magneto-rheological finishing,MRF)及各类复合加工等。

(1) 电火花加工

电火花加工利用工具电极和工件电极间瞬时火花放电所产生的高温,熔蚀工件材料使工件成形。电火花加工在专用的电火花加工机床上进行。电火花加工机床一般由脉冲电源、自动进给机构、机床本体、工作液及其循环过滤系统等部分组成,工件固定在机床工作台上。脉冲电源提供加工所需的能量,其两极分别接在工具电极与工件上。当工具电极与工件在进给机构的驱动下在工作液中相互靠近时,极间电压击穿间隙而产生火花放电,释放大量的热,工件表层吸收热量后达到很高的温度(10 000 ℃以上),其局部材料因熔化甚至气化而被蚀除,形成微小的凹坑。工作液循环过滤系统迫使清洁的工作液以一定的压力通过工具电极与工件之间的间隙,及时排除电蚀产物,并将电蚀产物滤除。多次放电使工件表面产生大量凹坑。工具电极在进给机构的驱动下不断下降,其轮廓形状便被"复印"到工件上(工具电极材料尽管也会被蚀除,但其速度远小于工件材料)。电火花加工的应用范围很广,适用于加工各种硬、脆、韧、软和高熔点的导电材料,既可以加工各种型孔(圆孔、方孔、异形孔)、曲线孔和微小孔(如拉丝模和喷丝头小孔),也可以加工各种立体曲面型腔,如锻模、压铸模、塑料模的模膛,还可以用于进行切断、切割,或用于进行表面强化、刻写、打印铭牌和标记等。

(2)电化学加工

电化学加工是利用金属在电解液中产生阳极溶解的电化学原理对工件进行成形加工的一种方法。根据电解加工的原理,将工件接直流电源正极,工具接电源负极,两极之间保持狭小间隙(0.1～0.8 mm),使具有一定压力(0.5～2.5 MPa)的电解液从两极间的间隙中高速(15～60 m/s)流过。当阴极工具向阳极工件不断进给时,在面对阴极的工件表面上,金属材料按阴极型面的形状不断溶解,电解产物被高速电解液带走,于是工具型面的形状就相应地"复印"在工件上。电解加工主要用于加工型孔、型腔、复杂型面、小直径深孔、膛线以及进行去毛刺、刻印等。

(3)激光加工

激光是一种能量密度高、方向性好(激光束的发散角极小)、单色性好(波长和频率单一)、相干性好的光。基于激光的上述4大特点,通过光学系统使激光聚焦成一个极小的光斑(直径几微米至几十微米),可以获得极高的能量密度(10^7～$1\,010$ W/cm^2)和极高的温度($10\,000$ ℃以上)。在此高温下,任何坚硬的材料都将瞬时急剧熔化和蒸发,并产生强烈的冲击波,使物质被爆炸式地喷射去除。激光加工就是利用这种原理熔蚀材料进行加工成形的。为了帮助排除熔蚀物,还需对加工区吹氧(加工金属用)或吹保护性气体,如二氧化碳、氦等(加工可燃物质时用)。激光加工工艺由激光加工机完成,激光加工机通常由激光器、电源、光学系统和机械系统等组成。激光器把电能转变为光能,产生所需的激光束,经光学系统聚焦后,照射在工件上进行加工。工件固定在三坐标精密工作台上,由数控系统控制和驱动激光加工机,完成加工所需的进给运动。目前,激光加工已广泛用于金刚石拉丝模、钟表宝石轴承、发散式气冷冲片的多孔蒙皮、发动机喷油嘴、航空发动机叶片等的小孔加工,以及多种金属材料和非金属材料的切割加工。在大规模集成电路的制作中,已采用激光焊接、激光划片、激光热处理等工艺。

(4)超声波加工

超声波加工是利用超声频(16～25 kHz)振动的工具端面冲击工作液中的悬浮磨粒,由磨粒对工件表面的撞击抛磨来实现对工件加工的一种方法。超声波发生器将工频交流电能转变为以一定功率输出的超声频电振荡,通过换能器将此超声频电振荡转变为超声机械振动,借助振幅扩大棒把振动的位移幅值由0.005～0.01 mm放大到0.01～0.15 mm,驱动工具振动。工具端面在振动中冲击工作液中的悬浮磨粒,使其以很大的速度,不断地撞击、抛磨被加工表面,把加工区域的材料粉碎成很细的微粒后击落。虽然每次击落的材料很少,但由于打击的频率高,仍有一定的加工速度。由于工作液的循环流动,被击落的材料微粒可被及时带走。随着工具的逐渐进给,工具的形状便"复印"在工件上。工具材料常采用不淬火的45钢,磨料常采用碳化硼、碳化硅、氧化铝或金刚砂粉等。超声波加工适用于加工各种硬脆材料,特别是电火花加工和电化学加工无法加工的不导电材料和半导体材料,如玻璃、陶瓷、石英、锗、硅、玛瑙、宝石、金刚石等;对于导电的硬质合金、淬火钢等也能加工,但加工效率比较低;同时也适用于加工表面有各种型孔、型腔及成形表面的工件等。超声波加工能获得较好的加工质量,一般尺寸精度可达 0.01～0.05 mm,表面粗糙度 Ra 为 0.4～0.1 μm。在加工难切削材料时,常将超声波加工与其他加工方法配合使用进行复合加工,如超声车削、超声磨削、超声电解加工、超声线切割等,这些复合加工方法把两种甚至多种加工方法结合在一起,能起到取长补短的作用,使加工效率、加工精度及工件的表面质量得到显著提高。

(5) 高压水射流加工

高压水射流加工的基本原理是利用增压器将水加压,达到 10～400 MPa 甚至更高的压力,水获得压力能后,再从细小的喷嘴(0.15～0.35 mm)喷射而出,将压力能转换为动能,从而形成高速射流(300～1 000 m/s)。高压水射流加工正是利用这种高速射流的动能对工件表面进行冲击、破坏,从而达到去除材料的加工目的。高压水射流加工根据所采用的介质不同分为纯水射流(pure water jet,PWJ)加工和磨料水射流(abrasive water jet,AWJ)加工两种基本类型。纯水射流加工因介质为洁净水,加工能力较低,仅能切割较薄的零件,但其设备相对简单,使用成本较低;磨料水射流加工因在水中添加了磨料(橄榄石、石榴石、氧化铝、金刚砂等),增加了水射流的质量,增大了射流的动能,提高了水射流的冲击、破坏作用,所以加工能力相比于纯水射流加工有较大的提高,但其缺点是设备复杂、设备磨损及辅材消耗大,使用成本较高。

(6) 磁流变抛光加工

磁流变抛光加工是一种通过磁流变液抛光获得超高精度光学元件表面的加工技术,在国防、航天、航空、医疗器械、激光核聚变等很多领域具有极为重要的作用。磁流变液是由磁敏颗粒、表面活性剂及稳定剂按一定比例在基液中混合而成的悬浮液。当磁流变液受到强磁场作用后,磁敏颗粒被磁化,呈链状或纤维状排列,导致整个流体的黏度增大、流动性降低,而表现出类固体性质;当磁场消失时,磁敏颗粒又恢复到原来的自由无序状态,从而恢复流体的性能。磁流变液是一种智能材料,可在 1 ms 的时间内实现固-液两相的可逆转换。磁流变抛光加工是利用磁流变液在梯度磁场中发生流变效应的原理,使液体迅速变硬,形成 Bingham 流体,由其中的抛光磨粒去除工件的表面材料。工件与抛光轮之间具有大小可调的间隙,称为抛光区域。磁场发生器位于抛光区域的正下方,磁场发生器使抛光区域形成一个梯度磁场,梯度方向垂直于工件表面,磁流变液通过回转的抛光轮循环经过抛光区域,在经过抛光区域时,磁流变液在梯度磁场的作用下转变成 Bingham 流体,在抛光区域就形成一个缎带凸起,凸起部分与工件表面接触并进行快速的相对运动,使工件表面受到很大的剪切力,从而去除工件表面的材料,实现抛光的目的。用于磁流变抛光的设备可采用从单轴到多轴联动的数控机床,以适应不同型面、不同复杂程度的工件的加工。

9.1.2　表面处理技术基础[2]

对植介入医疗器械进行表面处理可显著改善其生物相容性、耐蚀性、耐磨性、抗微动磨损性、抗氧化性等性能。了解表面处理技术,有助于选择合适的表面处理技术,针对性地提高植介入医疗器械相应性能,使植介入医疗器械在临床中物尽其用。本节重点介绍表面处理技术的分类和常见表面处理技术种类。

1. 表面处理技术分类

(1) 按具体表面技术方法划分

根据具体表面技术方法,可分为表面热处理、化学热处理、物理气相沉积、化学气相沉积、离子注入、电子束强化、激光强化、火焰喷涂、电弧喷涂、等离子喷涂、爆炸喷涂、静电喷涂、流化床涂敷、电泳涂装、堆焊、电镀、电刷镀、自催化沉积（化学镀）、热浸镀、化学转化、溶胶-凝胶技术、自蔓延高温合成、搪瓷等。每一类技术又可进一步细分为多种方法，例如，火焰喷涂包括粉末火焰喷涂和线材火焰喷涂，粉末喷涂又包括金属粉末喷涂、陶瓷粉末喷涂和塑料粉末喷涂等。

（2）按表面层的使用目的划分

根据表面层的使用目的，大致可分为表面强化、表面改性、表面装饰和表面功能化四大类。表面强化包括热处理强化、机械强化、冶金强化、涂层强化和薄膜强化等，着重提高材料的表面硬度、强度和耐磨性；表面改性主要包括物理改性、化学改性、三束（激光、电子束和离子束）改性等，着重改善材料的表面形貌以及表面耐腐蚀性能；表面装饰包括各种涂料涂装和精饰技术等，着重改善材料的视觉效应并赋予材料足够的耐候性；表面功能化则是指使表面层具有上述性能以外的其他物理化学性能，如电学性能、磁学性能、光学性能、敏感性能、分离性能、催化性能等。

（3）按表面层材料的种类划分

根据表面层材料的种类，一般分为金属（合金）表面层、陶瓷表面层、聚合物表面层和复合材料表面层四大类。许多表面技术都可以在多种基体上制备多种材料表面层，如热喷涂、自催化沉积、激光表面处理、离子注入等；但有些表面技术只能在特定材料的基体上制备特定材料的表面层，如热浸镀。不过，并不能据此判断一种表面技术的优劣。

（4）从材料科学的角度划分

按沉积物的尺寸，表面处理技术可以分为以下四种基本类型。

① 原子沉积。物质以原子、离子、分子和粒子集团等原子尺寸的粒子形态在基体上凝聚，然后成核、长大，最终形成薄膜。被吸附的粒子处于快冷的非平衡态，沉积层中有大量结构缺陷。沉积层常和基体反应生成复杂的界面层。粒子凝聚成核及长大的模式，决定涂层的显微结构和晶型。电镀、化学镀、真空蒸镀、溅射、离子镀、物理气相沉积、化学气相沉积、等离子聚合、分子束外延等均属此类。

② 颗粒沉积。宏观尺寸的熔化液滴或细小固体颗粒在外力作用下于基体材料表面凝聚、沉积或烧结。涂层的显微结构取决于颗粒的凝固或烧结情况。热喷涂、搪瓷涂敷等都属此类。

③ 整体覆盖。将涂覆的材料于同一时间施加于基体表面。如包箔、贴片、热浸镀、涂刷、堆焊等。

④ 表面改性。用离子处理、热处理、机械处理及化学处理等方法处理表面，改变材料表面的组成及性质。如化学转化镀、喷丸强化、激光表面处理、电子束表面处理、离子注入等。

2. 表面处理技术的主要内容

表面处理技术内容种类繁多。随着科技不断发展，新的表面技术也不断涌现，下面仅就一些常见的表面技术进行简单介绍。

（1）电镀与电刷镀

利用电解作用，使具有导电性能的工件表面作为阴极与电解质溶液接触，通过外电流的作用，在工件表面沉积与基体牢固结合的镀覆层。该镀覆层主要是各种金属和合金。单金属镀层有锌、镉、铜、镍、铬、锡、银、金、钴、铁等数十种，合金镀层有锌-铜、镍-铁、锌-镍等一百多种。电镀方式也有多种，有槽镀包括挂镀、吊镀、滚镀、刷镀等。电镀在工业上应用很广泛。电刷镀是电镀的一种特殊方法,又称接触镀、选择镀、涂镀、无槽电镀等。其设备主要由电源、刷镀工具(镀笔)和辅助设备(泵、旋转设备等)组成。具体过程是在阳极表面裹上棉花或涤纶棉絮等吸水材料,使其吸饱镀液,然后在作为阴极的零件上往复运动,使镀层牢固沉积在工件表面上。因不需将整个工件浸入电镀溶液中,所以能完成许多有槽镀不能完成或不容易完成的电镀工作。

(2)化学镀

在无外电流通过的情况下,利用还原剂将电解质溶液中的金属离子化学还原在呈活性催化的工件表面,沉积形成与基体牢固结合的镀覆层。工件可以是金属,也可以是非金属。镀覆层主要是金属和合金,最常用的是镍和铜。

(3)涂装

涂装是用一定的方法将涂料涂覆于工件表面而形成涂膜的全过程。涂料(即漆)为有机混合物,一般由成膜物质、颜料、溶剂和助剂组成,可以涂装在各种金属、陶瓷、塑料、木材、水泥、玻璃等制品上。涂膜具有保护、装饰或特殊性能(如绝缘、防腐标志等),应用十分广泛。

(4)堆焊和熔结

堆焊是在金属零件表面或边缘熔焊上耐磨、耐蚀或具有特殊性能的金属层,修复外形不合格的金属零件及产品,提高使用寿命,降低生产成本;或者制造双金属零部件的表面处理技术。熔结与堆焊相似,也是在材料或工件表面熔敷金属涂层,但所用的涂敷金属是一些以铁、镍、钴为基体,含有强脱氧元素如硼和硅的自熔性合金,因此涂层具有自熔性,且熔点低于基体。所用的工艺是真空熔敷、激光熔敷和喷熔涂敷等。

(5)热喷涂

热喷涂是将金属、合金、金属陶瓷材料加热到熔融或部分熔融,以高动能将材料雾化成微粒并喷至工件表面,形成牢固的涂覆层的表面处理技术。热喷涂的方法有多种,按热源可分为火焰喷涂、电弧喷涂、等离子喷涂(超声速喷涂)和爆炸喷涂等。经热喷涂的工件具有耐磨、耐热、耐蚀等特性。

(6)电火花涂敷

这是一种直接利用电能的高密度能量对金属表面进行涂敷处理的工艺,即通过电极材料与金属零部件表面间的火花放电作用,把作为火花放电极的导电材料(如 WC、TiC)熔渗于零件表面层,从而形成含电极材料的合金化涂层,提高工件表层的性能,而工件内部组织和性能不改变。

(7)热浸镀

将工件浸在熔融的液态金属中,使工件表面发生一系列物理和化学反应,取出后金属在工件表面形成镀层。工件金属的熔点必须高于镀层金属的熔点。常用的镀层金属有锡、锌、铝、铅等。热浸镀工艺包括表面预处理、热浸镀和后处理三部分。按表面预处理方法的不同,可分为熔剂法和保护气体还原法。热浸镀的主要目的是提高工件的防护能力,延长使用寿命。

(8)真空蒸镀

将工件放入真空室,并用一定方法加热镀膜材料,使其蒸发或升华,飞至工件表面凝聚成膜。工件材料可以是金属、半导体、绝缘体乃至塑料、纸张、织物等;而镀膜材料也很广泛,包括金属、合金、化合物、半导体和一些有机聚合物等。加热镀膜材料方式有电阻加热、高频感应加热、电子束加热、激光加热、电弧加热等。

（9）溅射镀

将工件放入真空室,并用正离子轰击作为阴极的靶(镀膜材料),使靶材中的原子、分子逸出,飞至工件表面凝聚成膜。溅射粒子的动能约 10 eV,为热蒸发粒子的 100 倍。按入射正离子来源不同,可分为直流溅射、射频溅射和离子束溅射。入射正离子的能量可用电磁场调节,常用值为 10 eV。溅射镀膜的致密性和结合强度较好,基片温度较低,但成本较高。

（10）离子镀

将工件放入真空室,并利用气体放电原理将部分气体和从蒸发源(镀膜材料)中逸出的气相粒子电离,在离子轰击工件的同时,把蒸发物或其反应产物沉积在工件表面成膜。该技术是一种使用等离子体增强的物理气相沉积技术,镀膜致密,结合牢固,可在工件温度低于 550 ℃时得到良好的镀层,绕镀性也较好。常用的方法有阴极电弧离子镀、热电子增强电子束离子镀、空心阴极放电离子镀。

（11）化学气相沉积

将工件放入密封室,加热到一定温度时通入反应气体,利用室内气相化学反应使气体物质在工件表面沉积成膜。源物质除气态外,也可以是液态和固态。所采用的化学反应有多种类型,如热分解、氢还原、金属还原、化学输运反应、等离子体激发反应、光激发反应等。工件加热方式有电阻加热、高频感应加热、红外线加热等。主要设备有气体的发生、净化、混合、输运装置,以及工件加热、反应室、排气装置。主要方法有热化学气相沉积、低压化学气相沉积、等离子体化学气相沉积、金属有机化合物气相沉积、激光诱导化学气相沉积等。

（12）化学转化膜

化学转化膜的实质是金属在特定条件下的腐蚀产物,即金属与特定的腐蚀液接触并在一定条件下发生化学反应,形成能保护金属不易受水和其他腐蚀介质影响的膜层。化学转化膜是由金属基体直接参与成膜反应而生成的,因而膜与基体的结合力比电镀层要好得多。目前工业上常用的有铝和铝合金的阳极氧化、铝和铝合金的化学氧化、钢铁氧化处理、钢铁磷化处理、铜的化学氧化和电化学氧化、锌的铬酸盐钝化等。

（13）化学热处理

化学热处理是将金属或合金工件置于一定温度的活性介质中保温,使一种或几种元素渗入它的表层,以改变其化学成分、组织和性能的热处理工艺。按渗入的元素可分为渗碳、渗氮、碳氮共渗、渗硼、渗金属等。渗入元素介质可以是固体、液体和气体,但都经过介质中化学反应、外扩散、相界面化学反应(或表面反应)和工件中扩散四个过程。

（14）高能束表面处理

主要利用激光、电子束和太阳光束作为能源,对材料表面进行各种处理,显著改善其组织结构和性能。

（15）离子注入表面改性

将所需的气体或固体蒸气在真空系统中电离,引出离子束后在数千电子伏至数十万电子伏加速下直接注入材料到一定深度,从而改变材料表面的成分和结构,达到改善性能之目的。其优点是注入元素不受材料固溶度限制,适用于各种材料,工艺和质量易控制,注入层与基体之间没有不连续界面。它的缺点是注入层不深,难以注入复杂形状的工件。

目前,表面处理技术的一个重要发展趋势是越来越重视综合运用两种或更多种表面技术的复合表面处理技术。随着材料使用要求的不断提高,单一表面处理技术因有一定的局限性而往往不能满足需要。目前已开发的一些复合表面处理技术,如等离子喷涂与激光辐照复合技术、热喷涂与喷丸复合技术、化学热处理与电镀复合技术、激光淬火与化学热处理复合技术、化学热处理与气相沉积复合技术等,已经取得良好效果。另外,表面加工技术也是表面处理技术的一个重要组成部分。例如,针对金属材料的电铸、包覆、抛光、蚀刻等,在植介入医疗器械上也获得了广泛的应用。

9.2   植介入医疗器械制造技术

本节以案例的方式,介绍目前骨肌系统和心血管系统中常见的植介入医疗器械的制造技术,包括制造工艺和表面处理方法。在前面的章节里已经介绍了常见骨肌系统和心血管系统植介入医疗器械的类别,接下来分别针对临床上常见类别的骨肌系统和心血管系统植介入医疗器械的制造技术进行简介。

9.2.1   常见骨肌系统植入医疗器械制造技术

骨钉是最常见的骨肌系统植入医疗器械[3],因此接下来以骨钉为例对骨固定类植入体制造技术进行介绍。骨钉是骨接合用无源外科植入物,由前端刃部、中段柱体及尾部组成。前端刃部有扁刃、锥刃及螺纹刃,尾端有圆形、方形、三角形、扁形等结构。骨钉材料分为金属材料和可吸收聚合物材料。骨钉常用的金属材料包括不锈钢、钴铬合金、钛合金以及镁合金等;可吸收聚合物材料一般包括聚乙醇酸和聚乳酸等[4]。金属骨钉在临床上应用广泛,下面以金属骨钉为例,介绍骨钉常用制造技术。金属骨钉的加工工艺可分为前序工艺和后序工艺。前序工艺指机加工部分,后序工艺指表面处理。

1. 机加工-制造要求分析

图 9.1 为某金属材料的骨钉零件剖面图,骨钉前端刃部为锥形刃,中段柱体的柱面上有螺纹,尾部为方形有槽结构。该零件的加工需要利用车削、铣削、钻削等机械加工方法,完成端面、外圆、内孔、槽、平面、螺纹等特征的加工[5]。

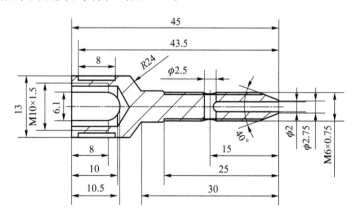

图 9.1   骨钉零件剖面图[5]

2. 机加工-加工工艺设计

图 9.2 所示为该骨钉的加工工序。整个加工过程分为前主轴夹持工序和副主轴夹持工序。前主轴夹持时,加工前端锥形刃、中段柱体的柱面螺纹、前端轴向孔和柱面上的径向孔;第一序加工完成后,换为副主轴夹持,加工尾部的方形平面、螺纹孔、槽等特征。加工刀具主要分

为车刀、动力刀具、端面加工刀具、背向动力头。

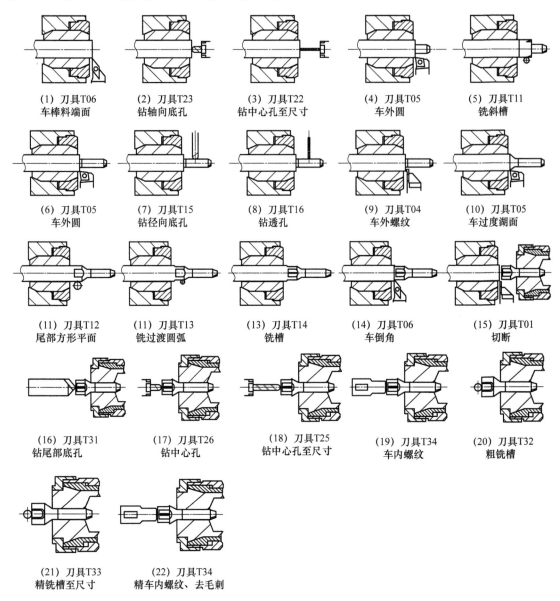

(1) 刀具T06
车棒料端面

(2) 刀具T23
钻轴向底孔

(3) 刀具T22
钻中心孔至尺寸

(4) 刀具T05
车外圆

(5) 刀具T11
铣斜槽

(6) 刀具T05
车外圆

(7) 刀具T15
钻径向底孔

(8) 刀具T16
钻透孔

(9) 刀具T04
车外螺纹

(10) 刀具T05
车过度湖面

(11) 刀具T12
尾部方形平面

(11) 刀具T13
铣过渡圆弧

(13) 刀具T14
铣槽

(14) 刀具T06
车倒角

(15) 刀具T01
切断

(16) 刀具T31
钻尾部底孔

(17) 刀具T26
钻中心孔

(18) 刀具T25
钻中心孔至尺寸

(19) 刀具T34
车内螺纹

(20) 刀具T32
粗铣槽

(21) 刀具T33
精铣槽至尺寸

(22) 刀具T34
精车内螺纹、去毛刺

图 9.2　骨钉加工工序[5]

3. 机加工-主机结构

图 9.3 所示为纵切机的主机结构。床身和立柱构成纵切机的基座结构,床身和立柱上分别有 5 个直线进给轴 X_1、X_2、Y_1、Z_1、Z_2 和 2 个回转轴 C_1、C_2。前主轴、副主轴、背向动力头安装在床身上,刀具滑台安装在立柱上。前主轴的回转轴为 C_1,前主轴在伺服机构驱动下可沿 Z_1 轴水平方向移动,副主轴的回转轴为 C_2,副主轴在伺服机构驱动下可沿 Z_2 和 X_2 轴水平正交方向移动。刀具滑台在立柱上,在伺服机构驱动下可沿 Y_1 轴竖直方向和 X_1 轴水平方向移动。前主轴和副主轴之间可以进行零件自动交换。

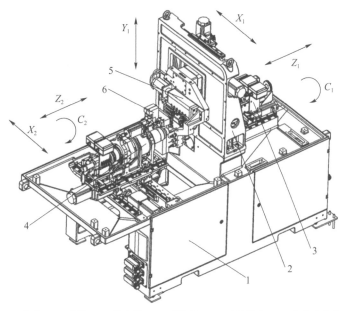

1—床身；2—立柱；3—前主轴；4—副主轴；5—刀具滑台；6—背向动力头

图 9.3 纵切机的主机结构[5]

4. 机加工-刀具模块

图 9.4 所示为刀具模块的布局。刀具模块分为刀具滑台和背向动力头两部分。刀具滑台安装在立柱上，在伺服机构驱动下可沿 Y_1 和 X_1 轴的方向移动。背向动力头安装在床身上，固定不动。刀具滑台上有 3 组刀具：T0 为车刀组，T1 为动力刀具组，T2 为端面加工刀具组。背向动力头上有 1 组刀具 T3，为背向副主轴动力刀具。T0 车刀组对前主轴上的工件进行车削加工；T1 动力刀具组可安装钻头、丝锥、铣刀等动力刀具，对前主轴上的工件进行动力切削；T2 端面加工刀具组无动力刀驱动，但可安装钻头、丝锥等刀具，可对前主轴和副主轴上的工件进行中心孔的加工；T3 背向动力头上可同时安装钻头、丝锥、铣刀等动力刀具和镗刀等非动力刀具，对副主轴上的工件进行切削加工。图 9.4 中刀具总容量为 23 把。

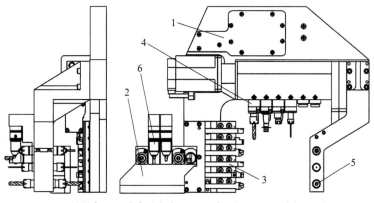

1—刀具滑台；2—背向动力头；3—T0车刀组；4—T1动力刀具组；
5—T2端面加工刀具组；6—T3背向动力头

图 9.4 刀具模块布局[5]

5．机加工-样机实例

图 9.5 所示为 Fast Turn 20-5 m 型数控纵切机的样机加工骨钉实例,其中机器最大加工直径为 20 mm、最大加工长度为 210 mm、主轴转速为 8 000 r/min、各直线轴快移速度为 30 m/min。机床含有 2 个主轴和 23 个切削刀具工位,完成骨钉制作实际用刀 18 把。

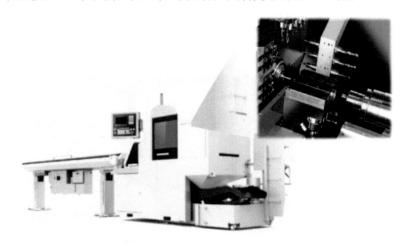

图 9.5　骨钉加工实例

6．表面处理-抛光、研磨

目前临床上所用骨钉,在经过机加工后还必须进行后处理,才能做到表面光滑,满足表面粗糙度等表面质量的要求,如图 9.6 所示。中华人民共和国医药行业标准(YY 0018—2016 骨接合植入物金属接骨螺钉[6])中对金属骨钉表面粗糙度的要求如表 9.1 所示。

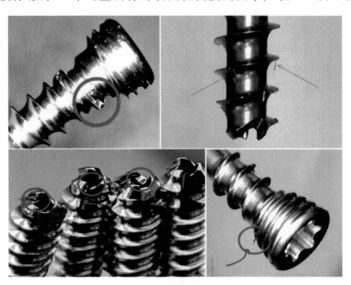

图 9.6　机加工后骨钉表面示意图

表 9.1　骨钉表面粗糙度要求

μm

产品部位	钉头外表面	螺纹	其余
表面粗糙度(Ra)	0.4	3.2	1.6

磁力研磨抛光表面处理工艺是目前去除骨钉表面毛刺时通常采用的方法。磁力研磨抛光机是用于工件表面研磨抛光的专用设备,在植介入医疗器械的研磨抛光领域得到广泛应用。

(1) 磁力研磨机的工作原理与优点

磁力研磨加工的原理是在强磁场作用下,填充在磁场中的磁性磨料沿着磁力线的方向排列并吸附在磁极上形成磨料刷,磨料刷会对工件表面产生一定的压力,磁极在带动磨料刷旋转的同时,保持一定的间隙沿工件表面移动,从而实现对工件表面的光整加工。在加工中磁性磨粒的受力状态如图 9.7 所示,磨粒受到工件表面法向力 F_n 和切向力 F_m 的作用,作用力 F_m 使磨粒有向切线方向飞散的趋势,但由于磁场效应,磨粒同时还受到沿磁力线方向的一个压向工件的力 F_x 和沿磁等位线方向的作用力 F_y 的作用,F_y 可以防止磨粒向加工区域以外流动,从而保证研磨工作的正常进行。在磁力研磨的过程中,磨料基本上以三种状态存在,即滑动、滚动和切削。当磨料所受磁场力大于切削力时,磁性磨料处于正常切削状态;当磨料所受磁场力小于切削力时,磁性磨粒就会产生滑动或滚动。根据精密切削理论和摩擦学理论,可以得知磁性磨粒在加工过程中与工件表面产生接触摩擦、挤压、刻划、切削等状态现象。进而实现工件内孔、内外牙及表面、凹凸面的清洗、去除毛刺、研磨等精密抛光。

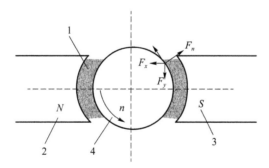

1—磁性磨粒;2,3—磁极;4—工件

图 9.7　磁力磨粒的受力状态

其优势如下:①可快速去除工件周边毛刺,每次处理时间 5~20 min;②研磨后的工件形状和尺寸都不会有变化,表面粗糙度可达到 0.01~0.1 μm,表面呈现光亮金属光泽;③操作方便简单,可一次性批量处理工件,成本极低,无污染;④针对轻铁类金属、非铁类金属、硬质塑料等精密零件成品,可将去除毛边、倒角、抛光、洗净等精密研磨工作一次完成;⑤可研磨不规则状零件,孔内、管内、死角、夹缝等皆可加工。此外,磁性研磨加工技术可以很好地与数控机床、加工中心和机器人技术结合,实现光整加工的自动化。

(2) 骨钉研磨抛光实例

在进行骨钉表面处理时,将骨钉批量放入磁力研磨抛光机工作容器中(见图 9.8)并放入研磨磁针,倒入清水与适量研磨液,开启机器,设置研磨时间。经过磁针不断地与骨钉表面发生相互作用,完成对骨钉表面的毛刺、棱角、氧化皮等的研磨抛光。

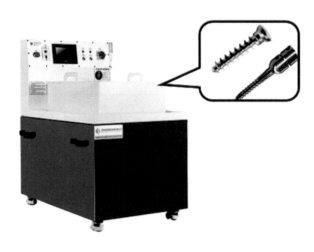

图 9.8　磁力研磨抛光机

7. 表面处理–涂层

对骨钉表面进行研磨抛光后，为了提高骨钉耐磨损度、硬度、生物活性等性能，可以对骨钉表面进行涂层处理。临床中，齿科的种植体对表面涂层需求较大。因此现以钛金属种植体为例，介绍目前骨钉常用的涂层处理工艺。钛金属材料和骨组织接触时，若没有足够粗糙的表面和维持生物稳态的氧化层，很难在短时间内进入骨组织和植体界面的骨结合期。因此，需要对种植体表面进行涂层处理，常用工艺如下[7]。

（1）钛种植体表面理化涂层

主要采用精细表面处理、阳极氧化、微弧氧化等表面加成的方法形成钛浆涂层、羟基磷灰石涂层、聚吡咯涂层、陶瓷涂层等，或采用大颗粒喷砂酸蚀、可吸收性介质研磨等表面减少的方法形成 SLA 涂层等。钛种植体表面理化涂层可以提高钛金属的力学性能和耐腐蚀性，一定程度上提高了种植体的生物相容性，增强了种植体的亲骨性，促进了种植体周围成骨。

（2）钛种植体表面生物活性涂层

目前种植体表面处理的另一个研究方向是通过电化学沉积技术、浸涂–烧结法和整合–烧结法、溶胶–凝胶法等形成生物活性涂层，该涂层不仅能提供成骨细胞黏附和生长的铆钉点和三维生长空间，还可以运载生长因子或生物活性离子等，减弱机体的排斥反应，改善种植体的骨诱导性，以长期缓释的方式促进成骨细胞的增殖分化。目前常见的涂层包括珍珠质活性涂层、矿化胶原活性涂层、生物肽活性涂层（如精氨酰-甘氨酰-天冬氨酸（arg-gly-asp，RGD））、壳聚糖活性涂层、抗菌活性涂层等。

除以上介绍的骨钉之外，临床上传统的固定骨板、人工关节（人工膝关节、人工髋关节、人工椎间盘等）等，大部分也是通过机加工和表面后处理工艺制造的。对于一些形状复杂，具有可控微孔结构的植介入医疗器械，简单的机加工可能无法满足其精度要求，需要借助其他制造工艺，如 3D 打印等，将在随后的章节里详细介绍。

9.2.2　常见心血管系统植介入医疗器械制造技术

在管腔球囊扩张成形的基础上，在病变段置入血管支架，可达到支撑狭窄闭塞段血管、减少血管弹性回缩及再塑形、保持管腔血流通畅的目的[8]，如图 9.9 所示。血管支架主要分为冠脉支架、脑血管支架、肾动脉支架、大动脉支架等。目前临床上所用的血管支架根据组成材料可分为金属支架、聚合物支架和涂层支架[9]。下面以血管支架制造技术为例介绍常见心血管系统植介入医疗器械制造技术。支架的制造方式包含"由大做小"的激光切割[10]、蚀刻[11]等，或是"由小做大"的静电纺丝[12]、电铸[13]、3D 打印[14]等。其中，由于激光切割的支架质量好，自动化程度高，且成本较低，因此激光切割已成为支架制作的主流方式。接下来对血管支架激光切割技术进行详细介绍。

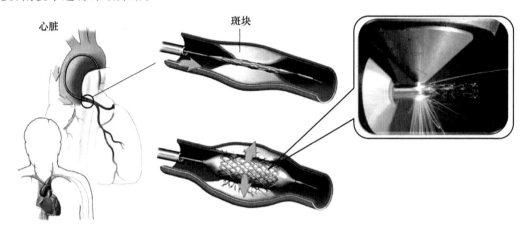

图 9.9　制造血管支架

激光切割技术属于特种加工工艺的一种，其工作原理是由激光器发出的水平激光束经 45° 全反射镜变为垂直向下的激光束后经透镜聚焦，在焦点处聚成一极小的光斑，光斑照射在材料上时，材料很快被加热至气化温度并蒸发形成孔洞，光束相对材料进行移动，并配合辅助气体(如二氧化碳、氧气、氮气等)吹走熔化的废渣，连接孔洞形成宽度很窄的切缝，完成对材料的切割，如图 9.10 所示。目前对血管支架进行激光切割需要进行以下几个步骤。

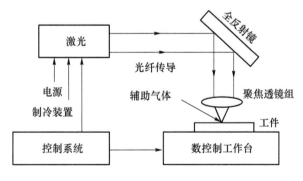

图 9.10　激光切割系统示意图

1. 激光切割医用薄壁管材的准备

制作支架所用原料为医用薄壁管材，需采用无缝管以保证材料的一致性与连贯性。材质可以为医用不锈钢、钴铬合金、镍钛形状记忆合金、金属钽或聚左旋乳酸等。支架作为三类医疗器械，除了要考虑材料化学成分的均匀性，还要考虑其尺寸要求和形状要求，如管材的直径、壁厚和各尺寸偏差、直线度、圆柱度、同轴度等[15]。

2. 激光加工系统的选择

激光加工设备是集成化的综合科学设备，根据目前市场上激光切割机脉冲时间单位不同，可分为纳秒、皮秒、飞秒激光加工设备。纳秒、皮秒、飞秒(fs)均为时间单位，$1\text{ s} = 10^3\text{ ms} =$

$10^6\ \mu s = 10^9\ ns = 10^{12}\ ps = 10^{15}\ fs$，如皮秒激光切割是指激光的单个脉冲时间以 ps 为单位，即激光的脉冲宽度以 ps 为单位。减小激光的波长（如使用紫外线）或减小脉冲宽度，或两种办法兼用，可以使所切割的产品的边缘不容易发生熔化和变形，即冷烧蚀，更适合加工具有精细微结构的血管支架。如金属血管支架可采用纳秒、皮秒、飞秒激光加工设备进行制造，聚合物血管支架可采用超短波飞秒激光加工设备进行制造。

3. 血管支架加工后表面处理

按照表面处理情况可将血管支架分为裸露型、涂层型和覆膜型血管支架。对于裸露型血管支架，仅对其加工后的表面进行抛光处理；对于涂层型血管支架，在表面后处理过程中需要在支架表面涂以肝素[16]、氧化钛[17]等物质；对于覆膜型血管支架，在表面处理时需要在支架外表覆以可降解或不可降解的聚合物薄膜[18]。

9.3 新型植介入医疗器械制造技术

本节追踪植介入医疗器械的前沿发展，聚焦新型植介入医疗器械，以案例展示的方式介绍新型植介入医疗器械制造技术。让同学们在了解目前骨肌系统和心血管系统中植介入医疗器械发展趋势的同时，掌握新型植介入医疗器械的制造技术，为同学们进行植介入医疗器械创新奠定技术基础。

9.3.1 患者定制式骨科植入体制造技术

骨科植入体可以代替、修复固定患者受伤骨组织，作为人工假体可以治疗一系列骨科疾病，包括骨折、肿瘤或创伤导致的骨缺损、关节损伤和退化等。但在使用人工制作的假体替代病变的骨与关节时，经常会遇到个体差异导致的匹配度不够精准的问题，可能引起骨固定失稳、植入体松动甚至脱出[19]，严重会导致修复失败，需要二次手术进行翻修，在给患者带来巨大痛苦的同时造成了重大经济损失。定制式医疗器械，是指在我国已上市产品难以满足临床需求的情况下，为满足指定患者的罕见特殊病损情况，由医疗器械生产企业基于医疗机构特殊临床需求而设计和生产，用于指定患者的、预期能提高诊疗效果的个性化医疗器械。患者定制式骨科植入体打破了用少数几种标准植入体修复各种体型、各种骨关节病损的传统，将个体化精准修复或置换治疗推向了崭新的高度，目前已成为医疗行业的关注热点之一。

在患者定制式骨科植入体领域，新工艺、新设计理念、新材料有力地推动着骨科植入体定制的创新发展。增材制造技术（又称 3D 打印制造技术）与个性化设计、可打印生物相容性材料的结合，可根据患者个人需要"量体裁衣"，为患者定制与其患病骨完全匹配的骨科植入体，实现骨损伤治疗的个性化"私人订制"。在骨科治疗中应用的 3D 打印制造技术主要有电子束选区熔融技术、选择性激光烧结技术、立体光刻技术、熔融沉积技术、叠层制造技术等，目前发展都较为成熟。在应用过程中除了 3D 打印制造技术之外，打印材料的选择也起到了至关重要的作用。目前应用于 3D 打印骨骼假体及骨支架的材料有金属材料[20]、无机非金属材料[21]、高分子材料[22]等，其中钛及其合金具有良好的力学性能、耐腐蚀性和生物相容性[23]，是目前用于 3D 打印骨骼移植假体的主流打印材料。以钛及其合金制造的骨骼移植假体已经开始应用于临床。近几年国内外成功进行骨骼移植假体手术的消息持续被报道。比利时哈塞尔特大学生物医学研究所成功完成了第一个 3D 打印下颌钛假体的植入，并且该多孔钛假体可以作为促进骨骼生长的支架。据报道，Mertens，Jardini 和 Peter Choong 等人分别完成了钛种植体、颅骨、跟骨植入物手术;Jules Poukens 的团队成功完成世界首例上下颌骨植入物植入手术;2018 年一名澳大利亚妇女获得了第一块用于癌症后重建的 3D 颌骨。根据文献和新闻报道,国内北京大学第三医院、华西医院、西安交通大学第一附属医院、国家康复辅具研究中心附属康复医院等已成功为数千名患者完成骨骼假体植入手术。其中,北京大学第三医院从 2009 年开始就开展了 3D 打印"骨骼"研究,2012 年启动了椎间融合器、人工椎体和髋臼杯三个 3D 打印项目的临床观察,2014 年首次为恶性肿瘤患者成功植入 3D 打印人工椎体,2015 年参与研制的我国首个 3D 打印人工髋关节产品获得国家市场监督管理总局注册批准,2016 年所研发的 3D 打印椎体假体、椎间融合器获得国家市场监督管理总局注册批准,2017 完成了世界首个 3D 打印大跨度胸腰椎植入手术,在此手术中成功植入了世界最大的 3D 打印骨骼,证明了我国在用于骨外科的 3D 打印制造技术领域处于国际领先地位。

接下来本节以为患者定制骨板治疗足下垂[24]的具体案例简介骨科植入体个性化定制过程,重点介绍患者定制式骨科植入体制造技术。

患者,男,27 岁,55 kg,身高为 175 cm,患有右脚创伤性足下垂。市面上现有规格的钢板均无法与其患病足骨解剖形貌完全匹配,在固定治疗中存在一定修复失败风险。北京航空航天大学樊瑜波教授团队基于生物力学理论,为患者定制设计了个性化骨板,并通过生物力学分析对个性化骨板进行了优化,采用金属 3D 打印制造技术实现了个性化骨板的制造,最后在国家康复辅具研究中心附属康复医院完成了骨板植入术,如图 9.11 所示。下面具体介绍该案例实施过程。

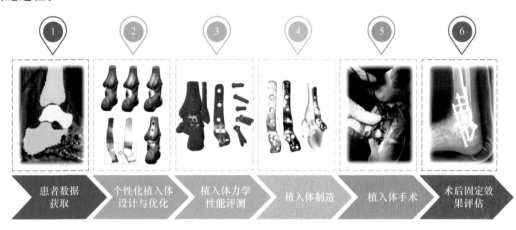

图 9.11　使用个性化钢板治疗足下垂流程展示

1. 个性化钢板设计与生物力学优化

采用 CT 机(Brilliance iCT,Philips,Netherlands)对患者右脚踝进行扫描,并将扫描图像保存为 DICOM 格式。将 CT 图像导入医学图像处理软件(Mimics10.1 Materialise Inc.,Belgium)建立踝关节几何模型。将由胫骨、腓骨、距骨、跟骨、舟骨组成的踝关节三维模型以 STL 格式导出。采用逆向工程软件(Rapidform XRO3,INUS Technology,Seoul,Korea)对 STL 格式骨模型表面进行光滑处理,得到患者复位后的右脚踝三维几何模型。通过与患者脚踝三维骨模型进行骨-钢板面匹配设计为患者定制个性化骨板初始模型。采用有限元分析方法对骨表面匹配设计后的个性化钢板在生理负荷下进行优化,得到具有足够强度的患者定制个性化骨板,如图 9.12 所示。

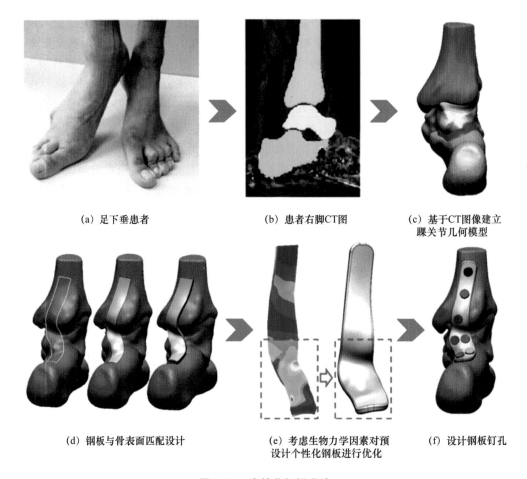

(a) 足下垂患者   (b) 患者右脚CT图   (c) 基于CT图像建立
踝关节几何模型

(d) 钢板与骨表面匹配设计   (e) 考虑生物力学因素对预   (f) 设计钢板钉孔
设计个性化钢板进行优化

图 9.12　个性化钢板设计

2. 个性化骨板制造

（1）打印前处理

Stereolithography(STL)是 3D 打印机的标准三角语言,是由 3D Systems 公司于 1988 年制定的一个接口协议。所有的 3D 打印机都可以接收 STL 格式的模型文件进行打印。因此,首先将患者定制个性化骨板模型转变成 STL 格式,再将骨板模型导入到 Magics(Magics 19.0, Materialise HQ, Leuven, Belgium)软件中进行 3D 打印制造前处理,包括模型摆放、支撑添加与分层处理。对于金属打印,所打印模型与水平角度小于 45°的部分需要添加支撑结构,这一部分通常称为下表面,下表面的表面粗糙度通常会比垂直壁面和上表面更大,原因是下方粉末导热差,熔池冷却速度慢,导致下方粉末局部烧结,这部分烧结的粉末会粘在零件下表面,因此合理的设计支撑结构可以提高 3D 打印的制造精度。骨板如直接打印在基板上,在后处理时则不易取下,所以为了易于将骨板从基板上取下,需要在骨板与基板接触面上添加支撑。此外,在激光选区熔融成形过程中,金属粉末在熔化成液体再凝固成固体时会发生一系列的收缩变形,这种变形会在不同程度上引起球化现象甚至翘曲变形。所以应根据骨板构型特征在局部添加支撑,改善成形后的牢固程度,防止翘曲导致成形精度下降。综上所述,前处理过程会影响模型打印制造精度,合理的模型摆放方向与支撑的添加是保障制造精度的重要因素。

（2）分层处理

3D 打印制造通过逐层烧结累叠出实体零件,所以需要在打印之前对所建立模型进行分层处理。切片软件是一种 3D 软件,它可以将数字 3D 模型转换为 3D 打印机可识别的打印代码,从而让 3D 打印机能够执行打印命令。具体的工作流程是切片软件根据设置将 STL 等格式的模型进行水平切割,得到各个平面图,并计算打印机需要消耗的耗材及时间,再将这些信息统一存入 G-Code 文件中,并发到用户的 3D 打印机中。本案例使用切片软件 EBM Build Assembler(EBM Build Assembler, Arcam AB, Gothenburg, Sweden)将个性化骨板和支撑结构,以 50 μm 厚度进行切片处理。

(3) 打印参数设置

将切片后的模型导入 EBM 打印机(Arcam A2XX, Arcam AB, Sweden)中,设置打印最高温度为 730 ℃、打印前预热温度为 200 ℃、激光束光斑的直径为 100 μm、打印层厚为 50 μm、激光功率为 500 W、扫描速度为 15.2 m/s,选用平均粒径为 50 μm 的 Ti6Al4V 粉体作为制造原材料(Ti6Al4V 粉体, Arcam AB, Sweden),通过逐层打印的方式进行骨板制造。

(4) 打印后处理

3D 打印后处理是将所制造的骨板从打印基板上取下来,然后去除支撑和表面多余未烧结的粉末。具体流程包括线切割、去支撑、喷砂抛光。

用线切割机床将骨板与基板分离:在 3D 打印完成后,放置 12 h 待打印室温度降到室温,用温度计确认温度后将基板连同骨版样本一起取出,送到机加工车间,进行线切割。

去支撑:使用钳子等工具将骨板样本上的支撑拆除,去支撑过程中一定要注意不要破坏骨板原始特征,否则会影响其力学性能。

喷砂处理:通过 3D 打印制成的骨板样本都要经过介质喷砂处理,以去除黏附在样品表面上的多余未烧结金属粉末。介质喷砂在密闭的机柜中进行,将压缩空气与砂状玻璃珠研磨介质混合,直接射向骨板样本,以除去未烧结的粉末材料,得到表面光滑的骨板,如图 9.13 所示。

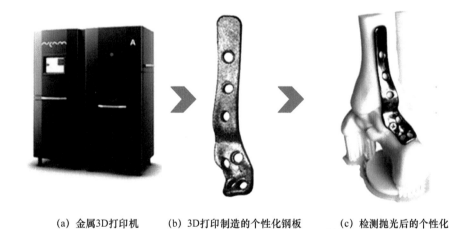

(a) 金属3D打印机　　　(b) 3D打印制造的个性化钢板　　　(c) 检测抛光后的个性化钢板与患者踝关节的匹配情况

图 9.13　个性化钢板制造

3. 内固定植入手术

患者呈俯卧位,大腿近端驱血后上止血带,于踝后正中行 12 cm 皮肤切口,由远端弧向内侧,暴露跟腱,将跟腱后侧全厚皮瓣向两侧牵拉,在冠状面 Z 形切断跟腱,分别向远端及近端牵开。切除后侧关节囊及关节外脂肪组织,暴露胫骨后侧、踝关节、距下关节及跟骨结节上方。将踝关节及后足力线纠正至外展外旋 5°,轻度跖屈位,从足底穿入多枚克氏针固定,在直视及透视状态均可见力线维持良好后,置入 3D 打印骨板并以拉力螺钉牢固固定融合部位,由足底向胫骨打入 2 枚空心螺钉进行加强固定。检查接骨板,在状态伏贴、固定强度好、透视满意后用大量生理盐水冲洗伤口,将长屈肌肌腱复位,使用可吸收线无张力进行跟腱缝合,并缝合腱周组织、皮下组织及皮肤。

通过北京航空航天大学樊瑜波教授团队与国家康复辅具研究中心附属康复医院相关医生的共同努力,个性化植入假体的设计、制作及手术置换在较短的时间内成功完成,术中和术后 X 射线检查、术前和术后 AOFAS、SF－36 评分显示骨板假体与原骨匹配良好,如图 9.14 所示,手术达到了预期效果。

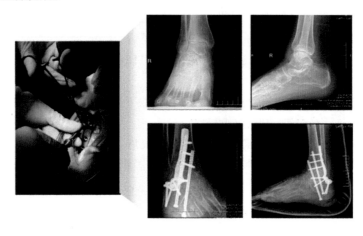

图 9.14　个性化钢板内固定植入手术

9.3.2　人造器官制造技术

组织工程和再生医学(regenerative medicine)与生物 3D 打印技术的实现密切相关。组织再生是目的,组织工程是手段,而生物 3D 打印技术是关键技术。其中,组织工程的概念由美国华裔科学家冯元桢提出,在 1987 年被美国国家科学基金委员会确定。组织工程是指先将细胞沉积在生物支架上形成细胞材料复合物,然后将含细胞支架植入体内,利用体内环境诱导形成相应的组织或器官,实现创伤修复和功能重建。常规组织工程的做法是将支架制造与细胞黏附分离,但这样就难以在支架不同位置实现不同种类、不同密度细胞的沉积。而生物 3D 打印技术则可以实现多细胞空间定向操纵及不同细胞密度的可控沉积,恰好解决了组织工程目前面临的难题。体外制造活性组织或器官一直都是人们孜孜不倦追求的目标。究其原因,一方面,目前器官移植的缺口巨大。迄今为止,针对许多医学难题诸如肾衰竭、恶性肿瘤等,临床上行之有效的治疗方式仍为器官移植手术,然而异体器官移植一直都存在供体不足的问题。无论是国内还是在国际上,由于器官捐献量不足,配型的成功率也不高,器官移植的病人能做的事情只有等待。据卫生部统计,我国每年大约有 150 万人因末期器官功能衰竭需要进行器官移植手术,但仅有约 1 万人能得到器官移植的救治,有限的活体器官来源无法满足过量的患者需求[25]。与此同时,中国需要接受器官移植的患者数量还在以每年超过 10% 的增幅不断增加。另外,器官移植后还可能出现免疫排斥反应,因此需要患者长期进行免疫抑制治疗。有鉴于此,临床上急需一种行之有效的方法,以解决供体器官的短缺和器官移植引起的免疫排斥反应等问题。生物 3D 打印技术的出现及快速发展为组织或器官短缺的问题提供了全新的解决方案——以自身的成体干细胞经体外诱导分化形成的活细胞为原料,在体外或体内直接打印活体器官或组织,代替功能丧失的器官或组织。另一方面,当前的医学机理机制研究需要更为精准的体外模型。传统的解决方案往往基于细胞二维培养及动物实验。然而,细胞二维培养的效果和真实体内的三维环境相比差异很大,有些情况下还有可能出现互相矛盾的结果,这使研究参考价值受限。而动物实验除了伦理学的问题外,最为关键的是动物的体内环境和人体环境有很大的差别。使用生物 3D 打印技术可以在体外采用人体细胞重构出组织或器官所在的三维环境,能很好地弥补现有解决方案的缺陷,体外所构建的组织或器官可以广泛应用于药物筛选及疾病机理探究。借助生物 3D 打印技术制造人造器官将是人类在精准医疗和个性化医疗领域中极具突破性的一步。

目前,生物 3D 打印技术在人造器官移植领域已取得了一定的成绩,被应用于皮肤[26]、骨骼[27]、人造血管[28]、心脏组织[29]和软骨质结构[30]的再生与重建。接下来本节结合全球首个 3D 打印人造心脏的案例简介人造器官 3D 打印技术。

心脏本身的构成极其复杂,但大致可以分为两大类:细胞成分和非细胞成分。细胞成分主要包括能够跳动的心肌细胞和供应营养的心脏血管内皮细胞,而非细胞成分则包括胶原蛋白、弹性纤维等用于维持心肌细胞生长稳态的组分。3D 打印心脏的初衷是解决心脏移植供体短缺的困境,同时也能够解决现有活体心脏移植后出现的免疫排斥反应。因此,3D 打印心脏所使用的材料在进入患者身体后也不能引起免疫排斥。以色列特拉维夫大学阿萨夫研究团队(简称研究团队)运用生物 3D 打印技术,利用取自病人自身的人体组织,革命性地打印出了全球第一个完整的心脏。这是世界上第一颗具备细胞和血管的 3D 打印心脏,它的问世有可能成为心脏病治疗领域的巨大进步。3D 打印人造心脏流程如图 9.15 所示,下面具体介绍该案例实施过程。

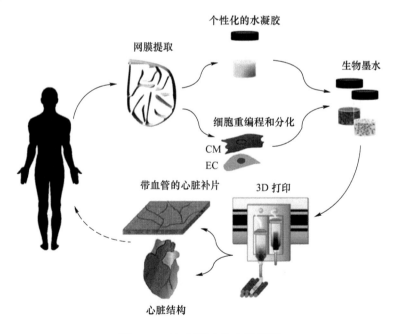

图 9.15 3D 打印人造心脏流程

1. 获取患者组织细胞、构建生物打印墨水

网膜是与胃相连的腹膜褶,位于人类的内脏外部,从肝的脏面延伸到胃小弯和十二指肠前部,又分为肝胃韧带和肝十二指肠韧带,像帷幔一样保护着内脏。网膜分为小网膜和大网膜。

小网膜参与形成网膜囊的前庭,入口为网膜孔,含脂肪较少。大网膜形成空而瘪的网膜囊。大网膜有较强的保护和吸收作用,是腹腔内重要屏障,贮积大量脂肪。为了获得大量脂肪细胞,该研究团队首先从患者体内取出脂肪含量丰富的大网膜组织,将其分离成脂肪细胞和基质两部分。通过细胞核重编程技术,即将成熟体细胞重新诱导回早期干细胞状态以用于转化为各种类型的细胞,将脂肪细胞诱导回归成可以分化的多能干细胞,使其具有全向分化能力。然后通过细胞诱导技术,使多能干细胞重新分化为构成心脏主体的心肌细胞和构成血管的内皮细胞。随后,研究团队使用去细胞化的细胞外基质(主要是胶原蛋白、糖蛋白)合成个性化水凝胶(亲水的高分子聚合物),该水凝胶在室温下表现为弱凝胶,在加热到 37 ℃时凝胶性会变得更强。最后将心肌细胞和内皮细胞封装在水凝胶中获得了可用于心脏打印的两种细胞生物墨水,一种是用于打印实质组织的心肌细胞生物墨水,另一种是用于打印血管的内皮细胞生物墨水,如图 9.16 所示。

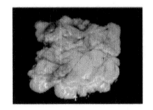 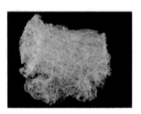 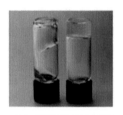 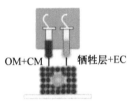

(a) 患者网膜组织　　(b) 脱细胞后网膜组织　　(c) 室温下(左)和37℃　　(d) 两种生物墨水
凝胶化后(右)的个性化水凝胶

图 9.16　生物墨水制备

2. 患者心脏建模

如图 9.17 所示,研究团队首先利用高分辨率 CT 对患者的心脏进行全方位扫描,识别患者心室中主要血管的 3D 结构和方向。在确定大血管后,借助计算机辅助三维重建软件 CAD,重现心肌尺寸和几何形状。为了获得患者心脏中微细血管的形态与分布特征,该研究团队借助数学模型技术,通过计算每个区域单位体积心肌细胞所需的氧气量,计算心脏中的血氧浓度。根据 Fick 第二定律的氧扩散和 Michaelis-Menten 方程的氧消耗,得到微细血管的最佳大小、分布和方向。将较小的血管添加到基本脉管系统设计中,设计出可以供给"每一寸"心肌细胞营养的冠脉血管。通过 CT 扫描和数学模型等技术,分析得到患者心脏的解剖结构,包括心脏的形状、心房心室的尺寸,构建出完整的血管网络图,为心脏打印做好模型基础。

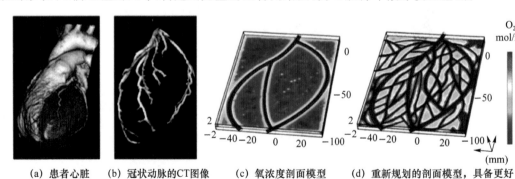

(a) 患者心脏　　(b) 冠状动脉的CT图像　　(c) 氧浓度剖面模型　　(d) 重新规划的剖面模型,具备更好
的氧扩散能力,足以支持细胞生存

图 9.17　心脏建模

3. 心脏 3D 打印制作

生物 3D 打印技术根据成形原理和打印材料的不同,可分为喷墨式生物 3D 打印(inkjet-based 3D bioprinting)、激光直写式生物 3D 打印(laser direct writing 3D bioprinting)、挤出式生物 3D 打印(extrusion-based 3D bioprinting)、光固化式生物 3D 打印(photocuring-based 3D bioprinting)等。

(1) 喷墨式生物 3D 打印

喷墨式生物 3D 打印是最早的生物 3D 打印技术。其成形原理与传统的 2D 喷墨打印类似,利用压电或热力驱动喷头,将生物墨水(水凝胶和细胞的混合物)分成一系列的微滴,经过层层打印,形成含有细胞的三维结构。

(2) 激光直写式生物 3D 打印

以液滴作为基本成形单元,由激光吸收材料产生的微气泡驱动生物墨水进行三维成形制造。首先,将一层激光吸收材料涂覆在玻璃基底上,将生物墨水均匀地铺展在激光吸收层表面;其次,打印时激光穿透玻璃基底使吸收层材料产生气泡,通过气泡的膨胀驱动生物材料和细胞脱离基底,沉积到成形平台上;最后,通过三维运动平台驱动玻璃基底或者成形平台运动,完成三维结构制造成形。

(3) 挤出式生物 3D 打印

挤出式生物 3D 打印是应用最广泛的生物打印方法,可以打印黏度较高的生物材料。该方法利用气压或者机械驱动的喷头将生物墨水可控地挤出,微纤维从喷头处被挤出,沉积到成形平台上形成二维结构,随着喷头或者成形平台在 z 方向上的运动,二维结构层层堆积形成三维结构。

(4) 光固化式生物 3D 打印

光固化式生物 3D 打印和激光直写式生物 3D 打印类似,也是利用光来选择性交联生物墨水。紫外光通过数字微镜装置选择性地投射到生物墨水表面,被照射区域的材料开始固化,通过成形平台的上下运动,逐层固化得到三维结构。光固化式生物 3D 打印装置利用数字光投射器对生物墨水的整个面进行固化,效率较高,不论单层结构的复杂程度如何,打印时间都是相同的,且打印精度较高。打印机只需要一个垂直方向运动的平台,相比于其他方法,装置比较简单,利于控制。该研究团队采用光固化式生物 3D 打印技术,通过悬浮层增材制造方式,以封装有心肌细胞和内皮细胞的水凝胶生物墨水为原材料,对心脏进行 3D 打印制造,具体过程如下。

1) 制备支撑介质

为了实现心脏组织结构的 3D 打印制造,研究人员采用了 SLAM 技术。悬浮打印是在传统挤出式生物 3D 打印的基础上增加了悬浮介质,喷头在悬浮介质中打印的方法。悬浮介质在没有施加外力或施加外力很小的时候表现出固体的特性,从而实现打印结构的自支撑;打印喷嘴在运动时,产生的屈服应力引发悬浮介质的流动,此时悬浮介质表现出液体的特性,并在打印喷嘴经过后,悬浮介质由于自愈性,其微观结构可自发恢复,从而保证打印的实现,如图 9.18 所示。结构打印完成后,通常采用升温融化悬浮介质、稀释悬浮介质、改变 PH 值降解悬浮介质、酶降解法分解悬浮介质等方法提取打印结构。因此,打印能否成功和悬浮介质的特性有着很大的关系。因此,该研究团队开发了一种全透明、细胞友好的微颗粒悬浮介质配方,即在由黄原胶补充的生长介质中加入藻酸盐微粒。在该悬浮介质中生物墨水可以进行任意形状的打印并在大范围温度下固化;该介质可以通过安全的酶或化学降解的方式去除,过程精细、可控同时可以保持高细胞活性。

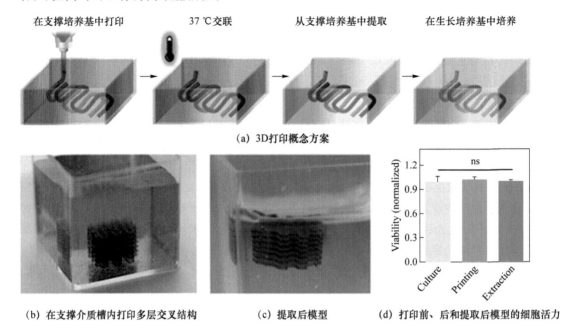

（a）3D打印概念方案

（b）在支撑介质槽内打印多层交叉结构　　　（c）提取后模型　　　（d）打印前、后和提取后模型的细胞活力

图9.18　在支撑介质中打印个性化的水凝胶

2）心脏组织制造过程

如图9.19所示，将心脏三维模型采用 BioCAM 软件进行切片处理后导入到 3D 打印机（3D discovery printer）中。在打印前将支撑介质转移到一个透明、开放的无菌塑料盒中，安装在打印机上。将所制备的两种生物打印墨水安装在不同的打印喷头中。设置打印参数，包括喷嘴顶端保持在平台上方的距离、喷嘴平移速度、打印压强等，完成心脏打印制造。

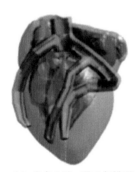 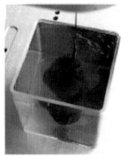 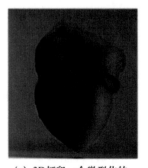 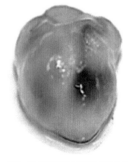

（a）患者心脏三维几何模型　（b）3D打印一个微型化的、富含细胞的人类心脏　（c）3D打印一个微型化的、富含细胞的人类心脏　（d）从培养基中取出的3D打印心脏，然后用红色和蓝色染料灌注，以演示打印出的空心腔室

图9.19　悬浮打印人体心脏

本案例根据病人的解剖结构，使用病人自身的人体组织，采用生物 3D 打印技术，成功打印了具备功能性血管的人造心脏。这证明了生物 3D 打印技术在工程化、个性化组织和器官制造领域具有巨大应用潜力，为人类解决器官移植问题提供了另一种思路。

习　题

1. 特种加工在成形工艺方面与切削加工有什么不同？

2. 车削加工都能加工哪些表面？可以达到的尺寸精度和表面粗糙度各为多少？

3. 镗削与车削有哪些不同？

4. 简述电火花加工、电化学加工、激光加工和超声波加工的表面形成原理和应用范围。

5. 电镀的主要目的有哪些？

6. 电镀过程中，镀层在哪个电极上沉淀？镀层还原沉积过程由几个过程构成？

7. 阐述磁力研磨骨钉表面抛光的工作原理与优点。

8. 采用激光切割技术制造血管支架时，如何选择激光加工系统？

9. 请列举在骨科植入体制造中常采用的 3D 打印制造技术，并简述 3D 打印制造技术在治疗骨科疾病中的优势。

10. 什么是生物 3D 打印技术？生物 3D 打印方式有哪些？

参考文献

[1] 卢秉恒. 机械制造技术基础[M]. 4 版. 北京：机械工业出版社，2017.

[2] 刘光明. 表面处理技术概论[M]. 2 版. 北京：化学工业出版社，2018.

[3] 李雪原，李铁玲. 骨科固定及植入器材的应用与发展[J]. 医疗设备信息，2004，19(4)：40-42+21.

[4] 贺唯，樊瑜波，李晓明. 骨修复材料活性机制和应用的最新研究进展[J]. 中国修复重建外科杂志，2018，32(09)：1107-1115.

[5] 黄一师，刘峰，田壮，等. 基于数控纵切机的骨钉加工研究[J]. 机床与液压，2021，49(7)：93-96.

[6] 全国外科植入物和矫形器械标准化委员会. 骨接合植入物金属接骨螺钉：YY 0018—2002[S]. 北京：中国标准出版社，2002.

[7] 魏中武，陈灼庚，黄谢山. 钛种植体表面涂层的研究进展[J]. 医学综述，2018，24(9)：1771-1778+1780.

[8] FOLEY D P, BEUSEKOM H M V, STRAUSS B H, et al. Stenting of coronary arteries——the ideal revascularization technique：reality, dream, mystery or myth？[M]// SIGWART U, FRANK G I. Coronary Stents. Berlin, Heidelberg：Springer-Verlag，1992：101-103.

[9] 熊杰，姜岩. 五种不同血管支架材料学特点及置入后的生物相容性[J]. 中国组织工程研究与临床康复，2010，14(38)：7189-7192.

[10] JIANG W, ZHAO W X, ZHOU T F, et al. A review on manufacturing and post-processing technology of vascular stents[J]. Micromachines，2022，13(1)：140.

[11] GUO L, YU L, ZHAO Q, et al. Biodegradable JDBM coating stent has potential to be used in the treatment of benign biliary strictures[J]. Biomedical Materials，2021，16(2)：025010.

［12］ SUN T, FAN C, CHANG Y, et at. Preparation and properties of polycaprolactone vascular stent by electrospinning［J］. Engineering Plastics Application, 2019, 47(6):14-31.

［13］ KAVANAGH C A, ROCHEV Y, GORELOV A V, et al. Surface expression of ICAM-1 on human endothelial cells grown on potential intra-vascular stent coatings［C］// 14th Annual Symposium of the London-Hypertension-Society, May 20, 2003, London.

［14］ CHANG F Y, LIANG T H, WU T J, et al. Using 3D printing and femtosecond laser micromachining to fabricate biodegradable peripheral vascular stents with high structural uniformity and dimensional precision［J］. The International Journal of Advanced Manufacturing Technology, 2021, 116:1523-1536.

［15］顾兴中，倪中华. 微孔结构血管支架的激光切割工艺［J］. 华中科技大学学报（自然科学版），2007, 35(21):143-146.

［16］ ZHU T Y, ZHOU M, GAO W T, et al. Coronary stents decorated by heparin/nonoate nanoparticles for anticoagulant and endothelialized effects［J］. Langmuir, 2020, 36(11):2901-2910.

［17］ CAO Y, DESAI T A . TiO2 -based nanotopographical cues attenuate the restenotic phenotype in primary human vascular endothelial and smooth muscle cells［J］. ACS Biomaterials Science and Engineering, 2020, 6(2):923-932.

［18］ BARTU J, JANUSZEK R, HUDZIAK D, et al. Clinical outcomes following large vessel coronary artery perforation treated with covered stent implantation: comparison between polytetrafluoroethylene- and polyurethane-covered stents (crack-ii registry)［J］. Journal of Clinical Medicine, 2021, 10(22):5441.

［19］ HUNG C C, LI Y T, CHOU Y C, et al. Conventional plate fixation method versus pre-operative virtual simulation and three-dimensional printing-assisted contoured plate fixation method in the treatment of anterior pelvic ring fracture［J］. International Orthopaedics, 2019, 43(2):425-431.

［20］ VELÁSQUEZ-GARCÍA L F, KORNBLUTH Y. Biomedical applications of metal 3D printing［J］. Annual Review of Biomedical Engineering, 2021, 23(1):307-338.

［21］ DU X, FU S, ZHU Y. 3D printing of ceramic-based scaffolds for bone tissue engineering: an overview［J］. Journal of Materials Chemistry B, 2018, 6(27):4397-4412.

［22］ KONDIAH P, CHOONARA Y E, KONDIAH P J, et al. Recent progress in 3D-printed polymeric scaffolds for bone tissue engineering［M］// TOITLD, KUMAR P, CHOONARA Y E, et al. Advanced 3D-Printed Systems and Nanosystems for Drug Delivery and Tissue Engineering. Amsterdam:Elsevier, 2020.

［23］ KIM J H, KIM M Y, KNOWLES J C, et al. Mechanophysical and biological properties of a 3D-printed titanium alloy for dental applications［J］. Dental Materials, 2020, 36(7):945-958.

［24］ YAO Y, MO ZJ, WU G, et al. A personalized 3D-printed plate for tibiotalocalcaneal arthrodesis: design, fabrication, biomechanical evaluation and postoperative assessment［J］. Computers in Biology and Medicine, 2021, 133:104368.

［25］HUANG J，MILLIS J M，MAO Y，et al. A pilot programme of organ donation after cardiac death in China［J］. The Lancet，2012，379(9818)：862-865.

［26］SOMASEKHARAN L T，RAJU R，KUMAR S，et al. Biofabrication of skin tissue constructs using alginate， gelatin and diethylaminoethyl cellulose bioink［J］. International Journal of Biological Macromolecules，2021，189：398-409.

［27］METZ C，DUDA G N，CHECA S. Towards multi-dynamic mechano-biological optimization of 3D-printed scaffolds to foster bone regeneration. ActaBiomaterialia，2020，101：117-127.

［28］LI J，LONG Y，YANG F，et al. Multifunctional artificial artery from direct 3D printing with built-in ferroelectricity and tissue-matching modulus for real-time sensing and occlusion monitoring［J］. Advanced Functional Materials，2020. 30(39)：2002868.

［29］BRAZHKINA O，PARK J H，PARK H J，et al. Designing a 3D printing based auxetic cardiac patch with hipsc-cms for heart repair［J］. Journal of Cardiovascular Development and Disease，2021，8(12)：172-187.

［30］SATHISH P，GAYATHRI S，PRIYANKA J，et al. Tricomposite gelatin-carboxymethylcellulose-alginate bioink for direct and indirect 3D printing of human knee meniscal scaffold［J］. International Journal of Biological Macromolecules，2021，195(15)：179-189.

［31］NOOR N，SHAPIRA A，EDRI R，et al. 3D Printing of personalized thick and perfusable cardiac patches and hearts［J］. Advanced Science，2019，6(11)：1900344.

第 10 章　植介入医疗器械评测

10.1　植介入医疗器械评测基本原则

植介入医疗器械种类繁多,原理结构千差万别,涉及材料科学、力学、机械工程、计算机技术、智能制造技术等众多学科。面对这些种类繁多的医疗器械,进行评测时应当将"安全性"和"有效性"作为基本原则,充分考虑医疗器械的预期目的、结构特征、使用方法等因素,制定相应的评测方法。

评测是进行植介入医疗器械研发、生产、验证、注册上市等多个步骤中必不可少的重要环节。植介入医疗器械的评测可以分为以下几个方面。

① 设计阶段的评测。一般采用理论计算或者数值仿真的方法,对植介入医疗器械的设计模型进行风险预测,评估其结构在植入后的生理载荷下断裂、破坏的风险,或者评估器械植入后对宿主组织的不良影响、器械造成的血流动力学影响等。这一阶段的评测主要针对研发设计的产品进行风险预测分析,为产品的优化设计及时提供预测参考。

② 验证阶段的评测。一般采用体外测试的方法进行。比如,对器械材料的物理化学性能、毒性、生物相容性等进行测评时,通过力学试验机对器械的力学性能进行测试,或是采用疲劳试验机对器械的长期耐久性进行测试。针对心血管植介入医疗器械如人工心脏瓣膜,还需要对其血流动力学性能进行评测。这一阶段的评测主要是对试生产产品的整体性能进行系统性实验评价,检测产品在设计、生产和加工工艺等各环节的潜在缺陷,初步验证产品安全性和有效性。

③ 临床前的评测。一般采用动物试验的方式进行。将已经初步定型的产品植入相应的动物模型体内,进一步评测其安全性和有效性。

④ 临床评测。采用临床试验的方式进行。临床试验是对医疗器械在正常使用条件下的安全性和有效性进行确认和验证的最终环节。在进行临床试验前,应完成医疗器械临床前的所有评测,包括产品设计(结构组成、工作原理和作用机理、预期用途以及适用范围、适用的技术要求)和质量检验、动物试验以及风险分析等,且结果应当能够支持该项临床试验。

本章节的内容主要涉及验证阶段的评测,即植介入医疗器械的体外评测。体外评测方法是对植介入医疗器械的安全性和有效性验证最直接、最高效的方法,体外评测环节也是器械进行动物试验、临床试验前最重要的评测环节。

体外评测是植介入医疗器械设计和验证阶段最重要的环节。体外评测的基本方法是根据植介入医疗器械植入位置的生化和力学环境,在体外设置与在体环境类似的完全可控的加载系统,模拟植介入医疗器械在体内的工作状态,从而测量和评价医疗器械的有效性与安全性。由于医疗器械的动物试验需要满足伦理学方面的要求,而且实验成本非常高昂,实验周期较长,因此在开展动物试验之前完成体外评测,可以有效降低器械使用风险,大幅提高动物实验的安全性及效率[1-2]。

体外评测的关键是如何模拟和重现体内复杂的生物力学环境,从而去评价植介入医疗器械的功能、生物力学特性、损毁机制、疲劳特征等参数。对于骨科植介入医疗器械来说,不同的骨科植入物(人工膝关节、人工髋关节、植入不同骨位置的固定器械等)所处的生物力学环境并不相同。比如,人工膝关节和人工髋关节由于植入位置的解剖结构、与宿主组织的相互作用关系、关节之间的运动模式以及关节作用反力均有较大区别,所以对人工膝关节和人工髋关节体外评测中的载荷大小、加载模式、风险点检测位置等都不相同。对于心血管系统来说,人体循环系统复杂的血流动力学特征以及血管和心肌的力学特性都是影响心血管生理学和病理学参数的关键因素,而心血管植介入医疗器械植入体内后,不但受到植入环境的力学作用,同时也会对植入位置的血流动力学特征造成影响。因此,在体外对这种复杂的生物力学环境进行真实而准确的模拟是评测心血管系统植介入医疗器械的关键。如对人工心脏瓣膜的体外评测,其评测准确性极其依赖在体外复现心室-主动脉局部位置近生理压力、流量波形的实验设备性能,模拟波形的不准确会导致人工心脏瓣膜的工作状态与真实情况不一致,从而导致评测结果有较大偏差。

　　植介入医疗器械植入人体后,与宿主组织相互作用,二者的生化关系与生物力学作用关系相互影响,形成统一的系统。一方面,器械受到宿主组织的载荷作用可能出现功能降低、结构破坏、疲劳损毁等风险;另一方面,器械对宿主的作用也会引起宿主组织改变或重建(比如,骨内固定系统可保持骨折部位的稳定性,有利于骨断端口的骨重建和骨愈合;金属骨钉植入后由于与骨组织弹性模量不匹配而造成骨重建的应力遮挡现象;血管支架植入后可能导致内膜增生或血管内再狭窄现象等)。因此,除了对植介入医疗器械本身的结构和功能进行评测之外,还应当评测其对宿主组织的影响。一般利用生物反应器进行体外评测。

10.2　植介入医疗器械体外评测技术

　　为保证植介入医疗器械的安全性和有效性,保障人体健康和生命安全,植介入医疗器械在注册上市前均应进行强制性评测。由于植介入医疗器械属于第三类医疗器械,具有较高风险,需要采取特别措施严格控制管理,因此各类值介入医疗器械应当符合医疗器械强制性国家标准,尚无强制性国家标准的,应当符合医疗器械强制性行业标准。医疗器械标准是对医疗器械在评测中须达到的最低要求,我国大部分医疗器械的国家标准均为安全性标准。

　　对于一些使用新材料、新结构、新方法、新治疗原理的创新医疗器械,可能尚无对应的标准,那么应当如何选择合适的评测技术或者制定合适的评测方法呢?此时遵循的一个主要原则是应当依据植介入医疗器械的功能特点和使用环境进行风险分析,选择一种或多种评测方法,对其主要功能的有效性和所有潜在风险分别进行评测。比如,为了评测人工心脏瓣膜的性能,需要选用定常流测试和脉动流测试两种体外评测方法对人工心脏瓣膜的血流动力学表现进行评价[3];同时,还需要对人工心脏瓣膜的整体结构性能、其组件的物理化学性能以及材料的力学性能分别进行评测,以杜绝人工心脏瓣膜在使用过程中的所有潜在风险;此外,由于人工生物瓣膜的瓣叶钙化是其植入后损毁的最大风险点之一,也可针对瓣叶的钙化风险开发标准要求之外的新的测试技术——基于循环加载方法的瓣叶加速钙化评估技术[4]。而对于血管支架,根据其功能和使用环境分析,血管支架植入后直接与血液接触,同时受到血液流动施加的剪切力、血管壁施加的周期性压缩和牵张作用力,所以对血管支架的评测内容应当覆盖其血液相容性、支撑性能、结构稳定性、抗压缩和牵张疲劳性能等。目前针对支架抗疲劳断裂性能的体外评测技术通常采用循环加载高频率压缩载荷的方法进行[5]，仅可评价压缩应力造成的疲劳损毁风险，而针对牵张应力造成的疲劳风险的评测方法尚未形成。目前也有学者通过模拟血液的近生理脉动流动，对支架施加近生理状态的剪切力，评价支架的血液相容性能[6]。

10.2.1　加速疲劳体外评测技术

植介入医疗器械一旦置入，会长期存在于人体中（可降解/可吸收植介入医疗器械除外），不易取出或进行替换，所以其结构和功能的长期维持非常重要。长期耐久性（也可称为抗疲劳性能）是非常重要的一项指标。同样，长期耐久性的评测要求也根据植介入医疗器械的使用环境有所不同，但一般共性的要求是至少具有十年的有效寿命。由于使用周期长，很难采用体外评测设备在相同的时间尺度上进行评测，而且与植介入医疗器械的研发周期相比，如此长的评测时间也是难以接受的。因此，对评测时间进行合理的缩短是非常有必要的。加速疲劳体外评测技术将植介入医疗器械受到的周期性载荷进行时间频率上的加速，从而在较短的时间内完成医疗器械全寿命周期的载荷加载。人工心脏瓣膜和血管支架的加速疲劳体外评测系统可以提供高达 30 Hz 的加载速度（见图 10.1 所示为北航樊瑜波课题组自主研发的血管支架加速疲劳体外评测系统，可同时对 36 个支架进行 35 Hz 的高速加载），接近正常心脏跳动频率的30 倍（正常心动频率约为 1 Hz），可以将疲劳加载时间从 10 年缩短至几个月。然而，加速疲劳体外评测技术最大的问题是加速后的力学载荷对植介入医疗器械的作用是否和真实载荷一致，并且加载频率改变而对器械的疲劳耐久性评测的影响目前还尚无定论。另外一种折中的评测方法是对加载频率进行更接近真实频率的加速，一般是 2～3 倍，这样的"准真实时间"加速评测方法也许可以创建与动物试验类似的器械损毁模式。

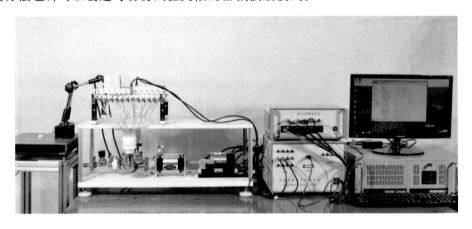

图 10.1　血管支架加速疲劳体外评测系统

10.2.2　骨科植介入医疗器械体外评测技术

骨肌系统不同部位的生物力学特性不同，这就给骨科植入体的评测技术增加了难度。目前，针对人工膝关节和人工髋关节设计的体外评测系统可以模仿人体步态的生物力学特性进行循环加载，用于评测膝关节和髋关节内植物假体的疲劳性能。但是针对如脊柱和骨肌系统等其他位置植入物的生物力学体外加载技术还存在欠缺，特别是针对基于患者解剖数据的个性化骨科植入物，尚不能进行近生理的生物力学载荷加载。下面以人工膝关节为例具体介绍现有体外评测技术。

　　人工膝关节性能评价应是结合真实运动规律和真实生理环境的影响,从生物力学和运动学角度进行综合评价。同时还应考虑材料性能和结构设计对膝关节假体的影响。早期的人工膝关节磨损性能评测直接对关节的接触界面通过磨损试验机进行反复滑动摩擦,这是评测界面材料磨损性能最简单、最有效的方法。但是对于人工膝关节来说,由于其复杂的多自由度运动模式,接触界面之间出现的并不是简单的滑动摩擦,因此常规测试方法不足以评测其磨损性能。采用能够模拟自然膝关节各种运动模式的膝关节疲劳磨损装置来评测假体的磨损性能是十分必要的。通过具有六个自由度的模拟关节运动的实验系统(见图10.2),在试验过程中对人工膝关节在不同载荷条件下进行连续周期性的伸、屈、内外轴向运动,测量人工膝关节的摩擦力矩、变形量、阻尼和滑动界面的表面温升等参数,可评价人工膝关节磨损性能和其他综合指标。

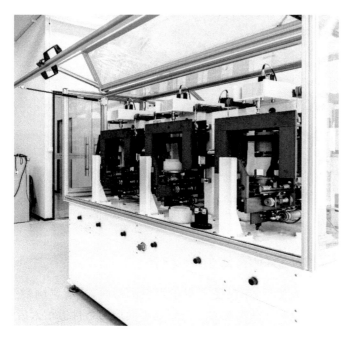

图 10.2　六个自由度的人工膝关节磨损测试系统

10.2.3　心血管系统植介入医疗器械体外评测技术

　　人体动脉系统极其复杂(动脉分支、分布和构型复杂,不同动脉段血管壁的弹性及黏弹性各异),血液(非牛顿流体)脉动流还包含复杂的血流-血管壁流固耦合,造成不同动脉均具有独特的脉搏波特征和力学情况(周期性流动剪切、压力、牵张和扭转)。研发和评测心血管系统植介入医疗器械(血管支架、人工心瓣、人工血管等),高度依赖于能模拟人体动脉复杂生物力学环境的技术和装置。迄今,动脉血流的体外模拟实验系统已成为心血管介入技术和植介入医疗器械研发、性能评测的支撑性实验系统,同时也能为心血管生理病理研究提供重要的实验平台。

　　人工心脏瓣膜是心血管系统植介入医疗器械中材料和组件种类最多、功能和结构最复杂、长期耐久性风险最高的医疗器械,因此对人工心脏瓣膜进行评测的技术难度也最高。以人工心脏瓣膜的体外评测技术为例,一般分为流体动力学评测和疲劳耐久性评测。流体动力学评测主要对瓣膜的功能性进行评价,包括稳态流测试和脉动流测试两个方面。稳态流测试主要测试瓣膜的在稳态流动情况下的跨瓣压差和泄漏等性能表现;脉动流测试则要求评测系统可以模拟出心脏和动脉系统的血流动力学特征(包括左心室、心房、主动脉压力,血液流量,心脏搏动频率,血管顺应性等),为人工瓣膜提供近似生理的压力流量波形。脉动流评测系统一般包含一个可编程的柱塞泵,为系统提供动力,模拟左心室收缩舒张从而调节心输出量,循环管路通常采用经典的风腔(windkessel)模型来模拟动脉的顺应性和血管阻力。评测系统中设置流量传感器和多个压力传感器,对实验过程中的瓣膜返流量、跨瓣压差、有效开口面积等参数进行测量或计算,评价人工瓣膜的性能指标。图 10.3 所示为北航樊瑜波教授团队自主研发的人工心脏瓣膜近生理脉动流评测设备,该设备具有模拟主动脉近生理和病理力学环境,评测机械瓣、生物瓣和介入瓣的功能。

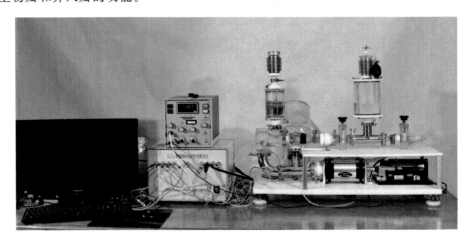

图 10.3　人工心脏瓣膜近生理脉动流评测设备

10.2.4　对宿主组织影响的体外评测技术

植介入医疗器械置入人体后,不仅受到宿主组织的影响,还会影响宿主组织的生长和重建。一般可以通过数值模拟和体外细胞实验来研究不同应力条件对植入后骨和血管重构的影响及机制[7]。体外细胞实验通常使用细胞培养生物反应器。细胞培养生物反应器是对细胞进行有控制的培养以进行特定反应的容器[8]。植入物可能会对宿主组织施加不同类型和大小的载荷,比如周期性拉应力、压应力,或者改变流体剪切力的作用模式等。通过细胞培养生物反应器可以对其中培养的细胞进行不同载荷的可控加载,从而研究和评价不同应力对血管内皮细胞、平滑肌细胞、骨细胞、成骨细胞和骨髓间充质干细胞的影响。该评价方法对于研究植入体与宿主组织在生理/病理环境中的相互作用,以及植入体的优化设计和性能测试具有重要意义。普通的细胞培养生物反应器仅可以对细胞加载一种或两种不同模式的载荷(如同时加载流体剪切力和拉伸应力),但是宿主体内的力学环境非常复杂,植入体同时会受到多种不同模式载荷的作用。例如,人体动脉系统中的组织和细胞处于复杂的生理脉动流环境中,它同时受到周期性的剪切应力、压应力、拉应力和扭转等多种模式力学载荷的作用,这与传统细胞培养生物反应器模拟的单一力学环境有很大的不同。北航樊瑜波教授团队利用多参数控制技术耦合多模式载荷,开发了多模态动脉血管组织工程反应器,可独立或同时加载近生理剪切应力、拉应力、扭转等多种近生理载荷[9-12](见图 10.4)。

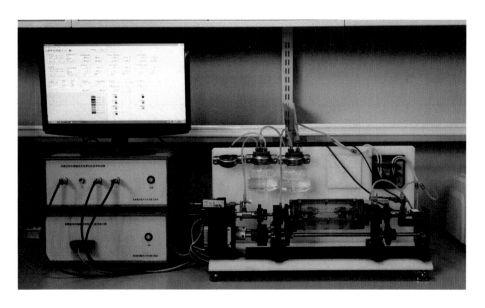

图 10.4　多模态动脉血管组织工程反应器

10.3　植介入医疗器械评测方法

10.3.1　材料性能的共性评测方法

1. 物理化学性能评测方法

植介入医疗器械的物理化学性能与其本身材料的物理化学性质息息相关。材料的性能评价通常采用硬度、强度、疲劳性能等物理性能指标，以及耐腐蚀性、有毒有害物质含量等化学性能指标。

（1）硬度

材料局部抵抗硬物压入其表面的能力称为硬度[13]。材料的硬度是材料的重要力学性能指标之一，可反映材料的相对软硬程度。硬度是一个相对的量，其大小不仅与材料的成分和组织相关，还取决于测量方法和条件。不同的测试方法，对应有不同的硬度标准。植介入医疗器械所用的材料广泛，常见的有橡胶、塑料、金属及其合金、高分子材料等。这里介绍两种常用的硬度测量方法：邵氏硬度（HR）和里氏硬度。

橡胶、塑料通常采用邵氏硬度来衡量，单位为度。邵氏硬度的测量原理是在特定的条件下把特定形状的压针压入试样得到压入深度（L），再将压入深度转换为试样的硬度值[2]（见公式10.1）。使用的硬度计压针通常分为两类，即量程小于 90° 的邵氏 A 硬度计和量程大于等于 90° 的邵氏 D 硬度计。两种类型的压针结构如图 10.5 所示。

$$HR = 100 - L/0.025 \tag{10.1}$$

金属、合金通常采用里氏硬度[15]来衡量，如图 10.6 所示。里氏硬度以 HL 表示，测试技术是由瑞士狄尔马·里伯博士在 1978 年发明的。实验流程是用一定质量的装有碳化钨球头的冲击体，在一定力的作用下冲击试件表面，然后反弹。由于材料硬度不同，撞击后的反弹速度也不同。在冲击装置上安装有永磁材料，当冲击体上下运动时，其外围线圈产生与速度成正

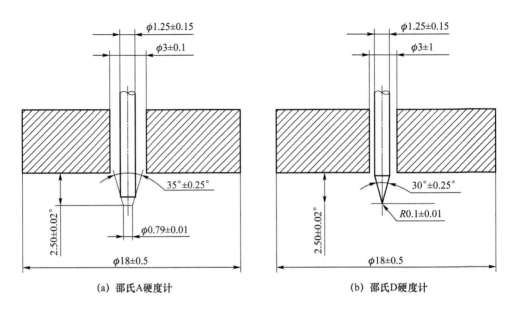

(a) 邵氏A硬度计　　　　　　(b) 邵氏D硬度计

图 10.5　邵氏硬度计压针[14]

比的电磁信号,电磁信号可通过电子线路转换成里氏硬度值。里氏硬度以冲击体的回弹速度 v_R 与冲击速度 v_A 之比乘以 1 000 来定义,即

$$HL = 1\,000\,\frac{v_R}{v_A} \tag{10.2}$$

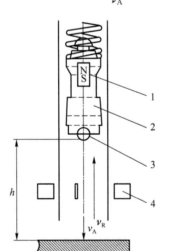

1—永磁体(N:北极;S:南极);2—冲击体
3—冲击体顶端球面冲头;4—感应线圈

图 10.6　里氏硬度测试原理[15]

(2) 强度

材料抵抗断裂和过度变形的能力称为强度,材料的强度性能通常采用拉伸强度、弯曲强度来表征。

拉伸强度[16]也称抗拉强度,将材料在拉伸断裂前所能承受的最大应力,记为 σ_b,则有

$$\sigma_b = \frac{F_m}{S_m} \tag{10.3}$$

式中,F_m 为拉伸时最大载荷;S_m 为最大载荷下试样的实际横截面积。

弯曲强度是指材料在弯曲载荷作用下破裂或达到规定弯矩时所能承受的最大正应力,它反映了材料抗弯曲的能力,可用于衡量材料的弯曲性能,具体试验方法可参见 GB/T 232—2024,YB/T 5349—2014。最大正应力计算公式为:

$$\sigma_{max} = \frac{M_{max}}{W} \tag{10.4}$$

式中,M_{max} 为最大弯矩;W 为抗弯截面系数(通常,圆柱试样 $W = \pi d_0^3/32$,d_0 是试样直径;矩形试样 $W = bh^2/6$,b 是矩形横截面的宽,h 是矩形横截面的高[17])。

（3）耐腐蚀性

材料抵抗周围介质腐蚀破坏作用的能力称为耐腐蚀性。医疗器械植入人体后,与体液发生电化学反应,使植入器械形态、结构和功能发生改变。例如,骨科器械常用的不锈钢、合金材料都需要进行耐腐蚀性评估。常用的试验方法有沸水试验法、硫酸铜试验法、氯化钠溶液试验法、柠檬酸溶液试验法、压力蒸汽试验法、加热试验法等,这里以氯化钠溶液试验法为例介绍耐腐蚀性的评价方法,其他评价方法可参考 YY/T 0149—2006。

氯化钠溶液试验法[18]的过程如下。

① 试件清洗:使用丙酮或其他有机溶剂浸泡试件后擦拭,以脱脂处理,再用含 0.3%~1% 肥皂和 2%~3% 磷酸三钠的水溶液(温度保持 60~70 ℃)浸泡 10 min 后,取出试件,用蒸馏水漂洗干净。

② 试件试验:将试件完全浸入温度为(20±5)℃的氯化钠溶液(0.5 mol/L)中一周后,取出试件,用蒸馏水漂洗干净。

③ 试件耐腐蚀评价:使用放大镜(×10)检查试件表面腐蚀程度,并分级。一般分为三级,a 级为无任何腐蚀痕迹;b 级为出现轻微腐蚀痕迹,清洗可去除;c 级为有明显黄色、黑色锈斑生成。

（4）疲劳性能

材料在变动应力和应变的长期作用下,由累积损伤而引起脆性断裂的现象称为疲劳。材料的疲劳性能可通过根据试验结果测绘出的疲劳曲线来描述。疲劳曲线是指材料承受的应力幅值 S 与经历的循环周次 N 之间的关系曲线,也称为 S—N 曲线[19]。在金属材料中,典型的 S—N 曲线有两类,一类是从某循环周次开始出现明显水平部分,它表示当所加交变应力降低到该值时,试样可承受无限次应力循环而不断裂,因而将水平部分对应的应力称为疲劳强度 σ_R,如图 10.7(a)所示;另一类 S—N 曲线无水平部分,随循环周次的不断增加,材料可承受的应力降低,不存在无限寿命,常根据实际需要测量给定循环周次(108 次)对应的应力,这种应力称为条件疲劳强度 $\sigma_{R(N)}$,如图 10.7(b)所示。

（5）有毒有害物质含量

植入性医疗器械多使用金属、高分子材料制成,材料中的有毒有害物质如果达到一定量会对人体产生危害,比如重金属中毒,高分子材料溶出物超标引起的肺水肿、皮肤瘙痒等症状。因此对植介入医疗器械的有毒有害物质含量进行测定具有重要意义。

材料的有毒有害物质含量的检验方法有以下几种。

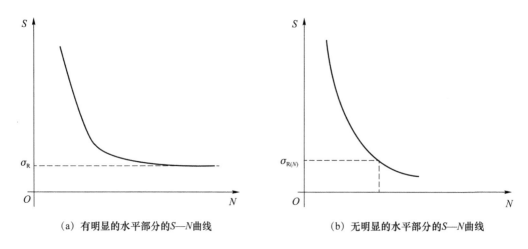

(a) 有明显的水平部分的 S—N 曲线　　(b) 无明显的水平部分的 S—N 曲线

图 10.7　金属的两类 S—N 曲线

1) 分光光度法[20-21]

它具有灵敏度高、操作简便、快速等优点,是生物化学实验中最常用的实验方法。基本原理是朗伯-比尔定律:

$$\varepsilon bc = A = -\lg T \tag{10.5}$$

式中,A 为吸光度;T 为透光率;ε 为摩尔吸光系数;b 为液层厚度;c 为吸光物质的浓度(即有害物质浓度),其中吸光度 A 与透光率 T 的关系如图 10.8 所示。

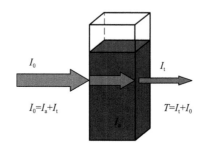

图 10.8　入射光强 I_0、透射光强 I_t 与透光率 T

当入射光波长 λ 与液层厚度 b 一定时,在一定浓度范围内,有色物质的吸光度 A 与该物质的浓度 c 成正比。在植介入医疗器械中,分光光度法主要应用于甲醛、硫氰酸胍迁移量的测定[10]。

2) 色谱法

如图 10.9 所示,利用不同物质在不同相态中选择性分配的特性,通过用流动相对固定相中的混合物进行洗脱,则混合物中的不同物质会以不同的速度沿固定相移动,最终达到分离的效果[22]。该方法主要应用于植介入医疗器械中的高分子材料如环氧乙烷、戊二醛、异氰酸酯、甲醛、丙酮、丙交酯、对苯二甲酸、乙醇迁移量的测定[23]。

其他检测方法还有碘量法,用于测定植介入医疗器械高分子材料中的葡萄糖、二巯丙醇迁移量;酸碱中和滴定法,用于测定植介入医疗器械高分子材料中的柠檬酸迁移量[23]。

2. 生物学评测方法[24]

与人体直接或间接接触的植介入医疗器械产品在与生物体相接触过程中,可能会产生一系列与应用目的不相符的生物反应和器械(或材料)反应,影响医疗器械正常功能的发挥,甚至可能危害使用者的生命健康。因此医疗器械在临床应用前,需要进行系统的生物学评测。

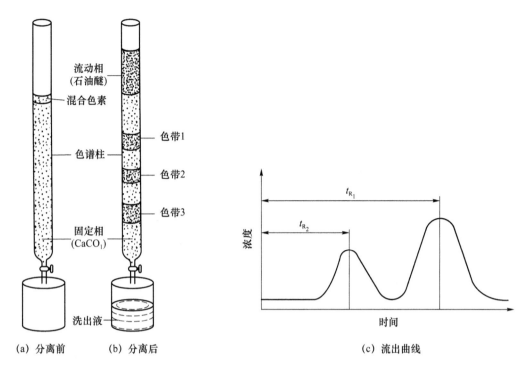

图 10.9　色谱法分离示意图

医疗器械生物学评测的内容包括致癌性、致敏反应、皮内反应、局部反应、血液反应、毒性、生物降解和毒代动力学。本节重点介绍局部反应、血液反应和毒性的评测,其他可参考医疗器械生物学评测标准。

（1）局部反应

植入后局部反应试验的流程是将医疗器械终产品的样品植入动物的活体组织,在一定时间后,运用组织病理学技术对植入物引起的局部组织反应作出评价。评价内容一般包括纤维化、炎症反应程度、组织形态变性、炎性细胞数量及其分布、组织坏死的类型及程度。可能还包括血管形成、脂肪浸润、肉芽肿和骨形成。对于多孔和可降解植入材料,会增加组织生长的定性和定量评价。

植入后局部反应试验的详细步骤如下。依据植介入医疗器械临床植入部位情况,制备与植入部位尺寸和形状相符的样品。在无菌无毒条件下进行植入试验,定期观察并记录动物健康状况,包括局部和全身行为。试验周期应根据临床可能接触时间确定。对于非降解和非吸收性材料,一般评测 1～4 周的短期反应和超过 12 周试验的长期反应;对于可降解和可吸收材料,试验周期应与试验产品的估计降解时间相关,具体可参考《医疗器械生物学评价》第六部分[22]。结果评测包括肉眼观察植入部位正常组织结构的改变、组织反应的性质和程度（如血肿、水肿、囊肿等）以及检查植入物的存在、形态和位置;使用显微镜观察植入物的方位、切片数量和组织块的几何形状,记录与植入物尺寸相关的切片定位情况。

（2）血液反应

血液反应是指血液或血液成分与器械间的相互作用所导致的对血液、器官、组织或器械的影响,涉及的植介入医疗器械有瓣膜成形环、心脏瓣膜、血管支架、循环辅助器械和腔静脉滤器等。血液反应的评测包括血栓形成、凝血、血小板和血小板功能、血液学、补体系统 5 个方面。

血栓形成的定性评测通过在动物或临床装置上进行的半体内/体内方法来分析血栓的成分

组成(红细胞、聚集血小板、纤维蛋白等),评测内容包括①在扫描电镜下观察血小板黏附聚集及其形态、白细胞形态和纤维蛋白;②闭塞百分率;③血栓形成的标记抗体;④器械、器官剖检。

凝血则通过体内或体外试验测定凝血级联因子和纤维蛋白溶解系统,评测内容有特异性凝血因子测定、血浆纤维蛋白原测定等。

血小板试验包括血小板的定量测定以及血小板结构与功能的分析,包括血小板释放的或黏附于器械表面的血小板因子及其表面成分。评价内容有血小板活化标记、血小板微粒、血小板功能分析和血小板聚黏附集。

血液学的评测包括血细胞和血浆成分的定量测定。评测内容有白细胞计数、白细胞活化、溶血、外周红细胞活化特异性释放产物、网织红细胞计数。

补体系统则是评测酶和细胞受体。评测内容有 C3a、C5a、TCC、Bb、iC3b、C4d、SC5b-9、CH50、C3 转化酶、C5 转化酶等。

(3) 毒性

毒性,又称生物有害性,是指外源化学物质与生命机体接触或进入生物活体体内后引起直接或间接损害作用的能力,是医疗器械使用中一种潜在的不良作用,可通过器械或材料可沥滤物的吸收、分布和代谢到达不与之直接接触的人体部位,从而产生一般毒性作用以及器官和器官全身作用。主要包括全身毒性和遗传毒性两大类。

全身毒性是指毒性物质在进入机体至远端部位的吸收与分布过程中产生的有害作用。依据时间长短又可分为急性全身毒性($<24\,$h)、亚急性全身毒性($24\sim28\,$h)、亚慢性全身毒性($14\sim28\,$d)、慢性全身毒性($6\sim28\,$m)。评测毒性可以依据临床病理学方法和解剖病理学方法。根据临床病理学方法,可以采用血液学方法和临床生化分析来研究组织、器官和其他系统的毒性反应,评测参数如表 10.1 所示。根据解剖病理学方法,需要对试验动物进行完整详细的尸检,尸检部位包括体表、体表孔口、头部、腹腔、脏器。

表 10.1 临床病理学毒性评测参数

血液学参数	临床生化参数
凝血(PT、APTT)	白蛋白
血红蛋白浓度	碱性磷酸酶
红细胞压积	丙氨酸氨基转移酶(ALT)
血小板计数	天门冬氨酸氨基转移酶(AST)
红细胞计数	钙
白细胞计数	氯化物
白细胞分类	胆固醇
	肌酐
	谷氨酰转肽酶(GGT)
	葡萄糖
	无机磷
	钾
	钠
	总胆红素
	总蛋白
	甘油三酯
	尿素氮

遗传毒性试验是指使用哺乳动物或非哺乳动物细胞、细菌、酵母菌、真菌或整体动物测定试验样品是否会引起基因突变、染色体结构畸变以及其他 DNA 或基因变化的试验。试验内容有细菌回复突变试验、体外哺乳动物染色体损伤的细胞遗传评估试验、体外小鼠淋巴瘤 tk 试验和体外哺乳动物细胞微核试验。

10.3.2　骨科植入物评测方法

根据骨科手术的需求,骨科植入物可分为创伤类植入物、脊柱类植入物、人工关节、骨修复体和人工韧带几种。

创伤类植入物应用于各类骨折,主要目的是重建骨结构连续性,使患肢的功能迅速并尽可能得到完全的恢复。常用的创伤类植入物有骨螺钉、钢板、锁定钢板系统和髓内钉等。

脊柱类植入物有助于重建即刻脊柱稳定性,恢复脊柱生理排列,保护神经系统,可分为脊柱融合内固定植入物(如椎间融合器、接骨板、固定棒等)和脊柱非融合植入物(如人工椎间盘、动态内固定及动态植入物等)两类。

人工关节是代替实现关节功能的一种人工假体,最常用的是人工膝关节和人工髋关节。

骨修复体针对大范围骨缺损的治疗,根据骨缺损发生部位和致病病因的不同,可采用不同的治疗手段和修复材料。骨修复体根据材料可分为基于骨移植的修复体(如自体骨、异体骨及冻干骨等)、金属骨修复体和人工填充材料的修复体(如骨水泥、表面活性陶瓷、生物降解性陶瓷等)。

本节将以骨螺钉和全膝关节为例介绍骨肌系统植介入医疗器械的评测方法。

1. 骨螺钉

骨螺钉根据螺距、螺纹芯和螺杆等的不同,分为很多类型(见图 10.10)。皮质骨螺钉的螺纹较浅、螺距小、螺芯直径较大,可以增加螺钉的强度。松质骨螺钉螺纹深、螺距大、螺芯直径较小,可以增加螺钉对骨骼的抓持。空心骨螺钉的钉芯呈中空状,可在导针引导下植入,与具有相同外径的皮质骨螺钉和松质骨螺钉相比,空心骨螺钉的螺纹浅、螺芯直径大,因此空心骨螺钉抗拔出力量较低。

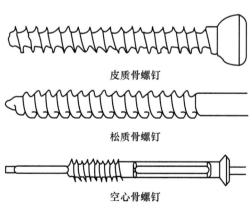

皮质骨螺钉

松质骨螺钉

空心骨螺钉

图 10.10　骨螺钉[25]

骨螺钉在植入人体后,通常经受弯曲应力、拉力及剪切应力的综合作用。在临床中,骨螺钉容易出现因断裂、松动而失效的情况,最终会导致内固定失效,因此需要对骨螺钉进行抗扭性能测试、自攻性能测试、旋动扭矩测试、轴向拔出力测试和金属脊柱螺钉疲劳测试。其中,抗扭性能测试和疲劳测试用于评价断裂风险,而旋动扭矩测试、轴向拔出力测试和自攻性能测试用于评价松动风险。

（1）抗扭性能测试

最大扭矩是用于防止骨螺钉在旋入或旋出过程中发生断裂的重要参数;断裂扭转角是对承受扭矩的骨螺钉延展性的量化。具有较大断裂扭转角的骨螺钉可以在达到最大扭矩时为外科医生提供早期的触觉预警。

在1～5 r/min范围内选取一个恒定的角速度,对骨螺钉头部连续施加扭矩,直至骨螺钉断裂,记录最大扭矩和断裂扭转角。扭矩—扭转角曲线图上扭矩的最大值是最大扭矩。断裂扭转角是扭矩—扭转角曲线中扭矩达到最大值至完全失效前下降最快(斜率为负值)的点,即图10.11中切线 D 和切线 E 的交点。

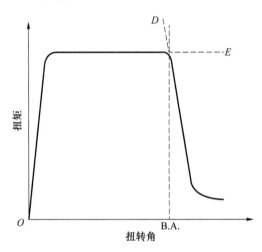

图10.11　典型的扭矩—扭转角曲线图[4]

（2）旋动扭矩测试

骨螺钉的螺旋螺纹结构会将扭矩转化为骨-钉界面间的压缩力,从而避免受载时植入物与骨间产生相对运动,这使骨螺钉的旋动性能成为评价骨螺钉固定强度的重要力学指标。旋动扭矩测试用于测量金属骨螺钉旋入旋出试验块时所需的扭矩,如图10.12所示。试验块为硬质聚氨酯(PU)泡沫体,表面的最小尺寸应大于骨螺钉直径的10倍,厚度应不小于4.8 mm。

旋入(旋出)扭矩是用于避免骨螺钉在旋入(旋出)过程中断裂,并且确保医生能够轻松旋入(旋出)骨螺钉的重要参数。旋入(旋出)扭矩应远小于骨螺钉和配套螺丝刀的扭转屈服强度。

在试验中,以3 r/min的速度施加扭矩于骨螺钉头部,旋入扭矩为样品旋转最初4圈所记录的最大扭矩。反向旋转骨螺钉测量旋出扭矩,旋出扭矩是从试验块中旋转4圈所记录的最大扭矩。

（3）轴向拔出力测试

该测试用于测量金属骨螺钉从规定材料中拔出或失效所需的轴向力,如图10.13所示。如果骨螺钉受到轴向拉伸力的作用,或者骨螺钉被植入到质量较差或骨质疏松的骨骼中,轴向拔出力是一个重要参数。

试验要求骨螺钉的旋入速度为3 r/min,旋入深度为20 mm。对于螺纹长度小于20 mm的全螺纹螺钉,旋入深度为螺纹长度的60%;半螺纹螺钉应将所有螺纹部分全部旋入试验块中。试验块为硬质聚氨酯泡沫体,厚度应不小于20 mm。

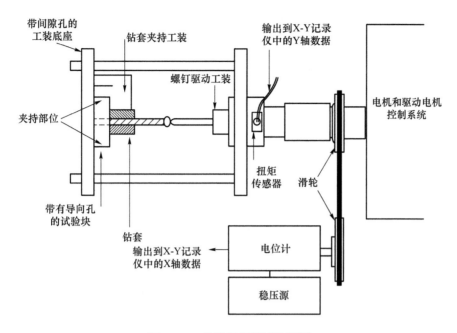

图 10.12　旋动扭矩测试装置[32]

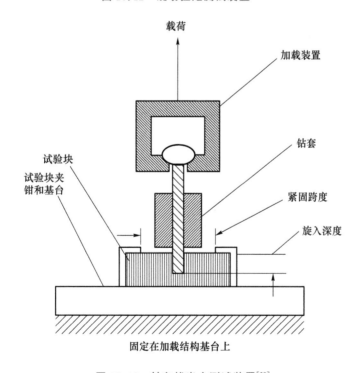

图 10.13　轴向拔出力测试装置[30]

以 5 mm/min 的速度向样品施加拉力直到骨螺钉失效或从试验块中拔出,记录载荷及对应加载装置位移,并标记最大载荷和失效方式。根据载荷—位移曲线确定轴向拔出力,即在试验中达到的最大载荷。

（4）自攻性能测试

骨螺钉的自攻性能是评估临床医生是否能将骨螺钉轻松旋入骨骼中的重要参数,特别是在需要旋入质量较差或骨质疏松的骨骼时,通常用自攻力来表示,测试装置如图 10.14 所示。自攻力越大,表明将骨螺钉旋入骨骼时需要的轴向力越大,即自攻性能越差。该试验用于测量具有自攻性能的金属骨螺钉旋入试验块时所需的轴向压力。试验块为硬质聚氨酯泡沫体,厚度应不小于 25 mm。

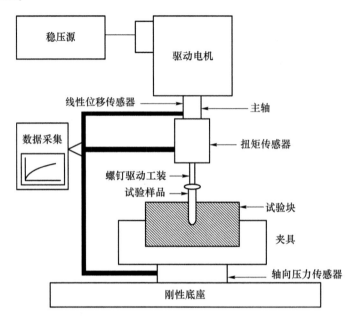

图 10.14　自攻性能测试装置[31]

扭转力应以 30 r/min 的恒定速度施加,轴向压缩载荷应以约 2 N/s 的恒定速度递增,速度的选择应能代表临床条件下手动驱动骨螺钉的情形。持续施加轴向力直至骨螺钉的自攻特性使扭矩和轴向位移出现显著的增加,如图 10.15 所示。此时,应中断轴向力的增加,保持自攻开始时施加的载荷。同时,监控螺钉持续自进入试验块的过程,并记录持续增加的扭矩和轴向位移。

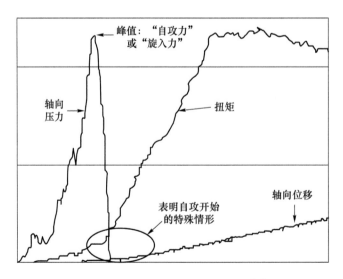

图 10.15　自攻性能典型测试结果[31]

一次有效的试验应从自攻开始至完整旋转 5 圈后,自攻开始时获得的最大轴向力即为自攻力。

(5) 金属脊柱螺钉疲劳测试

本试验方法用于确定金属脊柱螺钉在最大弯矩范围条件下的疲劳寿命,此外,也可评估脊柱螺钉在规定疲劳循环次数下的疲劳性能。

如图 10.16(a)所示,对脊柱螺钉施加准静态悬臂弯曲载荷,记录部件与施加载荷对应的力学响应。通过对载荷—挠度曲线进行分析,确定用于推导脊柱螺钉弯曲性能的数据。对给定脊柱螺钉样品施加预定频率的正弦悬臂弯曲载荷。在样品失效、达到终止试验的极限或达到预定的循环次数(终止极限)时试验结束。试验结果用于绘制弯矩—循环次数曲线以表征脊柱螺钉在施加的弯矩范围内的一般疲劳特性,也可用于确定脊柱螺钉在规定循环次数 N 下的中值疲劳弯矩。

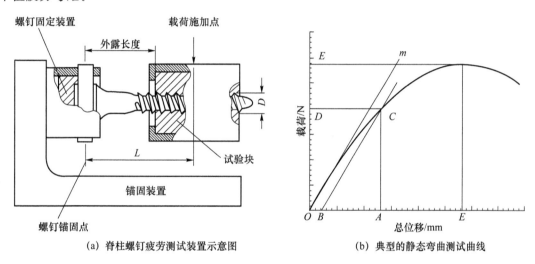

(a) 脊柱螺钉疲劳测试装置示意图　　　(b) 典型的静态弯曲测试曲线

图 10.16　金属脊柱螺钉疲劳测试装置与典型静态弯曲测试曲线[33]

在图 10.16(b)所示的载荷—位移曲线的初始线性部分绘制一条最佳拟合的直线 Om,通过计算直线 Om 的斜率确定脊柱螺钉的弯曲刚度,公式(10.6)所示:

$$EI_e = \frac{SL^3}{3}$$

(10.6)

式中,EI_e 为弯曲结构刚度;S 为弯曲刚度;L 为弯矩力臂。

在载荷—位移曲线上绘制平行于直线 Om 的直线 BC,偏移量为 0.2% 残余位移值。用式(10.7)确定脊柱部件的屈服弯矩:

$$屈服弯矩 = P \cdot L$$

(10.7)

式中,P 为 D 点的载荷。将峰值载荷 E 带入 P,即可得到极限弯矩。

疲劳测试中,对于预期使用在腰椎和胸椎区域的器械,施加载荷比 R 为 0.10 的正弦循环载荷;对于预期使用在颈椎区域的器械,施加载荷比 R 为 −1.0 的正弦循环载荷。最大初始疲劳弯矩水平是静态试验中测定的极限弯矩的 75%,50%,25%。记录最大弯矩与试验终止循环次数的 M—N 曲线图。

2. 人工全膝关节

人工全膝关节置换假体由股骨组件、胫骨衬垫、胫平台和髌骨组件组成。固定平台人工全膝关节假体中,胫骨衬垫与胫骨完全固定在一起,不可围绕胫骨长轴转动;活动平台人工全膝关节假体中,胫骨衬垫下部呈圆锥形凸起,插入胫骨平台之中,可以进行小角度的转动,如图 10.17 所示。在活动平台人工全膝关节假体组件中,股骨假体、胫骨衬垫、胫骨平台之间同时存在相互运动,能在较大程度上还原膝关节的多种运动自由度。

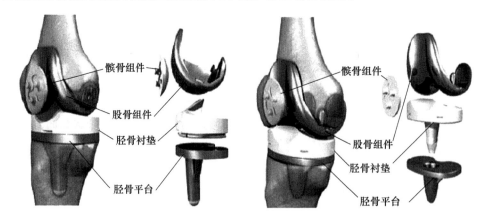

图 10.17　固定平台(左)与活动平台(右)人工全膝关节假体[34]

常见的人工全膝关节置换假体的失效情况有早期的胫骨衬垫磨损、假体的无菌松动、股骨-胫骨关节失稳、股骨-髌骨关节失稳、胫骨平台疲劳失效等。约束度测试可评价假体的功能有效性,而磨损测试可评价假体的失效风险,以下将对这两个测试进行介绍。

（1）约束度测试

在临床实践中,不同患者对人工全膝关节假体的需求有非常显著的区别。这些需求主要取决于患者的骨存量和软组织的稳定能力。例如,拥有良好软组织约束能力的患者可能需要一个相对低约束度的假体,相反,出现严重骨缺损或韧带结构破坏的患者,很可能需要一个高约束度的假体。

约束度是指部件在负载下发生位移的相对能力,主要取决于部件设计的固有几何特性,部件间如超出支承面几何特征限制会发生关节脱位,故采用胫骨支承面作为相对位移的参照,部件坐标系如图 10.18 所示。根据膝关节设计的几何特征,仅考虑 5 个自由度:前后移动、内外侧剪切、内外侧旋转、脱离和内翻-外翻。

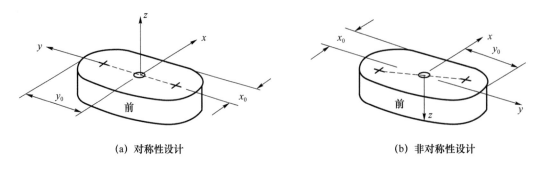

(a) 对称性设计　　　　　　　　　　(b) 非对称性设计

图 10.18　部件坐标系示意图 [35]

① 前后牵引测试。模拟股骨在胫骨面上前后滑动。仅在 x 轴平行方向上移动,施加向前的前后牵引载荷。

② 内外侧剪切测试。模拟股骨和胫骨在内外侧方向上相对滑动。仅在 y 轴平行方向上移动,施加内外侧剪切载荷。

③ 旋转松脱测试。模拟胫骨围绕其长轴做旋转运动。仅能围绕平行于 z 轴的轴线进行角运动,施加方向向内的旋转扭矩,直至部件间将发生关节脱位、机械停止阻碍继续运动、达到 $20°$ 旋转角度或达到 25 N · m 扭矩(标准自然人体步态信息中,胫骨旋转角度为最大内旋 $1.87°$,最大外旋为 $5.72°$)。

④ 脱离测试:仅在可能发生脱离的方向上移动。如果脱离可能在多个屈曲角度发生,则测试应选择最可能发生脱离的角度。

⑤ 内翻-外翻测试:模拟胫骨围绕垂直于冠状面的轴进行旋转运动。胫骨部件完全固定或能够在内外(y 轴)和前后(x 轴)方向上自由线性移动;股骨部件在冠状面(yz 面)上自由转动。如果固定胫骨部件,股骨部件应能内外和前后自由移动。在股骨部件一侧髁接触时,另一侧髁应能自由悬空。

(2)磨损测试

人工全膝关节的目的是实现天然人膝关节的多种运动模式,在运动中存在多组摩擦接触面,如股骨髁与人工半月板界面、人工半月板与人工胫骨界面、股骨髁与上股骨界面以及人工胫骨与下胫骨等。磨损测试即通过模仿天然膝关节各种运动方式,在对照实验下由质量损失评价假体的抗磨损性能。

将人工全膝关节置换假体安装在试验设备上,该设备通过施加周期变化的屈曲/伸展角和对股骨和胫骨部件接触表面施加接触力来模拟正常人的步态,力、扭矩和运动符号规定如图 10.19 所示。在施加的接触力影响下,胫骨部件相对股骨部件可进行自由运动,除规定周期性变化的屈曲/伸展角外,运动的其他自由度均无约束。

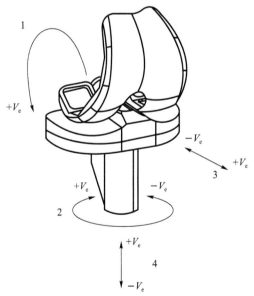

1—屈曲(股骨部件);2—胫骨旋转,胫骨旋转扭矩;
3—胫骨部件的前后位移,作用在胫骨部件的前后力;4—轴向力

图 10.19　人工全膝关节置换假体左膝的力、扭矩和运动符号规定[39]

所施加的接触力和作用力是轴向力、前后(AP)力、屈曲角度变化和胫骨旋转扭矩,按照规定的周期性变化。控制参数周期变化曲线如图 10.20 所示。轴向力按照规定的周期性变化,曲线如图 10.20(a)所示。前后力包括两个部分,一部分是规定的周期变化的部分,另一部分

的幅值取决于前后位移,方向与位移方向相反。类似地,胫骨旋转扭矩包括两部分,一部分是规定的周期变化的部分,另一部分的幅值取决于胫骨旋转,方向与旋转方向相反。其中取决于前后位移和胫骨旋转的载荷作用对应正常膝关节解剖韧带拉力。

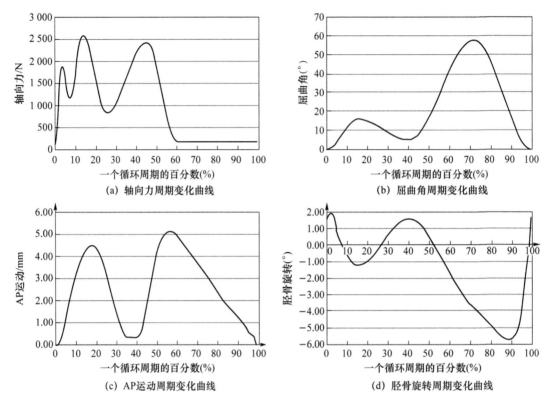

(a) 轴向力周期变化曲线

(b) 屈曲角周期变化曲线

(c) AP运动周期变化曲线

(d) 胫骨旋转周期变化曲线

图 10.20　控制参数周期变化曲线[39]

将试验样品浸泡于一种模拟人体润滑液的试验介质中,并反复将其从润滑液中取出、清洗、干燥和称重,直到液体吸收率达到稳定值。将试验样品安装于膝关节模拟机上进行磨损试验后,测量试验样品由磨损造成的质量损失。将对照样品在施加载荷或不加载荷、无关节相对运动条件下浸泡在相同的润滑液介质中,并采用与试验样品相同的处理程序,以达到对照目的。

10.3.3　心血管系统植介入医疗器械评测方法

心脏、动脉、静脉和毛细血管共同构成心血管系统,承担循环系统的主要功能,血液在心血管系统中流动形成血液循环。因此,心血管系统植介入医疗器械除了具备通用植介入医疗器械特性外,还会与血流发生相互作用并产生一定影响。在心血管系统植介入医疗器械中,应用最多的是人工心脏瓣膜和血管支架,因此以这两类医疗器械为例对该类器械的评测方法进行介绍。

1. 人工心脏瓣膜

人工心脏瓣膜由九部分组成,包括孔环、瓣阀保持装置、加强件、瓣阀/瓣叶、支架、包覆物、缝环填充物、缝环固定材料和连接组件材料,其功能是替代病变心脏瓣膜进行正常的打开和关闭活动,从而保证心房心室内血液的单向流动(见图 10.21)。

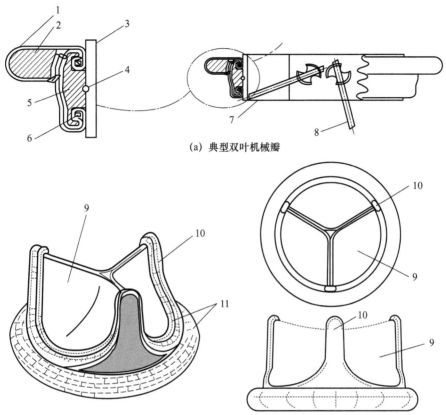

(a) 典型双叶机械瓣

(b) 典型牛心包生物瓣

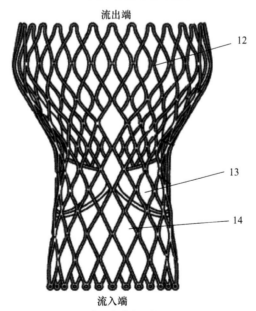

流出端

流入端

(c) 典型自膨介入瓣

1—盖；2—缝环填料；3—孔环；4—组件连接材料；5—加强件；
6—缝环固定材料；7—外壳；8—封堵器；9—瓣叶；10—支架；
11—覆盖物；12—镍钛合金支架；13—牛心包瓣叶；14—密封群

图 10.21　常见的人工心脏瓣膜类型示意图[42]

人工心脏瓣膜的评测方法以安全性和有效性的评测为基本原则,具体的评测方法主要包括材料、组件和瓣膜性能试验,体外试验和体内评价三种类型,其中体外实验又分为流体力学试验、血栓和溶血性能评价、长期耐久性测试和结构部件疲劳评估。

（1）体外试验

流体力学试验目的是提供稳态和脉动条件下人工心脏瓣膜的流体力学性能信息,主要包括定常流试验和脉动流试验。

1）定常流试验

定常流试验在恒定流速下进行实验,通过改变流体流动的方向,分别评价瓣膜开、闭性能（前向流试验测瓣膜打开性能、回流试验测瓣膜关闭性能）,如图 10.22 所示。虽然在生理条件下,人工心脏瓣膜所处的血液流动环境为非定常流动环境,但是通过定常流试验可以验证脉动流试验结果的准确性。

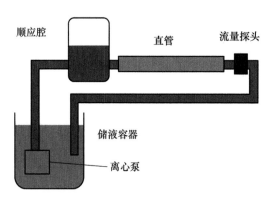

图 10.22　定常流试验系统结构示意图[50]

试验所用流体应是等渗盐溶液（血液或相当于血液的液体）,在直径 35 mm 直管中进行试验。

① 前向流试验。

流量在 5～30 L/min 范围内,以 5 L/min 的步幅增加,测定不同流量条件下心脏瓣膜的跨瓣压差和标准喷嘴的压力,并由式（10.8）计算有效内孔横截面积（EQA）:

$$EQA = \frac{A}{1 + \sqrt{\frac{2\Delta P}{\rho v^2}}} \tag{10.8}$$

式中,A 为管的横截面积;ΔP 为平均跨瓣压差;v 为管中横截面平均流速;ρ 为试验流体密度。

② 回流试验。

在 5.2～26 kPa（40～200 mmHg）范围内加载恒定的反向压力,测量不同反向压力条件下通过心脏瓣膜和标准喷嘴的静态泄漏量。

2）脉动流试验

为了模拟心脏和血管系统内的血液流动特征,可以利用脉动发生系统对人工心脏瓣膜进行脉动流试验。脉动发生系统是一种体外闭合的血流循环系统,旨在产生脉动血流并模拟心脏左侧或右侧的血流动力学环境。脉动发生系统能产生近似生理条件下的脉动压力和流量波形,如图 10.23 所示的中主动脉瓣和二尖瓣血流和压力波形随时间变化的曲线和图 10.24 所示的肺动脉瓣和三尖瓣血流和压力波形随时间变化的曲线。

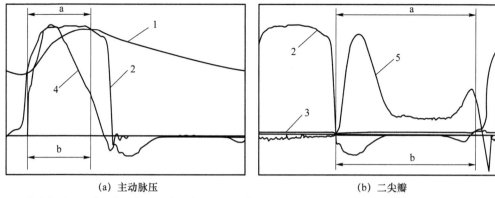

<table>
<tr><td>（a）主动脉压</td><td>（b）二尖瓣</td></tr>
</table>

1—主动脉压；2—左心室压力；3—左心房压力；4—主动脉流速；5—二尖瓣流速；a—正压范围；b—qv_{RMS}范围

图 10.23　体外试验主动脉瓣和二尖瓣血流和压力波形随时间变化的曲线[58]

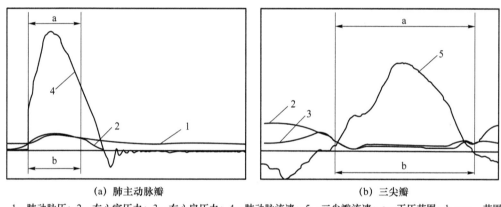

<table>
<tr><td>（a）肺主动脉瓣</td><td>（b）三尖瓣</td></tr>
</table>

1—肺动脉压；2—右心室压力；3—右心房压力；4—肺动脉流速；5—三尖瓣流速；a—正压范围；b—qv_{RMS}范围

图 10.24　体外试验中肺动脉瓣和三尖瓣血流和压力波形随时间变化曲线[58]

在 2～7 L/min 范围内的 4 种模拟心输出量（包括偏低、正常、偏高的情况）、单个模拟的正常心率（如每分钟 70 循环）或符合表 10.2 和表 10.3 所示的预期器械应用的情况下测量压差。此外，还需在正常心输出量的条件下，模拟 3 个不同的平均反向压力，低、正常、高的 3 个心率，或符合表 10.2 和表 10.3 所示的预期器械应用的情况，并测量出返流量，其中返流量即循环周期流量波形图中的泄漏体积，如图 10.25 所示。

表 10.2　用于左心人工心脏瓣膜使用环境——成人[50]

参数	一般条件		
环境介质	心内/血液中		
温度	34～42 ℃		
心率	30～200 bpm		
心输出量	3～15 L/min		
患者自身条件产生的血压和合成压力载荷	动脉峰值收缩压/mmHg	动脉末期舒张压/mmHg	通过闭合瓣膜的峰值压差
			主动脉瓣 Δp_A/mmHg　二尖瓣 Δp_M/mmHg

参数	一般条件			
正常血压	120	80	100	120
低血压	60	40	50	60
高血压				
轻度	140~159	90~99	115~129	140~159
中度	160~179	100~109	130~144	160~179
严重	180~209	110~119	145~164	180~209
非常严重	≥210	≥120	≥165	≥210

表 10.3 用于右心人工心脏瓣膜使用环境——成人[49]

参数	一般条件		
环境介质	心内/血液中		
温度	34~42 ℃		
心率	30~200 bpm		
心输出量	3~15 L/min		
前向流量	25~100 mL		
患者自身条件产生的血压和合成压力载荷	右心室峰值收缩压/mmHg	肺动脉末期舒张压/mmHg	通过闭合瓣膜的峰值压差
			肺动脉瓣 Δp_P/mmHg	三尖瓣 Δp_T/mmHg
正常血压	18~35	8~15	13~25	18~35
低血压	15	5	10	15
高血压				
轻度	40~49	15~19	28~34	40~49
中度	50~59	20~24	35~42	50~59
严重	60~84	25~34	43~59	60~84
非常严重	85~120	≥35	60~78	85~120

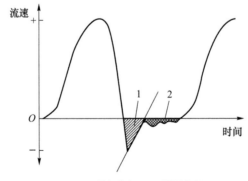

1—关闭体积；2—泄漏体积

图 10.25 一个循环周期流量波形和返流体积示意图[42]

　　脉动流试验的结果包括平均跨瓣压差、平均流量、搏出量、循环率、平均主动脉压、前向流阶段的持续期及返流量和有效开口面积。其中,有效开口面积(EOA)需要由公式(10.9)计算。

$$EOA = \frac{qv_{RMS}}{51.6 \times \sqrt{\dfrac{\Delta P}{\rho}}} \tag{10.9}$$

式中,qv_{RMS} 为正压差期间的前向流均方根;ΔP 为平均压差;ρ 为测试流体的密度。

$$qv_{RMS} = \sqrt{\frac{\int_{t_1}^{t_2} qv^2(t)\,dt}{t_2 - t_1}} \tag{10.10}$$

式中,$qv(t)$ 为瞬时流量;t_1、t_2 分别为正压初始、结束时刻。

　　(2) 血栓形成和溶血风险评价

　　定量评估心脏瓣膜置换术的血栓形成和溶血风险是人工心脏瓣膜装置设计验证的一个组成部分。人工心脏瓣膜由多种材料组成,这些材料可能会在植入后与血液成分发生不良反应。此外,不同组件布置几何形状的变化可能会影响血栓形成和溶血风险。研究这些相互作用可能有助于预测器械植入后的血栓形成风险。

　　血液损伤建模目前仍然是一个具有挑战性的课题,因为涉及多尺寸关联的血流动力学和生物化学过程,例如,由于高剪切应力引起的血小板活化/破裂、血小板沉积和血液/材料界面上的凝块形成。对于心脏瓣膜来说,则可能存在血流紊乱,如血流停滞和高剪切应力,这与导致血液损伤的过程有关,血栓形成和溶血风险综合评估方法示例如图 10.26 所示。

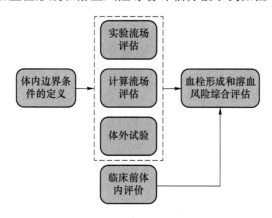

图 10.26　血栓形成和溶血风险综合评估方法示例

　　在这种评估方法中,首先通过有效的体内数据定义适当的边界条件,包括人工心脏瓣膜部署变化范围和相关的血流动力学条件。这些边界条件用于典型测试夹具中的实验流场评估,并与具有已知临床性能的参考装置进行比较。同时,这些边界条件被用于建立通过人工心脏瓣膜的流动计算模型。随后,利用计算工具(如 abaqus、ansys、fluent 等仿真软件)研究由人工心脏瓣膜可能发生的部署和解剖变化带来的血栓形成和溶血风险。体外试验中的流体力学试验研究(如血液循环测试)和临床前体内评价也可以通过确定血栓形成风险增加的位置和特征,辅助评估血栓形成和溶血风险。利用仿真和体外试验等互补方法进行综合评估可以确定心脏瓣膜置换术的血栓形成和溶血风险。

　　(3) 长期耐久性测试

　　人工心脏瓣膜预计将完成数亿次血液循环,因此需要使用加速方法在合理的时间内证明设备的耐久性。通过加速人工心脏瓣膜的循环操作,在接近体内条件的瓣膜载荷条件下(如载荷持续时间、应变匹配、惯性效应),进行综合耐久性评估,示例如图 10.27 所示。人工心脏瓣膜的耐久性评估是器械风险评估的一个组成部分。瓣膜的材料(如热解碳、金属框架、生物组织或聚合物材料)、设计和部署方法都可能影响人工心脏瓣膜的耐久性。

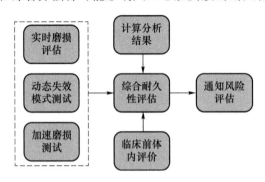

图 10.27　综合耐久性评估示例

大多数机械瓣膜和生物瓣膜是在室温下进行试验的,但使用柔性聚合物瓣叶的机械瓣或有涂层的心脏瓣膜应在 (37 ± 1) ℃ 下进行试验。在耐久性测试中,至少 95% 的循环要达到通过闭合瓣膜的定义目标压差峰值,即由脉动流试验确定瓣膜的峰值关闭跨瓣压差。循环加载至规定次数(机械瓣为 380×10^6 次,生物瓣为 200×10^6 次)或瓣膜失效。若瓣膜失效,需记录循环加载次数和失效模式。

(4) 结构部件疲劳评估

疲劳测试提供了对人工心脏瓣膜在人体内工作期间,结构部件断裂可能性的相对评估。有多种疲劳测试方法可用于结构部件,如应力寿命或应变寿命方法通常用于经导管瓣膜结构部件,示例如图 10.28 所示。

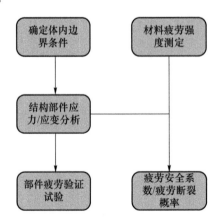

图 10.28　使用应力寿命或应变寿命方法进行结构部件疲劳测试示例

人工心脏瓣膜结构部件应力/应变分析,应包括锚固机制、瓣叶、缝合线等,并考虑这些因素对结构部件的反应载荷。结构部件内应力/应变分布的量化通常通过有限元等计算方法完成。该过程的关键输入是人工心脏瓣膜部件几何形状、力学性能(即本构模型)和设备所受的边界条件。对于经导管瓣膜,分析应充分反映部署该瓣膜的几何形状范围和与植入部位相关的载荷条件(如与周围解剖结构的相互作用)。

对于外科人工心脏瓣膜,应在与瓣环直径(尺寸)和解剖植入位置相关的结构部件上进行应力/应变分析。其中具有最大应力的瓣膜尺寸,称为最坏情况尺寸。由于部件尺寸的差异和/或植入位置之间的压力载荷差异,最坏情况尺寸可能不是最大尺寸,并且对于不同结构部件最坏情况尺寸也可能有所不同。虽然,结构部件应力/应变分析仅针对最坏情况尺寸,但有必要为每个结构部件分别确定最坏情况尺寸。

在适当的疲劳载荷条件下,对结构部件(如完整的瓣膜支架或部分的瓣膜支架)进行疲劳验证试验。部件疲劳验证试验通常通过属性测试方法完成,样本大小基于目标可靠性和置信水平。试验应在能够代表生理环境(如温度为 37 ℃、类生理盐溶液等)对疲劳行为影响的环境中进行。应对部件进行应力/应变分析,以证明试验可代表体内应力/应力分布。部件疲劳验证试验完成后,应对部件进行详细检查,以确定部件是否存在显著损坏的情况(如关键疲劳区域的微裂纹、腐蚀和断裂)。

2. 血管支架

血管支架需要经输送装置才能到达血管病变段,经过扩张成形后,为血管提供机械性支撑以维持或恢复血管的完整性。若按支架的展开方式分类,支架包括自扩张型和球囊扩张型,其应用的主要血管节段包括冠状动脉、髂动脉、腹主动脉和颈动脉等。血管支架系统由植入物(即支架)及其运输系统和扩张球囊组成,如图 10.29 所示。

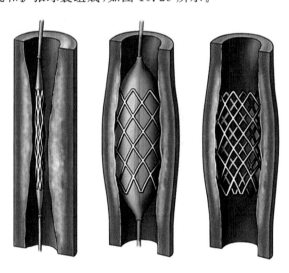

图 10.29　血管支架植入示意图

对于血管支架系统,评测的内容包括五个方面:①通过性能,评价系统安全、一致、准确到达预期位置的能力;②释放性能,评价支架安全、一致、准确释放的能力,进而预估支架脱载、球囊失效、可视性差等风险;③回撤性能,主要评价指标有扭转结合强度和管材拉伸强度;④生物相容性;⑤止血性,评估系统将失血量减少到最低程度的能力,主要评价指标为止血性评价(系统在与其对应辅件共同使用时其密封件维持足够止血密封性的能力)。对于植入物,评测的内容包含准确释放能力、固定有效性、支架完整性、尺寸、畅通性、磁共振安全性和兼容性、生物相容性、药物洗脱这八个方面。

(1)体外模拟使用测试

该项测试的目的是使用模拟预期使用环境的模型来评估支架系统的性能。该测试对支架系统的模拟使用情况、弯曲/打折、推送性能、扭转性和追踪性进行定性评估。已释放的支架与血管壁的贴壁性也应进行评估。

测试内容也包括输送管路及释放位置,因此在设计模型的时候宜考虑预期支架位置及输送路径的成角和迂曲,并满足顺应性要求。

在测试系统中推送并释放支架,然后回撤输送系统,评估输送系统进入模型的难易程度、从导管近端传递扭矩到远端的能力、输送系统在导入过程中沿模型弯曲部位跟踪导丝的能力。记录支架与模型管壁的贴壁性、释放位置的准确度、打折、不理想的弯曲、扭结、非预期的支架扩张不均匀性、部件分离,以及任何损坏和其他重要现象。

(2)径向载荷测试

血管支架释放后,支架在血管狭窄部位提供支撑,直至发生血管重塑期间,血管和病变组织会对支架施加径向载荷。此外,血管还会受到脉动(收缩压和舒张压的变化)、由患者日常活动产生的骨骼肌肉相互作用以及外部因素(如患者的颈部曾在车祸中受创)导致的移位的影响。移位程度和类型根据血管位置的不同而有所不同。为使血管保持通畅,支架应能够承受住对其施加的载荷且无过度变形、移位或持续塌陷。因此,要求支架对这些载荷有足够的抗力。径向载荷测试中载荷的方向为径向向内,在沿整个圆柱长度的外周等距分布的至少三个区域上施加均匀的径向载荷,如图10.30所示。

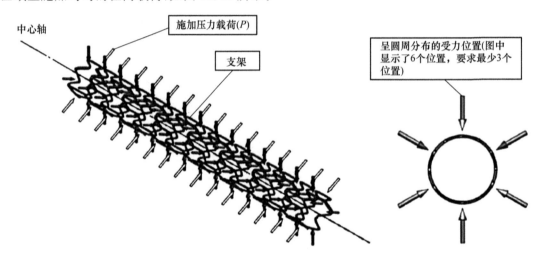

图 10.30　径向载荷示意图[59]

以下以球囊扩张支架为例,对图10.31所示的径向载荷测试方法进行介绍。

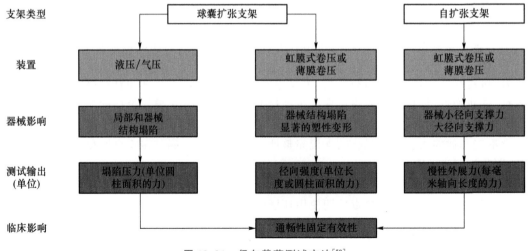

图 10.31　径向载荷测试方法[59]

使用虹膜式卷压或薄膜卷压装置进行径向载荷测试的过程如下。将支架充盈至标称直径,球囊卸压。球囊卸压后测量扩张的支架长度。从支架长度测量结果中除去非结构性支架末端特征(如不透射线标记)。这些测量应在球囊完全卸压且支架直径已稳定后进行。打开闭合夹具孔径,将支架完全插入径向载荷测试设备中,支架应完全置于卷压头或薄膜中,使支架所有区域承受均匀的径向压缩。闭合夹具孔径,直至支架与夹具负载面之间间隙最小。利用装置对支架施加载荷,直至超出能获得有临床意义塑性变形,以保证能够计算径向强度,利用对应的载荷—直径曲线确定径向强度,如图 10.32 和图 10.33 所示。

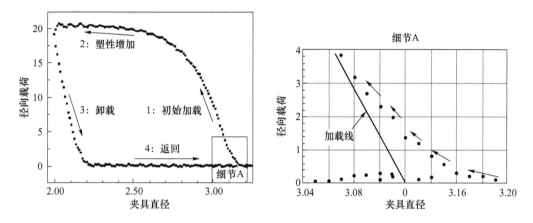

图 10.32　使用虹膜式卷压或薄膜卷压装置的球囊扩张支架的典型径向加载图[59]

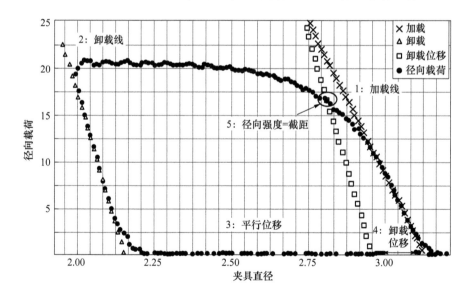

图 10.33　采用虹膜式卷压或薄膜卷压装置测试的球囊扩张支架典型径向载荷测定[59]

使用液压/气压装置进行径向载荷测试的过程如下。将球囊扩张支架直接在管路中释放,然后安装管路。将支架充盈至标称直径。通过直径测量或球囊顺应曲线确保充盈正确。充盈后球囊卸压,测量支架扩张后的管路直径。将管路安装到液压或气压腔中,缓慢对系统增压以压缩嵌入的支架,同时测量支架直径。在每个轴向位置要求至少有 2 个间隔 90°的平面进行测量。计算整个支架或支架区域的平均直径。确定在指定压力条件下塌陷或最终测量之后,缓慢增加压力,如图 10.34 所示。为监测系统压力稳定性,可使用对应的压力—直径曲线,其中本试验输出被定义为塌陷压力。

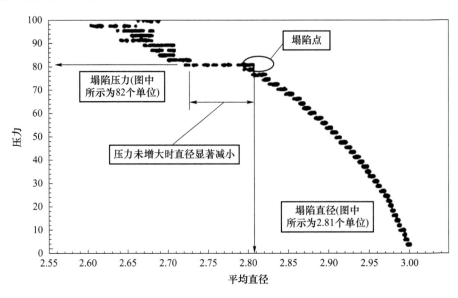

图 10.34　使用液压/气压塌陷装置测得的球囊扩张支架的典型负载图[59]

（3）支架回弹测试

回弹率大的支架与回弹率小的支架相比，需要扩张至更大的直径来获得最终的释放直径，如果待植入支架使血管过度扩张可能会导致组织损伤，影响疗效。因此，支架回弹测试是评价支架设计不可缺少的部分。该项测试通过测定球囊扩张支架在没有外部负载的状态下的直径与释放状态下的直径来计算其弹性收缩量。

用非压缩性液体对已预装支架的输送球囊充压，达到并保持支架扩张直径所需的压力，使其直径能够测量。为使支架充分扩张，测量其直径前应使压力保持 15～30 s。当支架还在充压的球囊上时，在至少 3 个轴向位置测量支架外径，且在每个轴向位置需包括 2 个近似垂直的方向。球囊卸压 10 s 后，在相同或接近的部位用同样的方法重新测量其外径。支架回弹率 R 可由式(10.11)计算：

$$R = \left(1 - \frac{D_{\text{Final}}}{D_{\text{Inflated}}}\right) \times 100\%　\qquad(10.11)$$

式中，D_{Final} 为卸压后外径；D_{Inflated} 为扩张时外径。

（4）血管支架体外脉动耐久性测试

施加流体脉动载荷后，评价血管支架处于与体内环境类似的直径膨胀水平时的耐久性能。典型的耐久测试期相当于 10 年时间（按每分钟 72 次心跳计算）或至少 3.8×10^8 个心动周期，因此，一般采用加速加载的方式进行。为控制加载的载荷，一般可选用以下两种方式。

① 生理压力测试方法。这种测试方法用于测定支架在血管脉动条件下的耐久性。需要模拟血管在 80～160 mmHg 生理压力下的脉动速度，并保证在尽可能高的测试频率下模拟血管仍具有与自体血管相似的顺应性。将一定量的液体注入模拟血管，这些模拟血管需要具有与人体对应的血管相当的顺应性。在支架装载区域两端留出足够的延伸长度，以保证支架装载区域的顺应性满足要求并使装载区域不受疲劳耐久测试系统对模拟血管两端的影响。支架装载后，使模拟血管保持与空载条件下相同的松紧度，重新测试动态顺应性。主要的测量值有循环压力、测试频率、循环次数和温度。

② 直径控制方法。这一测试方法的目的是重建支架在人体内最大直径、最小直径或在平均直径上相同的变化量。为重建这些直径,一定量的测试液体被注入模拟血管,这些模拟血管不一定有与人体血管相同的顺应性。通常使用厚壁模拟血管(比生理血管壁厚)来达到更高的理想频率。调节注入测试液体的量使支架最大直径和最小直径同在生理学环境中一致。主要的测量值有支架外径、测试频率、循环次数和温度。

10.3.4　口腔种植体评测方法

除可在肌骨、心血管系统植入医疗器械外,早在 1910 年人们就开始研究口腔内的植入器械——牙科种植体[51]。牙科种植体又称人工牙根,它是种植牙(治疗牙齿缺失修复的常用方法)的主组成部分之一,是用于传递咬合力的装置,如图 10.35 所示。牙科种植体需要植入牙槽骨,以固定支持种植牙,可以穿龈(牙科种植体的一部分暴露在牙龈外作为基桩)或完全埋置于牙龈下(仅用作支撑可拆卸的牙修复体)。因此,牙科种植体存在以下风险:①种植体功能不全或种植体失败(种植体松动、种植体质量损失);②损伤其他牙齿;③感染(局部或整体感染,包括细菌性心内膜炎);④术中损伤、穿孔,术后出现并发症。

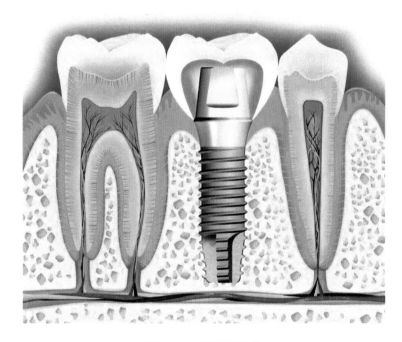

图 10.35　牙科种植体

牙科种植体的材料本身和产品性能等都可能导致其功能不全或种植体失败、损伤其他牙齿、感染和术中术后出现损伤。由于牙科种植体需要植入牙槽骨,与牙槽骨之间形成牢固的骨性结合,因此牙科种植体材料有金属、氧化铝、碳素、无生物活性陶瓷、羟基磷灰石和以各种金属为核心且表面涂层或喷镀生物陶瓷等[51]。这些材料需要通过表 10.4 所示的标准,才能被用于制作牙科种植体。而由这些材料制作成的牙科种植体,还需要通过动态疲劳试验、紧固性能试验和抗扭性能试验等,在确保牙科种植体及种植体/基台系统的抗压能力和抗剪切能力合格后,才有机会进入口腔器械市场,用于修复牙齿缺损,恢复患者牙齿的切咬、咀嚼等功能。

表 10.4　牙科种植体材料相关标准

标准	名称
ISO 6872:2024	Dentistry—Ceramic materials
ISO 22674:2022	Dentistry—Metallic materials for fixed and removable restorations and appliances
GB 17168—2013	牙科学 固定和活动修复用金属材料
GB 30367—2013	牙科学 陶瓷材料
GB 13810—2017	外科植入物用钛及钛合金加工材

1. 牙科种植体的动态疲劳试验

在牙齿撕裂、啃咬、磨碎食物的过程中,牙科种植体经常受到压应力和剪切应力的综合作用,可能出现种植体松动、种植体质量损失的情况,最终导致牙科种植体失效,因此有必要对牙科种植体的力学性能进行疲劳测试。

天然牙齿有角度。因此牙科种植体有两种:不包括预成角连接部分的牙科种植体和参考天然牙角度的包括预成角连接部分的牙科种植体。相应地,为了模拟压应力和剪切应力的综合作用,疲劳试验的装置也有两种,如图 10.36 所示。两者的主要区别在于不包括预成角连接部分的牙科种植体被固定时,其轴线与载荷力 F 的加载方向成 $30°\pm2°$,如图 10.36(a)所示;而含预成角连接部分的牙科种植体被固定时,牙科种植体的轴线与载荷力 F 的加载方向的夹角比其轴线与基台预成角 α 大 $9°\sim12°$,如图 10.36(b)所示。

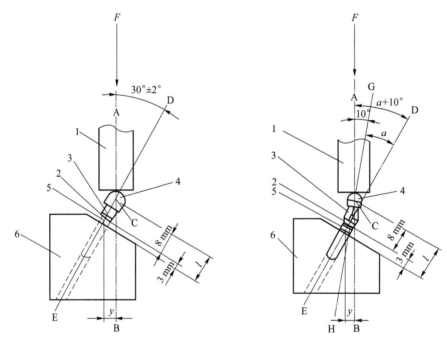

(a) 不包括预成角连接部分的试验装置　　(b) 包括预成角连接部分的试验装置

1—加载装置;2—标称骨平面;3—基台;4—半球形承载部件;5—牙科种植体的主体部分;
6—牙科种植体试样夹具;y—力臂的长度;AB—加载轴;DE、CH—牙科种植体的轴线

图 10.36　牙科种植体动态疲劳试验装置示意图[56]

因为咀嚼是有规律的动作,为了模拟咀嚼的加载模式,需为上述试验装置施加动态的单向载荷。在动态疲劳试验前,需要先测量牙科种植体的最小静态破坏载荷。然后,将最小静态破坏载荷的 80% 作为动态疲劳试验的初始载荷。如果试样在规定循环次数内没有发生破坏,则可认为初始载荷是试样的最大耐受载荷值(达到规定循环次数且在该载荷下,至少有 3 个试样未发生破坏)。如果试样破坏,则逐渐减小载荷,直至找到最大耐受载荷。记录不同载荷下,试样破坏时的载荷值、最大耐受载荷、循环次数、试样的破坏模式和破坏过程(如螺钉断裂和随后的基台断裂)。通过分析断裂试样的破坏模式和破坏过程可以知道断裂原因,便于未来对该牙科种植体进行改进。

此外,通过最大耐受载荷下的最大弯矩,可知牙科种植体的弯曲程度,进而可以分析该弯曲对基台、牙槽骨和相邻牙齿等的影响。因此,还需根据式(10.12)计算最大弯矩 M:

$$M = yF \tag{10.12}$$

式中,y 为力臂;F 为载荷。

如图 10.36(a)所示,已知载荷为 F,加载中心 C 位于距牙科种植体的固定平面,$l=11.0\,\mathrm{mm}$,牙科种植体的轴线与载荷力 F 的加载方向成 $30°$,则不含预成角连接部分的牙科种植体的弯矩 $M = 11.0 \times \sin 30° \times F = 5.5F$。

2. 紧固扭矩试验和抗扭性能试验

牙科种植体与基台的匹配程度决定能否恢复患者牙齿的切咬、咀嚼等功能,因此需要对牙科种植体和基台进行紧固扭矩试验和抗扭性能试验。

在紧固扭矩试验中,需要使牙科种植体与基台之间的扭矩达到生产厂家规定的最大紧固扭矩的 120%,保持载荷 5 s,观察是否有破损。如果有破损则认为不合格,如果没有破损,则反方向松开牙科种植体与基台,记录松开过程中的最大扭矩(可以用扭矩测定仪测量扭矩)。牙科种植体松开的最大扭矩应为最大紧固扭矩的 75% 以上,如果小于 75%,则认为种植体和基台之间存在松动风险。

在抗扭性能试验中,需要将牙科种植体与基台按照图 10.37 所示组装,记录扭矩与旋转角曲线的关系,并得到扭转屈服强度 M_{tors} 和最大扭矩 M_{max}。最大扭矩 M_{max} 是用于防止牙科种植体在旋入牙槽骨过程中发生断裂的重要参数,为扭矩—扭转角曲线上的最大扭矩,如图 10.38 所示;扭转屈服强度 M_{tors} 是对承受扭矩的牙科种植体最大切应力的量化,如图 10.38 所示。扭矩与扭转角在屈服前是线性关系,在图 10.38 中表现为直线 OA。令通过$(2,0)$点且与直线 OA 平行的直线为 mB,则直线 mB 与扭矩—扭转角曲线的交点 S 为扭转屈服强度 M_{tors}。如果牙科种植体与种植体基台是外连接的,则 $M_{\mathrm{max}} \geqslant 50\,\mathrm{N \cdot cm}$ 时,试验合格;如果牙科种植体与种植体基台是内连接的,则 $M_{\mathrm{max}} \geqslant 70\,\mathrm{N \cdot cm}$ 时,试验合格。

除上述力学性能试验外,由于牙科种植体需要植入牙槽骨(或穿龈,或完全埋置于牙龈下),因此牙科种植体还需要通过耐腐蚀试验、生物评价和检测等。如果牙科种植体的材料符合外科植入物材料国际标准的要求,即牙科种植体的材料满足生物相容性要求,则无须进行额外的生物测试。此外,对于有涂层的牙科种植体,需要进行其涂层与基材材料黏结强度的测试,并提供涂层的黏结强度测试结果及检测方法。

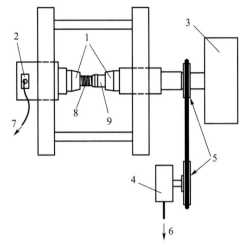

1—试样固定装置；2—扭矩传感器；3—扭转驱动装置；
4—扭转位移传感器；5—滑轮；6—X-Y记录仪的X轴数据输出；
7—X-Y记录仪的Y轴数据输出；8—牙科种植体试样；9—连接件部分

图 10.37　测试装置示意图[55]

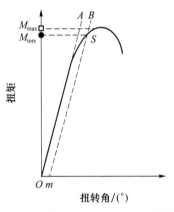

O—初始接触；M_{tors}—扭转屈服强度；M_{max}—最大扭矩；m—(2°, 0)点

图 10.38　扭矩—扭转角曲线示意图[54]

习　题

1. 浓度为 0.150 mmol/L 的某化合物($M_r = 251$)溶液，在 480 nm 波长处用 2.00 cm 吸收池测得透光率为 39.8%，求 ε。

2. 试简述植介入医疗器械的生物学评价包括哪些方面并举例说明。

3. 骨钉旋入、旋出与拔出的受力是否相同？

4. 简述全膝关节的约束度与运动的联系。

5. 心血管系统植介入医疗器械的评测方法分为哪三个阶段？

6. 人工心脏瓣膜与血管支架的体外试验有哪些共性？

7. 为什么要对支架的固定有效性和完整性进行评价？

8. 如图 10.36(b)所示，已知载荷为 F，含预成角连接部分的牙科种植体，其连接部分的自由端应装配半球形承载部件,且该承载部件的中心 C 位于连接体自由端的中心长轴上,在牙科种植体主体部分中心长轴方向上测量,C 与牙科种植体固定平面之间的距离 $l=11.0$ mm。经测量得力臂为 y,则含预成角连接部分的牙科种植体的弯矩应该是多少?

9. 用于前牙与磨牙的牙科种植体的尺寸是否相同? 所有长度规格的牙科种植体,其预期夹持面(标称骨平面以下 3~5 mm)的横截面面积是都相同,还是有所区别?

10. 口腔植介入医疗器械评测方法与其他植介入医疗器械评测方法有什么区别?

参考文献

[1] SALEMO C T,DROEL J, BIANCO R W. Current state of in vivo preclinical heart valve evaluation[J]. Journal of Heart Valve Disease, 1998, 7(2): 158-162.

[2] PAUL A. Handbook of cardiac anatomy, physiology, and devices[M]. Totowa, NJ: Humana Press, 2009.

[3] International Organization for Standardization. Cardiovascular implants - Cardiac valve prostheses - Part 1: General requirements: ISO 5840-1:2021[S]. Geneva: International Organization for Standardization,2021.

[4] WHELAN A, WILLIAMS E, FITZPATRICK E, et al. Collagen fibre-mediated mechanical damage increases calcification of bovine pericardium for use in bioprosthetic heart valves[J]. Acta Biomaterialia, 2021, 128: 384-392.

[5] Cardiovascular implants - Cardiac valve prostheses - Part 3: Heart valve substitutes implanted by transcatheter techniques: ISO 5840-1[S].

[6] ENGELS G E, BLOK S L J, OEVEREN W V. In vitro blood flow model with physiological wall shear stress for hemocompatibility testing-An example of coronary stent testing[J]. Biointerphases, 2016, 11(3): 031004.

[7] HELMHOLZ H, LUTHRINGER F B J C, WILLUMEIT R R. Elemental mapping of biodegradable magnesium-based implants in bone and soft tissue by means of μ X-ray fluorescence analysis [J]. Journal of Analytical Atomic Spectrometry, 2019, 34 (2): 356-365.

[8] BHATIA S, SHARMA K, DAHIYA R, et al. Modern Applications of Plant Biotechnology in Pharmaceutical Sciences[M]. London: Academic Press, 2015.

[9] HUANG Y, NIU X, WANG L, et al. Effects of hydroxyapatite/collagen composite on osteogenic differentiation of rat bone marrow derived mesenchymal stem cells [J]. Journal of Composite Materials, 1971, 48(16): 1971-1980.

[10] LI X, HUANG Y, ZHENG L, et al. Effect of substrate stiffness on the functions of rat bone marrow and adipose tissue derived mesenchymal stem cells in vitro [J]. Journal of Biomedical Materials Research Part A, 2014, 102(4): 1092-1101.

[11] HUANG Y, NIU X, SONG W, et al. Combined effects of mechanical strain and hydroxyapatite/collagen composite on osteogenic differentiation of rat bone marrow derived mesenchymal stem cells[J]. Journal of Nanomaterials, 2013, (Pt. 5): 343909.

[12] GONG X, LIU H, DING X, et al. Physiological pulsatile flow culture conditions

to generate functional endothelium on a sulfated silk fibroin nanofibrous scaffold[J]. Biomaterials,2014,35(17):4782-4791.

[13] 朱瑛,姚英学,周亮. 硬度测量技术现状及发展趋势[J]. 机械科学与技术,2003, (S1):6-7+188.

[14] 全国橡胶与橡胶制品标准化技术委员会. 硫化橡胶或热塑性橡胶 压入硬度试验方法 第 1 部分:邵氏硬度计法(邵尔硬度):GB/T 531.1—2008[S]. 北京:中国标准出版社,2008.

[15] 全国钢标准化技术委员会. 金属材料 里氏硬度试验 第 1 部分:试验方法:GB/T 17394.1—2014[S]. 北京:中国标准出版社,2014.

[16] 刘鸣放,刘胜新. 金属材料力学性能手册[M]. 北京:机械工业出版社,2011.

[17] 秦世伦,石秋英,徐双武,等. 材料力学[M]. 2 版. 四川:四川大学出版社,2011.

[18] 全国外科器械标准化技术委员会. 不锈钢医用器械 耐腐蚀性能试验方法:YY/T 0149—2006[S]. 北京:中国标准出版计,2006.

[19] 曹双寅,舒赣平,冯健,等. 工程结构设计原理[M]. 4 版. 南京:东南大学出版社,2018.

[20] 陈国松,张莉莉. 分析化学[M]. 2 版. 南京:南京大学出版社,2017.

[21] 蔡汝秀,何治柯,刘志洪. 分光光度分析[J]. 分析试验室,2001,20(5):96-108.

[22] 廖昌军,明新,邓晶晶等. 药学基础化学实验[M].2 版. 四川:西南交通大学出版社,2018.

[23] 河北省市场监督管理局. 植入性医疗器械 高分子材料浸提液中有毒有害物质的测定:DB13/T 5127—2019[S]. 石家庄:河北省市场监督管理局,2019.

[24] 全国医疗器械生物学评价标准化技术委员会.医疗器械生物学评价:GB/T 16886—2003[S]. 北京:中国标准出版社,2003.

[25] 王成焘,葛世荣,靳忠民,等. 骨科植入物工程学(上册)[M]. 上海:上海交通大学出版社,2016.

[26] 张克玉,华子恺. 接骨螺钉的失效分析与强度测试[J]. 医用生物力学,2018,33(03):280-284.

[27] Standard specification and test methods formetallic medical bone screws:ASTM F543—2017[S].

[28] 全国外科植入物和矫形器械标准化技术委员会.骨接合植入物 金属接骨螺钉:YY 0018—2016[S]. 北京:中国标准出版社,2016.

[29] 全国外科植入物和矫形器械标准化技术委员会.外科植入物 不对称螺纹和球形下表面的金属接骨螺钉 力学性能要求和试验方法:YY/T 0662—2008[S]. 北京:中国标准出版社,2008.

[30] 全国外科植入物和矫形器械标准化技术委员会.外科植入物 金属接骨螺钉轴向拔出力试验方法:YY/T 1504—2016[S]. 北京:中国标准出版社,2016.

[31] 全国外科植入物和矫形器械标准化技术委员会.外科植入物 金属接骨螺钉自攻性能试验方法:YY/T 1505—2016[S]. 北京:中国标准出版社,2016.

[32] 全国外科植入物和矫形器械标准化技术委员会.外科植入物 金属接骨螺钉旋动扭矩试验方法:YY/T 1506—2016[S]. 北京:中国标准出版社,2016.

[33] 全国外科植入物和矫形器械标准化技术委员会.脊柱植入物 脊柱内固定系统部件第 5 部分:金属脊柱螺钉静态和疲劳弯曲强度测定试验方法:YY/T 0119.5—2014[S].北京:中国标准出版社,2015.

[34] 李新宇.一种新型人工膝关节置换假体的设计及力学评估[D].太原:太原理工大学,2017.

[35] 全国外科植入物和矫形器械标准化技术委员会.全膝关节假体约束度测试方法:YY/T 1765—2020[S].北京:中国标准出版社,2020.

[36] 李锋,李元超,王成焘.人工膝关节模拟试验机及其生物摩擦学性能评价研究进展[J].摩擦学学报,2009,29(05):481-488.

[37] 全国外科植入物和矫形器械标准化技术委员会.外科植入物 全膝关节假体的磨损第 1 部分:载荷控制的磨损试验机的载荷和位移参数及相关的试验环境条件:YY/T 1426.1—2016[S].北京:中国标准出版社,2016.

[38] 全国外科植入物和矫形器械标准化技术委员会.外科植入物 全膝关节假体的磨损第 2 部分:测量方法:YY/T 1426.2—2016[S].北京:中国标准出版社,2016.

[39] 全国外科植入物和矫形器械标准化技术委员会.外科植入物 全膝关节假体的磨损第 3 部分:位移控制的磨损试验机的载荷和位移参数及相关的试验环境条件:YY/T 1426.3—2017[S].北京:中国标准出版社,2017.

[40] International Organization for Standardization. Technical Corrigendum - Implants for surgery - Wear of total knee-joint prostheses - Part 3:Loading and displacement parameters for wear-testing machines with displacement control and corresponding environmental conditions for test:ISO 14243-3:2017[S]. Geneva:International Organization for Standardization,2017.

[41] International Organization for Standardization. Cardiovascular implants - Cardiac valve prostheses - Part 2:Surgically implanted heart valve substitutes:ISO 5840-2:2024[S]. Geneva:International Organization for Standardization,2024.

[42] 全国外科植入物和矫形器械标准化技术委员会.心血管植入物 人工心脏瓣膜:GB 12279—2008[S].北京:中国标准出版社,2008.

[43] 全国外科植入物和矫形器械标准化技术委员会.心血管植入物 血管内器械 第 2 部分:血管支架:YY/T 0663.2—2016[S].北京:中国标准出版社,2016.

[44] Cardiovascular implants - Endovascular devices - Part2:Vascular Stents:ISO 25539-2:2020[S]. Geneva:International Organization for Standardization,2020.

[45] 全国外科植入物和矫形器械标准化技术委员会.无源外科植入物 通用要求:YY/T 0640—2016[S].北京:中国标准出版社,2016.

[46] 全国外科植入物和矫形器械标准化技术委员会.血管支架体外轴向、弯曲、扭转耐久性测试方法:YY/T 1764—2021[S].北京:中国标准出版社,2021.

[47] 全国外科植入物和矫形器械标准化技术委员会.球囊扩张支架弹性回缩的标准测试方法:YY/T 0694—2020[S].北京:中国标准出版社,2020.

[48] 全国外科植入物和矫形器械标准化技术委员会.血管支架体外脉动耐久性标准测试方法:YY/T 0808—2010[S].北京:中国标准出版社,2010.

[49] 全国外科植入物和矫形器械标准化技术委员会.心血管植入物 人工心脏瓣膜 第 3

部分:经导管植入式人工心脏瓣膜:YY/T 1449.3—2016[S].北京:中国标准出版社,2016.

[50] YAP C H, SAIKRISHNAN N, TAMILSELVAN G, et al. Experimental technique of measuring dynamic fluid shear stress on the aortic surface of the aortic valve leaflet[J]. Journal of biomechanical engineering, 2011, 133(6): 061007.

[51] 刘宝林. 骨融合式牙科种植体[J]. 实用口腔医学杂志,1991,(2):112-114.

[52] International Organization for Standardization. Dentistry - Implants - Dynamic loading test for endosseous dental implants: ISO 14801:2016 [S]. Geneva: International Organization for Standardization,2016.

[53] International Organization for Standardization. Dentistry - Contents of technical file for dental implant systems: ISO 10451:2010 [S]. Geneva: International Organization for Standardization,2010.

[54] International Organization for Standardization. Dentistry - Evolution of biocompatibility of medical devices used in dentistry: ISO 7405:2018 [S]. Geneva: International Organization for Standardization,2018.

[55] 全国口腔材料和器械设备标准化技术委员会.牙科学 固定和活动修复用金属材料:GB 17168—2013[S].北京:中国标准出版社,2013.

[56] 全国口腔材料和器械设备标准化技术委员会.牙科学 种植体 骨内牙种植体动态疲劳试验:YY/T 0521—2018[S].北京:中国标准出版社,2018.

[57] 全国口腔材料和器械设备标准化技术委员会.钛及钛合金牙种植体:YY 0315—2016[S].北京:中国标准出版社,2016.

[58] 全国外科植入物和矫形器械标准化技术委员会.心血管植入物 心脏瓣膜修复器械及输送系统:YY/T 1787—2021[S].北京:中国标准出版社,2021.

[59] 全国外科植入物和矫形器械标准化技术委员会.球囊扩张和自扩张血管支架的径向载荷测试方法:YY/T 1660—2019[S]. 北京:中国标准出版社,2019.

第 11 章 植介入医疗器械细菌感染

11.1 植介入医疗器械感染概论

11.1.1 植介入医疗器械感染介绍

医院获得性感染(hospital-acquired infection,HAI)是全球死亡率和发病率的主要原因。60%～70%的 HAI 与医疗器械表面微生物定殖有关[1]。医疗器械相关感染(medical device-associated infection,MDI)又称生物材料相关感染(biomaterial-associated infection,BAI)或植入物周围感染,该感染发生率的急剧增加严重影响了植介入医疗器械的耐用性和寿命。在中国和美国,MDI 分别占医院获得性感染的 12% 和 25%[2-3]。植介入医疗器械感染是与医疗器械强相关的一种感染性疾病,且感染是否发生取决于该器械是否与外部环境产生持续接触。对于完全植入体内的器械和穿透皮肤或与黏膜表面接触的器械,感染率有所不同[4]。如表 11.1 所示,人工关节的感染率可能只有几个百分比,而脑室-腹腔分流管的感染率则为 15%。系统性抗生素治疗通常对缓解病情无效,需要广泛手术干预才能解决顽固的 MDI。

按照医疗器械种类可将该类感染分为导管相关血流感染(catheter-related blood stream infection,CRBSI)、呼吸机相关肺炎(ventilator-associated pneumonia,VAP)和导管相关尿路感染(catheter- associated urinary tract infection,CAUTI)等。

表 11.1　典型植介入医疗器械相关感染

植介入医疗器械	感染率	病原体	典型疗法	成本影响
中心静脉置管	约 0.4%×导管留置天数	凝固酶阴性葡萄球菌、葡萄球菌、克雷伯氏菌、金黄色葡萄球菌	干预:拔除导管,以防导致败血症或休克 抗生素:7～14 天	每次感染约 46 000 美元 如果是耐甲氧西林金黄色葡萄球菌,则约为 59 000 美元
血液透析导管	0.05%～0.51%×导管留置天数	革兰氏阳性菌:金黄色葡萄球菌、表皮葡萄球菌、粪肠球菌;革兰氏阴性菌:大肠埃希菌、克雷伯氏菌、不动杆菌、肠杆菌	抗生素:2～3 周(金黄色葡萄球菌为 4 周)全身应用辅助抗生素导管锁(非并发症感染);6～8 周拔除导管(复杂感染)	25 000～38 000 美元
泌尿导管	0.13%～0.53%×导管留置天数	大肠埃希菌、肠球菌、白色念珠菌、铜绿假单胞菌、克雷伯氏菌、金黄色葡萄球菌、表皮葡萄球菌	干预:拔除导管 抗生素:阿莫西林、阿米卡星、氨曲南、甲氧西林、环丙沙星、头孢他啶、复方新诺明、庆大霉素、利奈唑胺、苯唑西林	约 900 美元

植介入医疗器械	感染率	病原体	典型疗法	成本影响
脑室-腹腔分流管	3%～15%	表皮葡萄球菌、金黄色葡萄球菌、革兰氏阴性菌(如鲍曼不动杆菌)	干预:切除分流管,放置脑室外引流管;静脉注射抗生素,直到感染消失 抗生素:静脉注射氨苄西林-舒巴坦	早期感染:约9 000 土耳其里拉 晚期感染:约26 000 土耳其里拉
心脏植入电子设备	1.2%～3.6%	金黄色葡萄球菌(甲氧西林敏感的金黄色葡萄球菌和耐甲氧西林金黄色葡萄球菌)、表皮葡萄球菌(甲氧西林敏感的表皮葡萄球菌和耐甲氧西林表皮葡萄球菌)、其他凝固酶阴性葡萄球菌、其他革兰氏阳性球菌、革兰氏阴性菌、念珠菌和曲霉(真菌)	干预:拆除所有CIED硬件和长时间静脉注射抗生素	取出不更换:约50 000 美元 住院但不移除:约77 000 美元
假肢关节	0.5%～5%	常见:金黄色葡萄球菌、表皮葡萄球菌和肠球菌;较少见:革兰氏阴性菌、痤疮丙酸杆菌	干预:组织清创并保留植入物(早期感染);一或两阶段翻修手术,包括组织清创、植入物移除、抗生素治疗和(延迟)重新植入新假体(晚期感染);截肢	一阶段髋关节翻修手术:约45 000 美元 两阶段髋关节翻修手术:约100 000 美元 全膝关节置换:约150 000 美元
腹股沟修补网片(带生物假体网片)	1%～10% 60%	常见的是金黄色葡萄球菌(尤其是耐甲氧西林金黄色葡萄球菌)、表皮葡萄球菌,其次是化脓性链球菌、粪肠球菌、假单胞菌、肠杆菌科	干预:清除血管瘤,抗生素(即庆大霉素)冲洗,静脉/口服抗生素12周(浅表感染);网片摘除,抗生素冲洗,静脉抗生素,多阶段重建(深度感染)	网片移除:约23 000 美元

11.1.2　细菌定殖和生物膜形成

生物膜(biofilm)的存在有助于细菌的存活,它起到"屏障"作用,保护微生物免受抗菌药物的侵害并降低细菌脱水的可能性,提高细菌生长时的养分利用率,同时使细菌的遗传物质转移成为可能。

游离细菌(planktonic bacteria):细菌以单个细胞的形式存在,自由地在液体介质中游动和繁殖。游离细菌可以独立生存,快速繁殖,并在环境中传播。

生物膜:微生物有组织地生长形成的聚集体,又称生物被膜,是指附着于生物或非生物表面,由细菌及其分泌的多糖、蛋白质和核酸等多种物质组成的细菌群落。细菌生物膜是造成病原菌持续性感染、产生毒力和耐药性的重要原因之一。

胞外聚合物:(extracellular polymeric substances, EPS)细菌的生物膜基质由复杂的胞外聚合物构成,因此生物膜的结构和功能受 EPS 影响。EPS 主要由多糖(胞外多糖)和蛋白质组成,也包括其他大分子,如核酸、脂质等。EPS 是细菌聚居地的构建材料,附着在细胞外表面,或分泌到其生长培养基中。这些化合物对生物膜形成和细菌初期的表面附着非常重要。EPS 占生物膜中有机物总量的 50%～90%。不同环境条件下形成的生物膜具有不同的化学组成,这导致 EPS 的化学组成存在一定差异。EPS 的存在有利于细菌黏附聚集到载体表面形成生物膜,尤其是在细菌黏附到载体表面的初始阶段;若 EPS 含量较少,细菌黏附到载体表面时会受到静电力作用的抑制;若 EPS 含量较多则会促进细菌在载体表面的黏附和细菌间黏附。

生物膜特性:单个生物膜可由一种或多种不同的微生物形成。自然环境中,所有类型物质的表面,如岩石、植物、动物和装配式结构都可能被生物膜侵占。近年来,随着对某些环境中常见细菌导致的一些慢性和顽固性疾病的深入了解,医学界发现生物膜是导致这些细菌性疾病难以根治的主要原因。以生物膜形式存在的细菌不同于浮游细菌,它们对抗生素等抗菌剂、恶劣环境及宿主免疫防御机制有很强的抗性,生物膜内的细菌在生理、代谢、对底物的降解或利用和对环境的抵抗能力等方面均具有独特的性质。

生物膜的形成过程如图 11.1 所示,包括以下几个阶段。

1. 细菌可逆性黏附的定殖阶段

当浮游细菌与惰性物体或活性物体表面接触后,浮游细菌通过主动运送(水力动力学作用或浓度扩散作用向载体表面迁移)和被动运送(布朗运动、细菌自身运动和沉降等作用)黏附到物体表面,开始在物体表面形成生物膜。在该阶段,单个附着细胞仅由少量胞外聚合物包裹,很多菌体还可重新脱离表面进入浮游状态,此时细菌的黏附是动态可逆的。该结合仅需 1 min 即可完成。

2. 细菌不可逆黏附的积聚阶段

浮游细菌经过初始定殖黏附后,开始调整特定的基因表达,此时与形成生物膜相关的基因被激活,细菌在生长繁殖的同时会分泌大量胞外聚合物,如多聚糖等,从而将定殖在表面的浮游细菌黏结在一起,这些多聚糖起到了生物"胶水"作用。细菌在该阶段对物体表面的黏附更为牢固,不易被剪切力冲刷脱落。该过程被认为是不可逆的,耗时 20 min～4 h。

3. 生物膜的成熟阶段

经过不可逆的黏附阶段后,生物膜的形成逐渐进入成熟期。成熟的生物膜形成高度有序的结构,由类似堆状的微菌落组成,在微菌落之间存在大量通道,用以运输养料、酶、代谢产物和排出废物等。该阶段耗时 2～4 天。

4. 细菌脱落与再定殖阶段

成熟的生物膜通过蔓延、部分脱落或释放出浮游细菌等进行被膜的扩展、脱落。此外,从生物膜中释放出来的细菌也可重新变为浮游细菌,又可以定殖在物体表面形成新的生物膜。

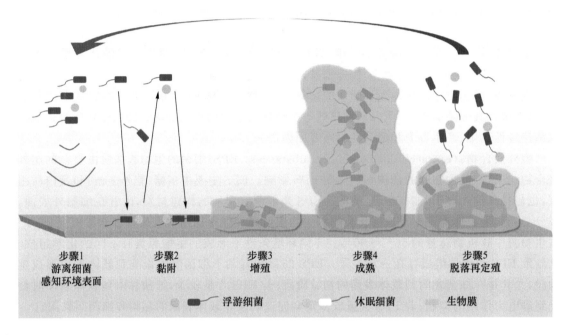

步骤1 游离细菌 感知环境表面　步骤2 黏附　步骤3 增殖　步骤4 成熟　步骤5 脱落再定殖

浮游细菌　　休眠细菌　　生物膜

图 11.1　生物膜形成过程

11.1.3　生物膜 EPS 基质特性

生物膜胞外聚合物由胞外多糖、蛋白质、核酸、脂质和其他生物分子组成。EPS 能固定生物膜中的微生物群落[5],维持一系列高度复杂的动态变化,在生物膜结构和功能方面发挥重要作用,包括协助表面黏附,参与生物膜空间和化学异质性、毒力构成,减弱抗菌剂的影响,促进细胞间互作,从而增强生物膜中细胞的代谢能力和耐药性[6]。目前,针对医疗器械上生物膜的抗菌涂层,主要采用破坏生物膜的 EPS 结构,从而抑制生物膜生长的策略。大多数研究集中在常见致病菌,如铜绿假单胞菌(*P. aeruginosa*)、枯草芽孢杆菌(*Bacillus subtilis*)、大肠杆菌(*Escherichia coli*)、金黄色葡萄球菌(*Staphylococcus aureus*)、变形链球菌(*Streptococcus mutans*)和霍乱弧菌(*Vibrio cholerae*)等模式细菌的生物膜。本节主要介绍生物膜 EPS 基质的组成成分和特性,分析模式细菌生物膜和 EPS 相关毒力的内在联系,探讨靶向作用 EPS 基质的控制策略。

1. 生物膜 EPS 基质组成成分

因微生物种属、局部剪切力、营养物质和底物利用及宿主环境不同,生物膜 EPS 基质的组成和结构具有较大差异[5],且单种和多种细菌群落间 EPS 的分泌和空间组织结构也有不同[6]。EPS 组分影响生物膜结构和功能属性[7],组分中的生物分子分为两种类型:细胞表面基质蛋白和胞外组分。细胞表面基质蛋白主要为细胞表面附属物,如细菌鞭毛、菌毛和功能性淀粉样蛋白等。细菌通过细胞表面附属物影响细菌的黏附和运动,调节细菌的机械稳定性和群体感应特性等。胞外组分是细菌分泌到胞外的胞外多糖、蛋白质、核酸(eDNA、eRNA),是构成生物膜骨架的重要成分,与 EPS 基质的支架功能密切相关[6]。胞外多糖与胞外蛋白基质可作为生物膜在动态环境的支架,维持空间结构的稳定性,并为微生物群落提供化学和物理信号,促进生物膜的形成和成熟[8]。目前,铜绿假单胞菌、枯草芽孢杆菌和金黄色葡萄球菌等模式菌的 EPS 基质组成成分已被鉴定和报道。

铜绿假单胞菌的胞外多糖 Pe1、Ps1、藻酸盐,金黄色葡萄球菌的多糖细胞间黏附素(PIA),枯草芽孢杆菌的由 epsA-epsO 操纵子编码的胞外多糖,对生物膜三维空间结构的形成起主导作用。铜绿假单胞菌的蛋白 IV 型菌毛素、凝集素(LecA、LecB)、结构基质蛋白 CdrA,枯草芽孢杆菌的蛋白生物膜表层蛋白(BslA)、易位依赖抗菌孢子组分(TasA)、鞭毛,金黄色葡萄球菌的蛋白 A(SpA)、表面蛋白 G(SasG)、生物膜相关蛋白(BAP),均是构成生物膜骨架的重要成分。胞外多糖和胞外蛋白可作为生物膜 EPS 基质在动态环境的支架,维持空间结构稳定性,并为微生物群落提供各种化学和物理信号,从而促进生物膜的形成、发育和成熟[8]。此外,由多种微生物形成的生物膜在种属互作中会分泌更多更黏稠的胞外基质,从而促进形成致密、稳定的空间结构,如金黄色葡萄球菌和荧光假单胞菌混合生物膜[9]。

2. 生物膜 EPS 基质的物理特性

细菌生物膜的形成是动态过程,EPS 基质在生物膜发育、发展和成熟阶段有多种功能,为菌体提供黏附、支撑、机械稳定性等保护作用。生物膜形成的初期阶段,细菌在宿主表面(植介入医疗器械表面)的初期黏附以黏附素-受体作用为主。例如,霍乱弧菌利用鞭毛等结构作为机械传感器,寻找合适的黏附位点[5]。铜绿假单胞菌、枯草芽孢杆菌、霍乱弧菌等细菌从初期的细胞聚集转变为微菌落过程中,都有 EPS 介导的黏附作用[10]。此外,EPS 还参与混合生物膜的共黏附作用,如枯草芽孢杆菌分泌的 EPS 蛋白 TasA 可介导链球菌种间聚集[11]。在混合群落细菌的初期黏附中 EPS 分泌菌比非 EPS 菌更具竞争优势。

在生物膜发育阶段 EPS 可以促进细胞间的识别和共聚集作用[5]。菌种间以机械传感或特定黏附素(蛋白)-受体(多糖)为主要作用方式。具有生物膜形成能力的细菌可以吸附或架桥非生物膜生成菌,出现混合菌种共聚集作用,生成混合生物膜[12]。以 EPS 基质介导的生物膜组装包括以下阶段:①菌株在黏附位点分泌 EPS 构成最初胞外基质,促进细菌定殖和细胞聚集;②聚集的细菌持续分泌多糖、蛋白类物质,逐渐形成内部包裹菌体结构的三维空间基质,聚集的菌体为 EPS 核心结构;③核心结构促进三维聚集体或微菌落的形成[8]。随着生物膜的发育,EPS 原位产生复杂的三维基质支架,内部包裹聚簇状分布的微生物细胞,为高度分隔的生物膜中的微菌落提供凝聚力和机械稳定性[10]。

当生物膜形成进入成熟阶段,膜基质中胞外多糖和 eDNA 良好的黏弹性使菌体在持续的流体剪切应力或高机械压力下难以脱离,从而提高 EPS 中菌体对环境应激因素的适应性[13]。此外,EPS 是药物扩散限制的屏障,可阻止各种抗菌药物进入生物膜深层[14],同时生物膜基质中存在的某些酶能够分解抗菌药物,使其失去活性,增强生物膜对抗菌药物的耐受性[5,10]。因此,EPS 基质为以生物膜形式存在的菌体提供保护,抵抗机械清除、抗菌剂和宿主免疫机制,是目前植介入医疗器械生物膜难以根除的主要原因。

3. 生物膜 EPS 基质的化学特性

EPS 作为物理屏障可阻隔多种物质,同时还影响多种分子在生物膜中的扩散,从而使多种营养和化学成分在生物膜空间结构中形成梯度分布,如氧、pH、信号分子、无机离子和代谢物等。因此,异质性的生物膜微环境受不同浓度化学成分的影响,还与 EPS 和微生物代谢互作相关。研究表明,不同氧气丰度的铜绿假单胞菌和大肠杆菌生物膜中 EPS 相关基因表达和代谢产物均有差异[15]。另外,生物膜基质中微环境的 pH 分布也不尽相同,变形链球菌生物膜结构中某些微菌落中 EPS 基质能形成酸性梯度的微环境,从而调节多种 pH 应答的 $atpB$ 基因进行差异表达[16]。

另外,生物膜 EPS 基质的另一功能是作为多种生物分子的营养储藏场所,如多糖发酵后为微生物提供能量[10]。最新研究表明,霍乱弧菌生物膜中存在渗透压,微生物群落可出现生理性膨胀,从而最大程度地接触营养成分、吸收养分。同时,生物膜 EPS 基质还可作为外部消化系统,与外源酶共同参与 EPS 的合成和分解,且与不同底物的代谢活动密切相关。变形链球菌的葡聚糖和果聚糖酶分别降解生物膜 EPS 组分中的可溶性葡聚糖和果聚糖,生成可发酵多糖,在饥饿胁迫时被利用[6]。eDNA 作为碳源可以影响生物膜解离,带电负性的 EPS 成分与 eDNA 螯合后,可以提高菌体整体抗菌性能。目前,只有部分菌种形成的生物膜的化学作用已被阐明,其他菌种的 EPS 基质成分在生物膜营养沉积和化学梯度形成中的作用仍需进一步研究。

此外,生物膜能够改变局部基因表达和代谢活性,影响生物膜中多物种细胞(菌种)间的信号传导[7-8]。生物膜中的多种胞外和胞内信号分子参与调节被膜基质中的基因表达和代谢通路[17]。群体感应(quorum sensing,QS)是一种依赖细胞密度的细胞-细胞信号传导基质,与生物膜基质调控密切相关。例如,铜绿假单胞杆菌至少存在 las、rhl、pqs 和 iqs 四种群体感应系统,信号分子与相应受体结合后,激活与生物膜发育、毒力因子和次生代谢相关的多种基因转录[17]。胞外多糖促进生物膜内 QS 分子的吸收,而生物膜基质能够激活或淬灭 QS 活性。环二鸟苷酸(c-di-GMP)是一种普遍存在于细菌胞内的核苷酸类小分子,参与调控假单胞菌中含有 c-di-GMP 代谢相关的多个 GGDEG 和 EAL 结构域蛋白,参与生物膜主要组分——胞外多糖的前体物质糖原的表达,同时还影响与生物膜形成相关的菌毛、黏附素的表达和胞外多糖合成的调控[17]。

4. EPS 理化性质

生物膜是一种异质性、EPS 包裹的微环境,能够改变局部基因表达、代谢活性及生物膜内多物种细胞的信号传导。具体理化性质表现为以下几点。

① 表面电负特性。EPS 中含有多种有机官能团,如羟基、羧基等,这些官能团在溶液中呈电负性。

② 吸附性。组成 EPS 的都是大分子物质,表面积大,加上表面各种极性和非极性基团,使 EPS 具有较强的吸附能力。

③ 絮凝性。组成 EPS 的物质,官能团分子量较大,在适宜条件下,一个分子可同时与几个悬浮颗粒通过离子键、氢键作用相结合,迅速形成网状结构而沉积,从而表现出絮凝能力。

④ 亲水疏水性。蛋白质、腐殖酸、尿酸是 EPS 中的疏水性部分,糖类则是亲水性主要成分。

⑤ 金属螯合性。EPS 可吸附金属、非金属、大分子物质,能与许多金属离子如 Cd^{2+}、Cu^{2+}、Cr^{2+}、Pb^{2+} 螯合形成单价、双价、多价阳离子与 EPS 阴离子相结合的复合物。结合强度受离子大小与电荷比值、EPS 组成、物理状态、pH 值、离子盐溶液等影响。当 pH 值偏酸性时,从结合状态释放离子;pH 值偏碱性时,离子被螯合。EPS 中蛋白质和多糖上的阴离子官能团,如羧基、磷酸基团、硫酸基团、甘油酸基团、丙酮酸基团、琥珀酸基团均可参与和金属离子的螯合。此外,紫外线能增加 EPS 中羧基的数量,从而促进离子螯合。

11.2　重症监护室相关医疗器械感染

植介入医疗器械相关感染是住院患者中常见的并发症。其中,重症监护室(ICU)获得性感染占 HAI 大多数。血流感染（通常与血管内器械如血管导管的使用相关）、肺炎（通常为呼吸机相关肺炎）或尿路感染（通常为与导尿管相关的感染）是最常见的医院获得性感染,通常与使用侵入性医疗器械相关。此外,使用侵入式医疗器械还会使患者面临产生与感染相关的其他并发症风险。

11.2.1　导管相关血流感染

导管相关血流感染是指佩戴血管导管时或拔除导管后 48 h 内,患者出现菌血症或真菌血症,并伴发热（>38 ℃）、寒战或低血压等感染表现,且除血管导管感染外没有其他明确感染源的感染。实验室微生物学检查显示外周静脉血培养细菌或真菌阳性,或从导管段和外周血培养出种类相同、药敏结果相同的致病菌。据估计,重症监护室每年发生的导管相关血流感染超 8 万例,是 ICU 获得性感染的主要原因[18],导致患者护理成本增加,相关死亡率为 12%～25%。使用不同类型的中心静脉导管(CVC)、外周静脉导管和动脉导管是导致相关血流感染的主要原因。引起感染的四个潜在来源分别是皮肤插入部位、导管毂、从远处感染部位的血行接种和输液污染传至导管端。管腔外来源（皮肤插入部位）和管腔内来源（导管毂/连接处）的微生物均可定殖在导管上并进行感染传播。一般地,使用短期置入的导管（置入不到 10 天）时,管腔外来源的微生物是最常见感染源。管腔外来源的病原菌可以沿着导管表面迁移,定殖到与患者皮肤接触的部位。随着置入时间的延长（>30 天）,由管腔内来源的微生物引起的导管相关血流感染占主导地位。此外,输液造成的血流感染也是管腔内感染的来源之一,但该情况不太常见[19]。

引起 CRBSI 最常见的病原微生物是葡萄球菌（凝固酶阴性葡萄球菌和金黄色葡萄球菌）、肠球菌、需氧革兰氏阴性菌和酵母。研究发现病原微生物的种类与特定宿主、治疗方式、导管部位和导管特征有关。金黄色葡萄球菌感染是使用血液透析导管的患者出现感染和死亡的重要原因[20]。革兰氏阴性菌与实体瘤患者的感染有关。凝固酶阴性葡萄球菌的中心定殖与肠外营养期间的 CRBSI 有关。革兰氏阴性菌和酵母与放置在股静脉中的导管有关。此外,对于不同导管材料,微生物定殖的敏感度也不同。例如,比起聚氨酯导管,白色念珠菌更容易定殖在硅胶弹性体表面。

血栓和感染是血液相关导管置入的常见并发症。在一项针对癌症 CVC 患者的研究中,约 41% 患者因感染、血栓、导管堵塞和渗漏等并发症而需要在治疗结束前拆除装置[21]。静脉血栓形成在临床表现为手臂疼痛和肿胀,在对所有外周中心静脉导管(peripherally inserted central catheter,PICC)的患者调查中发现,1%～7% 的患者会出现静脉血栓,且这些患者多为癌症患者[22]。据报道,形成 PICC 相关血栓的患者住院时间增加了一倍,导致医疗维护成本大幅增加。

一些研究证明,导管相关血栓(catheter-related thrombus,CRT)与血流感染具有相关性。导管相关血栓通常会先形成纤维蛋白鞘并堵塞内腔。这些纤维蛋白鞘由纤维蛋白、层粘连蛋白、胶原、纤连蛋白和免疫球蛋白组成,可能是形成导管相关血栓的主要原因,但目前仍无定论。在管壁表面形成的这些蛋白可作为受体,同时增强病原微生物（革兰氏阳性菌和革兰氏阴性菌)在置入物表面的附着,从而形成生物膜,产生感染。体外研究表明,中心静脉导管周围纤维蛋白鞘的形成可显著提高出现导管相关感染和持续性菌血症的风险。临床分析证实,血栓性并发症的产生通常与导管败血症(catheter sepsis)相关。当血栓形成时,导管相关败血症的风险将提高 2.62 倍[23]。另一方面,导管表面定殖的微生物和生物膜能够分泌凝固酶,该酶可促进血栓形成。临床数据显示,在 CVC 相关感染的患者中,血栓形成风险显著高于未感染患者。

11.2.2 呼吸机相关肺炎

呼吸机相关肺炎是指患者插管并接受机械通气后 48 h 以上发生的肺炎。经气管或鼻气管插管器械如气管插管(ETT)被认为是导致 VAP 发生的最重要因素[24]。ETT 的插入扰乱了咳嗽反射,干扰了黏液纤毛清除,损伤了气管上皮表面,为细菌从上呼吸道快速进入下呼吸道提供直接通道,并为 ETT 表面形成生物膜提供了可能。细菌从口腔和上呼吸道通过人工气道进入下呼吸道,导致微生物侵入通常无菌的下呼吸道和肺实质而发生肺炎[25]。

在植入过程中,ETT 有很高的生物膜形成概率。这种生物膜来自气管黏膜中外源性和内源性接种的微生物。在所有微生物中,需氧革兰氏阴性菌(GNB)的致死率很高,占 VAP 的60%以上。高风险的革兰氏阴性病原体包括铜绿假单胞菌、不动杆菌和嗜麦芽窄食单胞菌。革兰氏阳性病原菌,尤其是耐甲氧西林金黄色葡萄球菌(MRSA)也被报告与 VAP 的感染有关[25]。

机械通气(MV)期间气管插管的通畅常因腔内黏液和碎片的积聚而受到影响[26]。虽然危及生命的阻塞并不常见,但由分泌物积聚导致的部分阻塞是普遍存在的,ETT 直径减小,导致腔内 ETT 体积减小。无论插管时间长短,插管患者体内始终存在生物膜,并且在插管后很快就会出现。即使在软冲洗后,一小部分可测量的生物膜仍然存在。生物膜中含有对肺部有潜在致病性的细菌,病原体可能随分泌物迁入并定殖在下呼吸道,从而引起肺炎。据报道,ETT阻塞的增加与肺炎和肺不张发生率增加有关[27]。

11.2.3 导管相关尿路感染

尿路感染是一种涉及泌尿系统部位的感染,包括尿道、膀胱、输尿管和肾脏[28]。大多数医院获得性尿路感染与导管相关,称为导管相关尿路感染[29]。由于可能将条件致病菌引入尿路,通过尿道将导管插入膀胱会增加患者对尿路感染的易感性。在 CAUTI 中,细菌沿导管-尿道界面从尿道上移。导管放置时间越长,这些细菌就越容易形成生物膜并导致尿路感染。例如,10%~50%接受短期尿路导尿(7 天)的患者会出现感染。一般认为长期接受导尿(>28天)的患者均会发生尿路感染[29]。

尿路病原体大多是来自粪便污染物、患者自身固有或短暂在尿道周围区域定殖的微生物。常见污染设备并形成生物膜的细菌有表皮葡萄球菌、粪肠球菌、大肠杆菌、奇异变形杆菌、铜绿假单胞菌、克雷伯氏菌和其他革兰氏阴性菌。细菌可在导管插入时进入膀胱,也可通过导管腔沿导管-尿道界面进入膀胱[29]。微生物可在 1~3 天内通过内腔进入患者膀胱,这一速率可能受到诸如变形杆菌等群居生物的影响。导管长期留置时,尿路中的细菌很大一部分是变形杆菌,包括奇异变形杆菌和斯氏普罗维登斯菌[30]。

导管在长期导尿后出现结垢,会导致尿路上皮损伤并使导管或支架阻塞。结垢通常开始于微晶体与植入导管表面的黏连,同时导致基体材料逐渐弱化。常见的微晶体可能包括鸟粪石(磷酸铵镁)和磷灰石(磷酸钙的一种羟基化形式,其中一些磷酸盐离子被碳酸盐取代)等成分[31]。

如图 11.2 所示,产脲酶细菌(特别是奇异变形杆菌)的感染,是导管结垢和阻塞的主要原因[32]。奇异变形杆菌产生的脲酶是一种特别活跃的酶,其水解尿素的速度比其他种类酶快几倍。脲酶水解残留在膀胱尿液中的尿素,产生氨,引起 pH 值升高。在较高的 pH 值下,诱导产生了磷酸镁和磷酸钙的结晶。尿液中的晶体沉积在导管上或被截留在有机基质中,最终阻塞导管。除了细菌附着和生物膜形成外,一些被吸附的蛋白质层也会促进尿路支架的结垢。从患者身上取出支架进行分析的结果表明,与未结垢支架相比,结垢支架显示出更多的炎症和黏连/运动蛋白表达[33]。

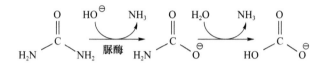

图 11.2　脲酶催化尿素水解使导尿管结垢的机理[34]

11.3　典型植入物:材料和功能涂层

11.3.1　血管导管

血管导管是由化学惰性、生物相容好、具备耐化学性和热降解的合成高分子聚合物制成的,其中最广泛使用的聚合物是聚氨基甲酸酯(又名聚氨酯)和有机硅胶。聚氨酯由于具有较高的强度和可设计性,广泛应用于血管导管中。在感染倾向方面,与聚氨酯导管相比,硅胶导管有更大的感染风险,尽管该结论仍未得到临床证实[35]。对于植入时长超过 6 周的长期静脉通路装置,目前选择的材料仍然是硅胶,其替代材料是涂有亲水性涂料的聚氨酯。在一项使用这两种材料的植入式静脉输液通路的临床研究中,PU 导管使患者表现出较高的感染率和血栓形成率,而硅胶导管的机械稳定性有下降趋势[36]。

在血管导管市场上的热塑性聚氨酯种类繁多。用于血管导管的聚氨酯通常包括以聚酯、聚醚和聚碳酸酯、芳香族和脂肪族等为基础的品种。一般地,选择脂肪族聚醚氨酯是由于它们的软化特性、可加工性、着色性和填充剂选择的多样性,选择芳香族聚醚聚氨酯是因为它们具有高强度、耐化学性和抗扭结性[37]。脂肪族和芳香族聚醚基聚氨酯均可在体温下软化,提高了患者的舒适度,也降低了血管损伤风险。聚碳酸酯基聚氨酯表现出优异的长期生物稳定性,通常用于在体内长期留置的器械。此外,聚碳酸酯聚氨酯能耐化学物质(如碘、过氧化氢或酒精)腐蚀,可延长导管的寿命,是制作血液透析导管的理想材料,如图 11.3 所示[38]。

1. 抗菌涂层

聚氨酯和有机硅胶无法阻止生物膜形成和血栓形成。迄今为止,已开发出两种类型的导管涂层——抗菌的和抗血栓的导管涂层[39]。虽然浸渍导管可有效减少导管相关血流感染和导管定殖的发生,但无法有效防止所有血液感染。

氯己定是一种阳离子双胍,可用作消毒剂和抗菌剂。它可与带负电荷的细菌细胞壁结合,在一定浓度下广谱杀灭微生物。氯己定和银盐复合物表现出协同、增强的抗菌活性[40]。含氯己定/磺胺嘧啶银(CH-SS)的抗菌导管已被用于预防导管相关血流感染,并具有良好的临床记录。与负载有抗生素的导管相比,浸渍过复合抗菌剂的导管更不易产生抗生素耐药性。氯己定与银盐复合改良的血管导管已经发展了三代。第一代的氯己定抗菌导管仅能够保护导管外部（ARROWg＋ard® Blue）。第二代 CH-SS 导管外表面涂层中氯己定的浓度是第一代导管的三倍,并且可同时保护导管的外部和内部及整个流体通道（ARROWg＋ard Blue PLUS ®）。第三代技术（Chlorag＋ard®）可将氯己定溶液结合到导管表面并控制释放。除了抗菌保护之外,该技术还可以提供血栓形成保护、防止血栓闭塞以及减少静脉炎和内膜增生。

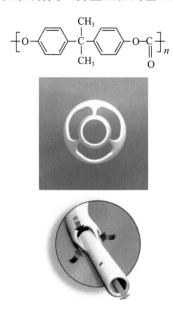

图 11.3　聚碳酸酯聚氨酯用于具有三个独立动脉管腔的血液透析导管[38]

　　银化合物作为防腐剂使用的历史悠久,一般认为只有电离形式的银才具有抗菌性能。经银离子处理后,细菌的 DNA 失去复制能力且蛋白质失活。磺胺嘧啶银可长时间稳定地提供银离子,因此被用于修饰血管导管（BioBloc®,B. Braun）。银离子浸渍套管已应用于慢性血液透析导管（Palindrome™ SI, Phenox）[41]。虽然非电离形式的银是惰性的,但分散在聚氨酯中的金属银粒子与水分接触时会释放出银离子。在一项临床试验中,使用聚氨酯和天然银的静脉导管减少了细菌定殖的发生率,并可能降低 CRBSI（Origon V Antex®,Phenox）的风险。掺银的聚氨酯可以保护导管的内表面和外表面。另一种抗菌技术是基于银离子与惰性陶瓷沸石结合的聚氨酯化合物。沸石笼可容纳银离子,实现银离子的受控释放（AgION®技术）,许多中心静脉导管（Multicath Expert,Vygon）已使用这种技术制备。然而,临床分析显示,在成人重症监护患者中使用浸银导管并不比使用标准的多腔导管的细菌定殖率低[42]。采用离子束辅助沉积技术（IBAD）,可在高真空、低温条件下制备纳米银薄膜。在 IBAD 工艺沉积的典型薄膜中,涂层为 1 μm 或更小数量级。该涂层表现出低的银洗脱率,因此可以持久释放银离子。早期临床试验中,经处理的导管中有 8％观察到细菌定殖,而未处理的导管中存在细菌定殖比例为 46.4％。扫描电子显微镜（scanning electron microscope,SEM）研究还显示,所有接受导管治疗的患者都具有较低的血栓形成率。然而,在最近一项基于细菌学检查结果和患者诊断结果的研究中,该导管的抗感染效果无法得到证实[43]。

　　苯扎氯铵（BZK）是一种抗菌防腐剂,和许多其他季铵化合物一样,通过破坏细胞膜发挥作用。抗菌中心静脉导管（Becton Dickinson）具有一层亲水涂层,该涂层由聚乙烯吡咯烷酮

(PVP)分子结合在聚氨酯表面并在整个层内形成网络。BZK 分子以无水状态被包裹在该网络中,当 PVP 与水溶液接触时,BZK 分子扩散到周围环境中。这一机制确保了 BZK 可以持续存在于导管的内外表面上。体外研究表明,抗菌中心静脉导管抑制了一系列细菌的黏附。临床试验分析表明,浸渍 BZK 的导管显著降低了导管内外表面[44]上微生物定殖的概率。体外研究显示,另一种浸渍 BZK 的中心静脉导管(Multi-Med®,Baxter)上的微生物定殖率显著降低[45]。

米诺环素是一种广谱四环素类抗生素,通过阻止氨基酰基 tRNA 与细菌核糖体结合抑制细菌蛋白质合成。利福平是一种通过抑制 DNA 依赖的 RNA 聚合酶发挥杀菌作用的抗生素。体外实验显示,米诺环素/利福平 (M/R) 联合用药显示出协同作用,该联合用药常用于预防导管相关感染。聚氨酯和硅胶导管均可以被 M/R 混合物浸泡,并已由临床试验证明可降低导管细菌定殖率和导管相关血流感染的发生率[46]。其抗感染效果已在中心静脉导管相关血流感染(CLABSI)发生率较低的 ICU 环境中得到批准。同一项研究发现,该导管不会增加微生物的耐药性[47]。该技术可与由聚丙烯酰胺和 PVP 组成的亲水涂层(EZ-PASS®,COOK)相结合,以便于插入(Roadrunner Uni Glide,COOK)。亲水性涂料最初基于一种光激活配方,能够在润滑性涂料和设备基材(PhotoLink®,SurModics)之间形成共价键。

研究人员通过加入氯己定开发了第二代 M/R 导管(CHX-M/R)。分别用 CHX-M/R 和第一代 M/R 导管对 CVC 和 PICC 进行灌注,并与第一代 M/R 导管进行比较,第二代导管表现出更强的生物膜阻力[48],但关于此尚未发现任何临床研究。

利福平也可以与咪康唑联合应用于中心静脉导管表面(Multistar+,Vygon)。咪康唑是一种咪唑类抗真菌药,可抑制麦角甾醇的生物合成。麦角甾醇是真菌细胞膜的重要组成成分。利福平和咪康唑联合使用可预防葡萄球菌、肠杆菌和念珠菌等多种微生物。与标准导管相比,使用利福平和咪康唑过饱和的中心静脉导管的细菌定殖率和导管相关感染的风险显著降低[49]。

头孢唑林是一种半合成的头孢菌素类似物,由于可抑制细菌细胞壁的合成而具有广谱抗菌作用。对中心静脉导管首先用阳离子三十二烷基甲基氯化铵进行预处理,然后对阴离子抗生素头孢唑林进行固定。临床试验表明,这种抗生素制剂在降低感染率方面是安全和有效的[50]。但目前还没有任何相关的产品用于商业用途。

由于癌细胞和致病菌的相似性,研究人员预测,某些抗癌药物可能对抗菌有效。嘧啶类似物的 5-氟尿嘧啶(5-FU)是一种有效的抗癌药物,在临床上应用广泛。在远低于癌症治疗使用的浓度下,5-FU 已被证明可抑制革兰氏阳性和革兰氏阴性细菌以及念珠菌的生长[51]。体外和体内数据显示,含有 20 cm 厚、1 mg 累积剂量的 5-FU 涂层的中心静脉导管大约在 28 天时被洗脱。对 960 名使用 CVC 的患者进行长达 28 天的临床试验结果表明,使用 5-FU 涂层的 CVC 是外涂有氯己定和磺胺嘧啶银导管的安全有效的替代产品[52]。

2. 抗血栓涂层

肝素是一种天然抗凝血剂,也是研究最深入的糖胺聚糖之一。作为阴离子多糖混合物,肝素可以通过物理吸附、共价化学方法或光化学结合方式固定到基质底物上[53]。肝素可以部分解聚,并通过端点附着偶联到生物活性表面。体外研究表明,该表面能够高度降低血小板黏附,抑制凝血酶,并防止补体激活。附着肝素的材料已被证明对体内血栓形成具有高度的抵抗力,持续时间超过 16 周。共价结合肝素分子可以显著改善血管通畅率,且对血管造成的病理损害较少[54],因此肝素抗血栓涂层是常用的血液透析导管涂层(如 Spire Biomedical 的

Decathlon Gold 和 Alta Gold)。

　　CVC 的肝素化对体外和体内的细菌定殖都有很大影响,可以成为预防导管相关性菌血症或真菌血症[55]的有效手段。早期临床试验表明,肝素涂层导管减少了导管表面蛋白质和血小板沉积,并能在早期阶段抑制导管相关感染。一项对隧道式透析管的临床分析证实,肝素涂层可显著降低导管相关菌血症的发生率,但并未显著降低导管故障发生的频率。

　　由亲水性聚环氧乙烷层和共价键合的硫酸盐/磺酸盐基团组成的涂层,被开发用于减少医疗设备(BIBA-HEP COAT/Trillium®,BioInteraction)上的血栓形成。低肝素化水平下的体外动物实验显示,在心肺旁路回路导管添加该涂层后,血栓数量显著减少[56]。

　　另外一种涂层材料是在聚氨酯基材中添加含氟的聚氨酯表面改性大分子(SMM)[57]。含氟聚合物因其较低的表面能、相对优异的血液相容性和氧化稳定性而作为一种抗血栓策略被广泛应用。这项技术的基础是将较低分子质量的氟化聚氨酯添加剂混合到制造导管基材的聚氨酯中。该聚合物存在于整个导管腔内外表面,并且在导管使用寿命期间始终存在含氟低聚物(Endexo™,InterfaceBiologics Inc.)。该技术已应用于 PICC、透析导管和中线导管(Angio Dynamic)等血管导管上。血小板计数和体外血流回路测试表明,与常用 PICC 相比,应用这一涂层的 PICC 表面的血栓积聚平均减少 87%。

11.3.2　导尿管

　　导尿管是通过尿道插入膀胱来排出尿液的管道,最初由天然橡胶,即乳胶制成。由于具有灵活性高和成本低的特点,乳胶目前仍然被普遍使用。然而,长期使用乳胶导尿管的患者会出现尿道狭窄、生物相容性低以及乳胶过敏等问题,并且高含水量的乳胶管内腔尺寸在被植入过程中还会减小。由于这些原因,乳胶导尿管的留置时间通常少于 14 天。基于相比于乳胶的机械优势,有机硅已被广泛应用于制备具有化学惰性、生物相容性和防水性的硅胶导管。除了全硅胶导管外,目前还开发出了硅胶涂层乳胶导管,以减小导管的刚性并降低制备成本[58]。除此以外,聚氯乙烯(PVC)和聚氨酯也被用于制备不同类型的导尿管和支架。

1. 抗菌涂层

　　镀银导尿管——涂有银合金、氧化银或银盐(如磷酸离子银)的导尿管已经被开发出来以抵抗尿路感染和其他与该装置相关的并发症,部分银化合物可以被掺入水凝胶涂层以促进银离子释放。体外研究报道,柠檬酸银与卵磷脂复合在有机硅涂层中可以形成亲水表面并实现更有效的抗菌功效[59];浸有氯己定和磺胺嘧啶银的导尿管在体外泌尿道模型中表现出广谱、长期的抗菌性。在进行随机对照实验的系统中,与标准导管相比,银合金涂层导管被发现可以减少菌尿产生,但银氧化物涂层导管则不然[4]。有研究表明,氧化银涂层导管未能被证明具有预防导管相关菌尿的功效,甚至还可能显著增加菌尿发生率。另一项旨在确定哪种类型的留置导尿管最适合用于成人长期膀胱引流的研究表明,目前所有实验的规模都很小并且存在方法学缺陷。但是,该研究提出的评价系统还不足以作为实际结论的可靠依据[60]。

　　浸渍有抗菌剂涂层(包括呋喃西林和米诺环素/利福平组合)的导管,其抗感染性能已得到有效评估。对 11 种与尿路感染有关的微生物进行短期体外测试,发现无论是直接比较还是与相应的对照组导管比较,根据接种液和导管超声计数,呋喃西林涂层导管抑制微生物活性的性能均显著优于银合金涂层导管[61]。在临床试验中,呋喃西林涂层导尿管降低了留置导尿管(5~7 天)患者出现导管相关尿路感染的风险,降低了成年创伤患者导管相关菌尿或真菌尿(CABF)的发生率以及减少了改变或开出新抗菌疗法的需要。然而,从这些研究来看减少的幅度很低,对临床应用帮助不大。在另一项临床研究中,浸渍米诺环素和利福平的膀胱导管在插入导管后 2 周内显著降低了革兰氏阳性菌导管相关菌尿的发生率[62]。

2. 润滑涂层

硅胶或乳胶导管上存在两种不同类型的润滑涂层:疏水性聚四氟乙烯(PTFE)涂层和亲水性水凝胶涂层。润滑性能缺失会导致患者在插入或取出装置时产生不适,而这两种涂层都改善了硅胶或乳胶导管缺乏润滑性的问题。PTFE 分子具有强大内聚力使其表面能够抵抗范德华力产生的摩擦,PTFE 涂层导管的表面疏水性和低摩擦的特性已经被长期研究[63]。亲水性水凝胶涂层通过将水分子捕获在表面形成水层以减少摩擦,而非共价键合的亲水性聚合物还可以在插入或移除过程中充当润滑剂,没有键合的聚合物润滑效果则不是很理想。聚乙烯基吡咯烷酮是用于水凝胶涂料的典型亲水性聚合物,涂有 PVP 涂层的导管比未涂层的导管明显更光滑[64]。一项临床试验曾表明,由于早期移除的需要,患者在使用水凝胶涂层乳胶导管时比使用硅胶导管具有更好的耐受性。

体外细菌黏附和导尿管结垢的体外模型被用于证明上述涂层的有效性。对 CAUTI 细菌黏附的早期研究发现,没有任何菌株黏附在具有亲水涂层的导管上,而所有菌株都黏附在未涂层的硅胶导管上。另外,细菌对聚四氟乙烯和弹性体表面的黏附是可逆的。通过在涂层中加入防污链段聚环氧乙烷,进一步验证了亲水涂层具有广谱抗菌性[65]。然而,有研究人员认为细菌的疏水性越强则越容易定殖于疏水性材料,而亲水性细菌则能够更容易地定殖于亲水性材料。据报道,亲水性细菌菌株在 PVP 涂层导管上的黏附性增加。在一项涉及两种泌尿道致病菌的细菌黏附实验中,与未涂层的导管相比,水凝胶涂层的导管未能减少任何细菌黏附[63]。

在结垢方面,几乎没有体外研究结果表明 PTFE 涂层能够抵抗变形杆菌属细菌附着造成的结垢。由于结垢实验和细菌菌株的不同,对亲水涂层抗结垢性的报道并不一致。一些研究表明 PVP 涂层可用于防止结垢沉积,而其他研究则表明水凝胶涂层导管和未改良的导管在接种临床奇异变形杆菌菌株的尿液中均会迅速堵塞。目前,泌尿装置结垢的机制尚未完全清楚。除了疏水性之外,形态、化学成分、缺陷、添加剂和污染等其他因素也可能导致结垢[66]。目前的润滑涂层似乎还不足以提供相对有效的抗结垢效果,需要有足够多的患者参加临床实验才能得出可靠的结论。

根据临床实验的评估结果,水凝胶涂层导管和未涂层导管之间在发生菌尿方面并没有显著差异。由于导管评价系统具有不同类型标准,因此评价结果的置信区间太宽而无法确认水凝胶涂层导管在减少尿路感染(UTI)方面的作用[67]。其他抗菌策略如掺入抗菌剂,则需要与水凝胶涂层相结合以实现抗菌作用。

11.4　医用植入物抗菌技术进展

11.4.1　抗菌剂的递送和固定

所有被批准具有抗菌作用的医用植入器械几乎都负载有抗菌剂,这是目前局部治疗和预防植入物感染的最有效手段。这些抗菌剂一般结合在医疗器械内部或表面,并在植入期间始终能在器械附近保持足够的浓度。本节介绍在抗菌剂递送方面各种研究的进展,包括抗菌剂的缓释和控释、响应性释放以及表面固定。

1. 控释和缓释

临床应用中通常将医疗植入物浸入抗菌溶液或在设备上涂覆抗菌剂来控制细菌感染。这种方法的优点是可以在整个植入期实现大量活性药物的局部递送。这些浸渍或涂覆的抗菌剂通常是与基材或涂层相容的小分子,且可以长时间保持其抗菌功效[68]。但并不是所有的抗菌剂都能在足够的负载量下与基质相容,且在植入过程中以理想的方式释放。为实现抗菌剂的控释和缓释,人们开发了各种多孔添加剂或生物可降解聚合物。

孔径大于 50 nm 的结构可设计用于容纳大量药物,并实现药物从突释到缓释的可控释放[69]。许多活性成分,如多肽、蛋白质以及质粒 DNA 等遗传物质,可以负载在大孔径结构中。例如,图 11.4 所示,将抗菌肽负载到经钛表面处理后直径约 80 nm 的二氧化钛结构中,可使该抗菌剂具有 4 h～7 天的缓释曲线[70]。孔径小于 2 nm 的微孔结构和直径在 2～50 nm 之间的介孔结构也被开发用于抗菌剂的递送。这些结构可以是具有明确孔径的有序结构,也可以是具有一定孔径分布范围的无定形材料,它们可以被用于缓释递送一氧化氮、金属纳米颗粒和金属离子等试剂。

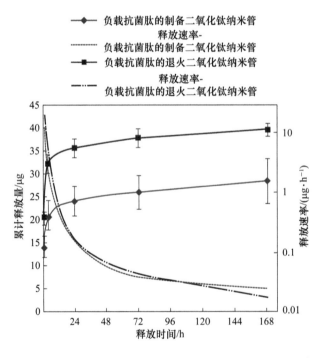

图 11.4　从 TiO$_2$ 纳米管涂覆的 Ti 中体外缓释抗菌多肽[70]

研究证明,将抗菌剂分散添加到可降解聚合物涂层中,可以有效延长在医疗植入物(特别是骨科植入物)中的释放时间。大鼠模型显示,在一种骨科矫形装置钛合金克氏针上负载含 10% 庆大霉素的外消旋聚乳酸涂层后,在植入 6 周后可防止与植入相关的骨髓炎发生[71]。涂覆厚度约为 30 μm 的左旋聚乳酸涂层,并在涂层中加入组合抗生素(利福平和呋西地酸)或组合防腐剂(奥替尼啶和三氯生的组合)的钛板,在植入兔子体内 28 天后,具有两种涂层的植入物均显示出显著的感染减少作用。对开放性胫骨骨折患者使用 PDLLA 和庆大霉素涂层的非扩髓胫骨钉(UTN)后,8 例患者在术后 1 年内随访中,均未发生感染。另一项临床研究也表明,植入含有庆大霉素涂层 UTN 的 21 名患者在 6 个月后均无深部伤口感染[72]。

聚羟基烷酸酯(PHA)是一种源于细菌的天然可生物降解聚合物,具有可控的力学性能、生物相容性和生物可降解性。据报道,含有抗生素(Sulperazone®或 Duocid®)的 PHA 原料药可减少兔胫骨植入相关的骨髓炎(IRO)[73],抗菌掺杂棒顶部使用 PHA 涂层可延长抗生素的释放时间。体外试验还表明,PHA/庆大霉素制剂可有效减少血液中与植入物相关的葡萄球菌感染。

　　弗利(Foley)导尿管是将聚己内酯的降解酶脂肪酶 B 和抗生素硫酸庆大霉素(GS)共浸渍在 PCL 基涂层上,该种导尿管可在 60 h 内实现 GS 的体外持续释放。该结果表明了抗生素、聚合物与相关酶的复合物应用于导管可降解抗菌生物材料涂层的可能性[74]。

2. 感染响应性释放

　　在某些情况下,即使延长释放时间,抗菌药物也会被不可避免地减少和损耗。而达不到致死剂量的抗生素反而会促进生物膜的形成及其诱导因子的表达[70]。因此人们更期望开发出一种只在微生物感染时才释放抗生素的响应性表面体系。但由于感染的复杂性,大多数感染响应性释放的研究仍处于早期发展阶段。

　　研究发现,金黄色葡萄球菌感染的伤口脓液具有较高的凝血酶活性。庆大霉素通过凝血酶敏感的肽接头与聚乙烯醇水凝胶结合后形成的复合物可在金黄色葡萄球菌感染的大鼠模型中响应性释放庆大霉素,并减少感染模型中的细菌数量[75]。

　　在泌尿系统内,植入物相关的细菌定殖通常与脲酶产生有关。脲酶催化尿素水解成氨,可使尿液 pH 值提高到 9.1。萘啶酸是一种抗菌喹诺酮类药物,在碱性介质中具有显著增加的溶解度。负载在导管涂层中的萘啶酸在 pH=9 时的释放速度分别是在 pH=5 和 pH=7 时的 50 倍和 10 倍。有一种 pH 响应性水凝胶涂层能通过可水解的酯键共价键合萘啶酸,这种制剂在 pH=10 时的药物释放速率比在 pH=7 时快 20 倍,且使体外细菌黏附减少了 96.5%[76]。

　　如图 11.5 所示,另一个感染响应性释放的例子是利用在感染部位大量存在的细胞外细菌脂肪酶。研究人员将抗生素环丙沙星通过酸酐键(脂肪酶敏感的键)共价键结合在聚乙二醇基材料上,开发了一种只在医疗器械周围存在细菌时释放抗生素的响应性释放系统[77]。这种抗菌复合物虽然可基本杀灭野生型的铜绿假单胞菌菌株,但对脂肪酶缺陷的突变型菌株没有显著影响。

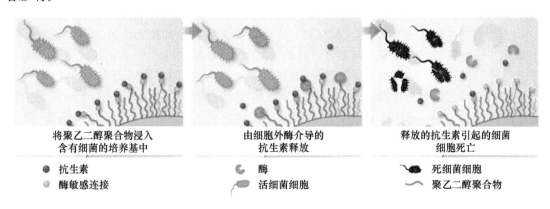

将聚乙二醇聚合物浸入　　　由细胞外酶介导的　　　释放的抗生素引起的细菌
含有细菌的培养基中　　　　抗生素释放　　　　　　细胞死亡

● 抗生素　　　　　　🌙 酶　　　　　　　　🦠 死细菌细胞
● 酶敏感连接　　　　🦠 活细菌细胞　　　　〰 聚乙二醇聚合物

图 11.5　细菌触发的从酶促化学修饰的聚合物中响应性释放抗生素的示意图[77]

3. 共价固定

　　阳离子剂,如含季铵的硅氧烷、烷基化聚(4-乙烯基吡啶)、含季铵的(甲基)丙烯酸酯、烷基化聚(乙烯亚胺)、膦、胺、壳聚糖、氯己定、胍聚合物(如聚六亚甲基双胍(PHMB)和聚六亚甲基胍（PHMG））和抗菌肽已被用于共价固定在基质上，并在体外测试中表现出不同水平的抗菌性能。原理可能是阳离子基团通过穿透细胞带负电荷的肽聚糖层来破坏细菌结构，相关机制仍在进一步研究中。由于细胞膜结构不同，阳离子聚合物对哺乳动物细胞的毒性可能较小[78]。在使用 3-（三甲氧基甲硅烷基）-丙基二甲基十八烷基氯化铵（QAS）改性硅橡胶在大鼠模型中进行 3 或 7 天的性能评估中，该皮下植入样品具有针对黏附金黄色葡萄球菌的抗菌性[79]。体外研究表明，加入 QAS 修饰能将黏附金黄色葡萄球菌的活性从 90% 降低到 0%，将革兰氏阴性菌的活性从 90% 降低到 25%，但对黏附的血浆蛋白几乎没有影响。

在植入物表面共价结合抗生素以降低感染风险的研究也正在进行中。已有报道的药物包括青霉素、氨苄青霉素、庆大霉素、万古霉素、环丙沙星和头孢噻肟。在这些研究中，抗菌剂通常通过基材上的 PEG 间隔物被固定在各种基材上。目前，已有相关实验证明通过 PEG 固定的抗菌剂在基材表面和溶液中都显示出抗菌性能，但仍需要在体内条件下进行性能研究来进一步评估它们在植介入医疗器械上的应用潜力。

从红海藻（delisea pulchra）中分离出的卤化呋喃酮会干扰多种细菌通信系统，特别是革兰氏阴性菌的群体感应系统[81]。呋喃酮可以抑制表皮葡萄球菌引起的感染，有用作生物材料涂层的潜力。研究表明，通过等离子体-1-乙基-3-（二甲基氨基丙基）碳二亚胺（EDC）反应制备的呋喃酮涂层导管，可减少 78% 的表皮葡萄球菌形成生物膜。在绵羊体内模型中，呋喃酮可有效控制感染长达 65 天。基于二氢吡咯酮（DHP）的合成呋喃酮类似物对哺乳动物细胞表现出低细胞毒性，同时也保留了广谱抗菌功效。涂覆 DHP 的聚丙烯酰胺基质是通过聚丙烯酰胺珠上的二氢唑酮基团与乙二胺反应，然后再与 DHP 反应制备而成的。这些底物能够以剂量依赖性方式有效减少体外金黄色葡萄球菌临床分离株数量，并且能够减少皮下感染模型中的葡萄球菌感染的[82]。

超氧自由基可以抑制细菌附着在固体表面。研究发现，硒化合物能够共价结合到固体基质上并保留其催化超氧自由基形成的能力。在一项实验中，将硒化合物共价附着在硅胶隐形眼镜上，经过改良的镜片在体外减少了细菌定殖，同时在兔体内也不会对角膜的健康产生不利影响[83]。在另一个例子中，硒氰酸二乙酸（SCAA）被固定到血液透析导管表面，无论在静态还是流动模型中，金黄色葡萄球菌均未能在 SCAA 改良导管上形成生物膜。在 3 天之内，SCAA 涂层可以抑制体内树突细胞上金黄色葡萄球菌生物膜的形成[84]。

由于抗菌剂涂层不会泄漏到周围组织中，降低了对细胞毒性和耐药性的担忧，因此，将抗菌剂固定在医疗器械上非常有应用前景。此外，由于植入过程中药剂不会耗尽，因此药剂会产生长期疗效。然而，生物介质（如血液蛋白、黏蛋白和细胞材料）的污垢可能会降低抗菌性能。由于抗菌功效与正电荷密度阈值相关，而大部分污垢都带负电，因此污垢可能会引起阳离子固定表面的抗菌剂失效。另一个值得担忧的问题是固定化可能会降低抗菌剂（如抗菌肽）的活性，有报道称固定化呋喃酮会丧失抗菌功效[85]，调整结合化学、接枝密度和间隔基长度等固定化的优化对于提高抗菌功效至关重要。虽然许多抗菌剂固定表面已显示出体外抗菌活性，但仍需要针对血液、人体细胞以及最终的体内生物相容性和抗菌功效进行进一步评估。

11.4.2　防污表面

如图 11.6 所示，防污（anti-fouling）表面通过独特的表面特性减少细菌附着。由于没有抗菌剂从表面逸出，防污表面可实现抗菌性能而不会引入毒性和耐药性。此外，一些防污聚合物（如聚甜菜碱）还可显著降低蛋白质吸附从而抑制血栓形成或避免其他相关并发症的发生，因此这些防污表面非常适合用于医疗器械。具有防污性的涂料包括亲水性聚合物(非离子型或带电性)和疏水性聚合物,具有超疏水性和超亲水性等独特表面特性的结构化表面也可表现出抗微生物性。图 11.7 所示为各种防污表面及其在减少医疗器械上微生物附着方面的应用。

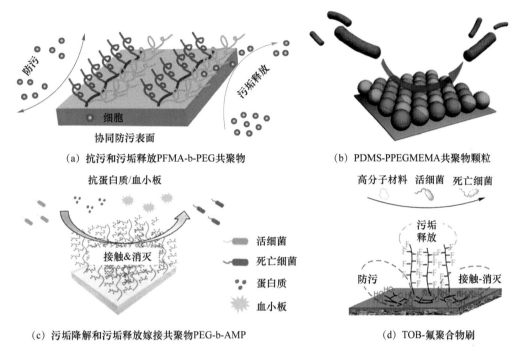

(a) 抗污和污垢释放PFMA-b-PEG共聚物

(b) PDMS-PPEGMEMA共聚物颗粒

(c) 污垢降解和污垢释放嫁接共聚物PEG-b-AMP

(d) TOB-氟聚合物刷

图 11.6　防污表面减少细菌附着

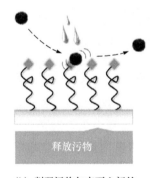
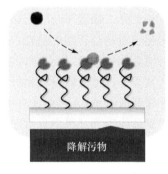

(a) 防止污物附着在表面(防污)

(b) 削弱污物与表面之间的相互作用(释放污物)

(c) 降解/杀死生物污物(降解污物)

图 11.7　三种主要防污策略示意图

　　然而,防污涂料无法杀死任何微生物或抑制其在周围环境中的生长。对于有缺陷或稳定性较差的涂层,细菌可能会突破防污层并最终找到在表面生长的方法。例如,厚度为 7～17 nm 的 PEG 刷涂层在体外表现出很强的蛋白质和细菌抵抗力,但当将涂层引入体内(大约10 nm)后,微生物可以通过黏附缺陷并压缩 PEG 刷在表面生长[86]。此外,由于控制异物反应和炎症激活的一系列复杂细胞活动,许多防污表面在体内测试期间的细菌抵抗力显著降于体外测试期间。对于许多医疗器械来说,仍需进一步建立细菌耐药性和减少感染之间的临床依赖关系,这些问题都阻碍了防污表面在医疗器械上的应用。

为增强抗菌功效并减少使用医疗器械引起的其他并发症,防污改性已经与其他抗菌技术相结合,如通过防污层输送抗菌剂。如前所述,亲水性水凝胶涂层与抗菌剂(如米诺环素/利福平和银)相结合已被应用于血管导管、气管插管和弗利导尿管中。除此以外,银纳米粒子与PEG水凝胶、聚甜菜碱涂层和超疏水涂层[87]结合的抗菌功效已被报道,防污涂层和抗菌剂的结合有望在复杂环境中实现长期、多重防污性能。

防污表面的抗菌活性也可以通过将抗菌剂共价结合在防污聚合物上来增强,防污连接剂有助于抗菌剂杀死细菌并减少非特异性生物污染。使用防污PEG连接剂可将含季铵的聚合物和各种抗生素固定在表面上,而抗菌肽已被成功固定在聚甜菜碱刷上并表现出广谱抗菌活性[88]。在所有防污聚合物中,羧基甜菜碱聚合物的独特之处在于它提供了可以共价结合抗菌剂的羧基。此外,还可以设计防污聚合物来实现再生杀释策略。例如,聚羧基甜菜碱酯可以通过季铵部分杀死表面上的细菌,聚合物水解成无污染的聚甜菜碱后,被杀死的细菌可以进一步从表面释放[89]。

11.4.3 物理抗菌控制

利用物理方法控制细菌生长具有悠久历史。热处理、辐射(包括离子辐射如 γ 射线和电子束,以及非离子辐射如紫外线)、低温、高压、脱水、渗透压和过滤等方法已广泛应用于许多领域。在无需使用活性抗菌剂的情况下,物理方法具有高效抑菌效果且无副作用。然而,前提是必须确保安全应用这些物理方法,而且并非所有物理方法都适用于植介入医疗器械。

1. 紫外线/可见光

紫外线和特定范围的可见光均表现出细菌抗性或杀菌效果。其中,紫外线 C(UVC)光谱,尤其是在 $250\sim270$ nm 波长范围内的光,会被细菌核酸强烈吸收,对细菌的杀伤作用最强。UVC照射已被研究用于治疗体内局部感染,并显示出杀菌性,甚至包括多重耐药细菌引起的感染。发光二极管(light-emitting diode,LED)通过采用 UVC 光源,仅需 2 min 即可在导管的完整腔道内进行彻底消毒[90]。然而,尽管 UVC 可以在适当的剂量下选择性地杀灭细菌并保留哺乳动物细胞,但对于许多植入器械而言,需采用更安全的光辐射波长范围。目前科研人员开发了一种螺旋侧发射光纤集成的新型植介入医疗器械抗菌装置(见图 11.8),该装置具有紫外线照射系统,并包括含有中心管腔的医疗器械、纵向光纤和紫外线发生器,其中发生器产生的紫外线沿光纤纵向分散以对医疗器械中央管腔进行消毒。在该应用中,辐照装置使用了相对较窄的光带源。例如,基于对聚甲基丙烯酸甲酯光纤透射率、成本、可用性和抗菌功效的综合考虑,可使用约 10 nm 的频率带宽和 366 nm 的光谱峰值。该峰值频率对应 $3.5\sim3.6$ eV的能量范围,这也是与生物体遗传物质内的硫—氢(S—H)和碳—碳(C—C)分子共价键相关的断裂能量。金黄色葡萄球菌的理论消除剂量水平约为 2.3 J/cm^2,对应的在光纤表面进行8 h 治疗性暴露时的光能流值约为 80 $\mu W/cm^2$。实验上,明显较低的光能流值已显示出对多种细菌(包括金黄色葡萄球菌)在接种量为 10^7 时具有完全抑制作用。这可能归因于与辐射源的完整光谱带相关的能量集成[91]。

与 UVB 和 UVC 相比,DNA 对 UVA 吸收较弱,对哺乳动物细胞的安全性更高。UVA灭活微生物的主要机制是通过形成活性氧(ROS)引起细菌氧化损伤。为了进一步增强植介入医疗器械表面的抗菌功效,可在其表面应用光敏剂或光催化剂,并通过紫外线或可见光触发ROS产生。在气管插管上培养铜绿假单胞菌和耐甲氧西林金黄色葡萄球菌的耐抗生素多菌生物膜,并使用亚甲蓝(MB)光敏剂和 664 nm 非热激活光进行处理。在光处理前后,获取气管插管管腔培养物,可确定生物膜减少的效果[92]。另一个例子是涂有玫瑰红的 ETT。使用紫外光激活玫瑰红,产生单线态氧和光敏化作用[93]。在机械通气期间,将探针连接到紫外-可见光源,并在体外引入 ETT 内,动物研究表明该技术具有一定的细菌抑制和杀菌效果[94]。除了 ROS 外,其他活性抗菌剂也可以通过光裂解释放。

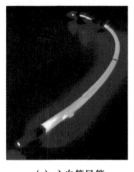 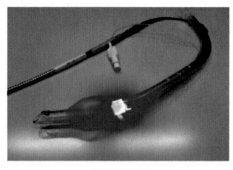 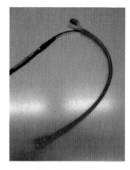

(a) 心血管导管　　　　　　　　　(b) 气管插管　　　　　　　　　(c) 弗利导尿管

图 11.8　用于植介入医疗器械的具有可控光源的螺旋侧发射光纤

2. 声能/超声

超声等声能已被探索用于减少植介入医疗器械上生物膜形成[95]。当前已测试压电执行器产生的低功率声波的抗菌功效,研究发现特定功率强度($<1.1\ \mathrm{mW/cm^2}$)和频率范围($100\sim300\ \mathrm{kHz}$)可能构成抑制尿道导管上生物膜形成的最佳声能水平。在体内测试中,将附有弹性波产生器的弗利导尿管插入雄性兔的尿道,与对照插管动物的 2 天结果相比,弹性声波方案可维持尿液无菌长达 9 天[96]。

研究发现超声波可以促进抗生素在生物膜内的转运,从而增强对生物膜内包裹细菌的杀灭作用。例如,超声波显著增强庆大霉素穿过生物膜的转运,而生物膜在未暴露于超声波时通常会阻碍或减慢庆大霉素的转运。这种增强的转运一定程度上解释了抗生素和超声波联合处理对生物膜细菌的杀灭情况。

声抗菌化疗(sonoantimicrobial chemotherapy,SACT)最近被探索作为一种新型抗菌策略[97],与光敏剂一样,声敏剂在低强度超声波(而不是光)下被激活时会产生 ROS。经声动力处理后可使表皮葡萄球菌膜完整性明显受损,细胞内 ROS 水平显著升高。由于低强度超声波已用于临床诊断,并且比光穿透体内更深入,因此将声敏剂引入植介入医疗器械中,并使用低强度超声波进行激活,这一技术具有一定的应用潜力。

3. 机械应力和变形

弹性体表面在电动或气动驱动下的变形可以使各种生物膜脱黏。一项模型导尿管的原型演示了从受应变表面使约 90% 成熟的奇异变形杆菌(*P. mirabilis*)生物膜脱黏的效果[98]。另一项体外测试使用的导管,在承受压力时能在大部分管腔表面产生大于 30% 的应变,能够按需去除 80% 以上的奇异变形杆菌和大肠杆菌混合群落生物膜,并且能够多次重复去除生物膜[99]。但目前尚未报道相关体内测试结果。

11.5　总　结

医院获得性感染目前是住院患者中最常见的并发症之一。植介入医疗器械是造成 HAI

的很大一部分原因,特别是对于植入重要医疗器械的 ICU 患者。一般来说,感染与植介入医疗器械上的细菌定殖和生物膜形成密切相关。细菌定殖可能是感染前奏,通常也被认为是生物膜形成第一步。抗生素和防腐剂对包裹在生物膜中的细菌治疗更加难以奏效,目前临床解决生物膜问题的方法通常涉及更换器械。按照植入物的分类,CRBSI、VAP 和 CAUTI 是 ICU 中最常见的 HAI。感染的发病机制归因于定殖于器械上的不同病原体。其他与器械有关的并发症,如导管堵塞、血栓形成和结垢,可能与感染和器械功能障碍相关。

用于制造重症护理植入物的聚合物材料,如聚氨酯、硅胶和聚氯乙烯,无法抵抗细菌的定殖和生物膜的形成。抗菌药物修饰是预防感染最可控的途径。释放抗菌剂或抗生素主要应用于血管导管,并在减少感染方面显示出临床优势。这些药物释放技术可以与肝素涂层或亲水涂层相结合,以减少其他并发症或促进装置插入。然而,并非所有使用释放抗菌剂的修饰都是有效的。一些改进的装置尚未显示出预期的抗感染功效,临床结果尚无定论或有争议。此外,对抗菌剂具有耐药性的病原体也正在成为药物释放涂层的一个关注点。研究人员正在探索新技术来改进或取代当前的药物释放涂层。目前,已经开发了控释和缓释系统、感染响应性释放、共价固定、防污表面和物理抗菌控制方法,但其中大部分需要进一步评估其抗感染性能。这些技术大多数都在体外显示出抗菌活性,或对细菌定殖和生物膜形成具有抵抗力。然而,这些技术的有效性仍需要在临床相关环境下进行评估,并针对广泛的细菌谱进行评估,且应考虑到器械所处的不同环境以及不同生物体定殖表面的多样性方式。此外,还需要进行体外和体内的生物相容性测试,以确认所开发系统的安全性。最终,通过相关感染模型进行体内抗微生物评估对于将这些技术应用于植介入医疗器械至关重要。

习　题

1. 生物膜形成包括哪些步骤?

2. 生物膜 EPS 理化性质?

3. 硅胶或乳胶导管上两种不同类型的润滑涂层是什么涂层?

4. 泌尿装置结垢的原因包括哪些?

5. 乳胶导管的留置时间通常是多少天?请简述其原因。

6. 请简述三种主要的防污策略。

7. 阳离子基团抗菌的机制是什么?举例 3 种常见的阳离子剂。

8. 请举出通过防污层输送抗菌剂的 2 个例子。

9. 通过哪些物理方法可以有效控制微生物的生长?列出至少 5 种不同的物理方法,并简要解释它们的原理。

10. 开发一种新型的植介入医疗器械,需要抵抗微生物的定殖和生物膜形成。请提出一种创新的物理抗微生物控制方法,以确保该器械在植入后不易产生感染,并解释它们的工作原理和优势。

11. 活性氧在抗菌过程中起到了重要作用。请解释 ROS 在抗菌中的作用机制,并提供至少两种方法,可以利用 ROS 来抑制微生物的生长和传播。

12. 利用 ROS 来抑制微生物的生长和传播的方法包括哪些?

参考文献

[1] BRYERS J D. Medical biofilms [J]. Biotechnol Bioeng，2008，100(1)：1-18.

[2] BRAEM A, KAMARUDIN N H N, BHASKAR N V, et al. Biomaterial strategies to combat implant infections：new perspectives to old challenges [J]. International Materials Reviews. 2023，68(8)1-39.

[3] JACQUES M, MARRIE T J, COSTERTON J W. Review：microbial colonization of prosthetic devices [J]. Microb Ecol，1987，13(3)：173-191.

[4] DONLAN R M. Biofilms：microbial life on surfaces [J]. Emerg Infect Dis，2002，8(9)：881-890.

[5] FLEMMING H C, WINGENDER J, SZEWZYK U, et al. Biofilms：an emergent form of bacterial life [J]. Nat Rev Microbiol，2016，14(9)：563-575.

[6] BOWEN W H, BUME R A, WU H, et al. Oral biofilms：pathogens, matrix, and polymicrobial interactions in microenvironments [J]. Trends in Microbiology，2018，26(3)：229-242.

[7] DRAGOŠ A, KOVÁCS Á T. The peculiar functions of the bacterial extracellular matrix [J]. Trends Microbiol，2017，25(4)：257-266.

[8] KARYGIANNI L, REN Z J, KOO H, et al. Biofilm matrixome：extracellular components in structured microbial communities [J]. Trends in microbiology，2020，28 (8)：668-681.

[9] WANG Y, HONG X, LIU J, et al. Interactions between fish isolates Pseudomonas fluorescens and Staphylococcus aureus in dual-species biofilms and sensitivity to carvacrol [J]. Food Microbiol，2020，91：103506.

[10] CHAN S Y, LIU S Y, SENG Z, et al. Biofilm matrix disrupts nematode motility and predatory behavior [J]. The ISME Journal，2021，15(1)：260-269.

[11] ERSKINE E, MACPHEE C E, STANLEY-WALL N R. Functional amyloid and other protein fibers in the biofilm matrix [J]. J Mol Biol，2018，430(20)：3642-3656.

[12] SANCHEZ-VIZUETE P, ORGAZ B, AYMERICH S, et al. Pathogens protection against the action of disinfectants in multispecies biofilms [J]. Front Microbiol，2015，6：705.

[13] HOU J, VEEREGOWDA D H, VAN DE BELT-GRITTER B, et al. Extracellular polymeric matrix production and relaxation under fluid shear and mechanical pressure in Staphylococcus aureus biofilms [J]. Appl Environ Microbiol，2018，84(1)：e01516-17.

[14] REICHHARDT C, PARSEK M R. Confocal laser scanning microscopy for analysis of Pseudomonas aeruginosa biofilm architecture and matrix localization [J]. Front Microbiol，2019，(10)：677.

[15] BEEBOUT C J, EBERLY A R, WERBY S H, et al. Respiratory heterogeneity shapes biofilm formation and host colonization in uropathogenic Escherichia coli [J]. mBio，2019，10(2)：e02400-18.

［16］HWANG G，LIU Y，KIM D，et al. Simultaneous spatiotemporal mapping of in situ pH and bacterial activity within an intact 3D microcolony structure ［J］. Sci Rep，2016，6：32841.

［17］王帅涛，高倩倩，成娟丽，等. 铜绿假单胞菌生物被膜组成及其受群体感应系统和 c-di-GMP 调控的研究进展［J］. 微生物学报，2021，61(5)：1106-1122.

［18］FRASCA D，DAHYOT-FIZELIER C，MIMOZ O. Prevention of central venous catheter-related infection in the intensive care unit ［J］. Crit Care，2010，14(2)：212.

［19］MERMEL L A. What is the predominant source of intravascular catheter infections? ［J］. Clin Infect Dis，2011，52(2)：211-212.

［20］FITZGERALD S F，O'GORMAN J，MORRIS-DOWNES M M，et al. A 12-year review of Staphylococcus aureus bloodstream infections in haemodialysis patients：more work to be done ［J］. Journal of Hospital Infection，2011，79(3)：218-221.

［21］CHEONG K，PERRY D，KARAPETIS C，et al. High rate of complications associated with peripherally inserted central venous catheters in patients with solid tumours ［J］. Intern Med J，2004，34(5)：234-238.

［22］LOBO B L，VAIDEAN G，BROYLES J，et al. Risk of venous thromboembolism in hospitalized patients with peripherally inserted central catheters ［J］. J Hosp Med，2009，4(7)：417-422.

［23］TIMSIT J F，FARKAS J C，BOYER J M，et al. Central vein catheter-related thrombosis in intensive care patients：incidence，risks factors，and relationship with catheter-related sepsis ［J］. Chest，1998，114(1)：207-213.

［24］PNEUMATIKOS I A，DRAGOUMANIS C K，BOUROS D E. Ventilator-associated pneumonia or endotracheal tube-associated pneumonia? An approach to the pathogenesis and preventive strategies emphasizing the importance of endotracheal tube ［J］. Anesthesiology，2009，110(3)：673-680.

［25］CHASTRE J，FAGON J Y. Ventilator-associated pneumonia ［J］. Am J Respir Crit Care Med，2002，165(7)：867-903.

［26］VILLAFANE M C，CINNELLA G，LOFASO F，et al. Gradual reduction of endotracheal tube diameter during mechanical ventilation via different humidification devices ［J］. Anesthesiology，1996，85(6)：1341-1349.

［27］COHEN I L，WEINBERG P F，FEIN I A，et al. Endotracheal tube occlusion associated with the use of heat and moisture exchangers in the intensive care unit ［J］. Crit Care Med，1988，16(3)：277-279.

［28］DONLAN R M. Biofilms and device-associated infections ［J］. Emerg Infect Dis，2001，7(2)：277-281.

［29］JACOBSEN S M，STICKLER D J，MOBLEY H L，et al. Complicated catheter-associated urinary tract infections due to Escherichia coli and Proteus mirabilis ［J］. Clin Microbiol Rev，2008，21(1)：26-59.

［30］WARREN J W，TENNEY J H，HOOPES J M，et al. A prospective microbiologic study of bacteriuria in patients with chronic indwelling urethral catheters ［J］. J Infect Dis，

1982, 146(6): 719-723.

[31] COX A J, HUKINS D W. Morphology of mineral deposits on encrusted urinary catheters investigated by scanning electron microscopy [J]. J Urol, 1989, 142 (5): 1347-1350.

[32] STICKLER D, GANDERTON L, KING J, et al. Proteus mirabilis biofilms and the encrustation of urethral catheters [J]. Urol Res, 1993, 21(6): 407-411.

[33] CANALES B K, HIGGINS L, MARKOWSKI T, et al. Presence of five conditioning film proteins are highly associated with early stent encrustation [J]. J Endourol, 2009, 23(9): 1437-1442.

[34] ZHOU J, HOU S, LI L, et al. Theranostic infection-responsive coating to in situ detect and prevent urinary catheter blockage [J]. Advanced Materials Interfaces, 2018, 5 (24): 1801242.

[35] COHEN A B, DAGLI M, STAVROPOULOS S W et al. Silicone and polyurethane tunneled infusion catheters: a comparison of durability and breakage rates [J]. J Vasc Interv Radiol, 2011, 22(5): 638-641.

[36] WILDGRUBER M, LUEG C, BORGMEYER S, et al. Polyurethane versus silicone catheters for central venous port devices implanted at the forearm [J]. European Journal of Cancer, 2016, 59: 113-124.

[37] COURY A J, SLAIKEU P C, CAHALAN P T, et al. Factors and interactions affecting the performance of polyurethane elastomers in medical devices [J]. J Biomater Appl, 1988, 3(2): 130-179.

[38] KNUTTINEN M G, BOBRA S, HARDMAN J, et al. A review of evolving dialysis catheter technologies [J]. Semin Intervent Radiol, 2009, 26(2): 106-114.

[39] DWYER A. Surface-treated catheters--a review [J]. Semin Dial, 2008, 21(6): 542-546.

[40] BLOM K, WERTHEN M. A laboratory study of the synergistic effect of chlorhexidine and silver [J]. American Journal of Infection Control, 2015, 43(6): S22.

[41] YE C, MAO Z, ZHANG P, et al. A retrospective study of palindrome symmetrical-tip catheters for chronic hemodialysis access in China [J]. Ren Fail, 2015, 37 (6): 941-946.

[42] WANG H, HUANG T, JING J, et al. Effectiveness of different central venous catheters for catheter-related infections: a network meta-analysis [J]. J Hosp Infect, 2010, 76(1): 1-11.

[43] BAMBAUER R, SCHIEL R, BAMBAUER C, et al. Surface-treated versus untreated large-bore catheters as vascular access in hemodialysis and apheresis treatments [J]. Int J Nephrol, 2012, 2012: 956136.

[44] MOSS H A, TEBBS S E, FAROQUI M H, et al. A central venous catheter coated with benzalkonium chloride for the prevention of catheter-related microbial colonization [J]. Eur J Anaesthesiol, 2000, 17(11): 680-687.

[45] TEBBS S E, ELLIOTT T S. A novel antimicrobial central venous catheter

impregnated with benzalkonium chloride [J]. The Journal of Antimicrobial Chemotherapy, 1993, 31(2): 261-271.

[46] FALAGAS M E, FRAGOULIS K, BLIZIOTIS I A, et al. Rifampicin-impregnated central venous catheters: a meta-analysis of randomized controlled trials [J]. J Antimicrob Chemother, 2007, 59(3): 359-369.

[47] BONNE S, MAZUSKI J E, SONA C, et al. Effectiveness of minocycline and rifampin vs chlorhexidine and silver sulfadiazine-impregnated central venous catheters in preventing central Line-associated bloodstream infection in a high-volume academic intensive care unit: a before and after trial [J]. J Am Coll Surg, 2015, 221(3): 739-747.

[48] RAAD I, MOHAMED J A, REITZEL R A, et al. Improved antibiotic-impregnated catheters with extended-spectrum activity against resistant bacteria and fungi [J]. Antimicrob Agents Chemother, 2012, 56(2): 935-941.

[49] SCHIERHOLZ J M, NAGELSCHMIDT K, NAGELSCHMIDT M, et al. Antimicrobial central venous catheters in oncology: efficacy of a rifampicin-miconazole-releasing catheter [J]. Anticancer Res, 2010, 30(4): 1353-1358.

[50] KAMAL G D, PFALLER M A, REMPE L E, et al. Reduced intravascular catheter infection by antibiotic bonding. a prospective, randomized, controlled trial [J]. Jama, 1991, 265(18): 2364-2368.

[51] KESAVAN C, JOYEE A G. 5-Fluorouracil altered morphology and inhibited growth of Candida albicans [J]. Journal of Clinical Microbiology. 2005, 43: 6215 - 6216.

[52] WALZ J M, AVELAR R L, LONGTINE K J, et al. Anti-infective external coating of central venous catheters: a randomized, noninferiority trial comparing 5-fluorouracil with chlorhexidine/silver sulfadiazine in preventing catheter colonization [J]. Crit Care Med, 2010, 38(11): 2095-2102.

[53] MURUGESAN S, XIE J, LINHARDT R J. Immobilization of heparin: approaches and applications [J]. Curr Top Med Chem, 2008, 8(2): 80-100.

[54] FOLEY P L, BARTHEL C H, BRAUSA H R. Effect of covalently bound heparin coating on patency and biocompatibility of long-term indwelling catheters in the rat jugular vein [J]. Comp Med, 2002, 52(3): 243-248.

[55] APPELGREN P, RANSJÖ U, BINDSLEV L, et al. Surface heparinization of central venous catheters reduces microbial colonization in vitro and in vivo: results from a prospective, randomized trial [J]. Crit Care Med, 1996, 24(9): 1482-1489.

[56] TEVAEARAI H, MUELLER X M, SEIGNEUL I, et al. Trillium coating of cardiopulmonary bypass circuits improves biocompatibility [J]. Int J Artif Organs, 1999, 22 (9): 629 - 634.

[57] MCCLOSKEY C B, YIP C M, SANTERRE J. Effect of fluorinated surface-modifying macromolecules on the molecular surface structure of a polyether poly(urethane urea) [J]. Macromolecules, 2002, 35: 924-933.

[58] TALJA M, KORPELA A, JÄRVI K. Comparison of urethral reaction to full silicone, hydrogen-coated and siliconised latex catheters [J]. Br J Urol, 1990, 66 (6):

652-657.

[59] KUMON H, HASHIMOTO H, NISHIMURA M, et al. Catheter-associated urinary tract infections: impact of catheter materials on their management [J]. Int J Antimicrob Agents, 2001, 17(4): 311-316.

[60] SAUER K, CAMPER A K, EHRLICH G D, et al. Pseudomonas aeruginosa displays multiple phenotypes during development as a biofilm [J]. J Bacteriol, 2002, 184 (4): 1140-1154.

[61] JOHNSON J R, JOHNSTON B, KUSKOWSKI M A. In vitro comparison of nitrofurazone- and silver alloy-coated foley catheters for contact-dependent and diffusible inhibition of urinary tract infection-associated microorganisms [J]. Antimicrob Agents Chemother, 2012, 56(9): 4969-4972.

[62] DAROUICHE R O, SMITH J A J R., HANNA H, et al. Efficacy of antimicrobial-impregnated bladder catheters in reducing catheter-associated bacteriuria: a prospective, randomized, multicenter clinical trial [J]. Urology, 1999, 54(6): 976-981.

[63] CORMIO L, LA FORGIA P, LA FORGIA D, et al. Bacterial adhesion to urethral catheters: role of coating materials and immersion in antibiotic solution [J]. Eur Urol, 2001, 40(3): 354-359.

[64] TUNNEY M M, GORMAN S P. Evaluation of a poly(vinyl pyrollidone)-coated biomaterial for urological use [J]. Biomaterials, 2002, 23(23): 4601-4608.

[65] PARK J H, CHO Y W, KWON I C, et al. Assessment of PEO/PTMO multiblock copolymer/segmented polyurethane blends as coating materials for urinary catheters: in vitro bacterial adhesion and encrustation behavior [J]. Biomaterials, 2002, 23 (19): 3991-4000.

[66] VENKATESAN N, SHROFF S, JAYACHANDRAN K, et al. Polymers as ureteral stents [J]. J Endourol, 2010, 24(2): 191-198.

[67] LAM T B, OMAR M I, FISHER E, et al. Types of indwelling urethral catheters for short-term catheterisation in hospitalised adults [J]. Cochrane Database Syst Rev, 2014, (9): Cd004013.

[68] WASSIL S K, CRILL C M, PHELPS S J. Antimicrobial impregnated catheters in the prevention of catheter-related bloodstream infection in hospitalized patients [J]. J Pediatr Pharmacol Ther, 2007, 12(2): 77-90.

[69] ZILBERMAN M, KRAITZER A, GRINBERG O, et al. Drug-eluting medical implants [J]. Handb Exp Pharmacol, 2010, (197): 299-341.

[70] MA M, KAZEMZADEH-NARBAT M, HUI Y, et al. Local delivery of antimicrobial peptides using self-organized TiO_2 nanotube arrays for peri-implant infections [J]. J Biomed Mater Res A, 2012, 100(2): 278-285.

[71] LUCKE M, SCHMIDMAIER G, Sadoni S, et al. Gentamicin coating of metallic implants reduces implant-related osteomyelitis in rats [J]. Bone, 2003, 32(5): 521-531.

[72] FUCHS T, STANGE R, SCHMIDMAIER G, et al. The use of gentamicin-coated nails in the tibia: preliminary results of a prospective study [J]. Arch Orthop Trauma Surg,

2011，131(10)：1419-1425.

[73] GÜRSEL I，KORKUSUZ F，TÜRESIN F，et al. In vivo application of biodegradable controlled antibiotic release systems for the treatment of implant-related osteomyelitis [J]. Biomaterials，2001，22(1)：73-80.

[74] ROSSI S，AZGHANI A O，OMRI A. Antimicrobial efficacy of a new antibiotic-loaded poly(hydroxybutyric-co-hydroxyvaleric acid) controlled release system [J]. J Antimicrob Chemother，2004，54(6)：1013-1018.

[75] TANIHARA M，SUZUKI Y，NISHIMURA Y，et al. A novel microbial infection-responsive drug release system [J]. J Pharm Sci，1999，88(5)：510-514.

[76] MCCOY C P，IRWIN N J，BRADY C，et al. An infection-responsive approach to reduce bacterial adhesion in urinary biomaterials [J]. Mol Pharm，2016，13(8)：2817-2822.

[77] KOMNATNYY V V，CHIANG W C，TOLKER-NIELSEN T，et al. Bacteria-triggered release of antimicrobial agents [J]. Angew Chem Int Ed Engl，2014，53(2)：439-441.

[78] ZASLOFF M. Antimicrobial peptides of multicellular organisms [J]. Nature，2002，415(6870)：389-395.

[79] GOTTENBOS B，VAN DER MEI H C，KLATTER F，et al. In vitro and in vivo antimicrobial activity of covalently coupled quaternary ammonium silane coatings on silicone rubber [J]. Biomaterials，2002，23(6)：1417-1423.

[80] MAAN A M C，HOFMAN A H，DE VOS W M，et al. Recent developments and practical feasibility of polymer-based antifouling coatings [J]. Advanced Functional Materials，2020，30(32)：2000936.

[81] MANEFIELD M，DE NYS R，NARESH K，et al. Evidence that halogenated furanones from Delisea pulchra inhibit acylated homoserine lactone (AHL)-mediated gene expression by displacing the AHL signal from its receptor protein [J]. Microbiology (Reading)，1999，145(Pt 2)：283-291.

[82] HO K K，COLE N，CHEN R，et al. Immobilization of antibacterial dihydropyrrol-2-ones on functional polymer supports to prevent bacterial infections in vivo [J]. Antimicrob Agents Chemother，2012，56(2)：1138-1141.

[83] MATHEWS S M，SPALLHOLZ J E，GRIMSON M J，et al. Prevention of bacterial colonization of contact lenses with covalently attached selenium and effects on the rabbit cornea [J]. Cornea，2006，25(7)：806-814.

[84] TRAN P L，LOWRY N，CAMPBELL T，et al. An organoselenium compound inhibits Staphylococcus aureus biofilms on hemodialysis catheters in vivo [J]. Antimicrob Agents Chemother，2012，56(2)：972-978.

[85] KUEHL R，AL-BATAINEH S，GORDON O，et al. Furanone at subinhibitory concentrations enhances staphylococcal biofilm formation by luxS repression [J]. Antimicrob Agents Chemother，2009，53(10)：4159-4166.

[86] GON S，KUMAR K N，NÜSSLEIN K，et al. How bacteria adhere to brushy PEG surfaces：clinging to flaws and compressing the brush [J]. Macromolecules，2012，45(20)：

8373-8381.

[87] WANG Z, OU J, WANG Y, et al. Anti-bacterial superhydrophobic silver on diverse substrates based on the mussel-inspired polydopamine [J]. Surface and Coatings Technology, 2015, 280: 378-383.

[88] YU K, LO J C, MEI Y, et al. Toward infection-resistant surfaces: achieving high antimicrobial peptide potency by modulating the functionality of polymer brush and peptide [J]. ACS Appl Mater Interfaces, 2015, 7(51): 28591-28605.

[89] ZHANG Z, CHENG G, CARR L R, et al. The hydrolysis of cationic polycarboxybetaine esters to zwitterionic polycarboxybetaines with controlled properties [J]. Biomaterials, 2008, 29(36): 4719-4725.

[90] BAK J, BEGOVIC T. A prototype catheter designed for ultraviolet C disinfection [J]. Journal of Hospital Infection, 2013, 84(2): 173-177.

[91] VICTOR J C, ROWE D T. Optical fiber based antimicrobial ultraviolet radiation therapy system: US201414775562. [P]. 2019-5-21.

[92] BIEL M A, SIEVERT C, USACHEVA M, et al. Reduction of endotracheal tube biofilms using antimicrobial photodynamic therapy [J]. Lasers in Surgery and Medicine, 2011, 43(7): 586-590.

[93] DAHL T A, MIDDEN W R, NECKERS D C. Comparison of photodynamic action by Rose Bengal in gram-positive and gram-negative bacteria [J]. Photochemistry and photobiology, 1988, 48(5): 607-612.

[94] BERRA L, CURTO F, BASSI G L, et al. Antimicrobial-coated endotracheal tubes: an experimental study [J]. Intensive Care Medicine, 2008, 34(6): 1020-1029.

[95] DROR N, MANDEL M, HAZAN Z, et al. Advances in microbial biofilm prevention on indwelling medical devices with emphasis on usage of acoustic energy [J]. Sensors, 2009, 9(4): 2538-2554.

[96] HAZAN Z, ZUMERIS J, JACOB H, et al. Effective prevention of microbial biofilm formation on medical devices by low-energy surface acoustic waves [J]. Antimicrobial Agents and Chemotherapy, 2006, 50(12): 4144-4152.

[97] PHOENIX D A, HARRIS F, DENNISON S R. Novel Antimicrobial Agents and Strategies[M]. Rastede: Vch Pub, 2014.

[98] LEVERING V, WANG Q, SHIVAPOOJA P, et al. Soft robotic concepts in catheter design: an on-demand fouling-release urinary catheter [J]. Advanced Healthcare Materials, 2014, 3(10): 1588-1596.

[99] LEVERING V, CAO C, SHIVAPOOJA P, et al. Urinary catheter capable of repeated on-demand removal of infectious biofilms via active deformation [J]. Biomaterials, 2016, 77: 77-86.

第12章 植介入医疗器械的取出与分析

取出植介入医疗器械是指植介入医疗器械在植入人体后,由于失效、破坏等原因而被取出的器械。对翻修手术或尸体解剖中取出的植介入医疗器械进行研究,有助于分析植介入医疗器械失效(或成功使用)的原因,预测器械发生故障的趋势,指导植介入医疗器械设计与改进,从而有效地预防器械失效。另外,取出植介入医疗器械与医生的器械使用方法、操作过程有着极其密切的关系,因此取出植介入医疗器械研究可以有效地指导医生操作技术的改进。植介入医疗器械植入人体后会与邻近组织发生相互作用,因而需要器械具有良好的生物相容性,通过对取出植介入医疗器械和邻近组织的共同研究,有利于临床并发症的诊断,可加深对临床植介入医疗器械性能及安全性的认识,提高器械使用寿命,有效地促进植介入医疗器械的发展[1]。取出植介入医疗器械研究包括器械的取出与处理方法及取出植介入医疗器械的分析方法两部分。

12.1 植介入医疗器械的取出与处理方法

GB/T 25440(ISO 12891 - 1:2015)对植介入医疗器械及相关组织和体液的取出与处理方法提供了指导[2-3],规定了安全和正确获得临床病历、取出前检查、收集、标记、清洁、消毒、记录、包装及运输的必要步骤,以及提供了对感染控制的指导建议。本节将从植介入医疗器械及患者的临床病历获取、植介入医疗器械的取出、组织及体液样本采集、植介入医疗器械的清洁与消毒、植介入医疗器械/组织/体液的保存5个部分进行介绍。

12.1.1 植介入医疗器械及患者的临床病历获取

在取出植介入医疗器械的分析中,临床病历信息越详细则越有利,因此应尽可能地获取患者及植介入医疗器械的临床病历并进行记录[4]。病历至少应包含以下内容:患者的姓名或编号(ID)、患者使用此植介入医疗器械的原始诊断信息、植介入医疗器械植入后的原位拍摄 X 光片、患者的活动程度评价、完成植介入医疗器械植入手术的医院或诊所;植介入医疗器械取出前患者的感受评价、植介入医疗器械取出的日期及取出的医院或诊所。以上信息均应在保密条件下获取并保存。记录表如图 12.1 所示。

建议记录与取出外科植入物相关的最少信息

建议记录与取出外科植入物相关的最少信息宜按照当地法规修改。

临床信息(保密)

记录编号＿＿＿＿＿＿＿＿　　　　　　　记录日期＿＿＿＿＿＿＿＿＿

医院(名称,地址)＿＿＿＿＿＿＿＿＿＿＿＿＿＿＿＿＿＿＿＿＿＿＿

医生(名称,地址)＿＿＿＿＿＿＿＿＿＿＿＿＿＿＿＿＿＿＿＿＿＿＿

患者(姓名和/或 ID)＿＿＿＿＿＿＿＿＿＿＿＿＿＿＿＿＿＿＿＿＿

女[　]　　　　　男[　]

取出年龄或出生日期＿＿＿＿＿＿＿＿＿＿＿＿＿＿＿＿＿＿＿＿

职业＿＿＿＿＿＿＿＿＿＿＿＿＿＿＿＿＿＿＿＿＿＿＿＿＿＿＿

体重＿＿＿＿＿＿＿＿＿　　　　　身高＿＿＿＿＿＿＿＿＿＿＿

不良嗜好历史记录(吸烟等)＿＿＿＿＿＿＿＿＿＿＿＿＿＿＿＿＿

研究理由

常规系列[　]　　　　　文件[　]

申诉[　]　　　　　　　索赔[　]

研究[　]　　　　　　　临床研究[　]

其他＿＿＿＿＿＿＿＿＿＿＿＿＿＿＿＿＿＿＿＿＿＿＿＿＿＿＿

植入物信息

植入物类型＿＿＿＿＿＿＿＿＿＿　　组件个数＿＿＿＿＿＿＿＿

目录号＿＿＿＿＿＿＿＿＿＿＿＿＿　序列号＿＿＿＿＿＿＿＿＿

生产商＿＿＿＿＿＿＿＿＿＿＿＿＿＿＿＿＿＿＿＿＿＿＿＿＿＿

尺寸＿＿＿＿＿＿＿＿＿＿＿＿＿＿　材质＿＿＿＿＿＿＿＿＿＿

植入诊断(或植入原因)＿＿＿＿＿＿＿＿＿＿＿＿＿＿＿＿＿＿＿

附加诊断和并发症＿＿＿＿＿＿＿＿＿＿＿＿＿＿＿＿＿＿＿＿＿

植入的解剖位置＿＿＿＿＿＿＿＿＿＿＿＿＿＿＿＿＿＿＿＿＿＿

使用的抗生素和药物

术前[　]　　术中[　]　　术后[　]　　预防性的[　]

持续时间＿＿＿＿＿＿＿＿＿＿＿＿＿＿＿＿＿＿＿＿＿＿＿＿＿

术后治疗

持续时间＿＿＿＿＿＿＿＿＿＿＿＿＿＿＿＿＿＿＿＿＿＿＿＿＿

植入至取出间的并发症:

感染[　]　　　　是

图 12.1　患者病历记录表示例

12.1.2　植介入医疗器械的取出

在取出患者体内的植介入医疗器械前,需要进行取出前的数据检查(包括植介入医疗器械的电子或其他资料),并且保证在植介入医疗器械取出前全部收集完整的情况下将全部数据提供给外科植入物评估人员,防止器械取出后数据丢失而影响后续的分析。植介入医疗器械取出前,在原位的非侵入性功能检查(如 X 射线(见图 12.2)、计算机轴向断层扫描、磁共振成像(见图 12.3))有助于帮助医师理解器械取出后的情况,因此需尽可能在合适且合理的情况下在植介入医疗器械取出前完成原位的非侵入性功能检查。

确认器械取出前检查工作完毕后,可进行植介入医疗器械的取出工作。原则上,植介入医疗器械应尽可能保持取出时的状态,这样更有利于获得科学的检查结果。从患者的安全角度出发,应以对植介入医疗器械和周围组织损伤较小的方式,针对不同类型的器械,用手或合适的工具谨慎取出失效的植介入医疗器械。取出过程中,对于植介入医疗器械的功能性表面,如关节假体的支承面、机械连接处(如铰链、连接、螺丝)和已破坏的植介入医疗器械断裂面等,需要尽可能做好保护。取出过程中遇到的碎片或残骸也应取出并保存。若取出多个形态异常的植介入医疗器械部件,则需要记录各部件的位置、取向和状态。条件允许的情况下,植介入医

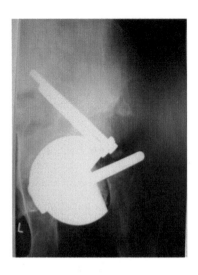

图 12.2　植介入医疗器械取出手术前的 X 射线检查

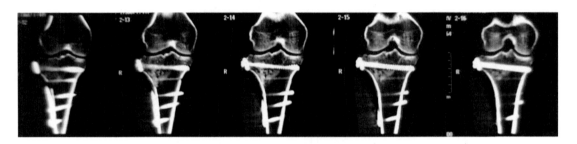

图 12.3　植介入医疗器械取出手术前的磁共振成像

疗器械的取出过程可以通过影像记录。可拍照记录植介入医疗器械的失效位置以及相关组织样本(见图 12.4)。针对植介入医疗器械各部件的方位和它们在体内相对于周围组织的放置位置、植介入医疗器械横断面的大致端点及方位也可进行拍照记录并标记(见图 12.5～图 12.6)。

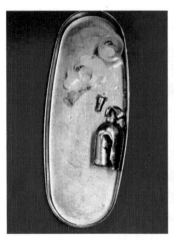
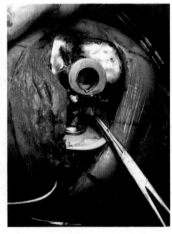

图 12.4　膝关节取出术中拍照记录

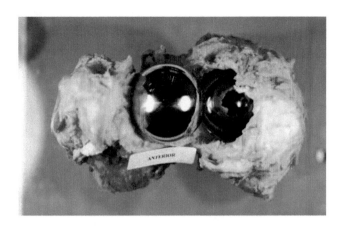

图 12.5 髋关节失效尸体样本取出记录

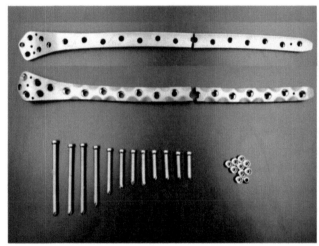

（a）骨板骨钉系统

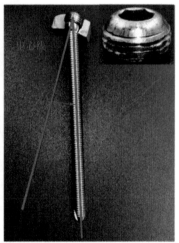

（b）锁定加压接骨板的工作机制

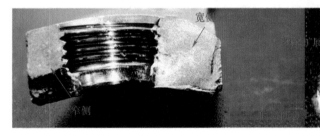

（c）锁定加压接骨板断面

图 12.6 骨钉骨板取出后拍照记录

12.1.3 组织及体液样本采集

与植介入医疗器械的取出原则类似,对于组织及体液样本的收集应考虑患者安全的需求,尽可能采取对植介入医疗器械和组织损伤较小的取出方式。收集的样本可用于后续的微生物研究和组织学检查(见图 12.7)。对于微生物研究,应在取出过程中植介入医疗器械暴露后的短时间内,从其周围邻近部位提取分泌物、组织及体液样本,并在收集后记录组织的收集位置及收集方式。对于组织学检查,组织样本应从植介入医疗器械邻近的部位或其他相应的部位采集(如淋巴结或任何有异常外观的组织等),且组织样本的收集可延伸至部分正常组织。用于组织学检查的样本需要转移到合适的固定液或其他介质中进行保存,并记录使用固定介质的类型及此组织从切除到放置在固定介质中所耗费时间,便于后续分析。

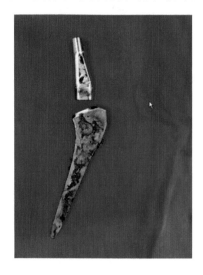

图 12.7 附着有生物组织样本的植介入医疗器械

12.1.4 植介入医疗器械的清洁与消毒

一般情况下,待分析的植介入医疗器械在取出后均需要进行清洁与消毒。植介入医疗器械的清洁原则如下:若生物污染物对分析结果无重要影响,则可将取出后的植介入医疗器械放置于流水下进行冲洗(注意:非擦洗),移除所有的生物污染物(见图 12.8)。对于人体组织,在清洁前可先收集取出的植介入医疗器械上的黏附组织,取出方法见 12.2.3。

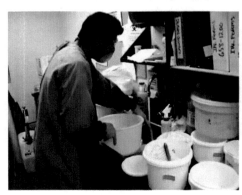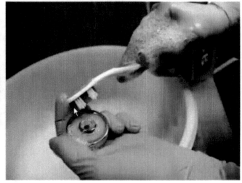

图 12.8 流水下清洗取出器械

取出的植介入医疗器械清洁方法应参考生产商推荐方法。若无法从生产商得到植介入医疗器械的清洁方法,可参照表 12.1 所示方法。

当使用化学试剂和/或超声清洁时,需要在一个 Ⅱ 类 B 型的生物安全柜中进行,以便向外界排出气体。如果植入物中长有组织,在用超声清洁过程中可以辅助使用水解蛋白酶溶液,但仅限于不对其进行组织学研究时。对于不能使用超声清洁的较大体积的植介入医疗器械,应使用适宜的化学清洁剂进行喷雾处理、表面擦拭或根据超声清洁溶液的说明进行消毒。对这类植介入医疗器械的清洁宜在上述安全柜中或实验室中隔离且通风良好的区域进行。对于植入物上肉眼可见的碎片可以使用一次性棉签、刷子和擦拭布蘸取适当的化学试剂进行去除。

对植介入医疗器械进行清洁后,需进行消毒灭菌,其原则如下:不适宜的消毒方式可能会对取出的植介入医疗器械的材料性能和功能造成不利影响,因此取出后的植介入医疗器械的消毒应参考生产商推荐方法;若无法从生产商处得知该植介入医疗器械的消毒方法,可参照表 12.1 所示方法。

表 12.1 取出植介入医疗器械清洁、消毒、灭菌方法

植介入医疗器械[a]	清洁方法[b]	消毒方法[b,c]
心脏起搏器外罩	水解蛋白酶溶液、70%～80%异乙醇	环氧乙烷气体、70%～80%乙醇、3%稳定的过氧化氢
心脏瓣膜(机械瓣)	在不高于室温的条件下用水解蛋白酶超声处理	环氧乙烷气体
主动脉内球囊和其他心脏辅助植入物	过氧乙酸[d]超声处理、次氯酸钠溶液(500～600 mg/L)	环氧乙烷气体、70%乙醇或异丙醇水溶液
血管端口和腹膜入口植入物	次氯酸钠溶液(50～60 mg/L)、3%稳定的过氧化氢	2%戊二醛碱性缓冲液、含有 0.2%戊二醛的 70%乙醇、异丙醇缓冲液
金属植入物组件	高压水漂洗、70%～80%乙醇或异丙醇水溶液超声处理、水解蛋白酶、次氯酸钠溶液(50～60 mg/L)、3%稳定的过氧化氢	高压蒸汽消毒、环氧乙烷气体
陶瓷植入物组件	水解蛋白酶溶液超声处理、次氯酸钠溶液(50～60 mg/L)、3%稳定的过氧化氢	2%戊二醛碱性缓冲液、环氧乙烷气体

注: [a]当保存组织时,可以使用戊二醛固定法。

[b]百分比是体积分数。

[c]对于消毒,2～3 h 的浸泡虽然足够,但是 24 h 的浸泡可以达到更好的安全性。

[d]过氧乙酸是种爆炸物,应该谨慎使用且在防爆的冰箱中贮存。

12.1.5 植介入医疗器械/组织/体液的保存

植介入医疗器械在收集和拍照记录后,应放置于适合检测且便于开闭的密闭容器中,如信封、袋子、瓶罐、盒子等,然后通常采用胶带将其密封。密封方式的要求:若采用信封密封,则需要使胶带同时覆盖信封的封边和信封本身;若使用袋子密封,袋子打开后可用胶带再密封;若使用瓶罐等密封方式,需使用胶带密封盖子和容器的接合处。

为了确保在随后的鉴定过程中能够准确地识别,植入物、组织和体液放入容器后,所有的容器应立即贴上标签(见图 12.9～图 12.10),标签包含信息如下:容器内容的准确描述(如"人工血管,类型 XYZ")、取出者的姓名或缩写、取出的日期、时间及地点、患者的姓名或 ID 号、容器的编号或识别号、每个部件相对其他部件的方位(若取出物有多个部件或部件状态异常)。

将标签置于胶带上可保证每次打开容器时,胶带及其附着的初始信息被破坏,以便留下痕迹。另外,也可保存取出植介入医疗器械、组织及体液样本电子形式的资料,如图 12.11 所示。

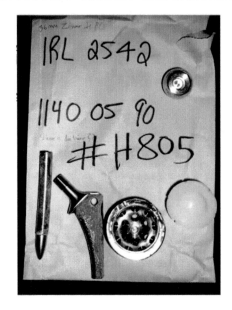

图 12.9　用信封密封取出物并附上标签信息

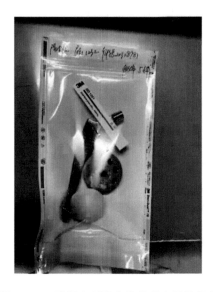

图 12.10　用袋密封取出物并附上标签信息

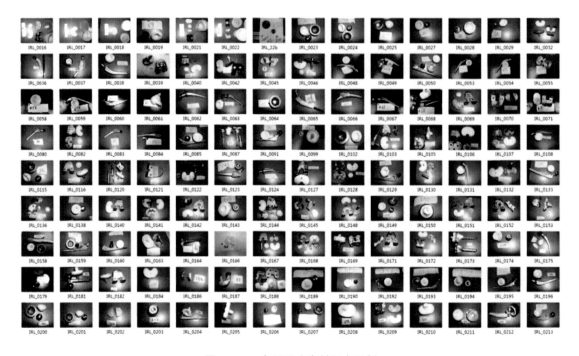

图 12.11　电子形式资料保存示例

对于生物组织的保存,需要避免用于附着生物组织的介质对植介入医疗器械产生影响。若无法避免此现象发生,即为了保存组织而需要破坏相应植介入医疗器械时,可确定植介入医疗器械的待分析部分,并选择性保护对应生物组织。

12.1.6　感染控制

由于在植介入医疗器械取出操作中,操作人员直接接触暴露的植介入医疗器械,当植介入医疗器械被患者血液或其他传染性材料污染时,操作者始终存在被细菌、病毒或其他媒介感染的风险。因此所有的取出植介入医疗器械和相关的组织被假定为潜在传染源,需要采取相应的防范措施保护操作人员。主要包括操作人员的个人防护和工作台的维护。

操作人员在处理取出的植介入医疗器械时,应使用适当的个人防护用品,例如,使用手套防止皮肤直接接触植介入医疗器械,使用面具、护目镜和面罩避免在患者血液或其他传染物质飞溅以及气雾弥散至眼睛、口鼻等情况时被感染。穿戴手术服、防护裙和其他保护身体的衣物等。

工作台的维护包括对取出操作中使用到的工作台、操作工具、容器等进行清洁与消毒。对于工作台,可在操作完成之后用 $5\sim6$ mg/L 的次氯酸钠溶液将与外科植入物处理有关的所有用品和工作面消毒。取出操作中使用到的小型工具如止血钳、镊子、剪刀等可放在含有消毒液的水平灭菌盘中或包裹后放入高压灭菌器中进行灭菌。推荐使用消毒液如表 12.2 所示。对于操作中使用到的大型设备无法使用消毒液进行浸泡的情况,可在其所有可能暴露的表面,使用下表中消毒液进行擦拭。

表 12.2　用于被污染的设备和工具的消毒液

消毒液
2%戊二醛水溶液
4%甲醛水溶液
8%甲醛＋70%乙醇或异丙醇
25%过氧化氢
70%～80%乙醇或异丙醇
50 mg/L 碘伏
1%次氯酸钠

注:百分比为体积分数。

12.2　植介入医疗器械的分析方法

临床上在翻修手术或尸体解剖过程中,从患者体内取出目标植介入医疗器械及相关样本后,需利用已有技术手段对其进行分析,分析地点为相关的检测实验室。对于取出植介入医疗器械的分析主要包含对植介入医疗器械的界面分析,以及对植介入医疗器械的分析。根据植介入医疗器械在植入人体后所处的环境特点,植介入医疗器械界面分析又包括植介入医疗器械与组织的界面分析,以及植介入医疗器械部件与部件间的界面分析。根据植介入医疗器械的材料类型可将其分为金属植介入医疗器械、聚合物植介入医疗器械和陶瓷植介入医疗器械三大类。根据对取出的植介入医疗器械表征等级研究以及破坏程度的深入,可将分析过程分为三个阶段:①器械的非破坏性宏观检验研究(第Ⅰ阶段);②器械的微观检验,大部分具有非破坏性研究(第Ⅱ阶段);③器械的材料研究,大部分具有破坏性研究(第Ⅲ阶段)。考虑到破坏性测试对取出植介入医疗器械的损伤是不可逆的,故建议在破坏性测试中尽可能选择非常有必要的检验项目。

12.2.1　植介入医疗器械界面分析

由于植介入医疗器械需植入人体后发挥其功能,因此在这个过程中不可避免地会受到工作区域附近环境的影响,即与人体组织间相互作用。因此,植介入医疗器械/组织界面通常包含一部分与取出植介入医疗器械相关的重要信息。植介入医疗器械与组织接触的界面、植介入医疗器械周围的组织及其内容物都应纳入分析范围。对于可降解的植介入医疗器械,如金属聚乙烯(M-PE)髋关节,可分析其降解产物的化学成分和性质以研究植介入医疗器械的细胞学反应。以人工髋关节为例,20世纪80年代和20世纪90年代进行的金属聚乙烯植介入医疗器械修复研究表明,失效的关节置换术周围的绝大多数磨损碎片是聚乙烯,尺寸通常为亚微米到几微米[5],因此钴铬合金制成的金属-金属(MoM)髋关节植入器械被研发出来,该器械可以有效减少体积磨损,然而磨损过程中产生的颗粒碎片或较小颗粒聚集成亚微米或微米大小的碎片会引起吞噬细胞(巨噬细胞和单核细胞)的异物反应,这些反应可导致炎症的出现和溶骨细胞因子的释放,导致假体周围淋巴细胞和浆细胞的增多,从而使患者出现过敏反应。对于MoM全髋关节修复患者,假体周围组织的组织学特征由ALVAL评分系统(见图12.12)进行评价[6]。

评分项	滑膜衬覆
0	完整细胞排列
1	局部衬覆缺失,伴潜在纤维蛋白附着
2	中度至显著衬覆缺失,伴纤维蛋白附着
3	完全衬覆缺失,伴过量纤维蛋白及坏死组织
评分项	**评分项**
0	极少量炎性细胞浸润
1	以巨噬细胞为主
2	巨噬细胞及弥漫性或小簇状血管周(pv)淋巴细胞聚集
3	巨噬细胞及淋巴细胞浸润,可能伴大血管周细胞(>50%高倍视野)聚集
4	以淋巴细胞为主,通常伴多灶性大血管周细胞聚集
评分项	**评分项**
0	正常关节囊/滑囊结构排列
1	基本正常或局灶性增生,偶见坏死灶
2	显著结构异常,可见无细胞层或纤维层
3	远端血管周(pv)细胞聚集,伴厚层无细胞区形成
总评分	**低:0-4;中:5-8;高:9-10**

图 12.12　ALVAL 评分表

参照ALVAL评分表,并结合组织形态学观察结果可对植介入医疗器械/组织界面进行分析。图12.13所示为取出髋关节的影像学照片。股骨头切片的显微放射照片显示股骨颈变窄、股骨干周围有一层明显的薄膜,并且可观察到骨水泥内嵌骨与下层存活骨之间被纤维组织层分隔开。

通过对植入器械周围组织进行组织学分析染色,可以进一步观察得到分析结果。如图12.14所示,植入器械周围软组织的炎症性质和程度各不相同。图12.14(a)所示为淋巴细胞聚集体;图12.14(b)所示为滑膜表面大量附着纤维蛋白;如图12.14(c)所示,其他区域显示完整的滑膜层,纤维组织基质中巨噬细胞占优势;如图12.14(d)所示,一些巨噬细胞含有少量金属颗粒,炎症聚集体中存在少量浆细胞。故可得到结论:滑膜层中度损伤,伴随混合炎症细胞,大部分组织排列正常,ALVAL评分为中等。

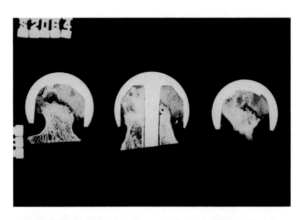

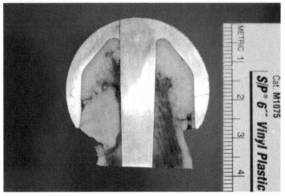

图 12.13　股骨头切片

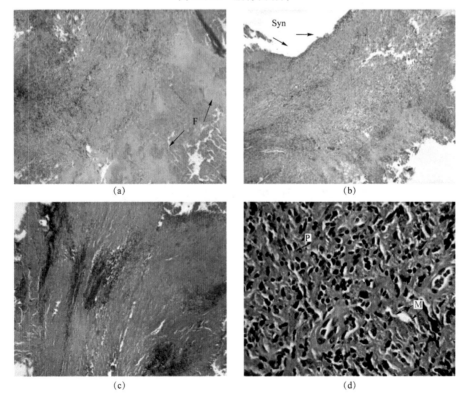

图 12.14　髋关节附近组织学分析

另外,若植介入医疗器械表面具有促进组织长入或生长的设计,则器械-组织界面应为分析重点。除植介入医疗器械/组织界面分析外,对于可发生植介入医疗器械部件间接触的情况,应对部件与部件间的界面进行分析,研究部件间接触表面的情况,确定是否存在磨屑等现象。

12.2.2　植介入医疗器械宏观检验

第Ⅰ阶段研究,即宏观检验阶段的主要目的是对取出的植介入医疗器械(类型、制造商等)进行描述,以收集相关的可视化信息,并制定后续对该植介入医疗器械的分析评价计划 。首先对取出的植介入医疗器械进行识别,其次对其上具有的标记信息如商标、序列号、尺寸及材料等信息进行记录,并保存相应照片(见图12.15)。

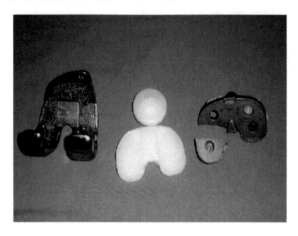

图 12.15　人工膝关节识别记录

在拍照记录取出的植介入医疗器械产品信息后,观察植介入医疗器械的表面,确定该器械上出现的失效模式、破坏或者表面发生的变化,并进行记录。若失效不明显,也可在低倍光学显微镜下进行检验,观察器械外观是否存在磨损、擦伤、腐蚀、划痕、开裂、孔隙及其他形式的变化,并记录相应现象及其出现的位置(见图12.16)。

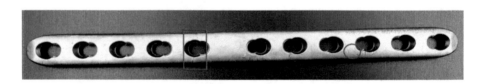

图 12.16　典型接骨板实物图(圆圈为划痕,方框为断裂部位)

此阶段不进行任何形式的破坏性研究评价,只进行宏观检验,为下一阶段制定研究分析计划。在目视和低倍显微镜观察下,对于金属植介入医疗器械,可记录该器械的磨损、擦伤、腐蚀、划痕、开裂、形状变化、磨光、机械损伤、宏观孔隙及其他现象;对于聚合物植介入医疗器械,可记录该器械的磨损、变色、物质转移、划痕或点状缺陷、嵌入微粒、开裂、弯曲、形状变化、磨光、机械损伤、组织附着、宏观孔隙、尺寸及其他现象;对于陶瓷植介入医疗器械,可记录该器械的磨损、变色、物质转移、划痕或点状缺陷、破碎、主要裂纹、表面裂纹/微裂纹、碎屑、表面浸蚀、机械损伤、宏观孔隙率、组织附着物及其他现象。

12.2.3 植介入医疗器械微观检验

若第Ⅰ阶段研究的结果尚不能满足取出物分析的要求,则需在此基础上进行第Ⅱ阶段研究,以进一步评价该取出植介入医疗器械的失效方式及性能。此阶段主要目的为尽可能采取非破坏或破坏性最小的方法,研究评价植介入医疗器械的失效方式。

首先进行外观观察,与宏观检验不同的是,此时在高倍光学显微镜或扫描电子显微镜下进行。扫描电子显微镜可以实现的分辨率达 1 nm。样品可以在高真空、低真空、湿条件(用环境扫描电子显微镜)以及宽范围的低温或高温下观察。

若该取出的植介入医疗器械出现断裂现象,则可通过对该断口进行分析,以确定该器械的断裂方式或材料上的缺陷,此方法称为断口形貌分析。如对金属接骨板的断口进行分析,可以观察到接骨板裂纹源的位置,裂纹扩展的路径等相关信息,是判断接骨板断裂失效原因的有效手段(见图 12.17)[7]。在断口分析中,通常把放大倍数低于 40 倍的观察称为宏观观察,包括肉眼观察,而高于 40 倍的观察称为微观观察。利用 SEM 对断口的宏观和微观形貌进行定性分析,搭配使用能谱仪对断口表面的不同区域进行元素的定量分析,有助于判断断裂形式[8]。

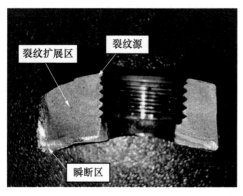
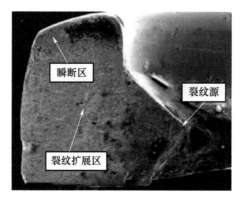

(a) 接骨板断口 (b) 接骨板表面宏观SEM形貌

图 12.17 接骨板断口与表面宏观 SEM 形貌

使用扫描电子显微镜时要严格按照操作流程进行实验,①检查冷凝水系统,显示为20 ℃ 时可正常开启实验;②对密闭系统进行放气;③轻轻打开腔门,用镊子将样品放入腔内,以保证腔内卫生;④关闭腔门,保证腔内密闭环境,进行抽真空操作;⑤观察,旋转鼠标滚轮调整样品位置,界面清晰后可进行拍照(拍照的一般流程:自动聚焦—自动黑白平衡—调整放大倍数—拍照);⑥观察完毕后进行放气,取出样品,之后关闭腔门,抽真空后即可结束扫描电镜实验。

使用能谱仪时,样品放入腔内的流程与使用 SEM 时的步骤相同,调整显微镜镜头及探测器的位置,使 EDS 探测器能够以最佳角度充分接收样品激发的 X 射线,从而对感兴趣区域进行化学元素的定量分析,做到在不破坏样品的情况下,快速收集样品元素谱线图。

以对骨板断裂的分析为例(见图 12.16)阐述上述分析过程。通过对样品断口进行肉眼观察和使用扫描电子显微镜进行 40 倍以下的放大观察,得到宏观图片,如图 12.17 所示,可以观察到断口的裂纹源、裂纹扩展区和瞬断区的位置,通过对裂纹扩展区放大进行深入观察,可判断接骨板断裂类型,如表 12.3 所示。

表 12.3　断裂类型及数量

断裂类型	数量
疲劳断裂	41
准解理断裂	5
脆性断裂	3
未断裂	1

在扫描电子显微镜下使用 50 倍、100 倍、500 倍、2 000 倍逐级放大观察,以判断裂纹类型以及追溯裂纹原因(见图 12.18～图 12.20)。

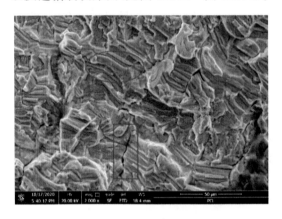

图 12.18　疲劳断裂断口
(圆圈指疲劳条纹,方框指二次裂纹)

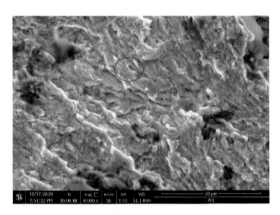

图 12.19　准解理断裂断口(圆圈指韧窝)

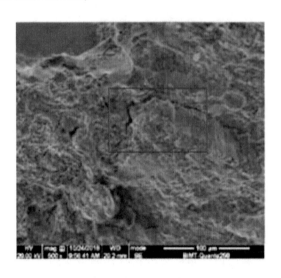

图 12.20　脆性断裂断口(方框为二次裂纹)

扫描电子显微镜观察完毕后,对断口进行 EDS 能谱分析,获得断口化学元素的检测结果,根据检出元素的种类,可以判断接骨板的组成成分,同时根据元素组成可以判断是否有腐蚀发生,这些分析也有助于判断接骨板断裂的类型(见图 12.21)。

对于植介入医疗器械的主要材料(金属、聚合物、陶瓷),在第Ⅱ阶段研究需记录的内容如下。

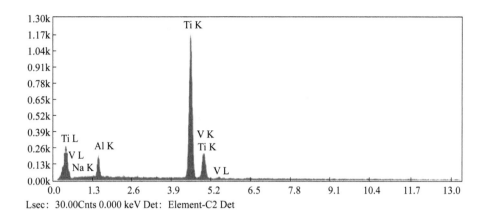

图 12.21　接骨板 EDS 谱图

对于金属植介入医疗器械的第Ⅱ阶段研究,可记录该器械的①磨损(包括黏着磨损、摩擦磨损、磨损和腐蚀、磨损和降解、磨损和疲劳、多组件间磨损)、②腐蚀(包括均匀腐蚀、点蚀、缝隙腐蚀、电化学腐蚀、摩擦腐蚀、应力腐蚀以及其他类型的腐蚀)、③机械失效(包括静态过载造成塑性变形、剪切、弯曲、扭转、冲击、疲劳、腐蚀-疲劳、应力-腐蚀以及其他形式失效)。

对于聚合物植介入医疗器械的第Ⅱ阶段研究,可记录该器械的①磨损(包括黏着磨损、摩擦磨损、磨损和分层、磨损和降解、磨损和疲劳、多组件间磨损以及其他磨损特征)、②损伤(包括变色或染色、物质转移、开裂、点状缺陷、划痕、组织附着、分层以及其他特征)、③机械损坏或失效(包括过载、剪切、弯曲、扭转、冲击、疲劳、蠕变、应力开裂以及其他形式损坏或失效)。

对于陶瓷植介入医疗器械的第Ⅱ阶段研究,可记录该器械的①磨损(包括黏着磨损、摩擦磨损、磨损和分层、磨损和降解、磨损和疲劳、多组件间磨损以及其他磨损特征)、②损伤(包括开裂或微裂纹、损坏、溶解)、③机械损坏或失效(包括静态过载、剪切、弯曲、扭转、冲击、疲劳、联合疲劳、应力开裂、损坏和开裂以及其他形式损坏或失效)。

12.2.4　植介入医疗器械材料分析

若仍需进一步研究评价植介入医疗器械的性能,则需在第Ⅰ阶段与第Ⅱ阶段研究的基础上进行第Ⅲ阶段研究。此阶段研究的目的为确定构成取出植介入医疗器械材料的物理性能、化学成分及特性。此阶段的研究方法大部分具有破坏性,会破坏取出植介入医疗器械的结构,故一般不进行全检验项目研究,采取适宜的方法确定所需研究的理化性能即可。前文提到植介入医疗器械材料可分为金属、聚合物、陶瓷三种类型。对于金属的成分分析一般采用 X 射线衍射分析、X 射线荧光分析、原子吸收光谱分析等方法。对于聚合物的分析一般采用差热分析法、凝胶渗透色谱法或其他适用的分子量测试方法。红外分析法以及其他光谱分析技术可用于进一步表征植入物材料。对于陶瓷材料的分析一般采用 X 射线荧光分析和 EDS 分析及精确定量分析技术,如原子吸收光谱和分光光度分析。X 射线衍射技术可以测定陶瓷材料的结晶度和原子结构。

对于金属材料化学成分的检测分析,可参考相应国家标准中对金属植介入医疗器械各化学成分含量的规定,若检测结果中化学成分不符合国标要求,可初步定性为工艺缺陷导致的失效。另外,表面维氏硬度是表征力学性能的常用指标,可对金属植介入医疗器械进行硬度检测。参考 GB/T 4340.1—2024《金属材料维氏硬度试验 第 1 部分:试验方法》[10],将样品使用树脂进行包埋,使用 100 目①、500 目、1 000 目、2 000 目的砂纸逐级进行打磨,然后使用金刚石抛光膏在磨抛机上进行抛光,直至表面形成无划痕的光亮镜面,使用无水乙醇进行清洗。抛光完成后可进行维氏硬度的检测,操作流程如下:①将维氏硬度计通过连接线与计算机相连;②打开显微硬度计开关;③打开计算机桌面 HMV-G 软件;④设置基本条件,设置载荷为 HV0.5(4.903 N),保持时间为 10 s;⑤放置样品;⑥调焦,直至界面观察界面清晰;⑦单击屏幕左下角绿色"试验"按钮,开始试验;⑧调整红色方框至包含整个凹陷区域,单击左下角"读取"按钮,记录数据;⑨调整样品位置,重复试验 10 次,结果取平均值;⑩关闭软件与仪器,取走样品。

硬度检测结果可与植介入医疗器械相关国家或行业标准比较后进行评价。以金属接骨板为例,YY 0017—2016《骨接合植入物金属接骨板》[11]中规定,接骨板的硬度应符合表 12.4 所示的要求。

表 12.4 金属接骨板硬度

材料	硬度/HV10
不锈钢	≥210
钛合金	≥260
纯钛	≥150

金相分析通常是用于分析金属材料的组织结构,评判制造工艺和探究缺陷的分析方法。通过金相分析的方法,研究物体表面及内部缺陷,有助于找到失效的原因,从而指导材料制造生产工艺的改善和验证。想要在金相显微镜下观察到样品的显微组织必须进行金相腐蚀,金相腐蚀的方法有很多,主要包括化学腐蚀、电解腐蚀和恒电位腐蚀等,其中化学腐蚀需要配置腐蚀液。样品腐蚀完毕后,迅速进行显微组织观察,拍照保存用于后续计算晶粒度,并与国标进行对比。

GB/T 6394—2017《金属平均晶粒度测定方法》[12]中定义的晶粒度测定方法如式(12.1)所示。

$$N_{100} = 2^{G-1} \tag{12.1}$$

式中,N_{100} 为 100 倍下 645.16 mm² 的晶粒个数;G 为晶粒度。

根据拍摄的金相组织图片(见图 12.22),数出规定面积下晶粒的个数,代入式(12.1)计算晶粒度。晶粒度对晶体的力学性能影响很大,特别是屈服极限。研究发现,晶粒度越大,即晶粒越细时,晶界滑移越困难,物体的屈服极限也越大。因此计算晶粒度对于判断金属植介入医疗器械失效类型十分重要。

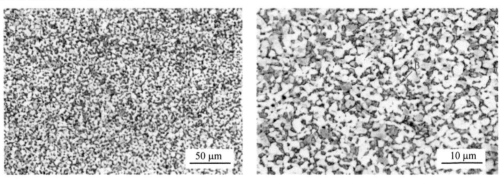

图 12.22 接骨板的金相组织

---

① 是衡量颗粒大小的单位,指每英寸长度上筛孔的数目。

最后,对于金属植介入医疗器械的第Ⅲ阶段研究,可记录该器械的①材料类型(化学成分)、②显微组织和缺陷(包括晶粒度、夹杂物含量、晶界组成、状态(再结晶、冷加工、锻造等)、显微孔隙率(%)以及其他特征)、③力学性能(包括硬度(需指明方法和位置)、密度、拉伸测试结果(指明试样尺寸,取样方向及标距长度)、抗拉强度、0.2%屈服强度、断后伸长率(%)、断面收缩率(%)、弯曲测试,以及其他类型的测试结果)、④涂层(包括涂层材料、涂层状态、涂层缺失率估计值、测定的剪切强度、测定的拉伸强度)。

对于聚合物植介入医疗器械的第Ⅲ阶段研究,可记录该器械的①材料类型(成分表征)、②显微组织和缺陷(包括夹杂物、不均匀性描述、显微孔隙率(%)、其他缺陷及其他特性)、③力学性能(包括硬度、密度、拉伸强度、断裂伸长率(%)、撕裂强度、弯曲强度(或模量)、剪切强度、压缩强度及其他类型的测试结果)、④物理化学特性(包括分子量、密度、器械中脂质含量、热性能研究、动态力学测试结果、红外光谱法结果、磁共振结果及其他分析结果)、⑤涂层(包括涂层材料、涂层状态、涂层缺失率估计值、剪切强度的测定结果、拉伸强度的测定结果)。

对于陶瓷植介入医疗器械的第Ⅲ阶段研究,可记录该器械的①材料类型(化学成分)、②显微组织和缺陷(包括晶粒度、夹杂物含量、晶界组分、均匀性、不同相、微观孔隙率(%)、内部开裂(单裂纹、多裂纹、裂纹源、晶界裂纹)、其他缺陷及其他特性)、③力学性能(包括硬度、密度、开孔率、闭孔率、拉伸测试结果、弯曲强度、压缩强度、弯曲测试及其他类型的测试结果)、④涂层(包括涂层材料、涂层状态、涂层缺失率估计值、剪切强度、拉伸强度)。

总之,遵照规范的植介入医疗器械取出、处理与分析方法,可以加深对临床植介入医疗器械性能及安全性的认识,增进对器械与人体相互作用的理解,从而促进生物相容性更佳的植介入医疗器械的研发,提高植介入医疗器械的使用寿命,有效地促进高端植介入医疗器械的发展。

参考文献

[1] CAMPBELL P, DE SMET K. Case studies of femoral neck fractures in hip resurfacing [M]// The hip resurfacing handbook. Cambridge: Woodhead Publishing Ltd,2013.

[2] 全国外科植入物和矫形器械标准化技术委员会.外科植入物的取出与分析 第1部分:取出与处理:GB/T 25440.1—2021[S].北京:中国标准出版社,2021.

[3] 全国外科植入物和矫形器械标准化技术委员会.外科植入物的取出与分析 第2部分:取出外科植入物的分析:GB/T 25440.2—2021[S].北京:中国标准出版社,2021.

[4] JONES L C, HUNGERFORD M W, KHANUJA H S, et al. Orthopaedic implant retrieval: an interdisciplinary approach[J]. Journal of Histotechnology, 2013, 29(4): 277-285.

[5] GHADRINEJAD K, DAY C W, MILIMONFARED R, et al. Fretting wear and corrosion-related risk factors in total hip replacement: a literature review on implant retrieval studies and national joint replacement registry reports[J]. Prosthesis,2023,5(3):774-791.

[6] CAMPBELL P, DE SMET K. Case studies of suspected metal allergy in hip resurfacing [M]// The hip resurfacing handbook. Cambridge: Woodhead Publishing Ltd,2013.

［7］ ZHANG N Z，LIU BL，LUAN Y C，et al. Failure analysis of a locking compression plate with asymmetric holes and poly-axial screws［J］. J Mech Behav Biomed Mater，2023,138:105645.

［8］国家食品药品监督管理局. 关于印发医疗器械生物学评价和审查指南的通知［Z］. 2007：345 号.

［9］郑照县. 股骨骨折内固定金属接骨板的生物力学性能研究［D］. 成都:西南交通大学，2017.

［10］全国钢标准化技术委员会. 金属材料维氏硬度试验第 1 部分:试验方法:GB/T 4340.1—2009［S］. 北京:中国标准出版社,2009.

［11］全国外科植入物和矫形器械标准化委员会. 骨接合植入物金属接骨板:YY 0017—2016［S］. 北京:中国标准出版社,2016.

［12］全国钢标准化技术委员会. 金属平均晶粒度测定方法:GB/T 6394—2017［S］. 北京:中国标准出版社,2017.

第 13 章　植介入医疗器械发展前沿

随着现代技术的创新发展,植介入医疗器械新品种和类型在不断更新发展,当前技术水平下 IMD 正朝着可降解、组织工程化、智能化、系统化方向发展。随着生物医学技术与现代工程技术的深入融合,未来将会出现更多创新型 IMD,在临床应用上创造更大价值。本章将系统介绍 IMD 相关的前沿研究,包括可降解与组织工程化、新模式、智能化、现代化四大主题,覆盖心血管介入、神经介入、肿瘤介入等临床场景,介绍可降解血管支架、生物瓣膜、心脏起搏器、消融治疗技术、内窥镜技术等前沿研究。

13.1　植介入医疗器械智能化

随着智能化生物材料的发展,植介入医疗器械也在原有的力学支撑等单一功能基础上,发展出具有可吸收、可降解、可组织工程化、形状记忆等功能。这些附加功能不仅可保障原有医疗器械基础功能的实现,还可在面对复杂的生理调节时,进一步发挥材料的多种优势。本节内容主要从生物材料的智能化发展角度出发,阐述植介入医疗器械的前沿进展。

13.1.1　可吸收降解的植介入医疗器械

目前在科学研究和临床应用中最为常见的可吸收材料大致分为可吸收降解聚合物以及可吸收降解金属。传统植介入医疗器械多使用生物惰性材料,行使连接、固定、替代作用,在此过程中本身不会变化,如缝合组织使用的尼龙线及骨折固定时使用的钛板等。惰性材料植入后会滞留人体内,成为异物,可能会引起一些不良后果。可降解材料在人体内经过一段时间可逐渐被吸收(见图 13.1),从降解机制上主要分为以下内容。

① 水解:材料与水分子相互作用,化学键断裂,小分子链不断脱落,聚酯类、聚酰胺类以此种方式降解,它们的主链酯键不断水解断裂,分子量降低。

② 氧化降解:材料进入体内引发炎症,炎症细胞产生氧化剂扩散到植入物内部进行降解,如心脏起搏器导线材料聚氨酯。

③ 酶解:体内产生的一些酶以此方式对胶原蛋白、聚多糖、聚羟基脂肪酸酯及合成蛋白类等材料进行降解。

④ 物理降解:外力作用下植入物的摩擦引起的降解,降解产物最终溶解于周围液体后被排出体外。高分子材料降解速度与其分子结构如结晶度、分子量、孔隙率、单体的浓度及植入部位情况有关。

可吸收降解材料用于人体需要满足严格的条件:良好的生物相容性,确定的降解时间,力学性能能满足植入部位的需要,无遗传毒性、致癌性和生殖毒性,无刺激性和致敏性,易于加工、便于消毒灭菌等。目前可吸收植介入医疗器械已在临床中得到较为广泛应用,以下将逐一介绍各领域前沿研究的情况。

1. 心血管可吸收植介入物

血管支架由经皮腔内血管成形术（percutaneous transluminal angioplasty，PTA）发展而来，在病变段血管内置入永久性或临时性管状支撑架构，起到支撑狭窄血管、恢复血流灌注以及保护血管壁结构等作用，从而使血管维持正常生理功能。1969 年，Dotter 在犬的腘动脉成功置入了一枚金属螺旋状弹簧，开创了使用血管支架技术的先河。然而受当时 PTA 技术迅猛发展的影响，直到 20 世纪 80 年代，面对 PTA 较高的病变失败率时，该实验才得以引起科研人员的关注，此后血管支架逐渐成为血管介入治疗的重要器械。血管支架技术发展可分为三个阶段，即金属裸支架、药物洗脱支架、生物可吸收支架。可吸收支架与不可吸收支架的对比如图 13.1 所示。

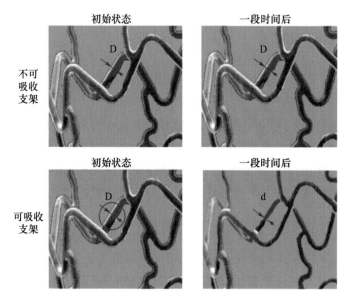

图 13.1　可吸收支架与不可吸收支架对比

（1）Mg 合金支架

Mg 合金支架作为生物可吸收支架材料具有多种优势，如良好的生物相容性和在人体内的生物可吸收性，但在生理环境中也会出现降解速度过快以及降解不均匀现象。镁合金在含卤化物离子的水环境中耐蚀性较差，因此 Mg 合金支架在这种介质中会因为过量产氢而失效，形成气斑腔以及使植入体附近的 pH 值增加。Mg 合金支架的另一个问题是降解过程中 Mg^{2+} 的释放会导致炎症和不良反应，低浓度 Mg^{2+}（<10 mmol/L）可增加细胞活力，提高细胞增殖率、细胞迁移率，促进细胞黏附、细胞扩散和肌动蛋白表达，但在高浓度（$40\sim60$ mmol/L）Mg^{2+} 环境中可观察到凝血和炎症出现，血管平滑肌细胞增殖被抑制。

目前研究主要集中在使用不同的合金元素创建一个可控的 Mg 合金支架降解剖面，开发表面涂层或表面处理，以及调整支架几何形状等。研究表明，Mg 与 Zn、Ca 以及铈（Ce）、镧（La）或钕（Ne）等稀土元素的合金化显著影响 Mg 的降解速率和行为。表 13.1 所示为与不同 Mg 合金支架性能相关的研究结果。

表 13.1　不同 Mg 合金支架的研究结果

Mg 合金成分	特性
Mg-Zn(最高为 3%)	Mg-Zn 合金表面吸附亲和力随 Zn 浓度的增加而提高
Mg-Y(1%) Mg-Nd(1%)	与清洁级 Mg(0001)表面相比,多肽的吸附作用略有减弱
Mg(3.5%或 6.5%)-Li(0.5%,2%或 4%)-Zn	具有良好的力学性能、降解性能、细胞相容性和血液相容性,更高的屈服强度、极限强度和延伸率(是纯锌的两倍)和良好的耐腐蚀性能,同时不失去人脐内皮细胞和人主动脉血管平滑肌细胞的活力
Mg-Al 合金 AZ61	锌对应力腐蚀开裂非常敏感,而铝具有很高的延展性,对应力腐蚀开裂的敏感性有限
MgZnYNd(Arg-PEUU 涂层)	具有良好的腐蚀阻碍特性、血液相容性、细胞相容性
Mg 支架(phyticacid (PA)涂层)	能够有效控制腐蚀速率,生物功能效果好,血液相容性好,可抑制血小板黏附,在促进内皮细胞生长方面优于裸 Mg 支架,表面超亲水(接触角非常接近于零)。与未包覆的样品相比,浸泡 5~10 天的氢气析出量呈指数级增长

(2) Zn 合金支架

在人体生理环境中,Zn 是一种重要的寡聚元素,在细胞中发挥重要的催化、结构和调节作用,目前的研究表明大多数组织对 Zn 具有良好的耐受性,但 Zn 作为支架材料时的腐蚀现象、毒性和生物相容性尚不清晰。Zn 合金支架作为植入物在生物体内会发生一些腐蚀现象,ZnO、$ZnCO_3$、$Zn_3(PO_4)_2$ 是周围腐蚀物的主要组成成分。表 13.2 所示为不同 Zn 合金支架的研究结果。

表 13.2　不同 Zn 合金支架的研究结果

Zn 合金成分	特性
纯 Zn	支架可保持机械完整性,植入兔腹主动脉后未见严重炎症、血小板聚集、血栓形成及内膜增生。6 个月后机械完整性良好。植入 12 个月后,支架降解体积为(41.75±29.72)%
Zn-Mg(1%)与 Zn-Mg(1%)-Ca(0.5%)	良好的生物可降解植入体候选物
Zn-Li 合金	极限抗拉强度由小于 120 MPa(纯锌)提高至大于 560 MPa。通过模拟体液浸泡试验进行体外腐蚀评估,结果显示,与纯 Zn 相比,Zn-Li 合金具有更强的抗腐蚀能力,含 4%Li 的样品效果最好
Zn-3Cu-x($x=0,0.5$)Fe(1%)合金	Zn-3Cu-xFe 合金的力学性能和体外行为比 Zn-3Cu 合金更好,因此更适合作为生物降解材料的候选材料
Zn-Al(最高为 5.5%)合金	重要力学特性:屈服强度为 190~240 MPa,极限抗拉强度为 220~300 MPa,伸长率为 15%~30%,弹性范围为 0.19%~0.27%。植入后,可观察到 Zn-Al 合金的晶间腐蚀和与腐蚀相关的裂纹,无坏死痕迹,但有慢性和急性炎症指征

2. 骨科可吸收植介入物

近年来,随着增材制造技术的发展,生物材料显示出作为药物洗脱植入物的巨大潜力。自

1970年被首次初步报告以来,生物可降解聚合物已被证明是优良的骨植入材料。随着时间的推移,它们在植入和再吸收部位提供所需的机械支持,可将负载转移到新形成的组织,避免了为取出硬体而进行翻修手术的情况发生。生物聚合物有各种各样的形式,可以很容易地被塑造成任何复杂的几何形状。目前,许多骨性固定设备,包括螺钉、销、板和棒都是利用生物聚合物商业化生产的,并被用于各种牙科和骨科用途(见图13.2)。由于这些聚合物可吸收,它们也可以作为局部药物输送的药物载体。3D打印技术提供了更强的可定制性、更快的制造速度和更高的准确性。由于这些优势以及3D打印设备可使用生物聚合物作为原材料,该技术在医疗和制药领域的使用已经大大增加。在过去的十年中,通过3D打印技术,根据患者的需求制造植入体、生物医学设备和假体已成为可能。

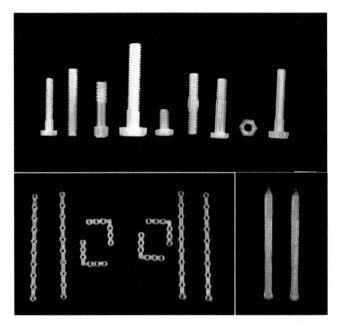

图13.2 3D打印PLA骨钉及其配件

13.1.2 植介入医疗器械组织工程化技术

组织工程学是通过将细胞生物学和材料学结合,从而开发出恢复、修护、改善组织功能的生物替代物的新兴学科。基本原理是通过从机体获取少量活体组织细胞,并进行体外培养扩增,与植介入生物材料结合形成细胞-材料复合物,再植入机体或器官病损位置。通过这种策略制备的植介入医疗器械具有良好的自组织能力,能形成结构和功能都与天然组织相似的生物组织,使受损组织或器官重获新生。目前,关于组织工程化的植介入医疗器械的研究已在心血管系统、肌骨系统等临床多个领域开展,组织工程化技术在器官修复和治疗等方面具有潜在巨大的应用前景。

1. 心血管组织工程化

随着几十年的探索性研究和进展,组织工程化血管(tissue engineering vascular graft,TEVG)领域发展迅速,已经达到临床评价水平。在临床应用中,TEVG应在移植后能够刺激移植部位的血管生成,具有足够的力学性能,不引起血栓或患者的免疫反应等,其中与血液接触面的相容性是研究的重点。植入的组织工程血管必须有足够的张力和顺应性,最为常见的血管组织工程策略包括在生物材料基质中植入内皮细胞、脱细胞组织/器官再内皮化等,近年来立体光刻、增材制造、微流体等微加工技术在体内外血管组织工程中的应用都取得了良好的效果。以下将逐一介绍在组织工程血管关键环节的前沿研究进展。

（1）血管支架材料研究

从材料角度,胶原蛋白、纤维蛋白等天然材料是组织工程微血管的常用材料。特别是纤维蛋白,由于其天然的血管生成特性而被广泛应用,其他天然材料包括右旋糖酐、琼脂糖、透明质酸和明胶。非血栓形成性也是一项重要的特性,任何具有该特性的材料都可能成为组织工程血管的理想材料。用于组织工程血管的合成聚合物包括聚己内酯、左旋聚乳酸、聚乙醇酸及其混合物。当使用这些材料时,得到的接枝的机械强度不仅取决于材料的初始力学性能,还取决于由种子细胞沉积的新的细胞外基质蛋白。表 13.3 所示为用于组织工程血管的常见材料、细胞和制造方法。

表 13.3　组织工程血管的常见材料、细胞和制造方法

材料	制作方法	细胞选择
PCL	静电纺丝-使用纺丝对电极	自体 BM-MNC(bone marrow mononuclear cell)
PCL-PGA	细胞同心包裹的聚合物薄片	成纤维细胞,内皮细胞(epithelium cell,EC)和 SMC(smooth muscle cell)
PLLA-PGA	编制网	无
PCL/PLA	快速成形,盐浸,浸涂	无
PEUU	静电纺丝,热诱导相分离	肌源性干细胞
纤维蛋白	滚动	SMC,皮肤成纤维细胞,血管 SMC,BM-SM 祖细胞,EC

（2）种子细胞研究

血管组织工程的成功与否,关键在于血管内皮的发育和功能是否完善。在选择血管形成的内皮细胞系时,其特性十分重要,如单个细胞类型的生物学特性、与血管移植物材料的相互作用、制造技术的效果等。可作为种子细胞的细胞主要有内皮祖细胞(endothelial progenitor cell,EPC)、血管平滑肌细胞(vascular smooth muscle cell,VSMC)、周细胞和干细胞,这些细胞来自不同的来源(见图 13.3),并在脉管系统的发展和维护中发挥特定的作用。

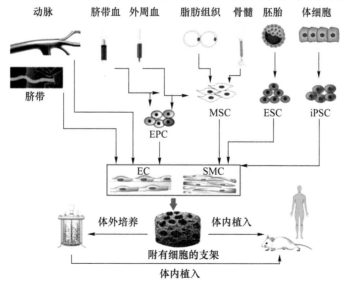

图 13.3　种子细胞路线图[3]

EPC 是一种未特化但已确定分化方向的血管细胞,由于其能在体外和体内重现胚胎血管发生过程,已成为研究的热点,但 EPC 因来源稀缺,难以大规模推广应用。此外,在组织工程构建中需要增殖细胞来形成血管内衬,但 EPC 在增殖后会发生表面标志物表达的变化从而失去功能和器官的特异性特征,这与使用 EPC 再现目标组织或器官的结构功能的目的相冲突。

血管平滑肌细胞存在于除毛细血管外的所有血管周围。它们沿周向收缩,以调节全身的血液运输。周细胞是维持毛细血管基底膜的细胞,并根据器官的不同对内皮细胞起支持作用。一般来说,它们可介导旁分泌信号、止血和维持血管稳定。干细胞技术的进步有希望使成体干细胞和诱导干细胞成为自体血管细胞的替代品。

(3)构建方式

早期人工血管的构建方式之一是使用 Sparks'Mandrel 结构,通过皮下植入直径为 5.1 mm 的心轴,由松散编织的合成聚合物聚对苯二甲酸乙二醇酯(涤纶)覆盖在患者体内,以产生由纤维组织制成的自体导管。这种方式构建的人工血管会导致血栓和动脉瘤等问题。其他开发小直径血管的方式包括将含成纤维细胞的纤维蛋白水凝胶注入管状模子形成富含基质的移植物,然后脱细胞以去除细胞成分和相关抗原。近年来,增材制造技术的进步使制造直血管甚至高分支管状网络血管成为可能。两种不同组织工程化的血管构建如图 13.4 所示。目前构建方式大致有以下两种:自下而上的构建以及自上而下的构建。

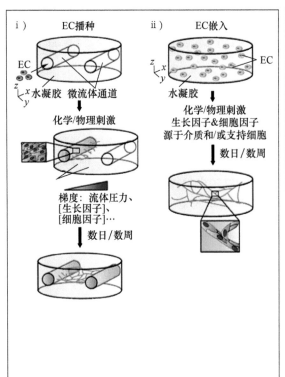
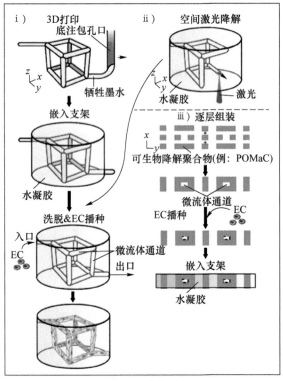

(a)自下而上   (b)自上而下

图 13.4　两种不同组织工程化的血管构建[3]

自下而上的构建方式类似伤口愈合的过程,其中 EC 或 EPC 起到促进新血管生成的重要作用。早期研究人员通过使用人脐静脉内皮细胞(human umbilical vein endothelial cell, HUVEC)和间充质细胞嵌入胶原基质,创造了含毛细血管网络的内皮细胞组织,也有学者使用 HUVEC 和成纤维细胞创造了相似的血管网络。另一些研究尝试使用流体剪切应力和化学梯度在体外诱导血管生成发芽,如使用包括 VEGF、弗波 12 -肉豆酸 13 -醋酸酯(PMA)、鞘氨醇-1-磷酸(S1P)和单核细胞趋化蛋白-1(MCP-1)等血管生成因子的混合物。

在自上而下的设计方法中,血管的结构和几何形状是预先设计和制造的,最后再引入细胞,使用 3D 生物打印技术是其中一种重要的发展趋势。例如,一些学者使用流体动力成形装置,在甲基丙烯酸明胶、PEG、胶原蛋白、纤维连接蛋白和透明质酸的基质中与 HUVEC、SMC 和血管周细胞的组合中直接制备 125 μm 血管。报道中也有研究人员通过使用热生物打印机创建了一个由蔗糖、葡萄糖和右旋糖酐制成的牺牲晶格,并将其嵌入水凝胶(由纤维蛋白、海藻酸盐、琼脂糖、基质或基于 PEG 的凝胶制成),当牺牲晶格被移除后,直径小于 150 μm 的孔道可以被 HUVEC 灌注,形成合流的血管壁。

2. 肌腱组织工程化

近年来,组织工程和再生医学这一新兴领域越来越多地被用于设计肌腱组织修复策略,肌腱组织工程化代表了一种更有前途的方法,如图 13.5 所示,通过跨学科的工程策略,使用细胞、生物材料、生长因子或它们的组合,引导更复杂的愈合反应,刺激人体自身的修复系统产生新生组织。组织工程正朝着生产功能性体外组织的方向发展,通过使用可植入损伤部位的生物反应支架,促进在原位形成新生组织。肌腱组织工程通常使用一个支架作为临时结构来支撑初始组织的生长,该支架可以通过促进细胞增殖、促进基质生成以及将基质组织成功能性肌腱组织来促进肌腱形成。此外,通过细胞杂交、表面修饰、生长因子治疗、力学刺激和接触引导等方法可以进一步促进肌腱形成。因此,肌腱组织工程的热点研究主要包括种子细胞、支架材料以及诱导种子细胞腱向分化的理化刺激等。

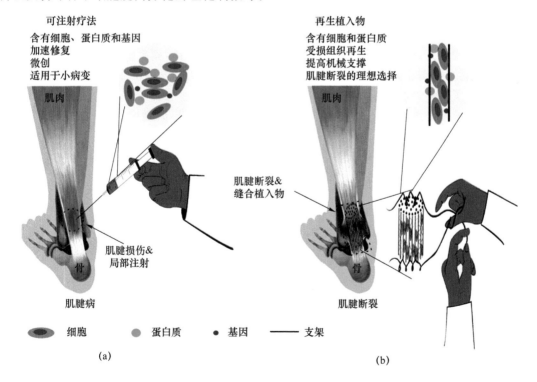

图 13.5 肌腱组织工程策略

（1）支架材料研究

1）天然生物材料

肌腱的组成和结构主要由 I 型胶原驱动,因此大多数研究都集中在胶原蛋白单独或与其他分子,如蛋白多糖的混合作用。人们研究了不同的方法来制造理想的胶原基支架,如海绵、挤压胶原纤维、静电纺丝取向排列的胶原蛋白,但均存在胶原的降解速率过快、成本高、力学性能差等问题。与凝血酶交联并含有骨髓基质细胞的纤维蛋白基质最初显示出良好的效果,但与胶原基质一样,它们仍不能达到理想的力学性能要求。

2）人工合成材料

由于具有可调控和可再生的力学和化学性能,合成聚合物已被广泛用于肌腱损伤修复。聚己内酯、聚乳酸、聚 L－丙交酯–己内酯(PLCL)、聚乳酸羟基乙酸、聚乙醇酸等聚酯已经被有效地用于制备机械强度高、可生物降解的肌腱组织工程支架,它们的优缺点如表 13.4 所示。

表 13.4　常见生物支架材料

合成生物材料	优势	劣势
PLLA	降解速度慢(10 个月至 4 年);细胞黏附性优于 PGA 或 PLGA;容易制造	酸性降解
PCL	FDA 批准材料;容易制造	降解速率非常慢
PGA	FDA 批准材料;容易制造	酸性降解;缺乏信号分子
PLGA	可通过改变聚乳酸与 PGA 的比例调控降解速率;容易制造	酸性降解
PLCL	可通过改变聚乳酸与 PCL 的比例来调整性能;良好的生物相容性和力学性能;容易制造	肌腱再生弹性过大

3）复合材料

单一使用天然材料或人工合成材料都有明显的缺陷,而复合材料结合了两者的优势,使材料综合性能得到提升。通常,生物化合物倾向于充当细胞的载体,刺激细胞在支架上的增殖和迁移,而合成化合物则为结构提供了达到肌腱固有组织附近力学性能所需的刚度。例如,一些研究人员生产了一种涂有能够释放生物活性碱性成纤维细胞生长因子(bFGF)电纺 PLGA 纤维的脱胶针织丝微纤维混合复合支架(见图 13.6),并对其在韧带/肌腱中的应用进行了体外评价。兔骨髓间充质干细胞在 PLGA 纤维和丝微纤维上具有良好的生存能力,bFGF 的释放刺激了细胞增殖,韧带/肌腱特异性细胞外基质蛋白基因的表达促进了胶原蛋白的生成,从而提高了支架的力学性能。

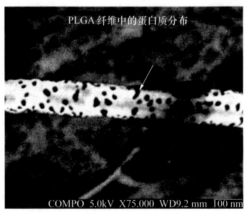

图 13.6　搭载 bFGF 的 PLGA 支架

（2）种子细胞研究

组织工程方法修复和再生的一个关键因素是可用的、合适的种子细胞。种子细胞的存在至关重要，特别是它们具有增殖潜能和传导细胞间信号、产生生物分子和形成细胞外基质等功能。多种类型的细胞被植入支架用于肌腱组织工程，主要有间充质干细胞、胚胎干细胞（ESC）、成纤维细胞和诱导的多能干细胞（IPS）等。

1）间充质干细胞

间充质干细胞是一种多能干细胞，可以分化成多种间充质组织谱系，易于从骨髓等来源获得，其在肌腱/韧带修复中的应用已被广泛讨论。有相关学者将未分化的骨髓间充质干细胞（BMSC）植入胶原凝胶或收缩的胶原基质中，以填补兔跟腱的缺损。虽然 BMSC 在进行肌腱/韧带修复中应用潜力较大，但仍存在控制肌腱/韧带分化、标准培养条件、最佳细胞播种密度、异位骨形成等问题。

2）成纤维细胞

成纤维细胞是结缔组织中最常见的细胞，由胚胎时期的间充质细胞分化而来。早期相关研究者通过在聚乙醇酸纤维上播种肌腱细胞并将其皮下植入裸鼠的方式来构建新肌腱组织，这表明成体肌腱成纤维细胞在合适的条件下可以通过重建胚胎状态来重建肌腱形态。然而，由于肌腱是相对低细胞密度组织，在有限的供体来源中很难获得大量成纤维细胞，此外，成纤维细胞是终末分化的，并且寿命有限，这些缺点限制了它们在肌腱组织工程中的临床应用。

3）胚胎干细胞

ESC 通常可从囊胚的内部细胞群中分离出，具有自我更新和多能性的特点，由于 ESC 具有无限传代和分化为来自三个胚层的所有组织的能力，因此它作为组织工程的种子细胞具有很大的前景。由于缺乏将 ESC 分化为肌腱谱系的研究，ESC 在肌腱/韧带修复方面还没有得到广泛研究。

（3）肌腱组织工程发展趋势

1）模拟天然组织的细胞外基质分子的功能。作为天然细胞外基质成分的纤连蛋白和其他糖蛋白的黏连结构域中含有精氨酸-甘氨酸-天冬氨酸（RGD）序列，可介导细胞黏连及游走，促进血管形成和神经末端再生，同时 RGD 序列与细胞表面整联蛋白结合可激活许多信号途径使基质的力学信号传至细胞内部，从而有效调控细胞基因表达。

2）包埋或连接细胞激活因子。在人工植入材料中包埋或连接某些细胞激活因子，可使这些因子随着材料降解逐渐释放，激活细胞内基因的同步表达，如转录因子、细胞周期调节因子、信号传导分子及与 ECM 成分表达有关的蛋白分子等。

3）生长因子的控制释放。目前已发现多种与肌腱损伤修复有关的生长因子，如胰岛素样因子（IGF）、血管内皮生长因子、血小板衍生生长因子（PDGF）、碱性成纤维细胞生长因子、表皮生长因子（EGF）、转化生长因子 β（TGF - β）等，在正常组织中这些生长因子均是 ECM 的组成物，可促进新生血管的形成并改善血供，直接或间接促进植入细胞的生长、增殖和分化。

4）基因转染。将能表达生长因子的质粒 DNA 负载在支架材料上，随着 DNA 的控制释放使相邻细胞转染而表达生长因子。

13.1.3 植入合金材料形状记忆化

自 20 世纪 30 年代瑞典学者奥兰德第一次发现特殊的金镉合金具有记忆特性以来，研究人员对这类形状记忆合金（SMA）开展了一系列的研究。20 世纪 60 年代末，这种合金的特性第一次被运用到了工业之中,并且效果良好;1969 年,美国将镍-钛形状记忆合金材料制成天线带上月球,推动了形状记忆合金在航空航天领域的发展;我国于 20 世纪 80 年代开始研制该类材料,虽然起步较晚,但截止到 2025 年,已经开展对镍钛基、铜基及铁基记忆材料的研究,并取得了初步的成就。形状记忆合金应用广泛,包括机械、医疗、机器人、航空航天及日常生活等多方面,形状记忆合金的应用极大促进了这些领域的发展。如图 13.7 所示,利用形状记忆合金材料的变形特点,植介入医疗器械可在体内实现按需形变,在牙箍、物理变形手套、腹腔镜抓夹等医疗场景中可发挥重要作用。

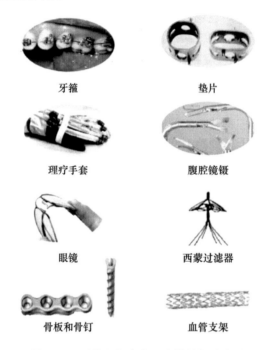

牙箍　　　　　　　　　　　垫片

理疗手套　　　　　　　　　腹腔镜镊

眼镜　　　　　　　　　　　西蒙过滤器

骨板和骨钉　　　　　　　　血管支架

图 13.7　形状记忆合金医疗器械领域应用

1. 形状记忆合金特性

（1）热诱导形状记忆效应

SMA 的形状记忆效应是由奥氏体相和马氏体相之间的相变导致的,该效应称为热诱导形状记忆效应(thermally-induced shape memory effect, TSME)。在温度诱导下,一些原子保持与晶格内相邻原子的相对位置不变。为确定相变温度范围,引入 A_f、A_s、M_s、M_f 分别表示奥氏体结束温度、奥氏体开始温度、马氏体开始温度、马氏体结束温度。奥氏体相在高温下具有较好的强度和较低的变形限度,相反马氏体相在低温时具有良好的变形和热力学性能。当变形的 SMA 被加热至温度大于 A_s 时,会发生从马氏体相到奥氏体相的相变,导致形状恢复到初始或记忆的奥氏体形状。这种现象被称为单向形状记忆效应(OWSME)。随着相变区(训练)的热-机械循环的重复,可以获得双向形状记忆效应(TWSME),使 SMA 可以同时记忆奥氏体和马氏体的形状。

（2）磁性形状记忆效应

除热诱导形状记忆效应以外,电磁场也能够触发 SMA 的变形效应,该效应称为磁性形状记忆效应(magnetic shape memory effect, MSME)。当不施加磁场时,孪晶马氏体的磁畴倾向于沿易磁化轴方向分布。当施加磁场时,磁畴会从初始易轴方向向施加磁场方向旋转。由于孪晶马氏体异体具有磁性各向异性,从易轴方向磁化到磁场方向所需的能量是不同的。与施加的磁场相比,具有有利磁化轴的变体可以以牺牲其他孪晶为代价生长,导致孪晶马氏体边界的运动和宏观形状的变化。随着磁场值的增加,孪晶马氏体将形成双孪晶,SMA 将由单一变体组成,即拉长态或收缩态。该特性可用于通过设计的磁场远程控制 SMA 生物医学设备。

（3）超弹性

SMA 在 A_s 和 M_d 之间具有(部分)超弹性(SE)或伪弹性(PE),即使温度在 M_d 以下仍有可能诱导塑变形,但高于 M_d 的温度会导致 SMA 在没有 SE/PE 的情况下表现出弹塑性行为。SE/PE 描述了 SMA 在外部机械载荷下表现出大量的假弹性变形,并在不需要任何热激活的情况下自发恢复初始记忆形状的能力。这一特性使 SMA 特别适合用于制作抗挤压支架或模拟天然软组织。SE/PE 的机理是应力诱导的软马氏体相自发恢复为硬奥氏体相,如图 13.8 所示。这种从奥氏体到孪晶马氏体的转变是由应力引起的热力学势驱动的,该热力学势被认为与温度等效。随着外部应力的消除,孪晶马氏体将反向转变为奥氏体,这在宏观上也表现为形状恢复。

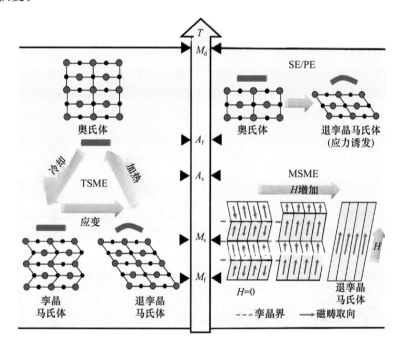

图 13.8　热诱导形状记忆效应、磁性形状记忆效应和超弹性/伪弹性的形成机制

2. 排尿膀胱应用场景

逼尿肌活动低下(detrusor underactivity,DU)是指逼尿肌收缩力量减弱和/或收缩时相缩短,导致膀胱排空时间延长和/或在正常时相内,不能完全膀胱排空的现象。现有学者设计了一种由形状记忆合金驱动器驱动的柔性 3D 打印植入装置,该装置可以通过物理收缩膀胱来恢复 DU 患者的自主控制膀胱。

正常情况下,膀胱壁的牵张受体感知膀胱的充盈,并通过盆腔神经的传入纤维向脊髓和脑干传递信号。脑干导水管周围灰质区和脑桥排尿中枢区域整合传入信号,在膀胱充血时,通过下行输入将信号传导到骶脊髓,刺激盆腔神经的自主传出纤维,启动排尿过程,使膀胱逼尿肌收缩,括约肌放松。

基于形状记忆合金的器件由三根 SMA 导线组成,导线两端用黄铜压接,粘在一个柔性马甲上。然后用硅胶管(silicone tube)覆盖 SMA 导线。图 13.9(a)所示为 5 mmSMA 线缠绕硅胶管拼装马甲的外观。对器件施加电压后,SMA 导线收缩,从而对马甲施加力,马甲的变形压缩了气球(代表膀胱),从而导致排尿。该器械由以下几部分构成。

（1）SMA 导线

直径为 200 μm，长度 L 为 5 mm、7 mm、9 mm 的 NiTi 合金 SMA 导线。

（2）马甲

球形马甲的内径为 1 cm，厚度为 1 mm，由三个环组成，由一个或两个锚连接在一起。马甲的大小是根据正常大鼠膀胱的大小设计的。环的宽度为 2 mm，以容纳黄铜卷边，它们之间的间隙为 1 mm。背心的顶部和底部是开放的，以及分开的环，简化了设备在膀胱上的应用。它还允许在驱动装置时监测膀胱的表面。图 13.9(b)所示为柔性背心的三种设计。在这些设计中，控制环变形的锚的位置发生了改变。第一种设计被命名为 Type 1，其中的环只通过一个锚连接在一起。这样就形成了两个大小相同的环段。第二种设计被命名为 Type 2，在相对的两侧放置两个锚，彼此之间的分离角为 104°。这样就形成了前后三个大小大致相同的环形部分。第三种设计被命名为 Type 3，环由两个相对的锚连接，分离角为 180°，材料为柔性橡胶材料。

（3）硅胶管

由于 SMA 线在施加电压后温度升高，因此需要一层保温层以减少对气球的传热。硅酮聚合物的低导热系数使其成为 SMA 导线的合适保温层。为此，SMA 丝的保温层选用了内径为 500 μm、外径为 965 μm 的医用级硅胶管。

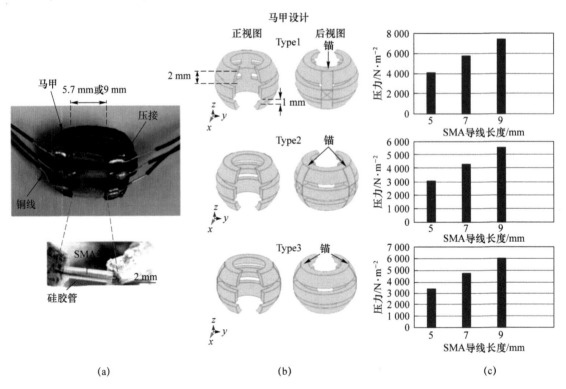

图 13.9　SMA 装置结构示意图

将实验装置加载于与小鼠膀胱大小相似的气球上，气球容量为 V，使用电源对装置施加电压，用一个去掉柱塞的注射器读取水的排空量 ΔV。三种马甲分别与 5 mm、7 mm、9 mm 导线进行集成，施加 25 s 的 3 V 电压，持续记录 $\Delta V/V$。如图 13.10 所示，增加 SMA 线的长度，可引起更大的收缩，对马甲施加更大的力，从而提高排水量。

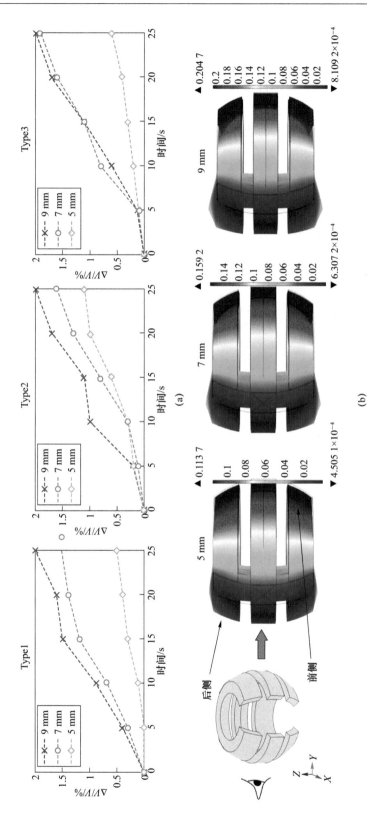

图 13.10　三种不同型号 SMA 装置的排尿效果

3. 口腔医学的应用场景

形状记忆合金在口腔医学中最为广泛的应用是作为正畸弓丝(见图 13.11),自从 1971 年 G. F. Andreasen 将镍钛弓丝用于临床正畸治疗开始,镍钛弓丝便扮演着重要角色。镍钛弓丝发展至今共经历了三个阶段:①第一代镍钛弓丝即普通型弓丝;②第二代超弹镍钛弓丝;③第三代热激活镍钛弓丝。其中第三代热激活镍钛弓丝便是以形状记忆合金为基础材料的新型口腔医学器械,在低温下发生塑性形变并固定成一种形状,当把它加热到某一临界温度以上时又可恢复初始形状。在目前临床治疗过程中,热激活镍钛弓丝因具有形状记忆功能以及良好的生物相容性而被广泛应用。

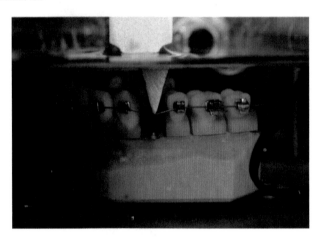

图 13.11 正畸弓丝示意图

13.1.4 可注入式植介入医疗器械

传统生物材料如金属、聚合物、复合材料、陶瓷等,在面临日益复杂的医疗挑战时可能无法达到令人满意的临床效果。作为替代材料,液态金属如镓(gallium)及其合金是近年新兴的新一代功能材料,具有高流动性、优良电导率、导热率、易于制造和低成本等优势。本节将介绍液态金属基本特性、液态金属在植介入式诊断治疗方面的代表性应用、液态金属未来发展前景等。

1. 液态金属基本特性

与传统金属相比,液态金属与低熔点合金提供了多种独特的生物材料优点,在介绍其在医疗领域的应用之前需充分了解其基本特性。以下将系统介绍液态金属生物材料的相关性能,包括热学特性、电学特性、流体特性、磁特性等。

(1) 热学特性

表 13.5 所示为水和几种典型金属的基本物理性质。其中镓的熔点较低,为 29.8 ℃。另外值得注意的是,镓基二元和三元合金的熔化温度比镓低得多,例如,共晶镓铟合金(EGaIn 合金)的典型成分为 Ga75.5 %和 In24.5 %(质量比),熔点为 15.5 ℃;GaInSn 合金的典型成分为 Ga67 %、In20.5 %和 Sn12.5 %,熔点为 13.5 ℃。

表 13.5 水和典型金属的基本物理性质

	熔点 ℃	密度 kg m^{-3}	热导率 W m^{-1}K^{-1}	电导率 Sm^{-1}	黏度 mPa s
水	0	1 000	0.6	$\leqslant 0.1 \times 10^{-3}$(25 ℃)	1.002(20 ℃)
汞	-38.87	13546(25℃)	8.34(25℃)	1.04×10^6	1.526(25 ℃)
银	962	10530(20℃)		6.3×10^7(20℃)	
镓	29.8	5907(50℃)	29.4(50℃)	2.2×10^6	1.75(29.8 ℃)
GaIn$_{20}$	16.0	6335	26.58(20℃)		
Ga$_{67}$In$_{20.5}$Sn$_{12.5}$	10.5	6360	16.5	3.1×10^6	
Bi$_{35}$In$_{48.6}$Sn$_{16}$Zn$_{0.4}$	58.3	7898	10.9(25℃)	7.3×10^6(25℃)	4.0(74 ℃)

（2）电学特性

金属不仅有优异的热学特性，且具有优良的电学特性。银的电导率可能是最高的，可达 6.3×10^7 S·m^{-1}。液态金属与低熔点合金也具有该项优异性能，Ga 的电导率为 2.2×10^6 S·m^{-1}，与电解质溶液相比具有更高电导率且电阻损失更小。

（3）流体特性

液态金属具有低熔点的优势，在体温附近可保持液相状态，如表 13.5 所示，Ga 在 29.8 ℃ 时的黏度与水在 20 ℃ 时的黏度相似。图 13.12(a)所示为水与 GaIn$_{24.5}$ 合金液滴的飞溅动力学。可观察到两者均可形成树冠状并存在其他类似的冲击行为。液态金属液滴表面形成氧化层后飞溅现象不明显。液态金属合金的黏度可以通过氧化程度来控制，74 ℃时 Bi$_{35}$In$_{48.6}$Sn$_{16}$Zn$_{0.4}$ 合金的黏度为 4.0 mPa·s，这种物质在体温下为固相状态。Bi$_{35}$In$_{48.6}$Sn$_{16}$Zn$_{0.4}$ 合金加热至熔化后，易于吸收入注射器，可证明低熔点金属具有良好的流动特性，如图 13.12(b)所示。

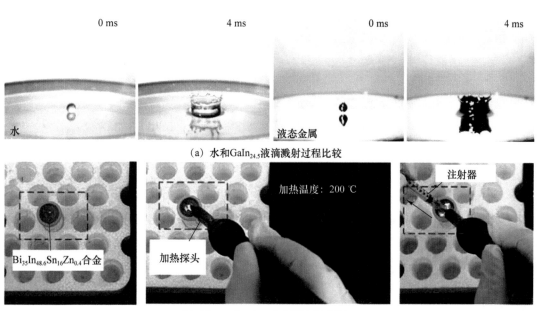

（a）水和GaIn$_{24.5}$液滴溅射过程比较

（b）Bi$_{35}$In$_{48.6}$Sn$_{16}$Zn$_{0.4}$合金柔性液固相变

图 13.12 液态金属的流体特性

（4）磁特性

一般液态金属和低熔点合金的成分中不包含磁性元素，即材料本身是非磁性的。然而液态金属在磁场作用下可以表现出独特的行为。有研究者在永磁体上的 NaOH 溶液中的一对同心环电极之间设置了镓铟锡合金，发现液态金属球围绕中心电极离心旋转的转速随着电压增大而增大，并受 NaOH 溶液影响。此外，磁场还能够限制 $GaIn_{10}$ 和铝组成的自充电机的运动（见图 13.13）。强磁场影响铝和 GaIn 合金反应产生的电荷，使直径小于 1 mm 的液态金属液滴受磁阱效应从磁体边界反弹。利用该特性，研究者能够控制液态金属在一定方向上运动。

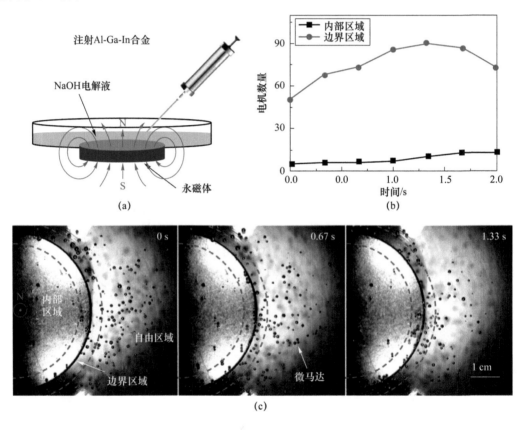

图 13.13　Al-Ga-In 电机受磁场驱动示意图[6]

2. 液态金属植介入肿瘤治疗

传统肿瘤治疗方法包括手术切除、化疗和放疗。这些方法已在临床上被广泛运用，然而效果依然不够理想，例如，手术切除术后复发率较高；化疗和放疗特异性较低，易破坏患者免疫系统等。NaK 合金是一种在 K 含量为 77.8％时熔点低至 −12.8 ℃ 的液态金属，这种液态金属可以作为肿瘤治疗的高效热消融剂。NaK 合金可以通过注射器直接进入目标组织，当液态 NaK 合金被送入目标部位时，NaK 与水的反应产生大量的热量，这种高温可导致小鼠肿瘤体内部完全坏死。

除消融术之外，液态金属还能以另一种更温和的方式用于肿瘤治疗。肿瘤的一个特点是周围有充足的血管提供氧气和营养，所以相当多研究集中于抑制血管生成，以阻断肿瘤的营养来源。有学者提出一种基于 Ga 和 $GaIn_{24.5}$ 合金的替代血管栓塞治疗方法。在这种策略中，液态金属可以直接注入并连续填充到血管和毛细血管中,由于黏度低,它可以流向血管分支。正常情况下,即使血管被部分闭塞(见图 13.14(b)),血管仍能将血液中的氧气和营养源源不断地输送到邻近组织,如肿瘤(见图 13.14(a))。而被液态金属可完全阻塞血管,切断血液供应,从而导致肿瘤消退(见图 13.14(c)~图 13.14(d))。此外,注射的液态金属在治疗结束后可以很好地被去除(见图 13.14(e))。

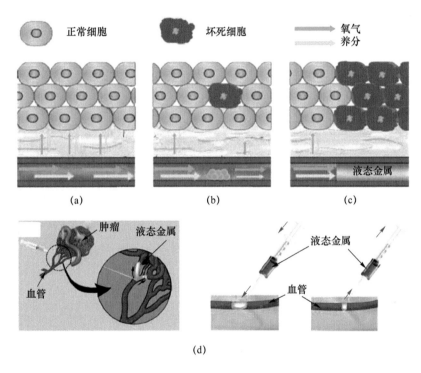

图 13.14　液态金属用于肿瘤血管栓塞治疗

3. 液态金属植介入生理监测

液态金属既可以单独注入活体,同时也能够与其他材料一起用作可注射复合医疗器械。有研究学者通过连续注入生物相容性包装材料和液态合金金属,构建了以 $Ga_{67}In_{20.5}Sn_{12.5}$ 合金与可降解明胶为基础的新型医疗器械。图 13.15(a)所示为这种生物电极的结构,相关研究学者根据这种设计在体外猪组织(见图 13.15(b)~图 13.15(e))、小鼠(见图 13.15(f)~图 13.15(h))和体内青蛙(见图 13.15(i)~图 13.5(k))上进行了实验。通过检测刺激时的输出信号,可以发现其与输入信号具有相似的特征,这证明了注入电极作为良好介质在生物组织中传导刺激的可行性。

此外,在使用可注射 3D 电极测量小鼠的心电图(ECG)信号时,记录的信号能够准确反映小鼠的 ECG,包括 P 波、QRS 波群和 ST 段(见图 13.15(g)~图 13.15(h))。除了神经重新连接外,还将这种液态金属与包装材料结合,测试将电刺激信号传导到神经的性能(见图 13.15(i))。试验证明,可注射电极能够对青蛙的坐骨神经进行电刺激,从而诱导腓肠肌收缩。这些结果表明,液态金属基复合电极具有良好的电学性能和实际应用效果。

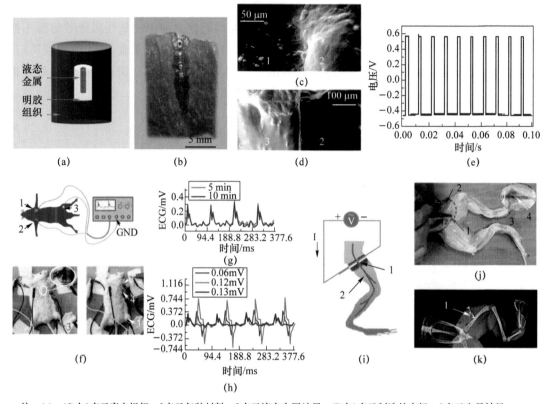

注：(c)、(d)中1表示麻点组织，2表示包装材料，3表示液态金属油墨；(I)中1表示制造的电极，2表示坐骨神经；(j)中1表示电输入信号的正极，2表示电输入信号的负极，3表示可注射电极，4表示坐骨神经；(k)中1表示可注射电极

图 13.15　可注射液态金属电极及应用

4. 液态金属 X 射线血管造影

目前,影像检测是最常见的疾病诊断方法之一。在所有成像方法中,X 射线因快速、无创、高空间分辨率和相对稳定的成像特性而备受关注。为了进一步提高具有微观结构的小动物的成像分辨率,相关研究学者开展了对将液态金属作为液态射流 X 射线源的研究。整个检测系统由液态金属射流 X 射线源、旋转台和成像探测器组成。迄今为止使用最广泛的造影剂是碘制剂,然而碘制剂不能满足更高成像质量的要求。高密度的液态金属具有更强的 X 射线吸收能力,因而在对生物组织成像时可达到更好的效果。因此,引入金属镓作为血管造影剂更有优势。

图 13.16 所示为分别填充液态金属镓(见图 13.16(a))和碘海醇(见图 13.16(b))的心脏的造影对比效果。很明显,使用液态金属比使用碘海醇具有更高的对比度。在图 13.16(a)和图 13.16(b)中标记的五个不同高度处沿水平线的灰度定量分析也验证了这一结论(见图 13.16(c))。同时,图 13.16(d)~图 13.16(f)揭示了 X 射线辐射强度对图像质量的影响。随着辐射强度的增加,含镓血管与周围软组织的对比度明显增加,甚至可见一些毛细血管。充满液态金属的肾脏的 X 射线成像效果与心脏相同(见图 13.16(g))。值得注意的是,三维肾血管的精细结构能够通过 CT 切片的重建模型呈现(见图 13.16(h))。因此,液态金属在血管造影中的应用有望帮助人们更多地了解血管疾病,这对病理学评估,特别是法医学具有重要意义。除了体外研究外,液态金属在血管造影上的体内研究将在未来具有重要意义。

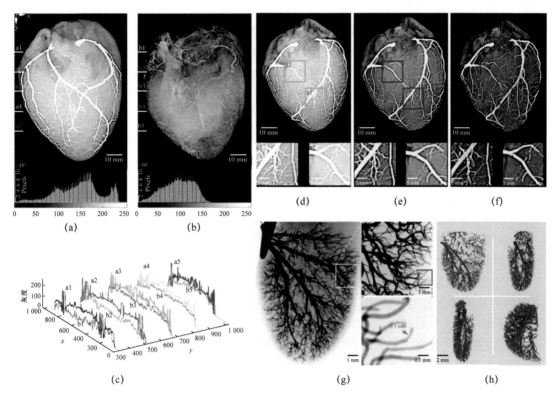

图 13.16　液态金属血管造影效果

13.2　植介入医疗器械的多功能化

植介入物在植入人体后,一方面可发挥其自身功能,另一方面随着微电子、生物材料、纳米能源等领域的发展,集多功能于一体的植介入物应运而生。这些植介入物不仅可发挥其自身原有功能,还可以集成包括自供电、给药等多种功能,植介入医疗器械的实现多功能化。

13.2.1　自供电植介入医疗器械

近几十年,诸如心脏起搏器、深脑刺激器等智能化植介入电子设备发展迅速,但与此同时也存在着诸多挑战。目前大多数植介入医疗电子设备(implantable medical electronic,IME)都采用锂电池供电,但锂电池在体积、供电能力等方面存在着许多局限性。实际上在人体内有着丰富的能量可为 IME 供电,如呼吸运动产生的机械能、肌肉拉伸和收缩、心脏跳动以及皮肤接受的太阳能等。如果这些能量能够被智能设备收集并转化为电能,那么 IME 的有限寿命问题就有了可能的解决方案。过去几十年里,可植入式能量采集器(implantable energy harvester,IEH)已被证实能够将体内能量转化为电能。例如,基于压电或摩擦电效应的纳米发电机可以采集心脏跳动的生物力学能量或体外的超声波能量,生物燃料电池能够从生物体内葡萄糖的氧化还原反应中获取能量等。这一系列新技术能够使植介入医疗电子设备实现可持续、小型化、智能化等功能。

（1）压电纳米发电机

压电效应是通过施加机械力来产生内部电势的一种方式。通常,当外力作用于压电材料时,晶体中的阴离子和阳离子会发生相互位移,并产生电偶极矩。这种效应不断累积,在整个材料的张力方向上产生了不同的电势分布。压电纳米发电机(piezoelectric nanogenerator, PENG)主要利用纳米材料或具有压电效应的块状材料(包括一些无机材料),如氧化锌、锆钛酸铅、钛酸钡、改性 PZT、偏铌酸铅、铌酸铅和改性钛酸铅,以及一些有机材料,如聚氯乙烯和聚偏氟乙烯及其衍生物等。目前可用的 PENG 大多由外载荷、压电元件和柔性衬底组成。

(2)摩擦电纳米发电机

摩擦电纳米发电机(triboelectric nanogenerator, TENG)是另一种机械-电能转换装置,其功能是结合摩擦带电和静电感应。这种纳米发电机的基本原理是,两种具有不同电子捕获性能的材料在接触和分离后可以携带不同的电荷,从而在表面之间产生电势。每种材料的背面都有一个电极。每种材料上的相反电荷可以产生静电感应,从而驱动摩擦材料背面的金属电极中的电子流动,以平衡已经产生的电势差。当这两个背电极通过外部电路连接时,现有的电势,称为摩擦电势,可以驱动自由电子通过电路,并产生电流。

(3)热释电纳米发电机

热释电纳米发电机(pyroelectric nanogenerator, PYENG)是一种利用具有热释电效应的纳米材料将热能转化为电能的能量收集装置。热释电效应是指某些晶体在加热到不同温度时,自发极化作用发生的变化。当温度恒定时,晶体的自发极化强度保持不变,不产生热释电。然而,当温度随时间升高或降低时,自发极化强度将分别减小或增大。如果晶体连接到外部电路,则在该电路中产生热释电电流。

(4)生物燃料电池

生物燃料电池是从生物体的生物流体环境中获取生化能量以产生电能的重要方法。生物燃料电池通过一种涉及还原-氧化反应的机制发电,典型的生物燃料电池使用酶作为催化剂,在阳极进行葡萄糖氧化,在阴极进行氧气还原,从而产生电能。两个电极(阳极和阴极)通常被分成两个隔间,并连接到外部电路。

1. 自供电心内膜压力传感器

心内膜压力(endocardial pressure, EP)的变化对心功能受损的心力衰竭患者具有重要意义。但心导管术由于昂贵、有创、不适合用于长期连续的数据收集,在临床实践中往往不能够满足患者需求。随着先进材料与纳米技术的发展,纳米发电机(nanogenerator, NG)越来越多地应用于创新型植介入医疗器械。相关研究已经证明,NG 基于压电效应与摩擦电效应能够实现机械能向电能的转化,此外,NG 的电输出中能够包含诸如心率、脉搏、呼吸等丰富的生理信息。以下将介绍一种柔性自供电心内膜压力传感器(self-powered endocardial pressure sensor, SEPS),其基于摩擦纳米发电机将心腔内血液流动的能量转化为电能。

(1)SEPS 的结构

为获得更为理想的密封性、灵敏度和灵活性,相关研究学者采用了多层结构的方式来制作 SEPS,该结构由封装层、电极层、摩擦电层和间隔层组成。弯曲状态下和原始状态下的 SEPS 显示出良好的灵活性和变形恢复能力(见图 13.17(a))。SEPS 的整体结构如图 13.17(b)所示。对纳米聚四氟乙烯(nano-PTFE)薄膜的表面用感应耦合等离子体方法处理,使用扫描电子显微镜和原子力显微镜获得作为摩擦电层之一的纳米聚四氟乙烯薄膜的图像。纳米聚四氟乙烯背面电极材料之一为超薄(50 nm)金层,纳米聚四氟乙烯之上为一层 kapton 膜(150 μm)用作柔性衬底,铝箔(100 μm)既是摩擦电层又是电极,隔离层为三维乙烯-乙酸乙烯酯(EVA)共聚物膜(500 μm)。采用电晕放电的方法对纳米 PTFE 进行表面修饰,获得更高的表面电荷密度(见图 13.17 (e))。

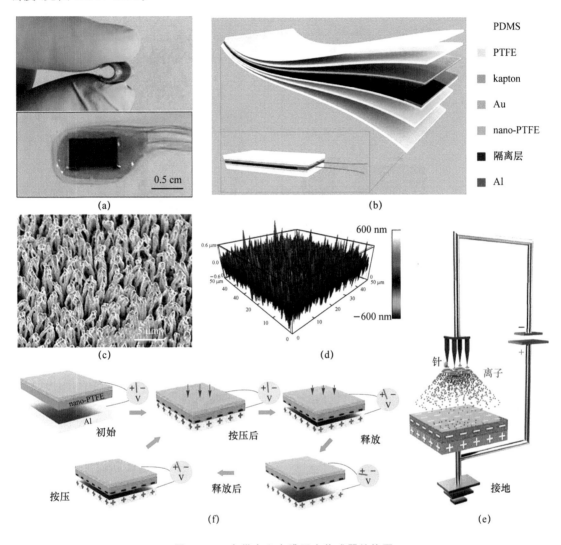

图 13.17　自供电心内膜压力传感器结构图

（2）动物实验

　　该研究学者选择成年雄性约克夏猪(40 kg)作为动物模型,使用 DAQ 系统检测心电图、股动脉压和体感诱发电位信号。体内测试系统如图 13.18(a)所示。为实现微创植入,研究者将 SEPS 与肝素涂层聚氯乙烯可伸展导管集成在一起(见图 13.18(b))。与传统 20 cm 长的皮肤切开和胸骨正中切开的植入方法相比,该微创植入法仅切开皮肤 2 cm 就足以植入,伴随的医源性骨科损失可以忽略不计。植入装置的心脏数字放射成像(DR)图像如图 13.18(b)所示。

　　将体感诱发电位植入左心室后,猪的生命体征正常。记录 ECG、FAP、SEPS 的工作信号,并在静息、唤醒和活动状态下进行比较,如图 13.18(c)所示,可证明该装置对心功能稳定性的干扰较小。在注射肾上腺素后,心脏收缩压从约 90 mmHg 上升至 180 mmHg,该过程中 SEPS 的峰电位同时升高,并与 FAP 信号同步发生微小波动,可证明该装置具有良好的灵敏度。

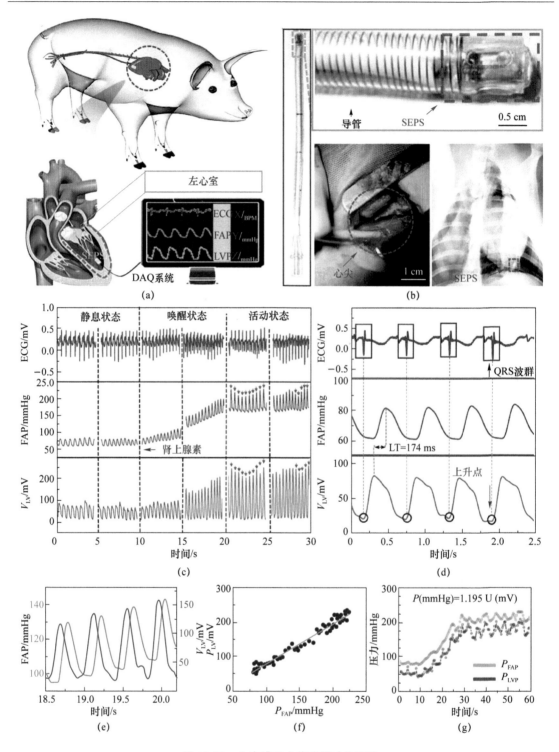

图 13.18　心内膜压力传感器动物实验

2. 自供电心脏起搏器

植入式医疗电子设备如心脏起搏器(见图 13.19)和心脏复律除颤器是改善心血管疾病患者生活的有效治疗工具。现阶段,心脏起搏器通常由电池驱动,寿命有限,虽然电池技术的发展使心脏起搏器的使用寿命达到 7～10 年,然而更换设备或电池仍然需要额外的手术,这对患者构成了主要的风险因素。自供电设备将如心脏跳动的生物机械能转化为电能,有望实现克服电池更换的挑战。

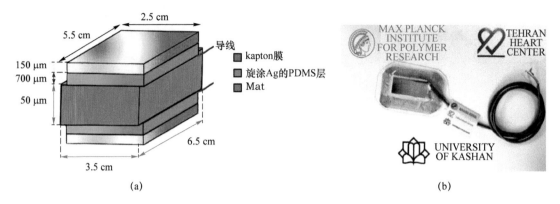

图 13.19　基于压电纳米发电机的心脏起搏装置

压电纳米发电机与摩擦电纳米发电机能够将机械能转化为电能,现成为研究人员的关注热点。目前铅基陶瓷压电纳米发电机效用最佳,但这种材料有一定毒性,易对生物体造成伤害。聚偏氟乙烯-三氟乙烯(PVDF-TrFE)薄膜也被开发为心脏能量采集器,效果良好。以下将介绍一种无电池心脏起搏器,由基于聚合物的纳米压电发电机将左心室的心脏运动转换为电力,为心脏起搏器提供动力。纳米压电发电机由聚偏氟乙烯(PVDF)复合纳米纤维和由氧化锌(ZnO)和还原石墨烯氧化物(rGO)组成的混合纳米填料组成。

3. 自供电神经刺激装置

（1）深脑刺激

深脑刺激(deep brain stimulation,DBS)是一种用电脉冲刺激特定脑区的神经外科手术,这种方法能够缓解如帕金森病、特发性震颤、癫痫等各种神经和精神障碍。然而现阶段植入式脑刺激器需要通过每3~5年进行一次重复手术来更换电池,频繁地侵入性更换电池使患者出现炎症的风险上升,也给患者增加了经济负担。通过在植入式 DBS 系统中引入基于轻微振动和机械变形的自供电能源有望解决这一问题。

单晶 $Pb(In_{1/2}Nb_{1/2})O_3\text{-}Pb(Mg_{1/3}Nb_{2/3})O_3\text{-}PbTiO_3$(PIN-PMN-PT 或 PIMNT)具有良好的压电性能,在组织结构中具有约 $2\,700\ pC/N$[①]的压电电荷系数。如图 13.20 所示,有学者利用 PIMNT 开发了一种灵活的高性能压电纳米发电机,用以展示活体动物的自供电 DBS。通过改进的 Bridgman 方法在块状晶片上种植 PIMNT,使装置产生 $11\ V/285\ \mu A$ 的开路电压/短路电流,在 $200\ k\Omega$ 的负载电阻下可产生约 $45\ \mu A$ 的电流,与实际 DBS 电极的负载阻抗匹配。最后研究学者使用 PIMNT 能量采集器在活体小鼠内刺激初级运动(M1)皮质来控制身体运动,证实 M1 皮质的功能可被激活导致前肢肌肉收缩。

（2）迷走神经刺激

神经调节是一种非破坏性和可逆的治疗策略,可以通过神经网络刺激或影响神经生理信号来操纵身体以达到治疗的目的。许多研究表明对迷走神经的脉冲电刺激可以诱导与食物摄取、能量代谢和血糖控制相关的多种生理功能。有学者开发了一种用于控制体重的植入式迷走神经刺激装置(vagus nerve stimulation device,VNSD),这种装置附着于胃表面,会产生两相电脉冲刺激迷走神经传入纤维,以达到减少进食控制体重的目的。

---

① 　$1\ pc/N=10^{-12}\ F/m$。

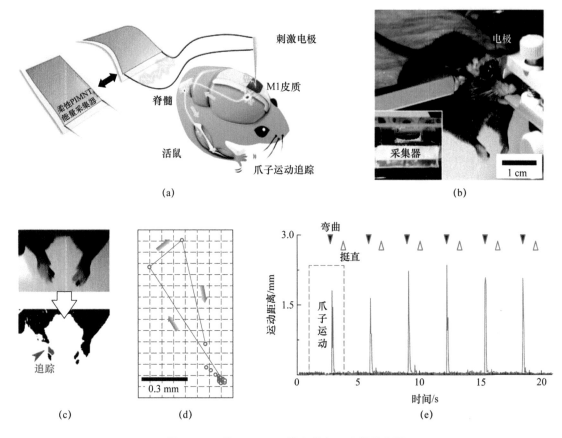

图 13.20　基于 PIMNT 的自供电深脑刺激装置

该设备的原理如图 13.21(a)所示，胃的蠕动产生的机械能被贴附于胃表面的纳米发电机转化为电能并输出电脉冲信号，该信号刺激迷走神经以减少食物摄入量。图 13.21(b)所示为迷走神经前支（AVN）和迷走神经后支（PVN）在胃食道交界处附近的两条 Au 导线，图 13.21(c)所示为交界处的染色图像，可以观察到两处神经相距约 6 mm。为确保植入装置的机械稳定性，避免在生理环境下的腐蚀，整个 VNSD 由聚酰亚胺、聚二甲基硅氧烷组成的多层膜封装。

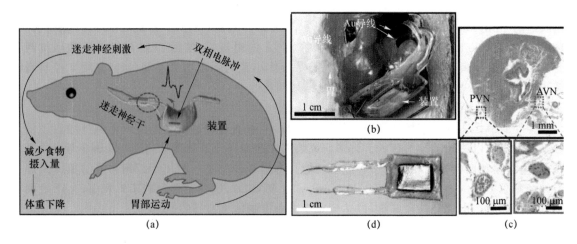

图 13.21　迷走神经刺激装置图

13.2.2 载药植介入医疗器械

1. 药物洗脱支架

近年来,为解决植入后再狭窄问题,研究人员开发了药物洗脱支架,DES 通常由药物配方和载体材料组成。由于附载于 DES 的药物对血管再狭窄过程中的一些关键细胞具有中断作用,在临床评估中 DES 支架的效果明显优于 BMS。

(1) 支架平台

目前 DES 使用的大多数支架都是以模块化或狭缝管结构制造,通过气囊扩张进行输送。支架在球囊顶端的导管上被卷曲,通过股动脉或放射状动脉进入心血管系统。通常,支架是用不锈钢等生物惰性金属制造的。然而,近年来,由于支架厚度和 ISR 发生率之间的新出现的相关性,钴铬等金属合金已经取代钢成为支架设计的首选材料。与不锈钢相比,这些合金具有更高的强度和 X 射线衰减水平,使新的支架可以在具有明显更薄的支柱的同时,不会损害设备的最终强度、耐腐蚀性或辐射不透明度。

(2) 支架涂层

支架涂层在 DES 支架中对药物释放机制起着关键作用。目前,促进支架药物黏附和释放的最成功的方法是使用永久性合成聚合物涂层材料,如聚乙烯-醋酸乙烯酯共聚物(PEVA)、聚甲基丙烯酸丁酯(PBMA)和三嵌段共聚物聚(苯乙烯-b-异丁烯-b-苯乙烯)(SIBS)。通过将抗再狭窄药物与这些材料混合,可以形成药物-聚合物基质并将其应用于支架平台的表面。

(3) 抗再狭窄药物

在 DES 的部署过程中,血管中发生的任何机械损伤都会立即导致动脉壁的愈合反应。这种愈合反应最初的特征是激活内膜内的血小板,导致血栓形成和血液中单核细胞、中性粒细胞和淋巴细胞的聚集。这些细胞进行有丝分裂并产生趋化因子,激活平滑肌细胞。这些细胞不受限制的增殖和向内膜层的迁移,导致新的内膜生长和 ISR。因此,理想的抗再狭窄药物应该在保持血管愈合的同时显示出有效的抗增殖作用。

西罗莫司、佐他莫司和伊维莫斯是强有力的免疫抑制剂,它们通过与胞浆 FKBP12 结合来抑制在细胞因子和生长因子刺激下的 SMC 增殖。原理是阻止哺乳动物西罗莫司靶标(MTOR)的激活,可导致细胞周期中断在 G_1—S 期。紫杉醇是一种强大的抗增殖剂,通过结合和稳定微管来抑制新生内膜生长。这些微管的稳定性抑制了它们的分解,使它们失去功能,导致细胞周期停滞在 G_0—G_1 和 G_2—M 期(见图 13.22)。

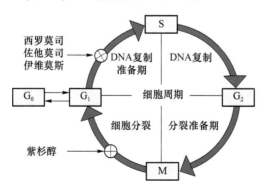

图 13.22 抗再狭窄药物的细胞周期及作用机制

（4）药物洗脱支架类型

如图 13.23 所示，从 2002 年以来，有 5 种具有代表性的 DES 得到欧盟 CE 和美国 FDA 的监管批准：第一代 Cypher 西罗莫司洗脱支架（SES）（Cordis，强生公司，美国）、Taxus Express² 紫杉醇洗脱支架（PES）（波士顿科学公司，MS）和 Taxus LibertéPES（波士顿科学公司），以及第二代奋进公司 ZOTOLIMUS 洗脱支架（ZES）（美敦力公司，美国）和 XIENCE-V 维罗莫司洗脱支架（EES）（雅培公司，美国）。目前对 DES 的研究集中于永久性 DES 和可吸收 DES。

1）第一代药物洗脱支架

Taxus Express² PES 由涂有紫杉醇的 Express BMS（波士顿科学公司）和永久性共聚聚合物 SIBS 组成。Express BMS 是一种由 316L 不锈钢制成的闭合式槽管支架，由一系列正弦支撑段组成，通过直节连接到短而窄的支撑段。

2）第二代药物洗脱支架

Endeavor ZES 由涂有佐他莫司的 DIVER BMS（美敦力公司）和生物兼容的永久性 PC 共聚物组成。DIVER BMS 是一种由 MP35N 钴铬制造的开放式模块化支架，由一系列交替的上下牙冠组成，通过正弦轴向支柱连接。由于 MP35N 钴铬合金的使用，第二代 DES 与第一代 DES 相比，可以使用相对较薄的支柱（0.091 mm）。药物-聚合物涂层应用于整个支架表面，标准浓度为每厘米支架长度的佐他莫司为 100 g，在支架放置后 15 天内应能释放约 95% 的佐他莫司。

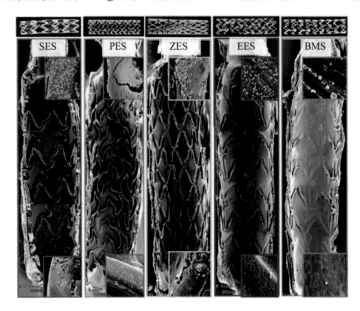

图 13.23　各类型 DES 在兔髂动脉 14 天内皮覆盖率的扫描电子显微镜图

3）新型药物洗脱支架

① 永久性药物洗脱支架。

Endeavor Resolute ZES（美敦力公司）由涂有佐他莫司的 DIVER BMS 和 Biolinx 专利聚合物组成。Biolinx 由亲水性 C19 聚合物、聚乙烯吡咯烷酮和疏水性 C10 聚合物组成，与 Endeavor 公司使用的 PC 聚合物涂层相比，其具有更好的生物兼容性、更高的涂层耐用性和更长的药物洗脱时间。

② 永久性无聚合物涂层药物洗脱支架。

Janus TES 由 Carbostent BMS 组成，后者包含多个切入其腔内的微型储液器，这些储液器装载有他克莫司。他克莫司是一种非细胞毒性 T 细胞抑制剂,可在 G_0 期抑制平滑肌细胞的增殖。药物被包埋在这些储液器中,这些储液器被设计为仅确保腔内给药,标准浓度为每平方厘米支架表面积的他克莫司为 230 g。整个支架表面覆盖了一层高密度的抗血栓热解碳(碳膜)超薄膜,旨在提高设备的整体生物兼容性。

③ 生物可吸收药物洗脱支架。

BVS EES(雅培公司)由 PLLA 聚合物制成,在含有可控制支架释放药物的聚乳酸聚合物基质中涂有依维莫司。与已经讨论的生物可吸收聚合物涂层一样,PLLA 和 PDLLA 聚合物通过酯连接的水解和 Krebs 循环代谢的副产物而缓慢降解。PLLA BVS EES 的力学性能表现良好,具有相对较高的径向强度和较低的支架反冲水平。药物-聚合物涂层应用于整个支架表面,标准浓度约为每毫米支架长度的依维莫司为 8.2 g,并应在支架放置后 30 天内释放约 80% 的总剂量。聚合物支柱的吸收是通过整体浸蚀进行的,完全吸收大约需要 2 年时间。

④ 无聚合物涂层生物可吸收药物洗脱支架。

REVA 支架(REVA Medical,CA,US)由一个生物可吸收支架平台组成,该支架平台由浸渍碘分子的 L-酪氨酸单体制成,用于辐射不透光。这种生物可吸收支架的吸收周期约为 3 年,可以作为吸收速率可调的药物输送基质,并具有独特的滑动锁定设计,允许在不发生材料变形的情况下膨胀。REVA 支架最初是在 RESB 试验中被评估的,这是首例涉及 27 名患者的临床试验,在此期间,REVA 支架成功地扩张了病变血管,实现了良好的急性增益,减轻了血管直径狭窄程度,没有观察到术后收缩或负向重塑的证据。

2. 骨科载药植介入医疗器械

随着人类寿命的增加,关节的承载能力逐渐下降,人们对假体植入等外科手术的需求也逐渐增加。尽管金属具有特殊的力学性能,但当植入人体时,它们并不表现出良好的生物相容性。由于它们的高模量,这些植入物会引起应力屏蔽,从而引发炎症或异物反应。在可生物降解的植入物表面涂覆生物可吸收膜是解决这些问题的方法之一。因为它们具有良好的生物相容性,现在许多骨科治疗采用可生物降解植入物来取代传统的不可降解植入物,并取得了较好的临床效果。

(1)植入物的生物材料

生物材料是被用于与生物系统发生相互作用的材料,以治疗、修复或再生有缺陷的组织,实现身体的正常功能。到目前为止,已使用的生物材料分为金属、聚合物、陶瓷、复合物/合金、营养元素和抗菌材料,如图 13.24 所示。

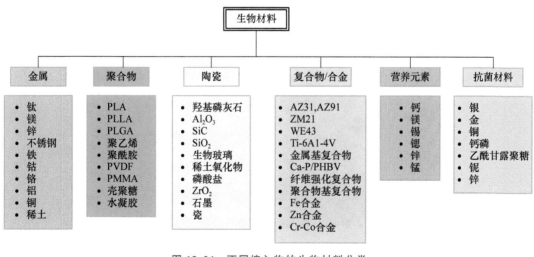

图 13.24 不同植入物的生物材料分类

（2）多空骨科支架

为了改善骨整合效果和增强药物输送,在固体种植材料内适当地注入药物是至关重要的。然而,由于材料的微观颗粒之间的间距有限,这项任务十分艰巨。间隔物材料与固体颗粒混合以形成材料分子之间的间隔,有学者使用碳酸氢铵（NH_4HCO_3）作为镁基支架的垫层材料,在通过高温烧结去除间隔物材料后,向泡沫中填充固体庆大霉素药物。在烧结过程之前,可以通过优化间隔材料的尺寸来控制固体泡沫中需要嵌入的药物的量,如添加各种其他盐和化学物质到支架中作为间隔物材料。也有学者在聚己内酯和镁（Mg）颗粒的溶液中浸渍氯化钠（NaCl）作为间隔剂。此外,通过将支架浸入氢氧化钠（NaOH）溶液中可将其移除。图 13.25 所示为扫描电子显微镜下的各支架表面形态。

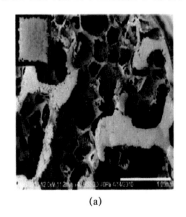 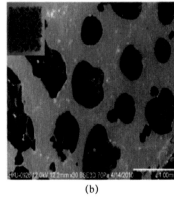 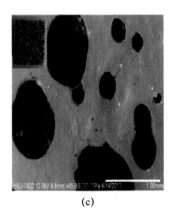

(a) (b) (c)

图 13.25　纯 PCL 和镁/PCL 支架表面的扫描电子显微镜图像

（3）载抗生素表面

细菌性疾病是由体内感染引起常见的问题。一般情况下可采用通过口腔或者皮肤进行的非侵入式药物治疗,但这些疗法需要相当长的时间,有时还会影响人体内的非致病细菌。目前负载抗生素的生物材料被用作植入材料,能够在不改变体内任何其他组织或微生物的情况下直接靶向治疗受感染侧,以根除病症。

有学者设计了一种具有羟基磷灰石涂层的钛基种植体,该涂层由通过等离子喷涂技术形成的相互连接的毛孔组成。通过真空浸渍工艺将含有庆大霉素药物的聚合物（壳聚糖）浸入毛孔内。对种植体进行力学评估可知,表面涂覆的 HA 涂层增加了该种植体的弹性模量和硬度,载药聚合物浸渍后的涂层表面比未浸渍的羟基磷灰石涂层具有更低的表面粗糙度。图 13.26 所示为 HA 涂层种植体的扫描电子显微镜图像。

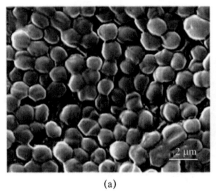 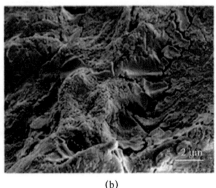

(a) (b)

图 13.26　HA 涂层种植体的扫描电子显微镜图像

13.2.3　植介入医疗器械的多功能表面

1. 骨科种植体的多功能钛表面

植入物在整形外科和牙科的治疗中都被广泛使用。然而，由感染或与骨结合不良导致的种植体周围炎可能会导致金属种植体失败。如图 13.27 所示，有学者通过结合抗菌纳米银（AgNPs）和乳铁蛋白（LF）的再生特性，在钛（Ti）表面开发一种多功能涂层，同时解决这两个问题。

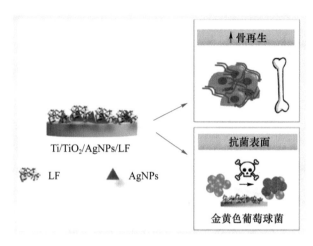

图 13.27　多功能钛合金的骨科种植体

结果显示，蛋白质分子是通过带正电荷的 LF 与带负电荷的 Ti/TiO2 和 AgNPs 之间的静电相互作用来吸附的。LF 和 AgNPs 的同时存在增强了基质的亲水性和表面粗糙度，使表面利于成骨前细胞黏附，而不利于巨噬细胞黏附。设计的表面具有良好的抗菌性能，可抑制植入物初始细菌附着。虽然多功能化不会产生协同作用或增强抗菌效果，但 AgNPs 和 LF 在表面的混合提供了适当的细胞相容性，并提升了成骨性能，而巨噬细胞的附着不受修饰表面的影响。

2. 多功能心外膜装置

心力衰竭（heart failure，HF）是心血管疾病的终末期，在世界范围内都具有相当高的发病率和死亡率。尽管药物治疗、左心室辅助装置、人工心脏和心脏移植等治疗策略较成熟，但心肌梗死后的心力衰竭是不可逆转的。心脏修复是对缺血心肌细胞坏死的保护性反应，包括左室重构、血运重建和伤口愈合。因此，修复过程的治疗性调节可能对预防心力衰竭和改善患者预后有所帮助。

虽然包括负载细胞和无细胞的心脏贴片在改善心脏修复的过程中有一定作用，但种子细胞的保留率和植入成功率依然较低。开发同时具有仿生力学性能和促血管生成功能的多功能心脏贴片极其重要。为解决上述问题，有学者开发了一种称为 PerMed 的心脏贴片装置，由 BEP、PHMS 和输送系统组装而成（见图 13.28）。

BEP 可表现出仿生弹性和强度，为梗死心肌提供力学信号，限制不利的左室重构，促进组织修复。PHMS 是一种仿生微血管系统，具有分级的多孔微通道网络，以促进血管生成并诱导修复细胞的渗透，如肌成纤维细胞和巨噬细胞。此外，由于具有长期传质能力和微孔结构，PHMS 可用作治疗试剂的储存库，包括药物、基因和生长因子。相关学者设计了一种可控的烫伤给药系统,以实现治疗药物的缓释。利用这些优势,PerMed建立了一个协同的力学和生物环境,有效地减少了壁应力和心肌细胞凋亡,改善了左心室(LV)应变,促进了血管重建和心脏代谢。

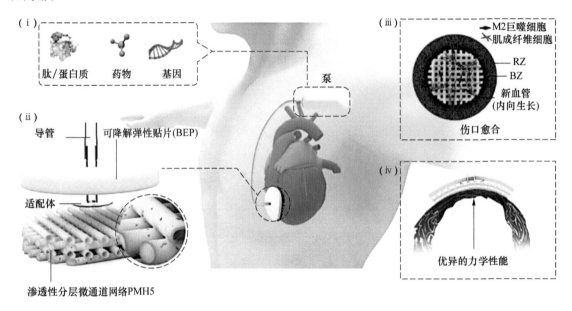

图 13.28　PerMed 多功能心外膜装置

13.3　植介入技术的现代化

　　目前植介入技术已发展为使用成形医疗器械在影像学技术引导下,经导管、穿刺或手术等方式,在病变部位实施植入或介入式治疗。这种治疗方式创伤小、定位精准、操作简便、并发症少,因此对产品尺寸、植介入方式等都有较高的要求。另外,随着光学、材料及微加工等技术的发展,在植介入医疗器械成品制造、导航定位等方面都出现了大量新进展。本节将介绍这些技术的基本原理以及相应进展。

13.3.1　植介入影像技术

1. 介入内窥镜

　　内窥镜(endoscope)泛指经过各种管道进入人体以用于观察人体内部状况的医疗仪器,是结合软件技术、数学、人体工程学等多领域知识为一体的精密仪器。近年来,医用内窥镜种类越来越多,如胃镜、食管镜、小肠镜、膀胱镜、腹腔镜等,医生可以通过内窥镜直接观察到空腔器官、体腔及间隙的病变,证实通过其他检查方法获得的诊断或修正某些诊断,发现某些易遗漏的早期病变,并可以进行多种内外科手术,在介入式器械的导航和安置过程中发挥了重要作用。

　　(1)软硬性内窥镜

　　软性内窥镜(软镜)和硬性内窥镜(硬镜)分别具有不同的用途。在整体构成方面,内镜系统都由镜体、光源、图像处理主机及监视器构成(见图13.29)。根据镜体是否弯曲以及进入人体的方式可以将内镜分为硬镜和软镜。软镜通过人体自然腔道进入,多由消化内镜及呼吸内镜等科室使用,主要包括胃镜、肠镜、喉镜、纤维支气管镜等。硬镜经手术行小切口进入人体,不可弯曲,国外已逐步发展至单孔完成,适用科室较软镜更多,以普外科、胸外科、泌尿科、妇产科、骨科为主。

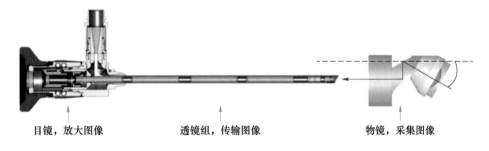

目镜,放大图像　　　透镜组,传输图像　　　物镜,采集图像

图 13.29　硬性内窥镜图像传输原理

(2) 纤维内窥镜

纤维内窥镜是运用玻璃纤维的连接导光性进行成像的内窥镜,分为含导光束的纤维内窥镜和不含导光束的纤维内窥镜,组成结构包括光学观察和系统照明传输系统(见图 13.30)。光学观察系统由可聚焦成像的物镜、传输物镜和用于目视观察的目镜或电荷耦合器件转接镜构成;照明传输系统由混编排列的多束导光纤维构成。目前的纤维的插入部、导光插头部、操作部、目镜部和导光光缆组成。

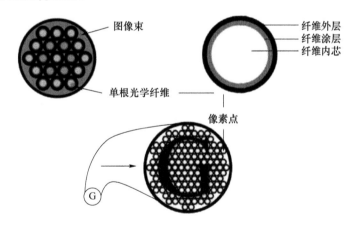

图 13.30　纤维内窥镜结构示意图

(3) 电子内窥镜

电子内窥镜(见图 13.31)的基本成像原理如下:从光源装置发出的光经由内窥镜内部的导光束传递,通过先端部的照明光发射到观察部位;通过先端部内置的电荷耦合元件,将图像的光信号转换为电信号,然后传送至图像处理装置;图像处理装置进行信号处理,将电信号转换成影像信号在监视器上显示。除 CCD 外,内窥镜图像传感器也常用互补金属氧化物半导体(complementary metal oxide semiconductor,CMOS),两者的主要区别是数字电荷传送的方式不同。从图像质量的角度,CCD 灵敏度高、噪点少、图像质量好。而 CMOS 灵敏度低、干扰比较严重、噪点相对较多,所以 CMOS 图像传感器的性能受到限制,但 CMOS 电路存在集成度高、耗电量低、成本低等优点,因此近年来受到的关注上升,医学应用也较多。

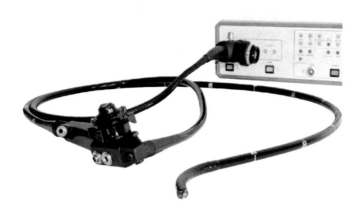

图 13.31　电子内窥镜示意图

（4）超声内窥镜

超声内窥镜是将内窥镜与超声探测仪相结合的一种装置,可满足人们希望观察体外超声波观察不到的体腔结构的需求。超声内窥镜成像系统以电子内窥镜系统为基础,将超声换能器安置在电子内窥镜顶端,超声换能器经电子内窥镜活检通道深入体腔后,将所连接的超声观测装置发出的电子信号转换为超声波,发射超声波照射在观察物体上的同时接收反射回波,将反射回波转换为电子信号发送到图像处理装置系统,在显示器上呈现出内窥镜图像和超声图像。超声内窥镜不仅可以用于诊断器官表面,还可观察到器官断层结构的剖面,提高诊断精确度。超声内窥镜能观测到黏膜下组织,对察觉早期病变有重要意义,但临床应用价格相对较高,可能会对患者造成经济压力。

（5）无线胶囊内窥镜

用内窥镜技术对病人进行检查,不管是针对上消化道还是下消化道均主要采取机械插入的方法,会给病人带来不适或痛苦,有时甚至需在麻醉下进行。由于光学特性和视角的限制,对消化系统非形态性改变的隐性出血、贫血、炎症等也难以明确诊断。为此,结合微传感器技术、无线通信技术、生物电磁技术与临床医学技术的无线胶囊内窥镜系统应运而生,利用这种智能系统进行检查,无创伤、无痛苦、无交叉感染,不但克服了胃镜等传统推进式内窥镜的缺点,而且能检查以前不能通过仪器检查的小肠（见图 13.32）。无线胶囊内窥镜彻底解除了病人因内窥镜检查而产生的痛苦,是消化道系统无损伤性诊断的一项革命性的技术创新。

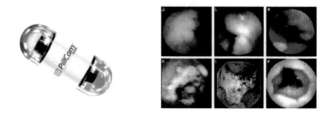

图 13.32　胶囊机器人及影像图

13.3.2　机器人辅助介入技术

1. 骨科手术机器人

科学技术的发展与应用极大地推动了现代骨科学与骨科手术的发展,如计算机图像处理技术与医学影像技术在临床骨科中的融合应用,促进了计算机辅助骨科手术（computer assisted orthopedic surgery,CAOS)的发展；其核心技术为图像引导手术 IGS(image guided surgery)，以 X 射线或者 CT 影像作为主要数据载体，结合空间定位导航技术对患部位置信息及手术工具位姿信息进行跟踪，可实现高精度术中导航。而机器人技术与图像引导技术的结合与应用，进一步推动了机器人辅助骨科手术(robotic assisted orthopedic surgery)的发展，机器人可以依据医学影像信息直接进行手术操作规划、定位及控制，实现辅助或自主手术操作。

（1）骨科手术机器人类型

1）关节骨科手术机器人

关节骨科手术机器人是最早实现商业应用的骨科手术机器人。1986 年，美国 IBM Thomas J. Watson 研究中心和加利福尼亚大学戴维斯分校联合开发出一种用于髋关节置换手术的精密系统；1992 年，双方共同成立 Integrated Surgical Systems 公司，并以上述技术为基础研发出骨科手术机器人系统 ROBODOC(见图 13.33(a))，该系统成功实现临床应用，并于 2008 年获得美国食品药品监督管理局许可。ROBODOC 是主动操作型机器人的典型代表，以水平关节型串联机器人结构为基础，结合末端工具，可实现膝关节及髋关节置换手术操作；还可依据术前 3D 规划、术中导航，实现机器人自主手术操作，辅助骨骼成形、假体定位和置入。

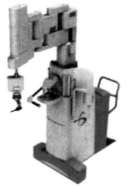
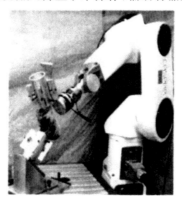
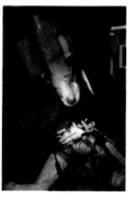

(a) ROBODOC　　　　　　(b) CASPSR　　　　　　(c) ACROBOT

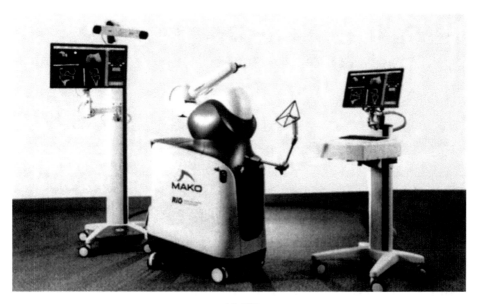

(d) RIO

图 13.33　关节骨科手术机器人系统

1997 年，德国 Orto Maquet 公司研发出 CASPAR（Computer Assisted Surgical Planning and Robotics）机器人系统（见图 13.33(b)），该系统采用工业机器人结构，并增加前交叉韧带修复术式，可依据手术规划自助完成骨骼成形操作。

2001 年，英国 Acrobot 公司的 AC ROBOT（Active Constraint Robot）机器人系统实现临床试验（见图 13.34(c)），该系统技术由英国帝国理工大学于 1992 年开发。ACROBOT 机器人系统首次采用主动约束式控制方式（surgeon-guided）实现手术操作，机器人依据术前 3D 影像进行重建、分割及手术规划；术中基于配准技术实现定位，将术前规划信息映射到手术操作区域，并由机器人提供操作区域约束，再由医生拖拽实现骨骼成形操作。

2013 年，全球骨科医疗科技公司巨头 Stryker 收购 MAKO Surgical 公司及其 RIO（Robotic ArmInteractive Orthopedic）关节手术机器人系统（见图 13.33(d)）。RIO 机器人系统同样采用主动约束控制方式实现关节切除术，在机械臂设计中更注重人机交互操作的柔顺性。

2) 脊柱外科手术机器人

脊柱外科手术机器人目前主要针对的临床术式为椎弓根钉固定术，机器人借助医学影像规划实现空间精准定位，自主完成或引导医生完成植入通道钻制操作。脊柱手术机器人以实现精准、微创手术为首要目标，通过机器人的精准定位可以减小患者手术过程中的开口大小，降低神经损伤风险，最大限度地实现手术操作的精准度和安全性。

最早实现临床应用的脊柱外科手术机器人是以色列 Mazor Robotics 的 SpineAssist 机器人系统，如图 13.34(a)所示。该系统采用 6 自由度 Stewart 并联机构构型，直径为 50 mm，高为 80 mm，质量为 250 g，重复定位精度为 0.01 mm。

2016 年，美国美敦力公司推出 Mazor X Stealth 机器人系统（见图 13.34(c)），该系统购自以色列医疗设备公司 Mazor Robotics。Mazor X Stealth 采用串联机器人结构实现椎弓根钉植入导航操作，相比于 SpineAssist 及 Renaissance 机器人系统（见图 13.34(b)），其具有更高的系统刚度。

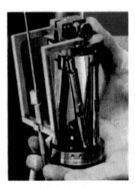 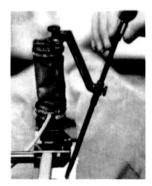 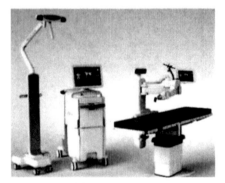

(a) SpineAssist　　　　　(b) Renaissance　　　　　(c) Mazor X Stealth

图 13.34　脊柱外科手术机器人系统

3) 创伤骨科手术机器人

创伤骨科手术机器人系统主要应用于长肢骨骨折复位手术，基于医学影像引导，实现对断骨的复位操作。按照机器人构型可分为串联型和并联型两种。国外串联型机器人代表包括德国汉诺威大学及日本东京大学研制的骨折复位手术机器人系统（见图 13.35(a)和图 13.35(b)）。德国汉诺威大学引入遥操作概念,通过力反馈手柄操作 Staubli 工业机器人,并结合光学导航系统和术中 3D 影像采集 C 形臂(一种便捷 X 射线影像设备)完成骨折的配准;日本东京大学研制的用于辅助骨折复位的 FRAC-Robo 机器人系统,通过带有力反馈装置的 6 自由度串联机器人、足靴固定足部,牵引下肢完成股骨干骨折复位。

在国内,哈工大研制出用于骨干骨折复位的 6-PTRT 型并联机器人系统(见图 13.35(c)),并通过人体模型骨和人体标本试验制定了临床复位手术方案;北航研制出用于股骨干骨折的复位双平面导航机器人系统(见图 13.35(d)),并针对胫骨髓内钉手术、股骨髓内钉手术、骨盆骶髂关节螺钉手术和股骨颈空心钉手术,开展临床应用研究;中国人民解放军总医院(301 医院)构建了基于 Stewart 平台的长骨骨折复位机器人系统(见图 13.35(e))和基于 UR 机械臂的通用定位机器人系统,这两种系统均采用基于视觉导航的点云配准的策略。

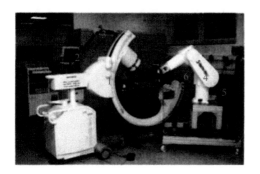
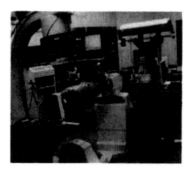

(a) 汉诺威大学Staubli工业机器人系统　　　　(b) 东京大学FRAC-Robo机器人系统

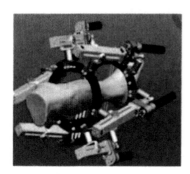
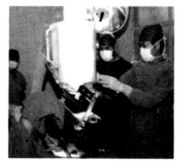
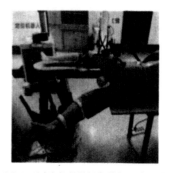

(c) 哈工大6-PTRT型并联机器人系统　　(d) 北航复位双平面导航机器人　　(e) 301医院长骨骨折复位机器人系统

图 13.35　创伤骨科手术机器人系统

(2) 关键技术

机器人辅助骨科手术系统作为一种新型的骨科手术方案,早在 20 世纪就被提出,即使用计算机对系统状态和机器人运动进行控制、跟踪。这种方法的目的是在手术视野和手术路径受限的情况下,可以高精度、高安全性地完成骨科手术。针对不同的手术术式,尽管骨科手术机器人系统使用的具体技术方法、手术流程和机器人控制方法不同,但这些系统的基本设计理念具有很高的相似性。如图 13.36 所示,在一般的机器人辅助骨科手术系统中,计算机虚拟对象、导航系统和病灶物理对象是三个必不可少的重要组成部分,而图像与规划技术、导航配准技术和目标跟踪技术则是手术过程中的几个关键技术。

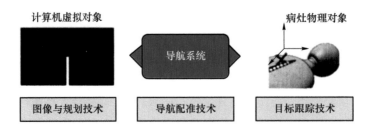

图 13.36　机器人辅助骨科手术系统组成及其关键技术

1）图像与规划技术

机器人辅助骨科手术系统相对于普通外科手术的一大优势是医生可以在计算机虚拟对象上进行手术规划，机器人可基于此规划完成手术的部分或全部操作。上述多数的虚拟对象来自医学图像数据，这些数据从时间上可分为术前和术中两种。几年前，大多数骨科手术机器人系统都使用术前 CT 图像生成三维虚拟对象，也有一些使用磁共振（MRI）图像。与 MRI 图像相比，CT 图像中骨组织和其他软组织的对比更清晰，图像质量较高，但是在检测过程中对患者的辐射剂量较大。近年来，研究人员普遍认识到术前图像的局限性，即图像采集和实际手术之间的时间差会导致手术精度下降，因此关于术中图像的研究越来越多，包括术中二维图像和术中三维图像。

相较于 CT，C 形臂在采集二维透射图像时使用的辐射剂量更小，基于这种虚拟透视图像的导航系统在很多创伤骨科手术中得到应用。但是由于其配准方法复杂，实际规划过程中存在很多问题，尤其在面向椎板减压术和关节置换术等磨削类手术时，更是无法直接在这种虚拟透视图像上进行规划。为解决这些问题，一种新型的术中三维成像设备被研制出来，该设备由一个电机和 C 形臂组成，可以在一定时间内连续采集 50～100 张二维透视图像，并根据图像重建三维 CT 数据使上述问题得到有效解决，生成理想的虚拟对象。目前，这种设备已经在几种手术的导航系统中成功应用。

2）导航与配准技术

导航系统是骨科手术机器人系统的核心部分，是连接病灶物理对象和计算机虚拟对象的纽带，可将医生在计算机虚拟对象上的规划转换至物理对象坐标系上，也称导航配准。在不同的骨科手术机器人系统中，由于手术方式不同、设备不同，配准方法也不相同。

最简单的配准方法是由医生在虚拟对象上选择一些解剖标志点，并通过跟踪仪的探头拾取病灶物理对象上的对应点，再由计算机计算出两者之间的转换关系。虽然这种方法的数学求解过程较为简单，但是由于医生在两个对象上拾取点的一致性不高，可能导致配准结果的准确度较低。把一些人造标志点植入患者体内则可以很好解决这个问题，借助这些标志点，医生更容易对应虚拟对象和物理对象。然而，在患者体内植入标志点可能会引发额外感染风险和不适感，因此这种方法还未大范围推广。

此外，还有一些机器人系统利用手术中采集的几张不同位置的 X 射线图像实现配准，这些 X 射线图像在经过图片校正后共同配准到 3D 虚拟对象上，即 2D-3D 配准。比如，在一些系统中，医生凭借几张二维透视图像就可以完成规划任务，因此直接将几张术中的 X 射线图像作为虚拟对象进行配准也是一种可行的方法。

3）目标跟踪技术

在一些手术系统中，为了实时跟踪患者在手术中可能出现的位移或者呼吸运动，会采用相应的跟踪设备。在一些早期骨科手术中,基于声学、磁学和机械方法等的跟踪设备被使用,而现在,大多数骨科手术系统使用的是基于红外光的主动/被动跟踪设备:前者使用一种能够主动发射红外光的 LED 作为跟踪点,后者则使用一种能够反光的球作为跟踪点。通过对这些点的跟踪及从中识别出的特定几何形状,跟踪器可以获取多个坐标系之间的变换关系。此外,还有一些研究者从视频信息中获取已知几何形状物体的位置,这是一种可以代替红外光光学跟踪器的简单方法。

　　然而,上述光学跟踪设备要求在手术过程中跟踪器和被跟踪点之间不能有视线遮挡,这需要医生在手术过程中做出相应的调整。针对此问题,基于电磁的跟踪系统被提出,系统内置的磁场发生器可在手术区域内产生磁场,并且对放置在这个磁场内的接收线圈的位置、姿态进行测量,从而实现跟踪的目的,不需要担心视线遮挡问题,更加方便医生操作。但由于磁场很容易受到干扰,一些可能在手术中使用的金属物体会对测量精度产生较大影响。

2. 腹腔镜手术机器人系统

　　腹腔镜手术机器人系统是医疗机器人领域的典型代表,是全球商业化最成功的手术机器人系统。因具有微创、精细、灵活、滤抖等显著优势,该机器人系统可以极大地扩展外科医生的手术能力,有效解决传统手术所面临的各种问题。目前外科手术正从开放式手术经由普通微创手术向机器人辅助微创手术的方向发展,机器人辅助微创外科手术已成为未来外科手术发展的必然趋势。

　　微创手术是利用人体天生管腔或手术小孔来导入细长的医疗器械,并通过专用摄像头帮助医生操作医疗器械以处理解剖组织及病灶的技术,具有创伤小、可减轻患者痛苦、术后恢复快、利于提高手术质量等优点。不同于传统的开放式手术中医生需要在患者身体上切开较大切口来处理病灶,微创手术只需要若干个小切口即可完成治疗。

　　(1) 国外研究现状

　　1) AESOP 微创手术机器人系统

　　1994 年,美国 Computer Motion 公司研制出著名的微创手术机器人系统 AESOP(见图 13.37),这是全球首个获得 FDA 注册的微创手术机器人系统。AESOP 主要通过一条具有 7 个自由度的机械手臂来代替医护人员控制内窥镜,辅助医生完成手术,可有效解决人手抖动所造成腔内图像不稳的问题。

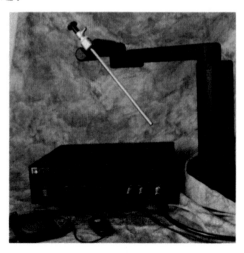

图 13.37 AESOP 微创手术机器人系统

2) ZEUS 腹腔镜手术机器人系统

1998 年,Computer Motion 公司根据 AESOP 系列机器人系统的研发经验,成功研制出新一代腹腔镜手术机器人系统 ZEUS(见图 13.38)。ZEUS 是第一代真正实现主从遥操作的手术机器人系统。ZEUS 主要包括两部分:医生操作控制台和机械臂执行系统。机械臂执行系统包括 2 条 7 个自由度的器械臂、1 条持镜臂和一个手术床,3 条机械臂均集成在手术床上;医生操作控制台包括 2 个主手和若干脚踏开关。医生通过操控 2 个主手和脚踏开关来控制手术床上的 3 条机械臂进行微创手术。

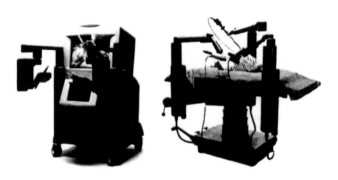

图 13.38　ZEUS 腹腔镜手术机器人系统

3) Da Vinci 外科手术机器人系统

2001 年,美国 Intuitive Surgical 公司研制出 Da Vinci 外科手术机器人系统,并获得 FDA 认证(见图 13.39)。Da Vinci 外科手术机器人系统也采用主从遥操作模式来控制机械臂运动,主要包括医生控制台、床旁机械臂系统及手术器械、腔镜图像系统。不同于 ZEUS 腹腔镜手术机器人系统的机械臂与手术床一体的模式,Da Vinci 的机械臂安装在移动平台上。该移动平台与手术床分离,并且装有可移动轮子,医生可根据不同手术空间安排移动平台位置,从而增加机器臂的工作空间。

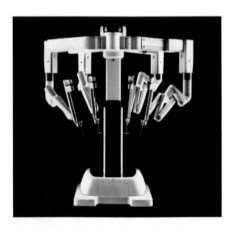

图 13.39　Da Vinci 外科手术机器人系统

(2) 国内研究现状

1) “妙手 S”腹腔微创手术机器人系统

2005 年,天津大学、南开大学与天津医科大学总医院联合研制出“妙手 S”腹腔微创手术机器人系统,该机器人系统采用主从控制方式。主从控制具有可调节比例功能,可以完成直径在

1 mm 以下的微细血管的剥离、剪切、缝合和打结等手术操作。"妙手 S"机器人系统包括主操作手、机械臂系统、图像处理系统和手术器械。

2）苏州康多腹腔镜手术机器人系统

苏州康多机器人有限公司已成功研制多款腹腔镜手术机器人系统，这些产品具有微创、精细、灵活、滤抖等显著优势，采用开放式观察的模式，机械臂系统摆位灵活，可以极大地扩展外科医生的手术能力，有效解决传统手术所面临的各种问题。

3）上海"图迈"腹腔镜手术机器人系统

2014 年，上海微创医疗器械（集团）有限公司研发了一款腹腔镜手术机器人系统，该产品被命名为"图迈内窥镜手术系统"，由患者手术平台、图像台车、医生控制台 3 部分组成，可用于辅助完成腹腔镜微创外科手术，特别是针对以开放术式或常规腹腔镜术式完成较为困难的高难度复杂手术。

（3）关键技术

1）结构设计

手术机器人系统的结构设计是医疗机器人系统的关键技术之一，不仅要满足微创手术的手术特点，还要保障患者术中安全。目前主流的商用手术机器人系统采用的是主从控制方式，包括机械臂系统和控制台两部分，其中机械臂系统主要采用远心点运动机构、插入点处机器人主动控制和被动式关节结构 3 种方式实现机器人的定点运动；控制台主要采用串联结构，通过具有 7 个自由度的主操作手结构来实现从臂的灵活控制。

远心点运动机构是整个腹腔镜手术机器人系统的核心机构，可实现术中微器械绕患者腹壁创口的远心点运动，主要包括被动机构、冗余自由度机构、圆弧导轨机构、球面运动机构及复合平行四边形机构。在这几种典型的远心点结构中，被动机构和冗余自由度机构在实现时需要较为复杂的控制算法；圆弧导轨机构及球面运动机构对加工精度的要求较高，且占用较大的术中空间；复合平行四边形机构由多个平行四边形机构组装而成，对杆件的加工及装配精度要求较高。目前，常用于微创手术机器人系统的远心点机构主要有球面运动机构、圆弧导轨机构及复合平行四边形机构。此外，许多研究人员会对这几种机构进行优化后再加以应用，如在球面运动机构的基础上研制出双连杆支撑的球面运动机构。

2）运动控制

目前，主流手术机器人系统采用主从异构的模式进行手术操作。为保证手术安全、提高手术效率，事先需要进行运动轨迹规划。机器人主操作手与机械臂运动学模型的差异会导致主从运动空间不一致，因此这种典型的异构系统不能在关节空间内实现主从的运动映射，而是需要在笛卡儿空间内进行运动轨迹规划来实现主从跟随性，保证主从位姿的一致性。笛卡儿空间内的轨迹规划较为直观，易于理解，但是涉及大量的笛卡儿空间和关节空间的转换，导致计算量较大，实时控制性能相对较弱。

此外，机器人主从轨迹跟踪是基于主手的绝对位置进行的，然而由于主手和器械末端工作空间的大小不同，医生为了获取舒适的操作空间，需频繁切换主手的位置，这种切换引起的器械末端剧烈的跟随运动可能会导致严重的手术事故。因此，在微创手术中，在保持手术操作灵活、精准、安全的前提下，如何提高机器人主从轨迹跟踪的实时性及跟随性是未来研究的关键点之一。

3. 血管介入手术机器人

在传统的血管介入手术中，医生通过血管造影技术观察导管等介入器械在体内的位置，操纵导管、导丝等介入器械到达病变位置并完成球囊扩张、支架安放等工作。介入医生暴露在辐射中会导致皮肤癌、白血病、甲状腺癌、白内障发病率上升,医生为了减少辐射而穿戴铅衣又会导致操作不便和关节损伤。由机器人在操作舱里操作导管、导丝等器械完成介入,既可摆脱铅衣带来的负担,也可减少辐射吸收。实验证明机器人辅助的 PCI 手术能够减少 97% 的辐射。介入医生通过机器人的辅助能够对导管实现毫米级的控制,减少导管与血管壁之间的碰撞,减少并发症的发生。

(1)国外研究现状

1)Amigo 机器人系统

Amigo 是美国公司 Catheter Robotics 设计的用于血管介入电生理治疗的远程导管系统。Amigo 系统由一个安装在电生理台上的送管装置和一个有线控制器组成。Amigo 不需要单独的工作站,可以与现有的透视技术结合确定导管位置并通过控制器操作导管。Amigo 是一个开放式平台,能够兼容现有的商用导管,降低使用成本。导管被放置在扩展底座内,介入医生可以通过控制器在 30 m 外进行控制。控制器可以实现导管插入、回撤和旋转以及导管顶端偏转等操作。通过控制器的前进、后退按钮可以控制滑轨的前进和后退,从而实现导管的插入与回撤,导管运动速度为 13 mm/s,最小控制精度为 1.6 mm。介入医生旋转控制器的最前端旋钮可实现转台的旋转,带动导管进行 360°旋转。旋转控制器中间的旋钮可以实现导管的远端弯曲。

2)Sensei X 机器人系统

Sensei X 是美国 Hansen 公司设计的用于进行导管射频消融手术的机器人系统。该系统由三部分组成:医生工作站,远程导管机械手(remote catheter manipulator,RCM)和 Artisan 主动导管。工作站显示屏显示电生理数据和 3D 绘图系统,X 射线影像可叠加 Artisan 主动导管图像。工作站配有一个三维的操作杆,医生通过操作杆将控制命令传递给 RCM,RCM 控制导管内牵引钢丝的拉伸,从而使 Artisan 主动导管实现不同弯曲状态。Artisan 主动导管是一次性无菌引导导管,由内部导管和外部导管组成。外部导管通过两个分开呈 180°的牵引钢丝控制,为内导管提供支撑。Artisan 主动导管通过传感器对导管尖端的力进行测量,并在主屏幕上提供力的视觉反馈,提高了手术安全性。

(2)国内研究现状

2018 年上海交通大学开发了开放式的血管介入系统,实现与已有的导丝、导管、球囊等设备的结合。机械手夹持部位采用 V 形抓手设计,避免了摩擦轮结构对介入设施的磨损。采用 4 只机械手进行单轴输送,可独立完成夹持、递送和旋转运动,也可以由多只机械手协作完成设备介入过程,提高操作安全性。系统可以进行拆卸、组装,缩短了设备准备时间。

2019 年北京理工大学设计的血管介入机器人由控制器、送管机构、主触觉界面组成。主触觉界面测量由医生操作的输入导管的轴向和径向运动,根据导管顶端的力传感器测量的压力向医生提供触觉反馈。该系统采用磁流变液来产生反馈力,当操作者在磁场作用下通过触觉界面插入导管时,磁流变液颗粒的链状结构会发生畸变,产生阻力。送管机构复制主触觉界面检测的导管运动,通过两个夹手的交互操作实现对导管的递送。

(3)关键技术

1)导管设备

传统导管顶端是预弯的,具有不同的角度和形状。在手术过程中,医生需根据不同的血管结构与手术步骤更换不同的导管,这使手术过程变得复杂。而使用主动驱动导管,医生能够控制改变导管顶端的形状,选择运动的方向,以有效地缩短手术时间,提高安全性。按照主动导管的驱动模式可以分为导管顶端产生驱动力和力传递到导管顶端两种模式。第一种模式包括磁力驱动、记忆金属等类型,第二种模式包括绳索驱动和液压驱动等类型。

如图 13.40 所示,有学者提出了一种用于闭环控制磁性血管内导管的模块化方法。这种导管顶端结合永磁体,通过移动电磁铁阵列提供外部产生的变化磁场,使导管顶端按照目标方向进行偏转。在使用时利用基于立体视觉系统的三维点云追踪导管迭代算法,重建伪刚体模型(PRBM)。整个系统的测试结果显示平均磁场误差为 2.2%,形状重建算法精度为 0.59 mm,导管最大偏转为 68.43°。

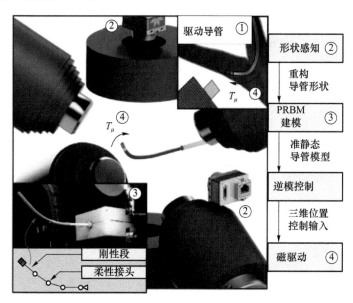

图 13.40　电磁驱动导管的构建步骤

治疗心房颤动(AFib)通常使用心导管实施射频消融以阻断来自肺静脉的异常电信号,然而操纵被动导管与减小在透视引导过程中患者接收的辐射量一直具有挑战性。有学者通过使用形状记忆合金开发了与 MRI 兼容的可转向心脏导管。该心脏导管由被动管道与主动可转向尖端组成,尖端具有多个弯曲模块,每个模块由一对对立的 SMA 线驱动。图 13.41(a)所示为由多个弯曲模块组成的可转向尖端,图 13.41(b)所示为具有正交弯曲方向的两个弯曲模块的组装,图 13.41(c)所示为通过正向适配器的两个弯曲模块的组装,图 13.41(d)所示为通过负向适配器的两个弯曲模块的组装,以及图 13.41(e)所示镍铬线圈绕弯曲模块的 SMA 布线。红色箭头表示弯曲方向,蓝色箭头表示装配方向。

2)图像导航系统

因为医生需通过血管成像来判断手术器材的位置,执行血管介入动作,因此血管成像精度对于手术安全十分重要。常见的血管成像技术有数字减影血管造影(digital subtraction angiography,DSA)、计算机断层扫描血管造影(computed tomograph angiography,CTA)、磁共振血管造影(magnetic resonance angiography,MAR)和超声波影像。

在手术过程中,医生需要从图像中定位导管、导丝、支架等手术器材。但由于器材与血管结构的相似性会产生干扰信号,造成医生判别困难。利用算法实现对导管导丝的分割定位,可为医生减轻负担。Sam 等基于 B 样条曲线,提出了能量最小化的导丝跟踪算法,但是该算法对曲线的光滑性有一定要求。Demircital 等采用了基于模型的方法实现对支架的跟踪,该方法使用基于 Hessian 的滤波进行预处理,并将支架的金属框架的几何模型拟合到透视图像中。此方法需要支架的预定义模型,且需限制支柱形状。近年来,随着深度学习技术发展,应用卷积神经网络可以更精准地实现器材的分割和跟踪。2017 年 Ambrosini 等提出了一种基于 U-net 网络模型的全自动分割方法,以当前帧结合前三帧图像作为网络输入,然后使用提取的分支的骨架化和链接来提取导管中心线,单帧检测时间为 125 ms,有望实现实时检测。2018 年 Breininger 等以 U-net 网络模型为基础,结合残差连接,通过批量归一化,实现了对支架在 X 射线图像的精确分割,提高手术的精度和安全性。

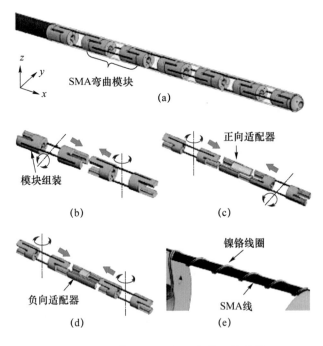

图 13.41　基于 SMA 的心导管三维模型

3）力反馈系统

在血管介入过程中医生仅依靠成像难以评价施加在血管壁上力的大小,容易造成血管破裂。在微创手术机器人系统中结合力反馈技术的目标是实现手术过程的安全可控。

实现力反馈面临两个重要挑战,其中之一是接触力的测量。压力传感器通常分为压电式传感器、压阻式传感器和光纤传感器。压电式传感器与压阻式传感器均拥有较好的线性特性,但压电式传感器只能测量静态力,压阻式传感器可同时测量静态力与动态力,但容易受到电磁干扰。光纤传感器拥有良好的动态性能与抗干扰能力,体积较小,在近年越来越多地应用于手术机器人系统。由于在导管顶端接合压力传感器导致直径变大,会增加插入的难度,因此也可以利用位于患者外部的传感器测量导管的近端力来估计导管与血管壁的接触力。

（4）发展趋势

1）力反馈

导管尖端位置和接触力的估计方法正在被研究和开发,主要集中于如何结合传感器对导管与血管壁接触力进行更精准的测量。采用新型压力传感器为操作端提供精细触觉反馈,有助于为医生构建更真实触觉反馈。

2) 人工智能技术的应用

深度学习在计算机视觉领域得到广泛应用,能够实现精准的目标检测和分割,这对于确定患者 X 射线图像中的病变位置十分有效。利用深度学习实现血管、导管分割,为术前创建的 3D 血管图像与实时 2D 血管图像进行配准,在三维模型中显示导管位置,可为医生提供更直接的视觉反馈。通过强化学习、示教学习可以更好利用专家已有的知识,从专家演示中学习执行策略,实现自主化的手术机器人系统。

3) 远程手术

2019 年,印度通过 CorPath GRX 系统在相隔 20 mile① 的距离下成功实施了 5 例 PCI 手术,这证明了远程手术的可能性。随着 5G 技术的发展,从端与控制端之间的信息传递速度提升,提高了远程手术的可靠性。偏远地区往往缺少经验丰富的介入医生而不能执行介入手术,而机器人系统能够使医生通过远程干预为多个地区的病人执行手术,可降低偏远地区的医疗成本,缓解医疗资源分配不平衡的问题。

参考文献

[1] BESHCHASNA N, SAQIB M, KRASKIEWICZ H, et al. Recent advances in manufacturing innovative stents[J]. Pharmaceutics, 2020, 12 (4):349.

[2] TAPPA K, JAMMALAMADAKA U, WEISMAN J A, et al. 3D printing custom bioactive and absorbable surgical screws, pins, and bone plates for localized drug delivery [J]. J Funct Biomater, 2019, 10 (2):17.

[3] CHANDRA P, ATALA A. Engineering blood vessels and vascularized tissues: technology trends and potential clinical applications[J]. Clin Sci (Lond), 2019, 133 (9), 1115-1135.

[4] WANG Y, VENEZUELA J, DARGUSCH M. Biodegradable shape memory alloys: progress and prospects[J]. Biomaterials, 2021, 279: 121215.

[5] HASSANI F A, PEH W Y X, GAMMAD G G L, et al. A 3D printed implantable device for voiding the bladder using shape memory alloy (SMA) actuators[J]. Adv Sci (Weinh), 2017, 4 (11): 1700143.

[6] YI L, LIU J. Liquid metal biomaterials: a newly emerging area to tackle modern biomedical challenges[J]. International Materials Reviews, 2017, 62 (7): 415-440.

[7] LIU Z, MA Y, OUYANG H, et al. Endocardial pressure sensors: transcatheter self-powered ultrasensitive endocardial pressure sensor[J]. Advanced Functional Materials, 2019, 29 (3):1970017.

[8] AZIMI S, GOLABCHI A, NEKOOKAR A, et al. Self-powered cardiac pacemaker by piezoelectric polymer nanogenerator implant[J]. Nano Energy, 2021, 83:105781.

[9] HWANG G-T, KIM Y, LEE J-H, et al. Self-powered deep brain stimulation via a flexible PIMNT energy harvester[J]. Energy & Environmental Science, 2015, 8 (9): 2677-2684.

① 1 mile＝1 609.344 m。

［10］YAO G，KANG L，LI J，et al. Effective weight control via an implanted self-powered vagus nerve stimulation device［J］. Nat Commun，2018，9（1）：5349.

［11］MARTIN D M，BOYLE F J. Drug-eluting stents for coronary artery disease：a review［J］. Med Eng Phys，2011，33（2）：148-163.

［12］AGGARWAL D，KUMAR V，SHARMA S. Drug-loaded biomaterials for orthopedic applications：A review［J］. J Control Release，2022，344：113-133.

［13］GHILINI F，FAGALI N，PISSINIS D E，et al. Multifunctional titanium surfaces for orthopedic implants：antimicrobial activity and enhanced osseointegration［J］. ACS Appl Bio Mater，2021，4（8）：6451-6461.

［14］HUANG S，LEI D，YANG Q，et al. A perfusable，multifunctional epicardial device improves cardiac function and tissue repair［J］. Nat Med，2021，27（3）：480-490.

［15］PETERS B S，ARMIJO P R，KRAUSE C，et al. Review of emerging surgical robotic technology［J］. Surg Endosc，2018，32（4）：1636-1655.

［16］SHENG J，WANG X，DICKFELD T L，et al. Towards the development of a steerable and MRI-compatible cardiac catheter for atrial fibrillation treatment［J］. IEEE Robot Autom Lett，2018，3（4）：4038-4045.